W0291550

Diabetes

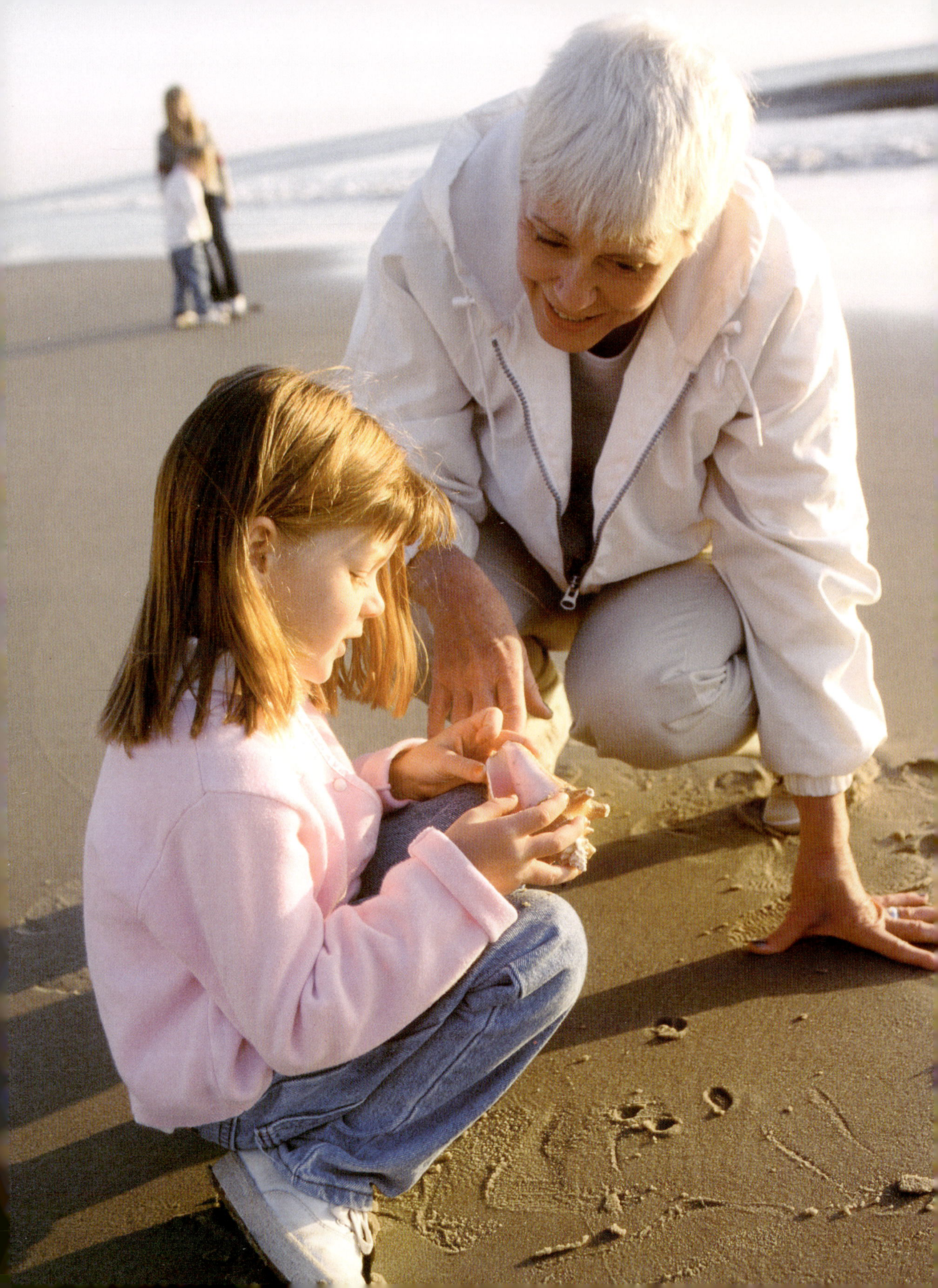

Diabetes

Die Krankheit verstehen – die Lebensqualität erhalten

Rosemary Walker & Jill Rodgers

Dorling Kindersley

DORLING KINDERSLEY
London, New York, Melbourne, München und Delhi

Lektorat Dawn Henderson, Kesta Desmond
Bildredaktion Catherine MacKenzie
Cheflektorat Martyn Page
Chefbildlektorat Marianne Markham
DTP-Design Julian Dams
Herstellung Wendy Penn, Kirsti Rippon
Herstellungsleitung Sarah Coltman
Programmleitung Mary Thompson, Corinne Roberts
Art Director Bryn Walls

Für Dorling Kindersley produziert von
Cooling Brown, Middlesex
Redaktionsleitung Amanda Lebentz
Bildbetreuung Tish Jones
Creative Director Arthur Brown

Für die deutsche Ausgabe:
Programmleitung Monika Schlitzer
Projektbetreuung Kerstin Uhl
Herstellungsleitung Dorothee Whittaker
Herstellung Gerd Wiechcinski

Bibliografische Information Der Deutschen Bibliothek
Die Deutsche Bibliothek verzeichnet diese Publikation in der Deutschen Nationalbibliografie; detaillierte bibliografische Daten sind im Internet über http://dnb.ddb.de abrufbar.

Titel der englischen Originalausgabe:
Diabetes. A practical guide to managing your health

© Dorling Kindersley Limited, London, 2004
Ein Unternehmen der Penguin-Gruppe
Text © Rosemary Walker und Jill Rodgers, 2004

© der deutschsprachigen Ausgabe by Dorling Kindersley Verlag GmbH, Starnberg, 2005
Alle deutschsprachigen Rechte vorbehalten

Übersetzung Tanja Kriele
Redaktion Sabine Floer
Satz Beate Fellner

ISBN 3-8310-0661-X

Reproduced by Colourscan, Singapore
Printed and bound in Singapore by Star Standard Industries Ltd.

Besuchen Sie uns im Internet
www.dk.com

Hinweis
Die Informationen und Ratschläge in diesem Buch sind von den Autoren und vom Verlag sorgfältig erwogen und geprüft, dennoch kann eine Garantie nicht übernommen werden. Eine Haftung der Autoren bzw. des Verlags und seiner Beauftragten für Personen-, Sach- und Vermögensschäden ist ausgeschlossen.

Vorwort

Sehr geehrte Leser,

durch die Notwendigkeit der lebenslangen Behandlung des Diabetes entstehen für ca. 10 % der deutschen Bevölkerung vielfältige Probleme und Schwierigkeiten. So ist es nicht verwunderlich, dass sich in fast allen Ländern Diabetiker zu Organisationen zusammengeschlossen haben. Die größte Selbsthilfeorganisation der Diabetiker in Deutschland stellt der Deutsche Diabetiker Bund e.V. mit seinen 15 aktiven Landesverbänden und 850 Selbsthilfegruppen dar. In der Welt gibt es nach Angabe der Internationalen Diabetes Federation (IDF) über 194 Millionen Diabetiker (das entspricht 5 % der erwachsenen Bevölkerung weltweit).

Was man unter Diabetes mellitus versteht, wie Sie Ihren Diabetes in verschiedenen Situationen des Alltags zu beherrschen lernen, welche Vorurteile und Mythen Ihnen begegnen werden und vieles mehr, dazu erhalten Sie in diesem Buch viele Beispiele und Anregungen.

Als Betroffenenverband begrüßen wir das Erscheinen dieses Nachschlagewerkes insbesondere wegen der Anhaltspunkte zu den »großen und kleinen Alltagsproblemen« eines Menschen mit Diabetes.

Lernen Sie mit Ihrem Diabetes zu leben und nicht gegen ihn anzukämpfen. Nur wer seine durch den Diabetes gesetzten Grenzen kennt, kann den Diabetes auch beherrschen.

Sehen Sie in Ihrem Diabetes nicht nur die Erkrankung, sondern auch die Chance zu einem gesundheitsbewussteren Leben (gesunde Ernährung, Bewegung …) – denn auch als Mensch mit Diabetes kann man leistungsfähig seine Aufgaben im Leben meistern.

Wir wünschen Ihnen bei der Umsetzung der im Buch geschilderten Erfahrungen und Empfehlungen viele Erfolgsmomente!

Deutscher Diabetiker Bund e.V.
Der Bundesvorstand

Inhalt

WAS IST DIABETES?

Diabetes verstehen 10
Was ist Diabetes? 10
Diabetesformen 12
Warum tritt Diabetes auf? 16

Symptome und Diagnose 18
Diabetes erkennen 18
Die Diabetesdiagnose 21

Der Umgang mit Diabetes 22
Blutzuckerkontrolle 22
Blutzucker einstellen 23
Die Zusammenarbeit mit dem Arzt 25
Diabetische Spätfolgen 26

ERNÄHRUNG UND KÖRPERLICHE AKTIVITÄT

Gesunde Ernährung 30
Grundsätze der gesunden Ernährung 30
Nährstoffgruppen 33
Vitamine und Mineralien 37
Ballaststoffe 38
Süßstoffe und Diätprodukte 38

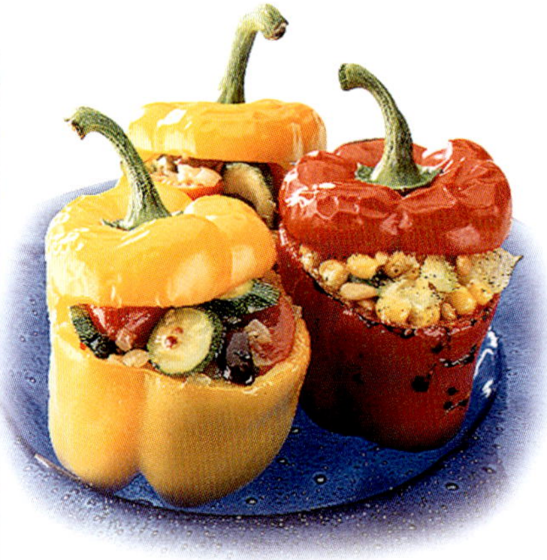

Getränke 38
Gesünder kochen 40
Essen gehen 41

Diabetes und Körpergewicht 44
Das Körpergewicht 44
Dauerhaft abnehmen 47

Körperliche Aktivität 52
Mehr Bewegung 52
Körperliche Aktivität und Diabetes 56

DIE BLUTZUCKER-EINSTELLUNG

Den Blutzucker überwachen 62
Blutzuckerwerte verstehen 62
Hilfsmittel zur Blutzuckerbestimmung 67
So messen Sie Ihren Blutzucker 70
Auf Messwerte reagieren 74

Tabletten 76
Den Diabetes mit Tabletten einstellen 76
Verschiedene Diabetestabletten 78

Insulin 82
Diabetes mit Insulin einstellen 82
Insulinarten 84
Die Insulintherapie 87
Die Insulindosis anpassen 90
Injektionshilfsmittel 95
Geeignete Injektionsstellen 97
So spritzen Sie sich 98
Umgang mit Insulin und Injektionshilfen 99
Fortschritte in der Diabetesbehandlung 100

Unterzuckerung 102
Was ist eine Unterzuckerung? 102
Ursachen und vorbeugende Maßnahmen 102
Symptome 105
Behandlung 106
Die Erholungsphase 108

Überzuckerung 110
Was ist eine Überzuckerung? 110
Ursachen und vorbeugende Maßnahmen 110
Symptome 112
Behandlung 112
Komplikationen 113

MIT DIABETES LEBEN

Der Alltag 116
Die Selbstmotivation 116
Das Berufsleben 118
Autofahren 121
Urlaub und Reisen 122
Sex und Partnerschaft 126

Auf sich selbst achten 128
Fußpflege 128
Wenn Sie krank sind 130
Langfristige Medikamenteneinnahme 133
Im Krankenhaus 134

Die Gesundheit der Frau 136
Weibliche Hormone 136
Pilzinfektionen und Blasenentzündung 137
Schwangerschaft 138
Die Entbindung 142
Schwangerschaftsdiabetes 144
Wenn das Baby da ist 146

Die medizinische Betreuung 148
Sich auf dem Laufenden halten 148
Die Routinekontrollen optimal nutzen 149

KINDER UND JUGENDLICHE

Säuglinge und Kleinkinder 154
Diabetes, Ihr Kind und Sie 154
Essen und Trinken 156
Blutzuckereinstellung 157
Krankheiten meistern 161

Schulkinder 162
Diabetes, Ihr Kind und Sie 162
Essen und Trinken 164
Blutzuckereinstellung 167
Der Schulalltag 169

Jugendliche 170
Diabetes, Ihr Kind und Sie 170
Ihre Gefühle als Jugendliche(r) 173
Essen und Trinken 175
Blutzuckereinstellung 176
Das Leben geht weiter 178
Mit anderen reden 182

DIABETISCHE SPÄTFOLGEN

Depressionen 186
Depressionen verstehen 186

Augenerkrankungen 190
Retinopathie 190
Grauer Star 194
Mit Sehbehinderung leben 195

Nierenerkrankungen 196
Nephropathie 196

Der diabetische Fuß 200
Periphere Neuropathie 200
Periphere Minderdurchblutung 202

Herz- Kreislauf-Erkrankungen 206
Bluthochdruck 206
Erhöhte Blutfettwerte 208
Koronare Herzkrankheit 209
Schlaganfall 210
Periphere arterielle Verschlusskrankheit 211

Sonstige Komplikationen 212
Lipohypertrophie 212
Erektionsstörungen 213
Autonome Neuropathie 215

Glossar 216
Nützliche Adressen 218
Register 219
Dank 224

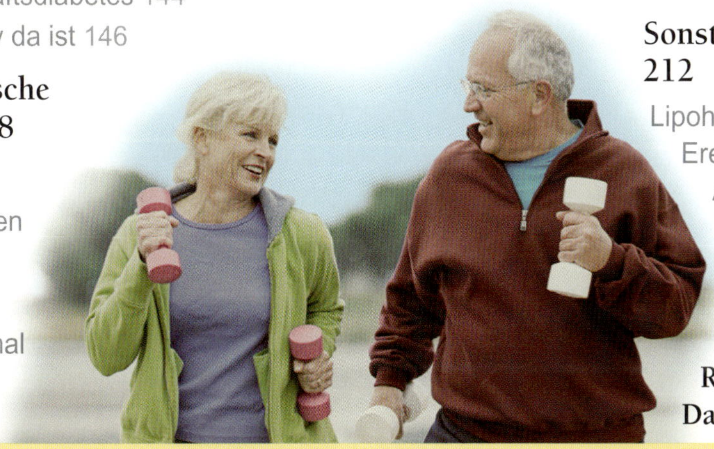

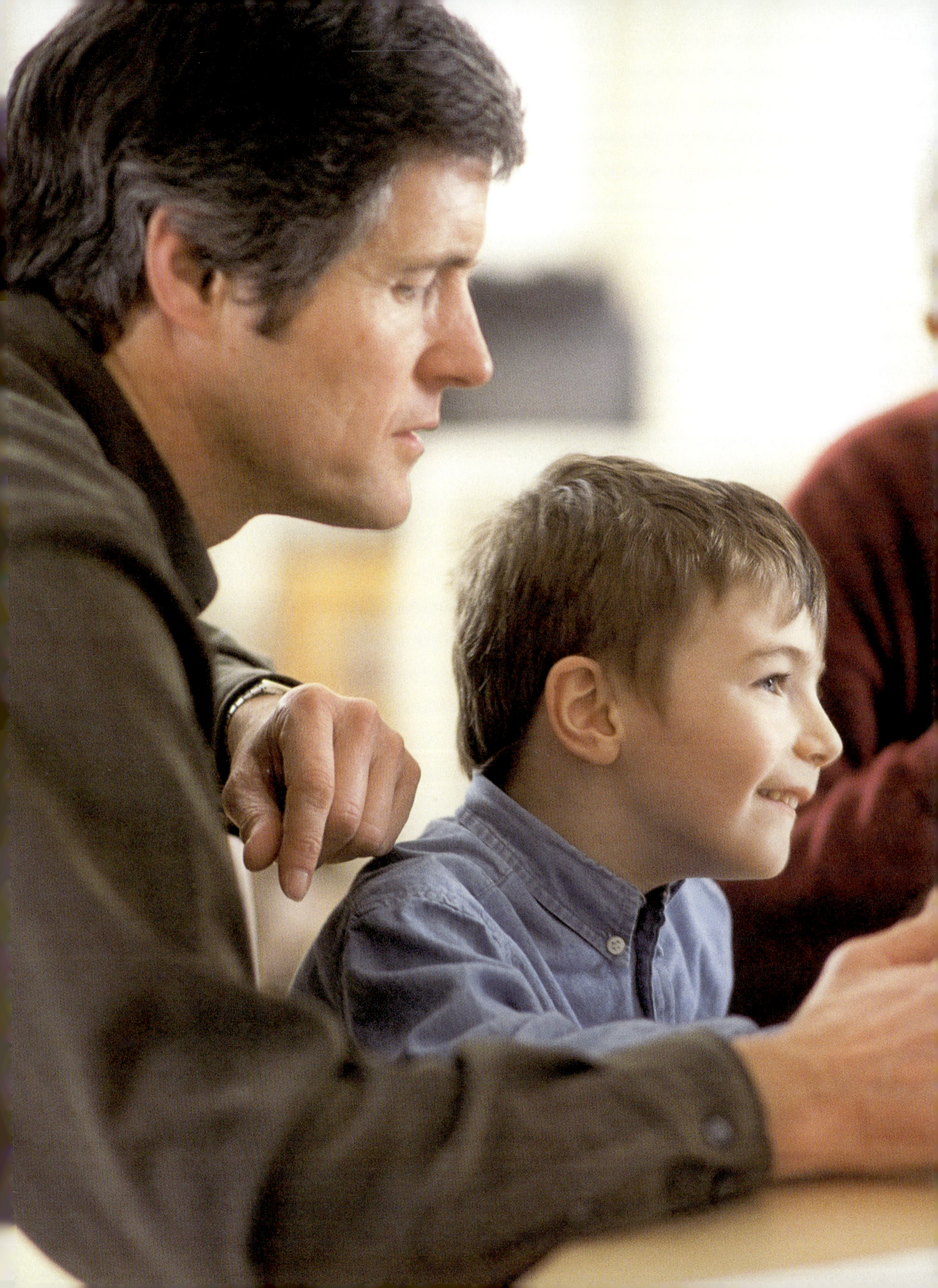

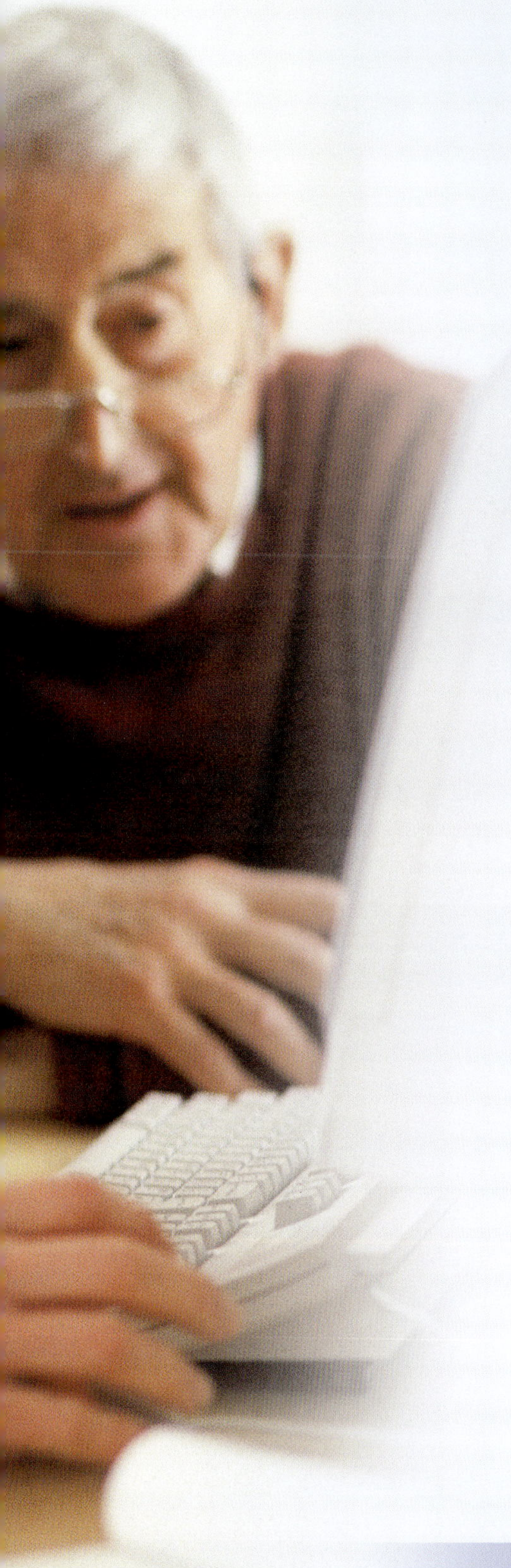

Was ist Diabetes?

Über 200 Millionen Menschen weltweit leiden heutzutage an Diabetes. Diese Zahl nimmt jedes Jahr um 20 Millionen zu.

Falls Sie oder einer Ihrer Angehörigen an Diabetes erkrankt sind, sollten Sie möglichst viel über diese Krankheit wissen. Dieses Kapitel vermittelt einen Überblick über Diabetes. Es erläutert, wie ein gesunder Mensch Glukose (Zucker) verarbeitet und warum jemand, der an Diabetes leidet, dies nicht kann.

Nicht eine Ursache allein führt zu Diabetes, sondern viele Faktoren zusammen können das Risiko der Entstehung von Diabetes erhöhen. Zu diesen Risikofaktoren gehören eine genetische Disposition, Umwelteinflüsse und Lebensgewohnheiten. Wie schnell Diabetes erkannt wird, hängt in erster Linie von der Art und Schwere der Symptome ab.

Diabetes wirkt sich auf das tägliche Leben aus, kann aber auch schwerwiegende Spätfolgen haben. Ist der Blutzuckerspiegel über mehrere Jahre ständig erhöht, kann das z.B. zur Schädigung der Augen, der Nieren, der Füße und des Herzens führen. Daher ist eine langfristige und sorgfältige Abstimmung der Lebensgewohnheiten auf die Krankheit so wichtig.

Diabetes verstehen

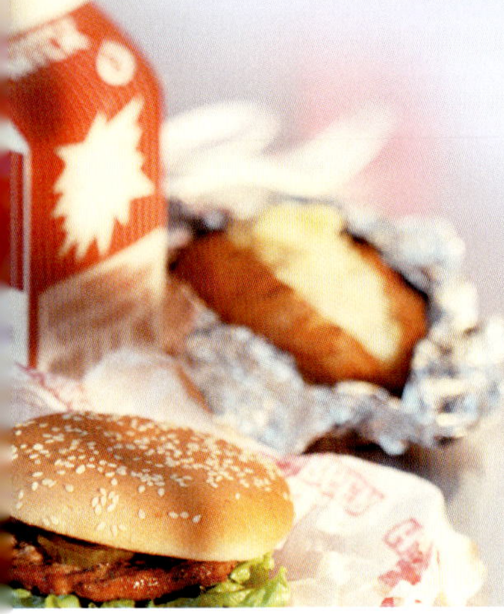

Um zu verstehen, was Diabetes eigentlich ist, muss man wissen, wie das Hormon Insulin die Blutzuckerkonzentration regelt und was im Körper vor sich geht, wenn diese Regelung versagt. Es gibt verschiedene Formen von Diabetes, aber bei allen sammelt sich Glukose in gesundheitsschädlicher Menge im Blut an. Ob Diabetes auftritt oder nicht und in welcher Form er auftritt, hängt vom Zusammenwirken unterschiedlicher Erb- und Umweltfaktoren ab.

Mythos oder WAHRHEIT?

MYTHOS
Diabetes entsteht, wenn man zu viel Zucker isst.

WAHRHEIT
Diabetes entsteht durch das Zusammenwirken genetischer und umweltbedingter Faktoren. Zu hoher Zuckerkonsum führt nicht zu Diabetes, aber zu einer Gewichtszunahme. Übergewicht erhöht das Risiko, an Typ-2-Diabetes zu erkranken. Gewichtskontrolle kann also helfen, Diabetes dieses Typs zu verhindern.

Was ist Diabetes?

Von Diabetes spricht man, wenn der Körper den Blutzuckerspiegel (Glukosekonzentration) nicht kontrollieren kann, weil die Bauchspeicheldrüse kein oder zu wenig Insulin produziert oder die Körperzellen nicht mehr vollständig auf die Wirkung von Insulin reagieren oder sogar dagegen resistent sind. Der Körper benötigt Insulin als Schlüssel, um den im Blut enthaltenen Zucker zur Energiegewinnung für die Körperzelle zu öffnen. Wenn der Blutzuckerspiegel ansteigt, können die Körperzellen aufgrund des Insulinmangels keine Glukose aufnehmen und verlieren ihre Energiequelle. Der Körper versucht dann, überschüssige Glukose aus dem Blut zu entfernen und verwendet Fett und Eiweiß (aus den Muskeln) als alternative Energiequelle. Dies führt zu Stoffwechselstörungen und kann einige der typischen Symptome des Diabetes zur Folge haben (siehe S. 18–19).

Wozu dient Glukose in einem gesunden Körper?

Wenn Sie kohlenhydrathaltige Nahrung wie Kartoffeln, Getreide, Brot, Reis oder Zucker essen, werden diese während der Verdauung in Glukose umgewandelt. Die Glukose wandert vom Darm über den Blutkreislauf in die Körperzellen und wird dort verbrannt. Sie versorgt alle Organe und Muskeln und ist die wichtigste Energiequelle des Körpers. Außerdem wird Glukose als Glykogen in der Leber und den Muskeln gespeichert.

Der Blutzuckerspiegel wird hauptsächlich durch die Hormone Insulin und Glukagon geregelt. Beide werden in der Bauchspeicheldrüse produziert. Dort befinden sich Zellgruppen, die Langerhans'schen-Inseln. Sie enthalten zwei Typen von hormonproduzierenden Zellen, A- und B-Zellen. A-Zellen produzieren Glukagon, B-Zellen Insulin.

Im Körper herrscht ständig ein gewisser Insulinpegel. Wenn der Blut-

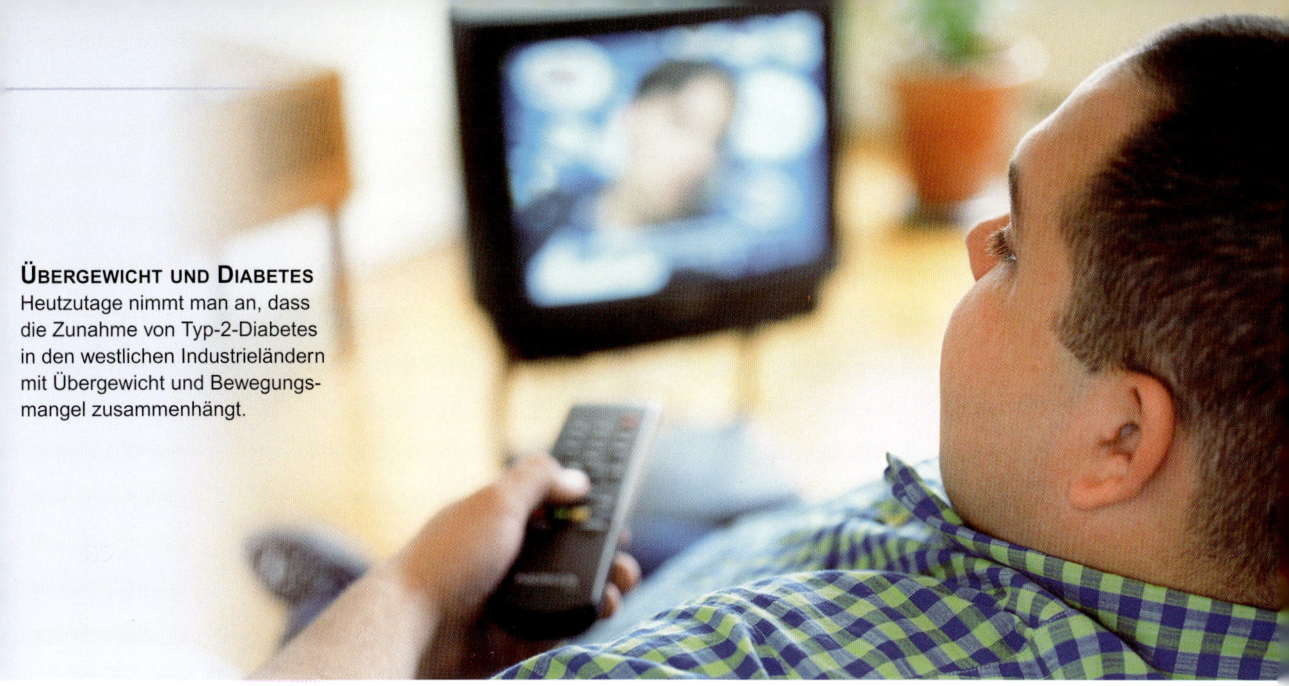

Übergewicht und Diabetes
Heutzutage nimmt man an, dass die Zunahme von Typ-2-Diabetes in den westlichen Industrieländern mit Übergewicht und Bewegungsmangel zusammenhängt.

zuckerspiegel jedoch ansteigt – z.B nach dem Essen – setzen die B-Zellen weiteres Insulin frei. Insulin wirkt wie ein Schlüssel und öffnet die Zellen für die Glukoseaufnahme.

Sinkt die Blutzuckerkonzentration – z.B. nach längerer Zeit ohne Nahrungszufuhr – setzen die A-Zellen vermehrt Glukagon frei, das das Glykogen aus der Leber in Glukose umwandelt. Diese gelangt ins Blut und lässt den Blutzuckerspiegel ansteigen. So arbeiten Insulin und Glukagon eng zusammen und stellen sicher, dass die Blutzuckerkonzentration stets zwischen 72–108 mg/dl liegt. Dadurch hat der Körper immer genügend Energie, um seine Funktionen aufrechtzuerhalten, unabhängig davon, ob Sie viel oder wenig Kohlenhydrate gegessen haben.

Was geschieht bei Diabetes?

Bei Diabetes ist das empfindliche System zur Regelung des Blutzuckerspiegels gestört, da der Körper kein Insulin

SO REAGIERT DER GESUNDE KÖRPER AUF GLUKOSE

Glukose ist der Hauptenergielieferant des Körpers. Die Menge an Glukose im Blut wird durch zwei Hormone aus der Bauchspeicheldrüse gesteuert, Insulin und Glukagon. Unabhängig von der Menge der aufgenommenen Kohlenhydrate steht dem Körper so ein permanenter Vorrat an Glukose zur Energiegewinnung zur Verfügung.

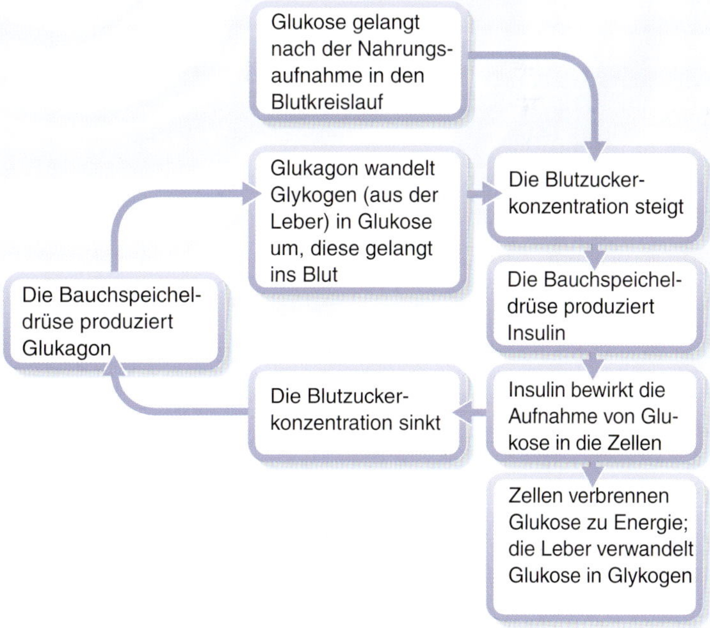

DIE BAUCHSPEICHELDRÜSE
Tief im Bauchraum und hinter dem Magen gelegen, produziert die Bauchspeicheldrüse, auch Pankreas genannt, den gesamten Insulinvorrat des Körpers. Insulin ist eines der Hormone, das für die Regelung der Blutzuckerkonzentration zuständig ist. Die für die Herstellung und Freisetzung von Insulin zuständigen Zellen in der Bauchspeicheldrüse werden Beta- oder B-Zellen genannt und befinden sich in den Langerhans'schen Inseln (Inselzellen).

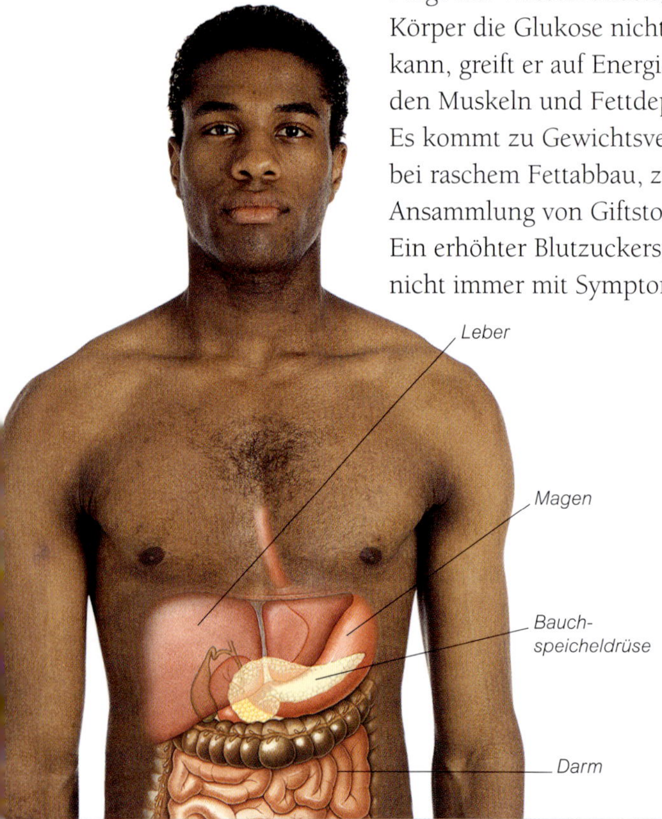

oder nicht genügend Insulin produziert oder die Körperzellen auf die Wirkung von Insulin nicht mehr vollständig reagieren oder sogar dagegen resistent sind. Ohne Insulin können die Körperzellen keine Glukose mehr aufnehmen, um daraus Energie zu gewinnen. Stattdessen sammelt sich Glukose im Blut an, was zu einem unnatürlich hohen Blutzuckerspiegel führt.

Hoher Blutzuckerspiegel

Ein erhöhter Blutzuckerspiegel kann sich durch das Ausscheiden großer Harnmengen und durch starken Durst bemerkbar machen. Die Nieren filtern die überschüssige Glukose aus dem Blut heraus und scheiden sie über den Harn aus (der Durst ist die Folge des Wasserverlusts). Da der Körper die Glukose nicht verwerten kann, greift er auf Energiereserven in den Muskeln und Fettdepots zurück. Es kommt zu Gewichtsverlust und, bei raschem Fettabbau, zu einer Ansammlung von Giftstoffen im Blut. Ein erhöhter Blutzuckerspiegel ist nicht immer mit Symptomen verbunden. Nur ein Blutzuckertest (s. S. 70–73) kann genaue Auskunft geben. Ein über Jahre erhöhter Blutzuckerspiegel kann zu Schäden im Bereich der Augen, Nieren, Füße, Blutgefäße, Nerven und am Herzen führen.

Diabetesformen

Es gibt zwei Haupttypen des Diabetes: Typ 1 und Typ 2. Zwischen beiden bestehen große Unterschiede. Weitere Diabetesarten betreffen nur relativ wenige Menschen, z.B. MODY und Schwangerschaftsdiabetes (s. S.16). Ganz selten ist Diabetes durch Infektionen, Medikamente oder durch Erkrankung bzw. Schädigung der Bauchspeicheldrüse bedingt.

Typ-1-Diabetes

Diese Form, auch als »jugendlicher« Diabetes bekannt, betrifft nur eine von fünf Personen mit Diabetes. Er tritt bei Kindern, Jugendlichen oder jungen Erwachsenen auf. Typ-1-Diabetes wird hauptsächlich durch eine Autoimmunerkrankung verursacht: Das körpereigene Immunsystem zerstört die eigenen

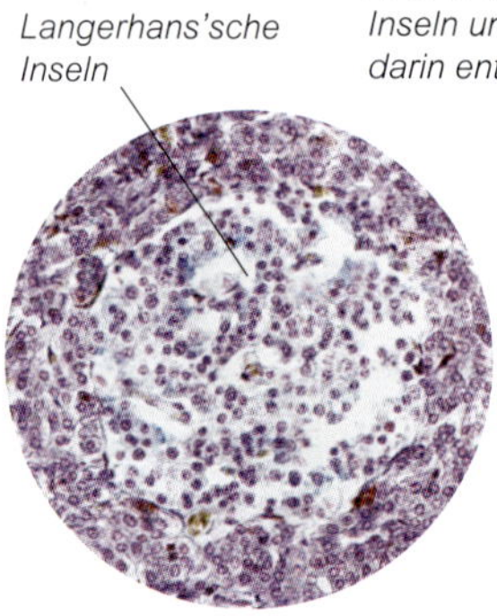

Gewebe einer gesunden Bauchspeicheldrüse

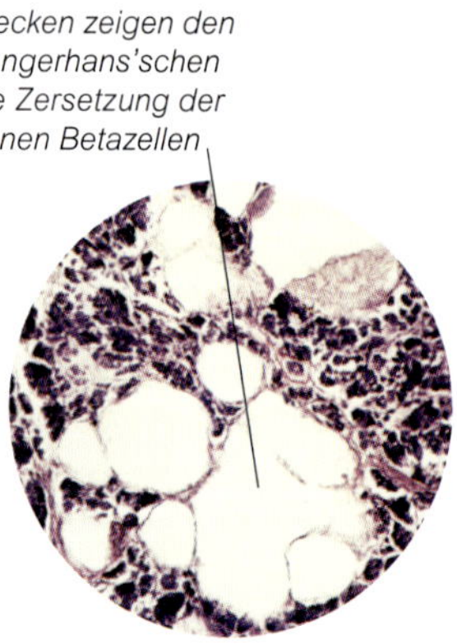

Gewebe der Bauchspeicheldrüse einer Person mit Typ-1-Diabetes

TYP-1-DIABETES – DIE REAKTIONEN AUF GLUKOSE

Der Körper produziert kein Insulin, weshalb Zucker nicht in Energie umgewandelt werden kann. Die Blutzuckerkonzentration kann unkontrolliert ansteigen und der Körper verliert seine Hauptenergiequelle. Die Folgen sind Müdigkeit, Energielosigkeit, häufiges Wasserlassen, Durst, Austrocknung und Gewichtsverlust. Um den Mangel an Glukose auszugleichen, baut der Körper Fett und Eiweiß (aus den Muskeln) ab. Dies kann zu einem lebensbedrohlichen Zustand, der so genannten diabetischen Ketoazidose, führen. Die Bauchspeicheldrüse produziert weiterhin Glukagon, ebenfalls ein Hormon zur Regelung des Blutzuckerspiegels.

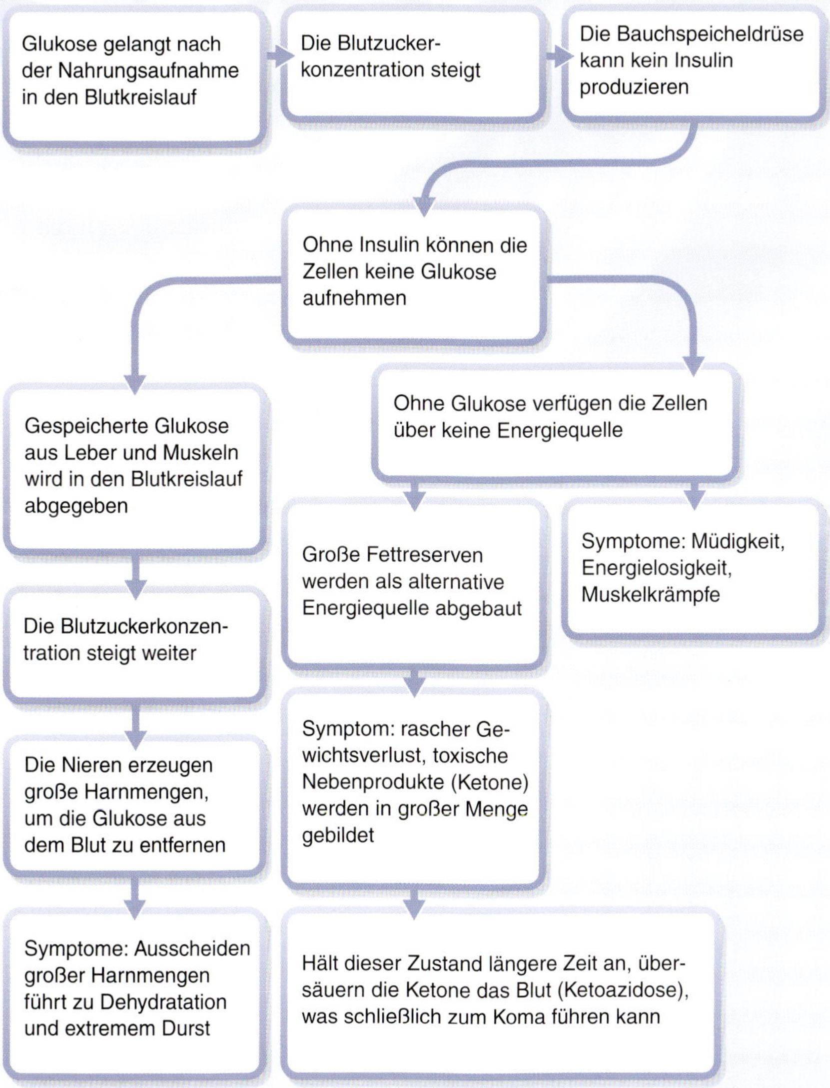

Beim Typ-1-Diabetes ist die Insulinproduktion minimiert oder ganz gestoppt, da die B-Zellen in der Bauchspeicheldrüse zerstört sind.

Mythos oder WAHRHEIT?

Mythos

Typ 2-Diabetes ist weniger schwerwiegend als Typ 1.

Wahrheit

In mancher Hinsicht ist Typ 2-Diabetes sogar gefährlicher, da er jahrelang bestehen kann, ehe er erkannt wird. Es können daher bereits langfristige Schäden aufgetreten sein, ohne dass diese bewusst wahrgenommen wurden.

Die Verbreitung von Übergewicht als Folge von Bewegungsmangel und falscher Ernährung in den westlichen Industrienationen könnte ein vermehrtes Auftreten von Typ-2-Diabetes bedingen.

TYP-2-DIABETES – SO SETZT DER KÖRPER GLUKOSE UM

Bei Diabetes des Typs 2 sind die Körperzellen zunehmend unempfindlicher oder resistent gegen die Wirkung von Insulin und/oder die Bauchspeicheldrüse produziert nicht genügend Insulin. Dadurch steigt der Blutzuckerspiegel an und die Körperzellen bekommen zu wenig Glukose – der Hauptenergielieferant des Körpers. Die Folge können Müdigkeit, Mattigkeit, Durst, Ausscheiden großer Harnmengen und allmählicher Gewichtsverlust sein. Um den Mangel an Glukose auszugleichen, kann der Körper Fette und Eiweiße (aus den Muskeln) abbauen. Da die Bauchspeicheldrüse jedoch weiterhin etwas Insulin produziert, kommt es nicht zur vollständigen Abhängigkeit von Fetten als Energielieferant (wie bei Typ 1-Diabetes) und auch nicht zur Ketoazidose.

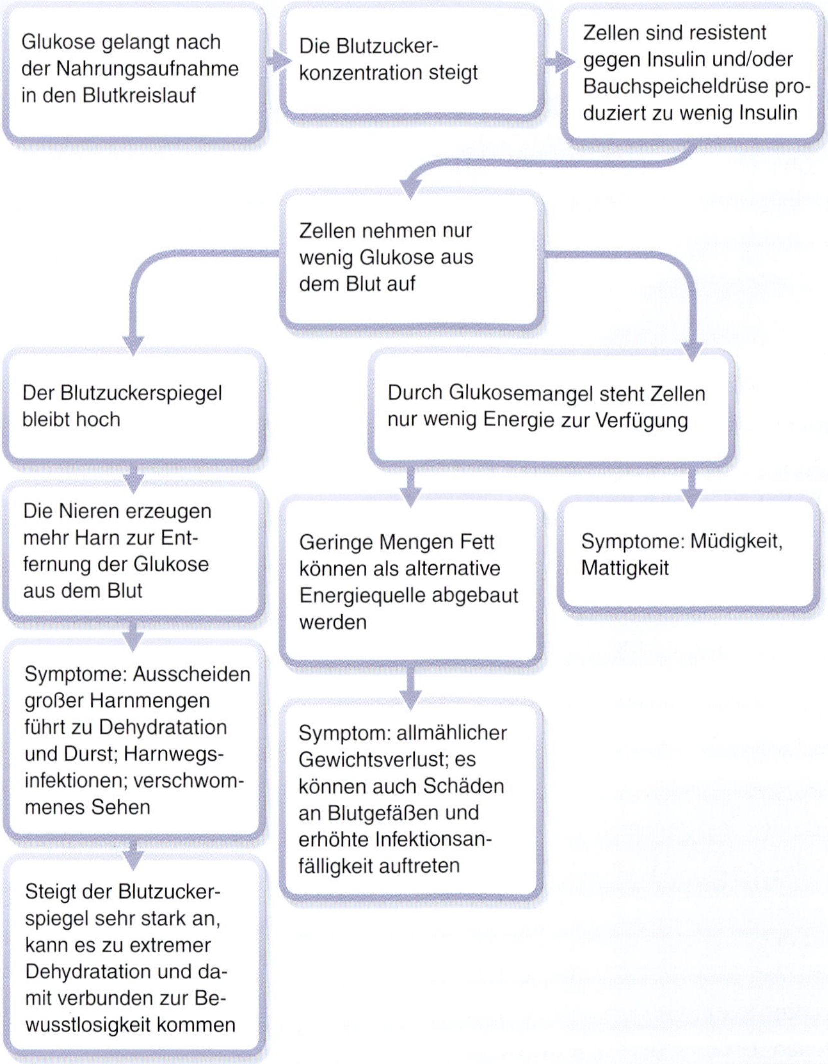

insulinproduzierenden Inselzellen (B-Zellen oder Betazellen) der Bauchspeicheldrüse, weil es sie als Fremdkörper ansieht. Eine solche Reaktion kann z.B. durch eine Virusinfektion ausgelöst werden. Diabetes des Typs 1 entsteht scheinbar spontan, dennoch kann die Vernichtung der B-Zellen bereits Monate oder Jahre zuvor eingesetzt haben. Erst wenn die B-Zellen weniger als 10 % ihrer Leistung erbringen, treten Symptome eines Diabetes auf.

Typ-1-Diabetes wird mit Insulin aus einer Injektion oder Pumpe behandelt (s. S. 82–101). Insulin ist nicht in Tablettenform erhältlich, da die Verdauungssäfte es abbauen würden.

Typ-2-Diabetes

Diabetes des Typs 2, auch bekannt als »Altersdiabetes«, tritt bei vier von fünf Personen mit Diabetes und meist nach dem 40. Lebensjahr auf. Die Verbreitung von Übergewicht als Folge von Bewegungsarmut und falscher Ernährung (z.B. Fastfood) in den westlichen Industrienationen dürfte das vermehrte Auftreten von Typ-2-Diabetes bedingen. Aus demselben Grund tritt Typ-2-Diabetes auch immer häufiger bei Kindern und Jugendlichen auf.

Beim Typ-2-Diabetes produziert der Körper zwar Insulin, aber nicht genug und/oder die Körperzellen sind gegen Insulin resistent. Anfangs reagiert die Bauchspeicheldrüse auf Insulinresistenz mit einer erhöhten Insulinproduktion, aber mit der Zeit kann sie den Insulinbedarf des Körpers nicht mehr decken. Daher ändert sich die Behandlung von Typ-2-Diabetes mit der Zeit. Zuerst genügen Gewichtsabnahme, gesunde Ernährung und mehr Bewegung, um den Blutzuckerspiegel zu regulieren. Wenn nötig, werden Tabletten verschrieben, die die Menge an Insulin im Blut erhöhen, die die Sensibilität der Körperzellen auf die Wirkung des Insulins verbessern oder den Kohlenhydratstoffwechsel günstig beeinflussen. Irgendwann ist die Bauchspeicheldrüse dann „erschöpft“

TYP-1- UND TYP-2-DIABETES IM VERGLEICH

Obwohl einige Symptome bei beiden Typen auftreten, sind Typ-1- und Typ-2-Diabetes ganz unterschiedliche Erkrankungen, für die es andere Ursachen gibt und die eine andere Behandlung erfordern.

TYP-1-DIABETES	TYP-2-DIABETES
Beginnt meist in Kindheit oder Jugend und nur selten nach dem 40. Lebensjahr.	Beginnt meist beim Erwachsenen, nach dem 40. Lebensjahr, tritt aber auch schon bei Jüngeren auf.
Der Körper stellt kein Insulin her, da die insulinproduzierenden B-Zellen in der Bauchspeicheldrüse zerstört wurden.	Der Körper produziert Insulin, ist aber gegen dessen Wirkung resistent. Nach einer Zeit nimmt die Insulinproduktion sukzessive ab.
Betroffene Personen sind in der Regel normal- oder untergewichtig.	Betroffene Personen sind in der Regel übergewichtig.
Betroffene müssen mit Insulin behandelt werden und auf Ernährung und Bewegung achten.	Betroffene benötigen gesunde Ernährung, viel Bewegung sowie Tabletten- und Insulinbehandlung.
Häufiges Wasserlassen, starker Durst, Gewichtsverlust und Müdigkeit können plötzlich und heftig auftreten.	Harndrang, Durst, Gewichtsverlust, Müdigkeit, schlechtes Sehen können sich allmählich, schwach oder auch gar nicht entwickeln.
Zumeist schnelle Diagnose – innerhalb von Tagen oder Wochen nach Auftreten der Symptome	Der Diabetes wird möglicherweise über Jahre nicht erkannt.
Bei Kindern von Personen mit Typ-1-Diabetes besteht ein 1–6%iges Risiko, auch an Typ-1-Diabetes zu erkranken.	Bei Kindern von Personen mit Typ-2-Diabetes besteht ein 14-%iges Risiko, auch an Typ-2-Diabetes zu erkranken.
Keine Prävention möglich.	Risikoverringerung durch Gewichtskontrolle und Bewegung

SCHWANGERSCHAFTSDIABETES Hormonelle Veränderungen in der Schwangerschaft können bei manchen Frauen zu Insulinresistenz und vorübergehendem Diabetes führen. Schwangerschaftsdiabetes klingt in der Regel nach Beendigung der Schwangerschaft ab, kann aber bei weiteren Schwangerschaften erneut auftreten. Zudem ist das Risiko einer Frau mit Schwangerschaftsdiabetes, später einmal Diabetes des Typs 2 zu entwickeln, deutlich erhöht.

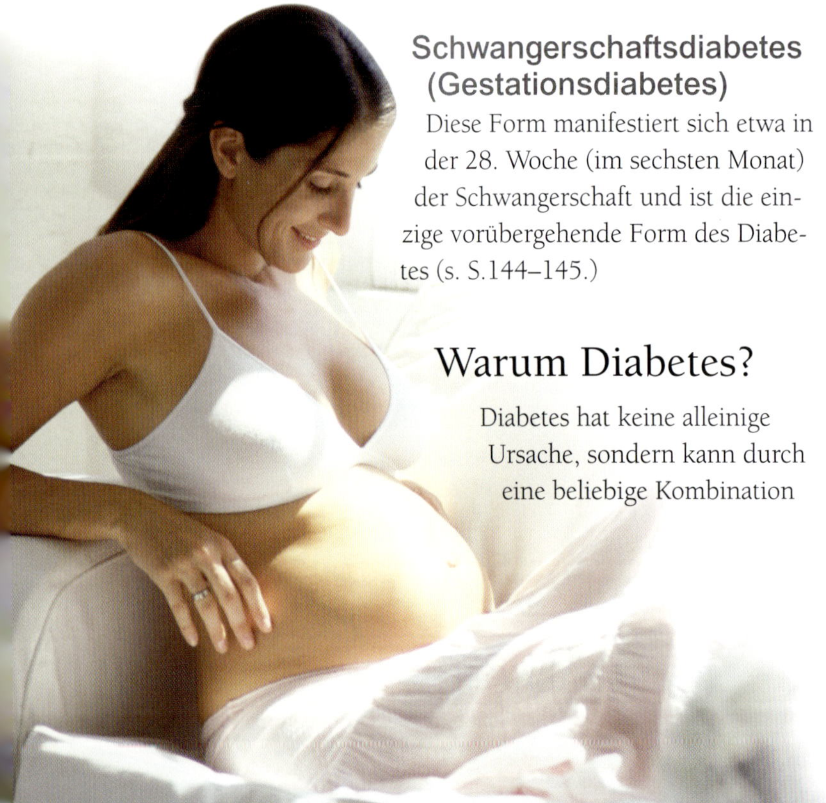

und es muss Insulin von außen zugeführt werden (Injektion).

In der Pubertät beginnender Diabetes (MODY)

Diese Form betrifft nur eine von 100 Personen mit Diabetes. MODY beginnt meist vor dem 25. Lebensjahr. Er ähnelt dem Typ 2, tritt aber nur bei Personen mit entsprechender genetischer Disposition auf. Bei MODY stören bestimmte Gene die Funktion der insulinproduzierenden Zellen. So kommt es zu einer Unterversorgung mit Insulin. MODY lässt sich durch Gentests nachweisen. Die Behandlung konzentriert sich – wie bei Typ-2-Diabetes – vor allem auf gesunde Ernährung und Bewegung, ergänzt durch Tabletten und/oder Insulin.

Schwangerschaftsdiabetes (Gestationsdiabetes)

Diese Form manifestiert sich etwa in der 28. Woche (im sechsten Monat) der Schwangerschaft und ist die einzige vorübergehende Form des Diabetes (s. S.144–145.)

Warum Diabetes?

Diabetes hat keine alleinige Ursache, sondern kann durch eine beliebige Kombination der folgenden Erb- und Umweltfaktoren ausgelöst werden.

- **GENE** Weisen die Erbanlagen eines Menschen einen Hang zu Typ-1-Diabetes auf, ist es möglich, dass dieser Mensch eine solche Diabetesform entwickelt. Hat ein Mensch diese Erbanlagen nicht, tritt diese Diabetesform auch nicht auf (es sei denn, die Bauchspeicheldrüse wird entfernt). Das Auftreten von Typ-2-Diabetes hängt nicht vom genetischen Erbe ab, aber das Risiko steigt, wenn es in der nahen Verwandtschaft bereits Fälle gab (s. S. 17). Zudem erkrankt man bei einigen Gendefekten eher an Diabetes; so z.B. bei Downsyndrom.
- **GEWICHT** Bei Übergewicht steigt das Risiko, an Typ-2-Diabetes zu erkranken, da das angelagerte Fett die Empfindlichkeit der Körperzelle auf das Insulin reduziert und die Körperzellen sogar eine Resistenz gegen Insulin entwickeln können. Bei Adipositas (Fettleibigkeit), d. h. wenn das Körpergewicht mehr als 20 % über Idealgewicht liegt, steigt das Risiko weiter (s. S. 46). Übergewicht ist aber kein Risikofaktor für Typ-1-Diabetes.
- **FIGUR** Überschüssiges Fett an der Taille bedeutet ein höheres Risiko, Typ-2- (nicht jedoch Typ-1-)Diabetes zu entwickeln, als wenn überschüssiges Fett an Hüften und Oberschenkeln abgelagert wird. (s. S. 45).
- **ETHNISCHE HERKUNFT** Menschen aus Südasien, Afrika oder der Karibik tragen ein fünfmal höheres Risiko an Typ-2-Diabetes zu erkranken, als Menschen aus Europa (sie haben aber kein erhöhtes Risiko für Typ 1).

SCHWANGERSCHAFT In der Schwangerschaft erhöht der Körper den Blutzuckerspiegel, um den Bedarf des wachsenden Babys zu decken. Kann der Körper nicht genug Insulin herstellen, bleibt die Blutzuckerkonzentration erhöht und es kommt zu Schwangerschaftsdiabetes.

MEDIKAMENTE Einige Medikamente können den Blutzuckerspiegel erhöhen oder verhindern, dass Insulin richtig wirkt. Bei Einnahme eines der folgenden Medikamente kann sich ein Typ-2-Diabetes entwickeln:

- Steroide, die zur Behandlung von Entzündungen eingesetzt werden
- Thiazid-Diuretika zur Entwässerung des Körpers
- Beta-Blocker oder gefäßerweiternde Substanzen, die bei Bluthochdruck zur Anwendung kommen
- Immundepressiva, die nach einer Transplantation die Abstoßung des implantierten Organs verhindern sollen

VIRUSINFEKTIONEN Bestimmte Infektionen, die bis zu zwei Jahre zuvor aufgetreten sein können, können bei entsprechender genetischer Veranlagung Typ-1-Diabetes auslösen. Ein Virus kann eine Fehlreaktion des Immunsystems bewirken, wodurch die insulinproduzierenden Zellen in der Bauchspeicheldrüse vernichtet werden. Virusinfektionen lösen aber keinen Typ-2-Diabetes aus.

SCHÄDIGUNG DER BAUCHSPEICHELDRÜSE Die folgenden Erkrankungen können zu Diabetes führen:

- Pankreatitis (eine Entzündung der Bauchspeicheldrüse)
- Mukoviszidose (eine genetisch bedingte Erkrankung, bei der Körpersekrete ungewöhnlich zähflüssig sind)
- Hämochromatose (Ansammlung überschüssigen Eisens, das die insulinproduzierenden Zellen schädigt)
- Entfernung der Bauchspeicheldrüse. Wird die Bauchspeicheldrüse aufgrund einer Erkrankung entfernt, entsteht Typ-1-Diabetes, da kein Insulin mehr produziert werden kann.

HORMONSTÖRUNGEN Durch eine Überproduktion von Hormonen, die die Wirkung von Insulin aufheben, kann Typ-2-Diabetes entstehen. Zu nennen sind das Cushing-Syndrom, bei dem die Nebennierenrinde zu viel Steroide herstellt, und die Akromegalie, bei der die Hypophyse zu viel Wachstumshormone produziert.

RISIKEN, DIABETES ZU ERBEN

Diabetes-Fälle in der Verwandtschaft erhöhen das Risiko einer Erkrankung. Diese Tabelle zeigt, um wie viel Prozent das Risiko in Abhängigkeit von den Verwandtschaftsverhältnissen zunimmt.

FAMILIENMITGLIED	RISIKO ERHÖHT UM
Mutter mit Typ 1	1–2 %
Mutter mit Typ 2	14 %
Vater mit Typ 1	3–6 %
Vater mit Typ 2	14 %
Beide Elternteile mit Typ 1	30 %
Beide Elternteile mit Typ 2	75 %
Bruder oder Schwester mit Typ 1	6 %
Bruder oder Schwester mit Typ 2	15–25 %
Eineiiger Zwilling mit Typ 1	30 %
Eineiiger Zwilling mit Typ 2	50–100 %
Kein Diabetes in der Verwandtschaft	Kein erhöhtes Risiko

Überschüssiges Fett an der Taille bedeutet ein höheres Risiko, an Typ-2-Diabetes zu erkranken.

Symptome und Diagnose

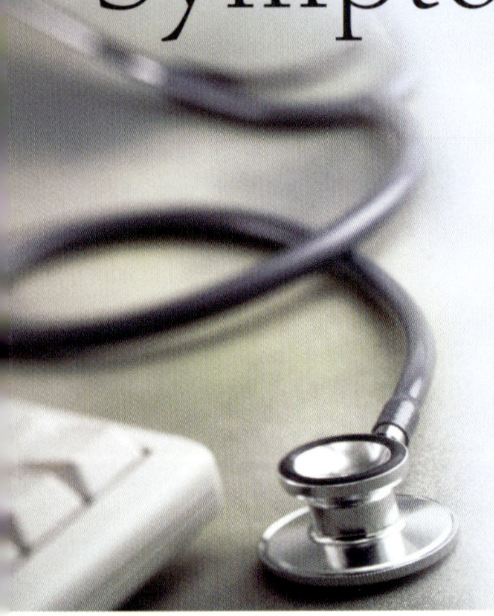

Beide Diabetesformen haben ähnliche Symptome. Bei Typ 1 treten sie akuter auf, während sie sich bei Typ 2 eher langsam – manchmal über Jahre – entwickeln. Gehen Sie bei Verdacht auf Diabetes so schnell wie möglich zum Arzt, der mit einem oder mehreren Bluttests die Diagnose stellen kann. Bestätigt sich der Verdacht, werden weitere Untersuchungen durchgeführt, um den allgemeinen Gesundheitszustand zu beurteilen und um nach Anzeichen der möglichen Spätfolgen zu forschen.

Diabetes erkennen

Die Symptome eines erhöhten Blutzuckerspiegels werden bei Typ-1-Diabetes meist schneller erkannt, da sich der Insulinmangel drastisch auf den Körper auswirkt. Bei Typ 2 wird noch etwas Insulin produziert, und die Symptome sind milder. Bisweilen wird auch das Alter für Symptome wie Müdigkeit oder nächtliches Wasserlassen verantwortlich gemacht.

Manchmal treten bei Typ 2 gar keine Symptome auf und so besteht auch kein Verdacht auf Diabetes, bis bei einer Routineuntersuchung oder einem Sehtest die ersten Spätfolgen festgestellt werden. Folgende Symptome können Anzeichen für eine Diabeteserkrankung sein.

- **HÄUFIGES AUSSCHEIDEN GROSSER HARNMENGEN** Wenn die Blutzuckerkonzentration ein bestimmtes Niveau erreicht, filtern die Nieren überschüssige Glukose aus dem Blut heraus. Um sie aus dem Körper auszuschwemmen, wird mehr Harn produziert. Bei Tage fällt dies nicht immer auf, es kann jedoch sein, dass man nachts öfter Wasser lassen muss.
- **TROCKENER MUND, STARKER DURST** Da der Körper durch die vermehrte Ausscheidung austrocknet, kommt es zu Mundtrockenheit und Durst. Zuckerhaltige Getränke erhöhen den Blutzuckerspiegel und verstärken das Problem; man sollte also zuckerfreie Getränke zu sich nehmen.
- **ABGESCHLAGENHEIT** Es wird zunehmend schwieriger, den Alltag zu

Meine Erfahrung

»Ich musste ständig Wasser lassen und hatte unglaublichen Durst. Einmal war ich so durstig, dass ich aus dem Wasserhahn trank, während ich auf der Toilette saß.« PETRA

ANMERKUNG Häufiges Wasserlassen und starker Durst sind zwei Symptome des Diabetes. Steigt der Blutzuckerspiegel auf 180 mg/dl an, wird überschüssige Glukose über den Harn ausgeschieden. Durch den Wasserverlust trocknet der Körper aus: Man hat Durst.

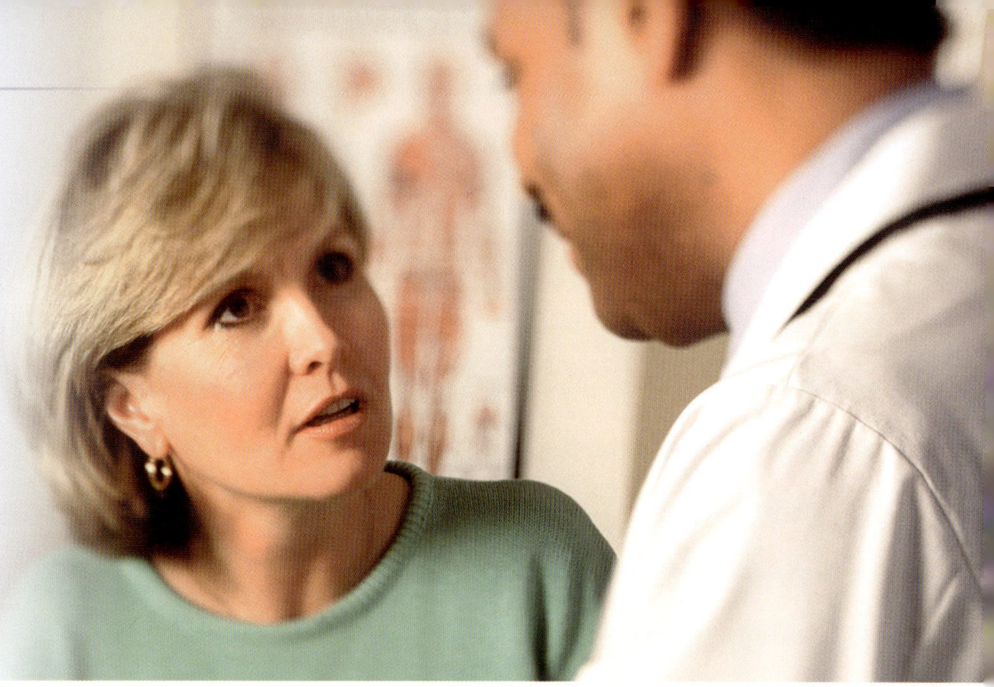

GESPRÄCH MIT DEM ARZT
Wenn Sie Symptome haben, die auf Diabetes hinweisen könnten, gehen Sie so schnell wie möglich zum Arzt. Je eher Diabetes festgestellt und behandelt wird, desto geringer ist das Risiko ernsthafter Gesundheitsprobleme.

bewältigen, weil man trotz des erhöhten Schlafbedürfnisses müde ist. Das kann daher kommen, dass die Körperzellen keine oder nur wenig Glukose aus dem Blut aufnehmen, um den Körper mit Energie zu versorgen.

■ **GEWICHTSVERLUST** Kann der Körper keine Glukose verwerten, gewinnt er seine Energie stattdessen aus dem Fett- und Muskelgewebe, was zu Gewichtsverlust führt. Gewichtsverlust ist bei Typ-1-Diabetes häufiger und erfolgt schneller als bei Typ 2, der eventuell gar nicht abnimmt.

■ Menschen mit Übergewicht sind oft erfreut, Gewicht zu verlieren. Dies ist zum einen aber nicht gesund und zum anderen nimmt der Körper, sobald der Diabetes unter Kontrolle ist, die verlorenen Pfunde rasch wieder zu.

■ **VERSCHWOMMENES SEHEN** Bei einem hohen Blutzuckerspiegel nehmen die Linsen der Augen Glukose und Wasser auf. Sie schwellen an, was zu verschwommenem Sehen führt.

■ **FRUCHTIG RIECHENDER ATEM** Dieses Spätsymptom des Typ-1-Diabetes weist auf einen gefährlich hohen Blutzuckerspiegel hin. Wenn der Körper zur Energiegewinnung Fett abbaut, entstehen dabei Giftstoffe, die so genannten Ketone. Riecht der Atem nach Früchten (ähnlich wie Fruchtbonbons oder Nagellackentferner), ist dies ein Anzeichen dafür, dass der Körper versucht, Ketone über die Lunge abzugeben. Symptome wie Übelkeit, Erbrechen und/oder Bauchschmerzen sprechen für eine seltene, aber sehr gefährliche Ketoazidose (diabetisches Koma), die dringend im Krankenhaus behandelt werden muss. (s. S.113).

■ **PILZINFEKTION UND BLASENENTZÜNDUNG** Der Zucker im Harn bildet einen guten Nährboden für Bakterien und Keime. Sie gedeihen dort in großer Menge und erhöhen damit die Gefahr von Infektionen wie Blasenentzündung oder Pilzinfektion.

Fruchtig riechender Atem ist ein Spätsymptom des Typ-1-Diabetes und weist auf einen gefährlich hohen Blutzuckerspiegel hin.

MEDIZINISCHE TESTS ZUR DIAGNOSE DES DIABETES

Durch Urin- und Schnelltests allein lässt sich Diabetes nicht zweifelsfrei feststellen. Zu diesem Zweck sind Laboruntersuchungen wie Messung des Blutzuckers, des Nüchternblutzuckers und, falls erforderlich, ein Glukosebelastungstest nötig. Wenn Verdacht auf Diabetes besteht, ohne dass Symptome aufgetreten sind, wird die Blutuntersuchung an einem anderen Tag wiederholt.

	SO WIRD DER TEST DURCHGEFÜHRT	DAS BEDEUTET DAS ERGEBNIS
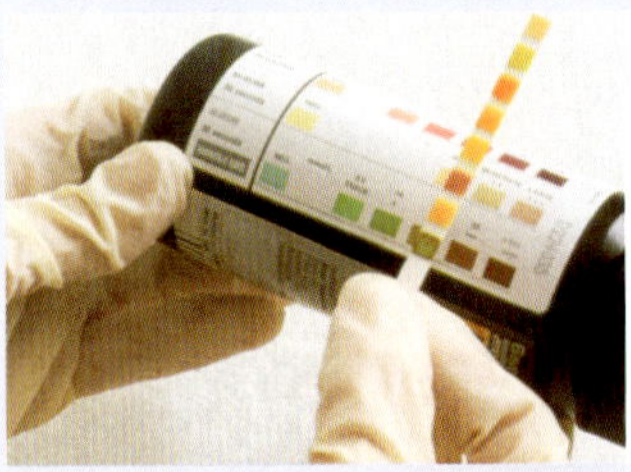	**Harnzuckertest** Wird ein Teststreifen in eine Urinprobe gehalten, ändert er je nach Menge der vorhandenen Glukose seine Farbe. Die Farbe wird dann mit einer Farbskala verglichen. Das Ergebnis liegt nach einer Minute vor.	Ist keine Glukose im Urin, schließt dies nicht unbedingt einen Diabetes aus. Enthält der Urin Glukose oder treten Symptome auf, ohne dass Glukose im Urin nachgewiesen wurde, sind weitere Blutuntersuchungen notwendig.
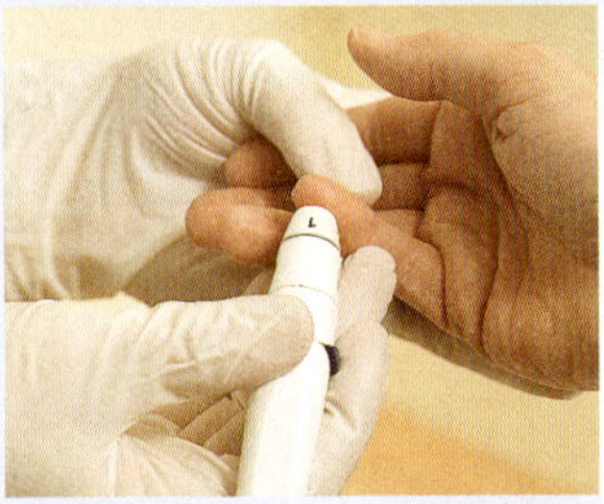	**Blutzuckerschnelltest** Durch einen Stich in die seitliche Fingerkuppe wird ein Tropfen Blut abgenommen und auf einen Teststreifen aufgetragen. Dieser Streifen wird in das Blutzuckermessgerät gesteckt. Das Ergebnis liegt innerhalb von einer Minute vor.	Ein normaler Blutzuckerspiegel liegt bei 72–108 mg/dl. Liegt das Ergebnis über 108 mg/dl, sind weitere Blutuntersuchungen erforderlich. Ein Schnelltest (etwa zwei Stunden nach der letzten Nahrungsaufnahme) reicht zur zweifelsfreien Diagnose nicht aus.
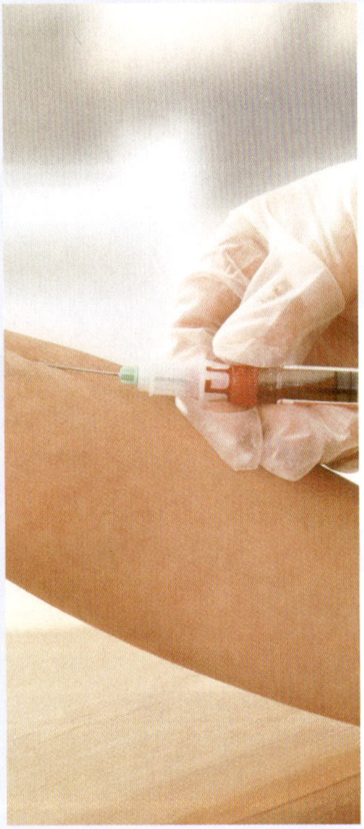	**Blutzuckermessung** Beim Arzt wird eine Blutprobe entnommen und im Labor analysiert. Diese Blutprobe wird unabhängig von der Nahrungsaufnahme entnommen. Das Ergebnis liegt nach etwa einer Woche vor.	Sind Symptome aufgetreten und der Blutzucker liegt über 200 mg/dl, besteht Diabetes. Gab es keine Symptome oder liegt das Ergebnis darunter, wird der Nüchternblutzucker bestimmt oder ein Glukosebelastungstest durchgeführt.
	Nüchternblutzuckermessung Man muss morgens nüchtern zur Untersuchung kommen. Es wird Blut abgenommen und im Labor analysiert. Das Ergebnis liegt nach einer Woche vor.	Gab es Symptome und liegt das Ergebnis über 126 mg/dl, besteht Diabetes. Gab es keine Symptome oder liegt das Ergebnis trotz Symptomen darunter, wird die Untersuchung wiederholt oder ein Glukosebelastungstest gemacht.
	Glukosebelastungstest Man muss morgens nüchtern zur Untersuchung kommen. Im Anschluss an die Blutabnahme trinkt man eine festgelegte Zuckermenge. Nach zwei Stunden wird erneut Blut abgenommen und im Labor analysiert. Das Ergebnis liegt nach etwa einer Woche vor.	Liegt der Nüchternblutzucker über 126 mg/dl und/oder das Ergebnis des 2-Stunden-Tests über 200 mg/dl, besteht Diabetes, egal, ob Symptome aufgetreten sind oder nicht. Diese Untersuchung ist erforderlich, wenn andere Tests nichts Eindeutiges ergeben haben.

Die Diabetesdiagnose

Die Diagnose des Diabetes erfolgt über eine Blutuntersuchung. Dazu wird eine Blutprobe entnommen und im Labor analysiert (s. S. 20). Typ-1-Diabetes wird in der Regel schneller erkannt als Typ 2, da Symptome bei diesem Typ rascher und heftiger auftreten. Typ-2-Diabetes wird manchmal vermutet, wenn die ersten Komplikationen auftreten, z. B. dann, wenn der Augenarzt bei einer Routineuntersuchung Veränderungen des Augenhintergrunds feststellt.

Die Diagnose wird unabhängig von Alter und Geschlecht durch Messung mehrfach erhöhter Blutzuckerwerte an mindestens zwei verschiedenen Tagen gestellt. Blutzuckerschnelltests oder Urintests reichen nicht aus, um Diabetes sicher nachweisen oder ausschließen zu können (s. S. 20).

Liegt der Nüchternblutzucker zwischen 108 und 126 mg/dl, ist der Blutzuckerspiegel zu hoch, aber nicht hoch genug für eine sichere Diagnose. Der Arzt wird Ihnen die Ergebnisse und deren Bedeutung erklären.

Nach der Diagnose

Die Behandlung und Einstellung des Diabetes zielt in erster Linie darauf ab, Spätfolgen hinauszuzögern oder ganz zu vermeiden. Daher werden in den ersten drei Monaten nach der Diagnose folgende Untersuchungen durchgeführt, die ein Bild des allgemeinen Gesundheitszustands liefern und Anzeichen von möglichen Komplikationen aufdecken. Ausgehend von den Untersuchungsergebnissen werden jährliche Kontrollen durchgeführt (s. S. 26). Treten Probleme auf, wird eine entsprechende Behandlung eingeleitet.

■ **GRÖSSE, GEWICHT UND BODY-MASS-INDEX** Der so genannte Body-Mass-Index (BMI) wird errechnet (s. S. 46). Er gibt Auskunft darüber, ob jemand übergewichtig ist.

■ **BLUTDRUCK** Hoher Blutdruck ist bei Typ-2-Diabetes weit verbreitet. Bleibt der Blutdruck über einen längeren Zeitraum hoch, werden Medikamente zur Blutdrucksenkung verschrieben.

■ **UNTERSUCHUNG DER FÜSSE** Die Durchblutung und die Nervenversorgung der Füße werden überprüft. Der Arzt gibt eine Unterweisung in spezieller Fußpflege (s. S. 128–130).

■ **AUGENUNTERSUCHUNG** Mithilfe des so genannten Ophthalmoskops oder einer Augenkamera wird die Netzhaut am Augenhintergrund auf beschädigte Blutgefäße überprüft.

■ **WEITERE UNTERSUCHUNGEN** Eine Blutuntersuchung testet die Nieren-, Leber- und Schilddrüsenfunktion sowie die Blutfette. Ein HbA1c-Test überprüft den Blutzuckerspiegel der letzten sechs bis acht Wochen (s. S. 23). Der Urin wird auf Eiweiß untersucht (ein Anzeichen für eine Nierenschädigung, s. S. 196–199).

Meine Erfahrung

»Als man mir sagte, ich hätte Diabetes, hatte ich keine Ahnung, was das bedeutet.« JULIA

ANMERKUNG Besorgnis, Ungläubigkeit und »Nicht-wahr-haben-Wollen« sind häufige Reaktionen auf die Diagnose. Sprechen Sie mit Ihrem Arzt über Ihre Gefühle. Nach dem ersten Schock möchten die meisten Patienten wissen, wie die Erkrankung behandelt wird und wie sie ihr Leben mit Diabetes gestalten sollten.

Typ-1-Diabetes wird in der Regel schneller erkannt als Typ 2, da Symptome bei diesem Typ normalerweise rascher und heftiger auftreten.

Der Umgang mit Diabetes

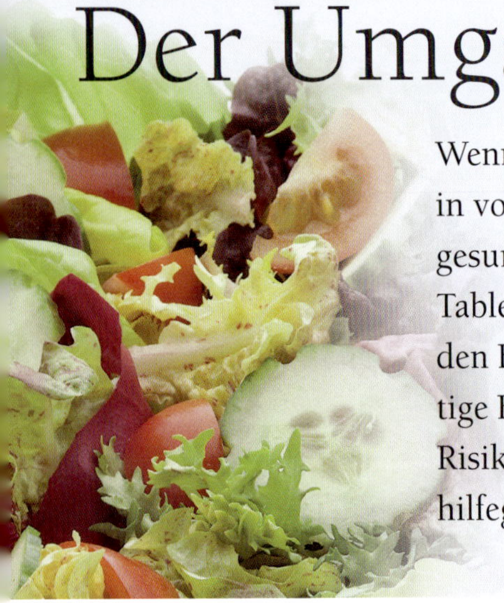

Wenn Sie mit Diabetes umzugehen wissen, können Sie das Leben in vollen Zügen genießen. Eine regelmäßige Blutzuckerkontrolle, gesunde Ernährung, regelmäßige körperliche Bewegung und Tabletteneinnahme und/oder Insulininjektionen helfen dabei, den Blutzuckerspiegel im Gleichgewicht zu halten. Die sorgfältige Blutzuckereinstellung und -kontrolle ist wichtig, um das Risiko von Spätfolgen zu reduzieren. Ihr Arzt oder eine Selbsthilfegruppe des Deutschen Diabetiker Bundes hilft Ihnen dabei.

Blutzuckerkontrolle

Bei Diabetes kann der Körper den Blutzuckerspiegel nicht im Gleichgewicht halten. Die Behandlung des Diabetes zielt darauf ab, den Blutzuckerspiegel innerhalb des empfohlenen Bereichs von 72–126 mg/dl zu halten. Eine regelmäßige Blutzuckerkontrolle und eine entsprechende Anpassung der Behandlung sind dazu unerlässlich. Eine erfolgreiche Blutzuckereinstellung ist für das möglichst lange Hinauszögern oder Vermeiden von Langzeitkomplikationen entscheidend (s. S. 26–27).

Meine Erfahrung

»Je mehr man über Diabetes weiß, desto spontaner ist man. Diese Erkenntnis hat mein Leben verändert.« KLAUS

ANMERKUNG Möglichst viel über Diabetes zu erfahren hilft, sein Leben entsprechend danach auszurichten. Die Selbstkontrollen geben Ihnen Auskunft darüber, wie sich bestimmte Dinge auf Ihren Blutzucker auswirken. Anhand der Ergebnisse können Sie Ihren Diabetes optimal einstellen.

Die Selbstkontrolle

Eigene Blutzuckermessungen sind einfach und genau. Eine Vielzahl von Hilfsmitteln, angefangen von Injektionskanülen und Stechhilfen bis hin zu hoch entwickelten elektronischen Messgeräten, von denen man die Ergebnisse auf den Computer herunterladen kann (s. S. 67–70) sowie demnächst eine Blutzuckermessuhr, erleichtern die Blutzuckerselbstkontrolle.

Wie oft und wann der Blutzucker gemessen werden sollte, hängt von der Behandlung, der Ernährung und der Bewegung ab. Ziel ist eine wirksame Kontrolle des Diabetes. Eine schrittweise Anleitung zur Blutzuckermessung finden Sie auf den Seiten 62–75.

Unabhängig von der Diabetesform sollte der Blutzuckerspiegel immer zwischen 72 und 126 mg/dl liegen. Dies entspricht den Werten eines Menschen mit normalem Stoffwechsel, so dass das Risiko möglicher Spätfolgen minimiert werden kann.

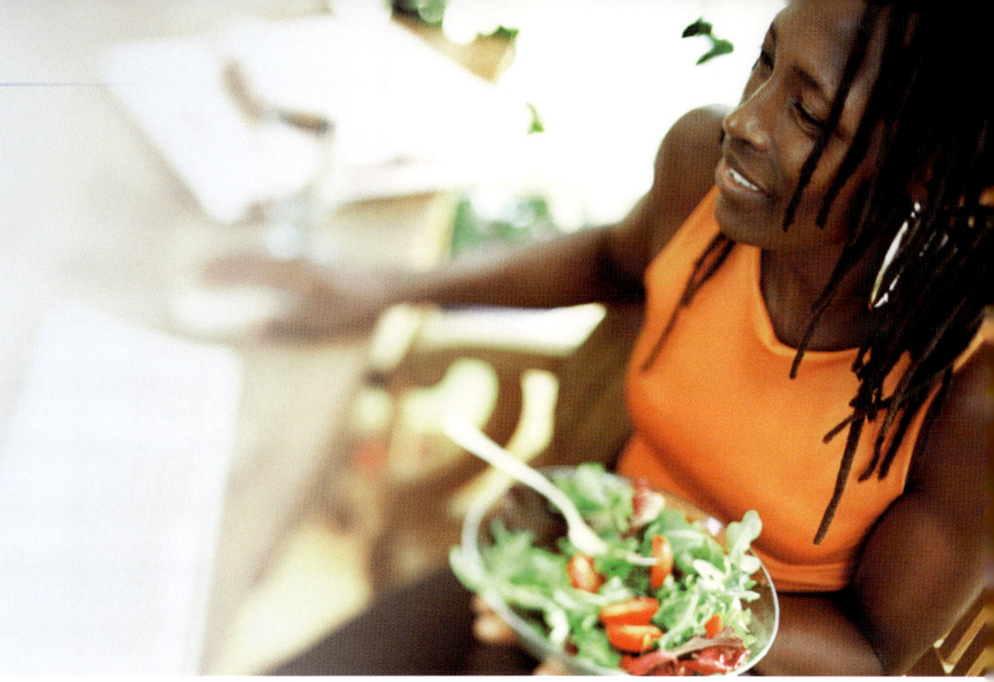

Gesunde Ernährung
Eine gesunde Ernährung gehört zu den wichtigsten Aspekten bei Diabetes. Die Richtlinien für Diabetiker sind aber dieselben wie die für alle anderen Menschen: viele komplexe Kohlenhydrate und ballaststoffreiche Kost mit Obst und Gemüse, wenig Fett, Salz und Zucker.

Der HbA1c-Test

Die Eigenbestimmung des Blutzuckerspiegels ist ein wichtiger Bestandteil der Diabetesbehandlung. Daneben gibt es einen weiteren Blutzuckertest, den so genannten HbA1c-Test, der in der Regel vierteljährlich vom behandelnden Arzt durchgeführt wird. Im Unterschied zur Blutzuckerselbstkontrolle, bei der die täglichen Blutzuckerwerte ermittelt werden, gibt der HbA1c-Wert Auskunft über die durchschnittlichen Blutzuckerwerte der letzten sechs bis acht Wochen. HbA1c-Werte werden in Prozent angegeben. Je näher sie bei 7 % (oder darunter) liegen, desto besser.

Blutzucker einstellen

Eine gute Einstellung des Blutzuckers ist die effektivste Maßnahme gegen Spätfolgen und für das eigene Wohlbefinden. Gut eingestellt ist der Blutzucker, wenn die Mehrzahl der eigenen Blutzuckermessungen zwischen 72–126 mg/dl liegt. Dann liegt auch der HbA1c-Wert nahe bei 7 %. Die vier Faktoren, die den größten Einfluss auf den Blutzuckerspiegel haben, sind Ernährung, körperliche Aktivität, die Einnahme von Tabletten und Insulininjektionen. Ist der Blutzucker schlecht eingestellt, kommt es zur Unterzuckerung (Hypoglykämie) oder Überzuckerung (Hyperglykämie).

F **Was bedeutet es, wenn mein HbA1c-Wert über 7 Prozent liegt?**

A Wenn ein solcher Wert vorliegt, sollten Sie auf jeden Fall mit Ihrem Arzt Rücksprache über die Behandlung halten. Selbst ein Wert von 7,5 Prozent gilt als schlecht eingestellter Blutzucker. Jedes Prozent, das der HbA1c über 7 liegt, erhöht das Risiko von Spätfolgen für die Blutgefäße und Nerven um 30 Prozent. Daher sollte ein Wert nahe oder etwas unter 7 Prozent angestrebt werden.

■ **ERNÄHRUNG** Regelmäßiges, kohlenhydrathaltiges Essen hilft dabei, stärkere Schwankungen des Blutzucker-

Der Blutzucker ist gut eingestellt, wenn die Mehrzahl der Blutzuckermessungen zwischen 72–126 mg/dl liegt.

Praktische Tipps

DIE EINSTELLUNG DES BLUTZUCKERS

- Essen Sie regelmäßig und gesund. So vermeiden Sie stärkere Schwankungen des Blutzuckerspiegels.
- Bewegen Sie sich regelmäßig. Dadurch kann das Insulin bei Typ-2-Diabetes besser wirken.
- Achten Sie auf ein gesundes Körpergewicht. Sie benötigen dadurch weniger Insulin und verringern das Risiko von Herzkrankheiten.
- Nehmen Sie Ihre Medikamente wie vom Arzt verschrieben ein.
- Beobachten Sie Ihren Blutzuckerspiegel und lernen Sie, die Behandlung auf die Ergebnisse abzustimmen.

Sinkt der Blutzuckerspiegel unter 45 mg/dl, gelangt weniger Glukose ins Gehirn, was die Konzentration erschwert.

spiegels zu verhindern. Ausgewogene Mahlzeiten sowie viel Bewegung können bei Typ-2-Diabetes lange Zeit zur Kontrolle des Blutzuckerspiegels ausreichen. Werden Tabletten eingenommen und/oder Insulin gespritzt, müssen Sie Ihre Essgewohnheiten danach ausrichten, wann und wie viele Medikamente Sie eingenommen haben (siehe auch Seiten 30–43).

BEWEGUNG Regelmäßige Bewegung erhöht die Reaktion des Körpers auf Insulin und unterstützt so die Kontrolle des Blutzuckerspiegels. Körperliche Aktivität hilft, den Blutzuckerspiegel zu senken, und bewirkt langfristig eine bessere Blutzuckereinstellung. Wurden Tabletten und/oder Insulin verschrieben, ist zu beachten, dass Bewegung den Blutzuckerspiegel schnell absenken kann, sodass die Behandlung entsprechend angepasst werden muss (siehe auch Seiten 52–59).

TABLETTEN Bei Typ-2-Diabetes kann die Einnahme von Tabletten zur Einstellung des Blutzuckerspiegels erforderlich sein. Tabletten erhöhen die Insulinproduktion, steigern die Wirkung des Insulins auf die Körperzellen oder verlangsamen den Kohlenhydratstoffwechsel. Welche Tabletten geeignet sind, sollten Sie mit Ihrem Arzt besprechen (siehe auch Seiten 76–81).

INSULININJEKTIONEN Bei Typ-1-Diabetes muss zur Kontrolle des Blutzuckers Insulin injiziert werden. Dies kann auch bei Typ-2-Diabetes erforderlich werden. Die verschiedenen Insulinarten sind unterschiedlich lange wirksam. Manche wirken bereits nach fünf Minuten und verlieren ihre Wirkung innerhalb von vier Stunden; andere bleiben 24 Stunden oder noch länger aktiv. Zusammen mit dem Arzt muss entschieden werden, welches Insulin am besten geeignet ist (s. S. 82–101).

Unterzuckerung

Wird Insulin gespritzt oder werden insulinstimulierende Tabletten eingenommen, kann der Blutzuckerspiegel unter 72 mg/dl fallen. Dies wird als Unterzuckerung oder Hypoglykämie bezeichnet. Mögliche Gründe sind:

- zu hoch dosierte oder falsche Medikamente zur Diabeteskontrolle
- mehr körperliche Aktivität als sonst
- ausgefallene oder spätere Mahlzeit
- starker Alkoholgenuss ohne einen Ausgleich durch Nahrungsaufnahme
- Einnahme insulinstimulierender Tabletten zusammen mit Medikamenten wie Cotrimoxazol, Trimethoprim (Antibiotika), Monoaminooxidase-Hemmer (Antidepressiva) und Rantidin (gegen Magengeschwüre)
- Erkrankungen wie eine Unterfunktion der Schilddrüse oder der Nieren, wodurch Insulin oder Tabletten nicht restlos ausgeschieden werden

Eine Unterzuckerung äußert sich meist durch Zittern, Schweißausbrüche, Hunger sowie Kribbeln der Lippen; die Symptome variieren aber. Sinkt der Blutzuckerspiegel unter 45 mg/dl, gelangt weniger Glukose ins Gehirn, was die Konzentration erschwert. Andere Menschen bemerken eventuell, dass der Diabetiker dann einfache Aufgaben nicht mehr ausführen kann oder undeutlich spricht.

Bei den ersten Anzeichen einer Unterzuckerung sollten Sie Trauben- oder Würfelzucker oder eine Zuckerlösung zur schnellen Anhebung des Blutzuckerspiegels einnehmen. Ist der Betroffene durch die Unterzuckerung verwirrt, braucht er Hilfe. Freunde und Kollegen sollten über das Vorliegen einer Diabeteserkrankung informiert sein. Wird der Unterzucker nicht behandelt, kann er zur Bewusstlosigkeit führen (s. S. 102–109).

Überzuckerung

Ein hoher Blutzuckerspiegel wird als Überzuckerung oder Hyperglykämie bezeichnet. Liegt der Blutzuckerspiegel leicht über den empfohlenen 126 mg/dl, treten meist noch keine Symptome auf. Bei über 180 mg/dl machen sich die ersten Anzeichen bemerkbar. Während geringer und vorübergehender Überzucker den Körper nicht schädigt, kann ein über Monate oder Jahre erhöhter Blutzuckerspiegel zu diabetesbedingten Spätfolgen führen. Mögliche Ursachen von Überzucker:

- Die eingenommenen Medikamente reichen nicht aus, den Blutzuckerspiegel wirksam zu senken, entweder weil die Dosierung zu niedrig ist oder weil die Medikamente nicht regelmäßig genommen wurden.
- Weniger Bewegung als gewöhnlich.
- Übergroße Mahlzeiten oder viele, stark zuckerhaltige Nahrungsmittel.
- Krankheit.

Überzucker äußert sich durch Ausscheiden großer Harnmengen, Durst, Müdigkeit und Infektionen wie Blasenentzündung oder Candidose (Pilzinfektion), denselben Symptomen also wie vor der Diabetesdiagnose. Steigt der Blutzuckerspiegel bei Typ-1-Diabetes weiter an, kann eine Ketoazidose (s. S. 113) die Folge sein. Bei Typ-2-Diabetes führt ein weiter steigender Blutzuckerspiegel zu starker Austrocknung, was zum Koma (s. S. 113) führen kann. In beiden Fällen ist ein Aufenthalt im Krankenhaus erforderlich. Mehr zum Thema Überzucker finden Sie auf den Seiten 110–113.

Ist der Blutzuckerspiegel oft zu hoch, zu niedrig oder schwankt er stark, müssen die Art, die Dosis oder der Einnahmezeitpunkt der Medikamente, die Bewegung oder die Essgewohnheiten verändert werden. Der Arzt erklärt Ihnen die Ursachen von Über- oder Unterzucker und schlägt entsprechende Maßnahmen vor.

Die Zusammenarbeit mit dem Arzt

Die Behandlung und der Umgang mit Diabetes wird je nach Diabetesform, Einstellung des Blutzuckers und allgemeinem Gesundheitszustand auf jeden Menschen individuell zugeschnitten. Einer der wichtigsten

Meine Erfahrung

„Ich weiß, dass ich auf meinen Diabetes achten muss. Aber ich will deswegen nicht auf etwas verzichten, das ich gerne tun würde.« KLAUS

ANMERKUNG Wenn Sie das Gefühl haben, dass Ihr Diabetes Sie von manchen Dingen abhält, kann sich das negativ auf Ihre Motivation auswirken, vernünftig mit der Krankheit umzugehen. Sprechen Sie mit Ihrem Arzt und versuchen Sie Wege zu finden, die Behandlung in Ihren Alltag zu integrieren.

Mythos ODER WAHRHEIT?

MYTHOS
Wenn ich mich gut fühle, ist mein Blutzuckerspiegel richtig eingestellt.

WAHRHEIT
Auch wenn Sie sich gut fühlen, kann Ihr Blutzucker erhöht sein, z. B. wenn sich der Körper schon an diesen Zustand gewöhnt hat. Am sichersten kontrollieren Sie Ihren Blutzucker durch regelmäßige Messungen.

Punkte bei der medizinischen Betreuung sind die vierteljährlichen Kontrolluntersuchungen.

Regelmäßige Kontrolluntersuchung

Bei der Kontrolluntersuchung überprüft der Arzt, wie gut der Blutzuckerspiegel eingestellt ist und ob sich erste Anzeichen von Folgeerkrankungen erkennen lassen. Es werden dieselben Routinekontrollen durchgeführt wie kurz nach der Diagnose (s. S. 21). Die Kontrollen zur Erkennung von Spätfolgen werden ausführlich auf den Seiten 186–215 erläutert.

Die Kontrolluntersuchungen sollten eine Art Informationsaustausch sein, in den der Patient seine eigenen Vorstellungen über das Leben mit Diabetes einbringt (s. S. 148–151). Der Arzt bietet medizinische und psychologische Unterstützung an und kann:

- über die Diabetesform informieren.
- die Wirkungsweise der Behandlung und eventuell erforderliche Änderungen erläutern.
- zuhören und unterstützen, falls die Motivation nachlässt, vernünftig mit dem Diabetes umzugehen.
- mit dem Patienten die Auswirkungen des Diabetes auf dessen Leben besprechen und bei der Überwindung möglicher Schwierigkeiten helfen. Selbsthilfeorganisationen wie der Deutsche Diabetiker Bund können hier weitere Auskünfte geben.
- über die Häufigkeit der Arztbesuche informieren und Rücksprache auch zwischen den einzelnen Routinekontrollen ermöglichen.
- erklären, welche anderen Ärzte aufgesucht werden sollten und warum.
- nach dem Termin den besprochenen Behandlungsplan auhändigen. Zur Dokumentation der Werte, die bei den einzelnen Untersuchungen festgestellt wurden, empfiehlt sich der Gesundheits-Pass Diabetes.

Oft müssen Sie sich mehrmals jährlich an Ihren Diabetologen wenden, z. B. bei einem Therapiewechsel, wenn Probleme durch Über- oder Unterzuckerung auftreten oder wenn Sie andere Aspekte des Umgangs mit Diabetes besprechen möchten.

REGELMÄSSIGE KONTROLLUNTERSUCHUNG
Neben der Überprüfung der Blutzuckereinstellung und der allgemeinen Gesundheit gibt Ihnen die vierteljährliche Kontrolluntersuchung auch Gelegenheit, alltägliche Probleme im Umgang mit dem Diabetes mit Ihrem Arzt zu besprechen.

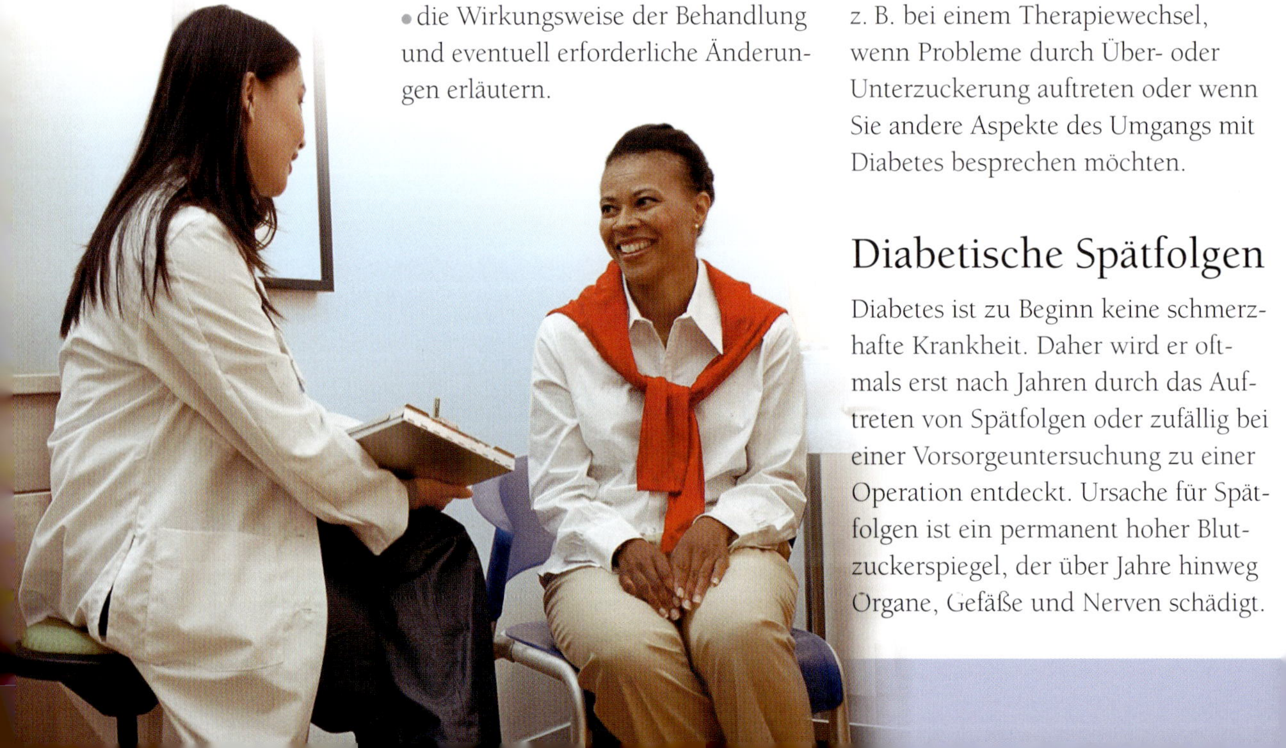

Diabetische Spätfolgen

Diabetes ist zu Beginn keine schmerzhafte Krankheit. Daher wird er oftmals erst nach Jahren durch das Auftreten von Spätfolgen oder zufällig bei einer Vorsorgeuntersuchung zu einer Operation entdeckt. Ursache für Spätfolgen ist ein permanent hoher Blutzuckerspiegel, der über Jahre hinweg Organe, Gefäße und Nerven schädigt.

Bei Typ-1-Diabetes ist es unwahrscheinlich, dass sich die ersten Komplikationen vor Ablauf von zehn Jahren nach der Diagnose einstellen. Bei Typ-2-Diabetes variiert diese Zeitspanne. Da ein Typ-2-Diabetes oft jahrelang unerkannt bleibt, können zum Zeitpunkt der Diagnose bereits Komplikationen eingetreten sein. (Weitere Informationen zu Spätfolgen finden Sie auf den Seiten 148–151.)

Welche Spätfolgen können auftreten?

Eine diabetische Stoffwechsellage erhöht die Anfälligkeit für bestimmte Erkrankungen. Dazu gehören:

- **DEPRESSIONEN** Das Wissen, sein Leben lang an Diabetes erkrankt zu sein, die täglichen Schwierigkeiten eines Lebens mit Diabetes (und die Angst vor möglichen Folgeerkrankungen) können sich auf die Psyche auswirken (s. S. 186–189).
- **AUGENERKRANKUNGEN** Es können Schäden an den Blutgefäßen auftreten, die die Netzhaut im Auge mit Blut versorgen. Eine eingeschränkte Sehkraft ist die Folge. Auch Grauer Star (Katarakt) tritt bei Diabetes häufiger auf (s. S. 190–195).
- **NIERENERKRANKUNGEN** Eine allmähliche Schädigung des Filtersystems der Nieren kann zu Nierenversagen führen (s. S. 196–199).
- **DIABETISCHER FUSS** Eine schlechte Durchblutung und eine Nervenschädigung kann zu Gefühllosigkeit in den Füßen und Beinen, zu Geschwüren, Knochenschäden und Wundfäule führen (s. S. 200–205).
- **HERZ-KREISLAUF-ERKRANKUNGEN** Dazu gehören hoher Blutdruck, Hyperlipidämie, koronare Herzkrankheit, Schlaganfall und arterielle Verschlusskrankheiten (s. S. 206–211).
- **SONSTIGE ERKRANKUNGEN** Die Injektionen können Hautirritationen auslösen; Schäden an Nerven und Blutgefäße können Potenzstörungen und autonome Neuropathie zur Folge haben (s. S. 212–215).

Meine Erfahrung

»Ich habe Angst vor den drohenden Spätfolgen. Die vierteljährlichen Kontrollen helfen mir aber, meinen Diabetes objektiv einzuschätzen.« HELMUT

ANMERKUNG Bei optimaler Einstellung des Blutzuckerspiegels sind Spätfolgen vermeidbar. Zeigen sich bei der Jahreskontrolle Anzeichen von Komplikationen, wird der Patient zum Spezialisten überwiesen.

Spätfolgen hinauszögern oder verhindern

Da die Spätfolgen vor allem durch eine lange bestehende Blutzuckererhöhung verursacht werden, ist jede Verbesserung der Blutzuckereinstellung günstig. Wer sich viel bewegt, gesund ernährt und nicht raucht, leistet einen wichtigen Beitrag zur Vermeidung von Spätfolgen. Die Füße müssen täglich untersucht werden. Jede kleinste Verletzung sollte behandelt und jede Veränderung sofort dem Arzt gemeldet werden.(s. S. 128–130). Sinnvoll ist es auch, den Medikamentenplan korrekt einzuhalten, die Kontrolluntersuchungen in Anspruch zu nehmen und sein Wissen über Diabetes stets auf dem neuesten Stand zu halten.

Auf Diabetes zurückzuführende Komplikationen führen langsam und über Jahre hinweg zu Schäden, ohne dass irgendwelche Anzeichen zu erkennen sind.

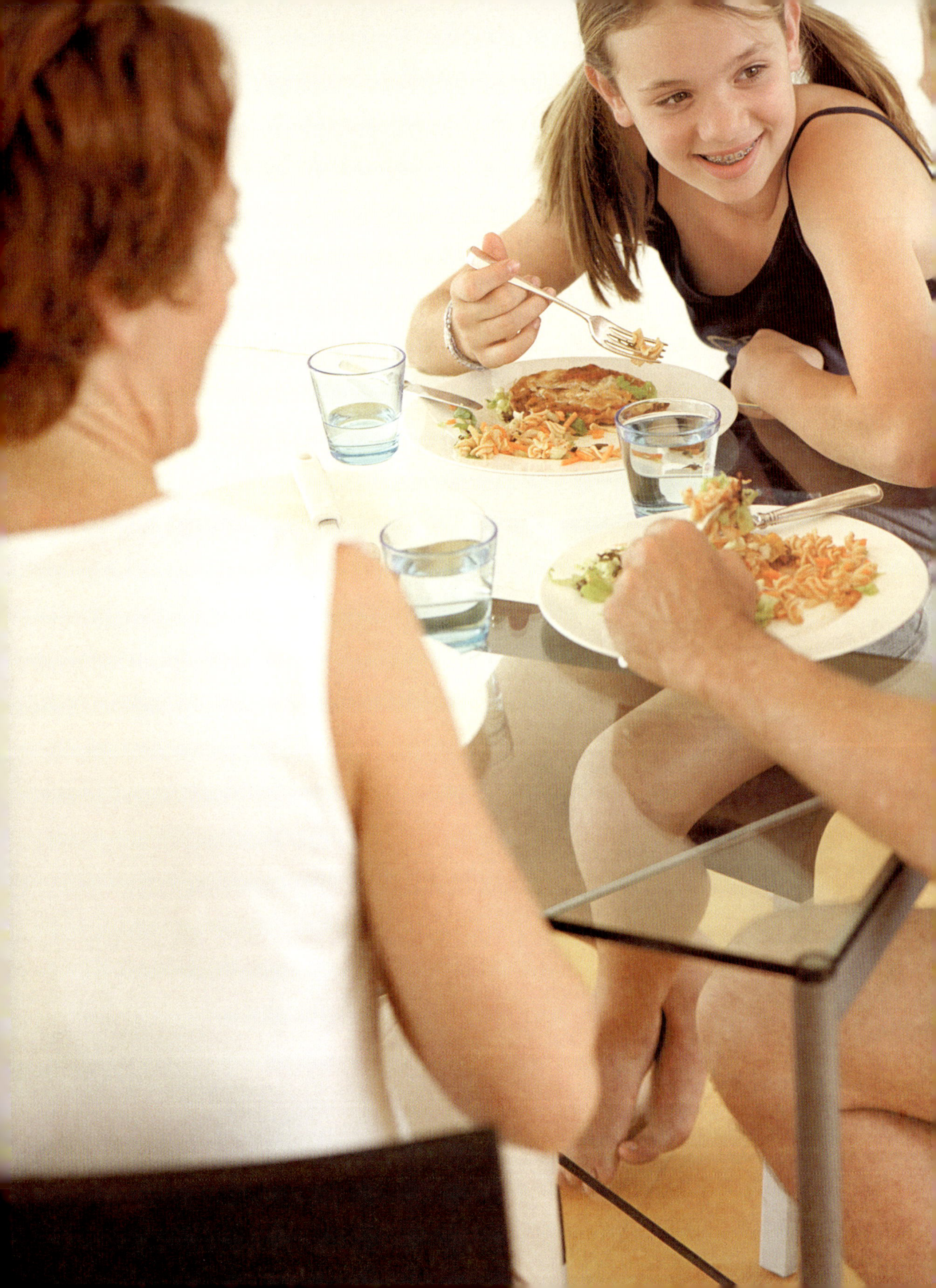

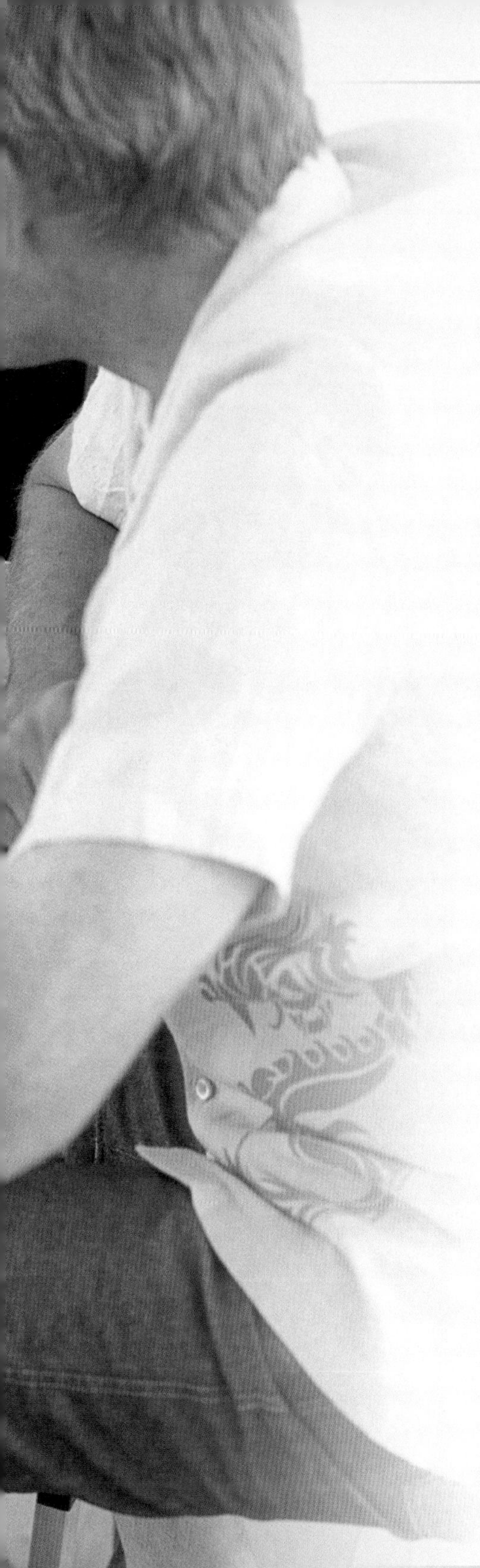

Ernährung und körperliche Aktivität

Für alle Menschen, besonders aber für Diabetiker, ist gesunde Ernährung und ausreichende Bewegung empfehlenswert. Diese beiden Faktoren können bei Typ-2-Diabetes bereits ausreichen, um den Diabetes unter Kontrolle zu halten. Wenn Tabletten oder Insulin verordnet wurden, lässt sich der Blutzucker durch Berücksichtigung der in diesem Kapitel enthaltenen Informationen positiv beeinflussen.

Es gibt überzeugende gesundheitliche Gründe, bei Diabetes auf sein Gewicht zu achten. Bei bereits bestehendem Übergewicht kann eine Gewichtsreduktion entscheidend zur Einstellung des Blutzuckerspiegels beitragen.

Mehr Bewegung kann bei der Gewichtsabnahme helfen. Sie wirkt sich darüber hinaus auch positiv auf das Gesamtbefinden aus. Unter Berücksichtigung der Auswirkungen, die körperliche Aktivität auf den Blutzuckerspiegel hat, lässt sich die Behandlung des Diabetes auch problemlos anpassen, falls dies erforderlich sein sollte.

Gesunde Ernährung

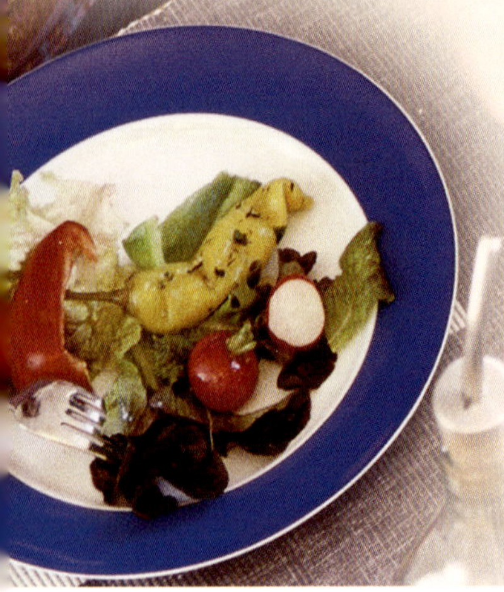

Wenn man Diabetes hat, sollte man möglichst zu gesunden Nahrungsmitteln greifen, regelmäßig bzw. abgestimmt auf die Tabletten und/oder das Insulin essen und die Auswirkungen von Alkohol kennen. Zu wissen, was in den einzelnen Nahrungsmitteln enthalten ist – Kohlenhydrate, Eiweiß, Fett, Vitamine, Mineralien und Ballaststoffe – hilft bei der Auswahl von Nahrungsmitteln. Ob Sie selbst kochen oder essen gehen – es ist möglich zu genießen und zugleich auf den Diabetes zu achten.

Auch Diabetiker müssen Kohlenhydrate zu sich nehmen, denn sie bilden die Hauptenergiequelle des Körpers. Diabetiker sollten jedoch Kohlenhydrate wählen, die eine verzögerte Wirkung auf den Blutzuckerspiegel haben – das hilft dem Körper, sie umzusetzen.

Grundsätze der gesunden Ernährung

Für Diabetiker gelten dieselben Grundsätze einer gesunden Ernährung wie für alle anderen Menschen. Nichts ist verboten – aber manches sollte nur selten gegessen werden. Manchmal kann man seine Mahlzeiten nicht auswählen, aber alle Rezepte und Speisen lassen sich so abwandeln, dass man das Essen genießt und sich dabei gesund ernährt. Es gilt Folgendes:

- Nehmen Sie regelmäßig kohlenhydrathaltige Mahlzeiten zu sich.
- Essen Sie ballaststoffreiche Nahrungsmittel, auch Obst und Gemüse (mindestens fünf Portionen pro Tag).
- Wählen Sie Vollkornprodukte.
- Gehen Sie sparsam mit Fett um.
- Essen Sie rotes Fleisch in Maßen.
- Verzichten Sie auf Zucker.
- Seien Sie sparsam mit Salz.
- Nehmen Sie Alkohol nur in empfohlener Menge zu sich.

Nahrungsmittel und Diabetes

Diabetiker können Kohlenhydrate nicht richtig verwerten. Kohlenhydrathaltige Nahrungsmittel spaltet der Körper in Glukose auf, die mithilfe von Insulin als Energie in die Körperzellen gelangt und zum Teil in der Leber gespeichert wird. Da Diabetiker aber über weniger Insulin verfügen bzw. das vorhandene Insulin bei ihnen nicht richtig wirken kann, steigt der Blutzuckerspiegel bei der Aufnahme von Kohlenhydraten an. Dennoch sollten auch Sie Kohlenhydrate essen, um Ihre

F Muss ich eine »diabetische« Diät einhalten?

A Nein – eine diabetische Diät gibt es nicht. Die Leitlinien einer gesunden Ernährung für Diabetiker sind dieselben wie die Empfehlungen für alle anderen Menschen. Eine Einhaltung strikter Diätpläne oder der ausschließliche Verzehr von Lebensmitteln mit der Aufschrift »für Diabetiker geeignet« sind nicht erforderlich.

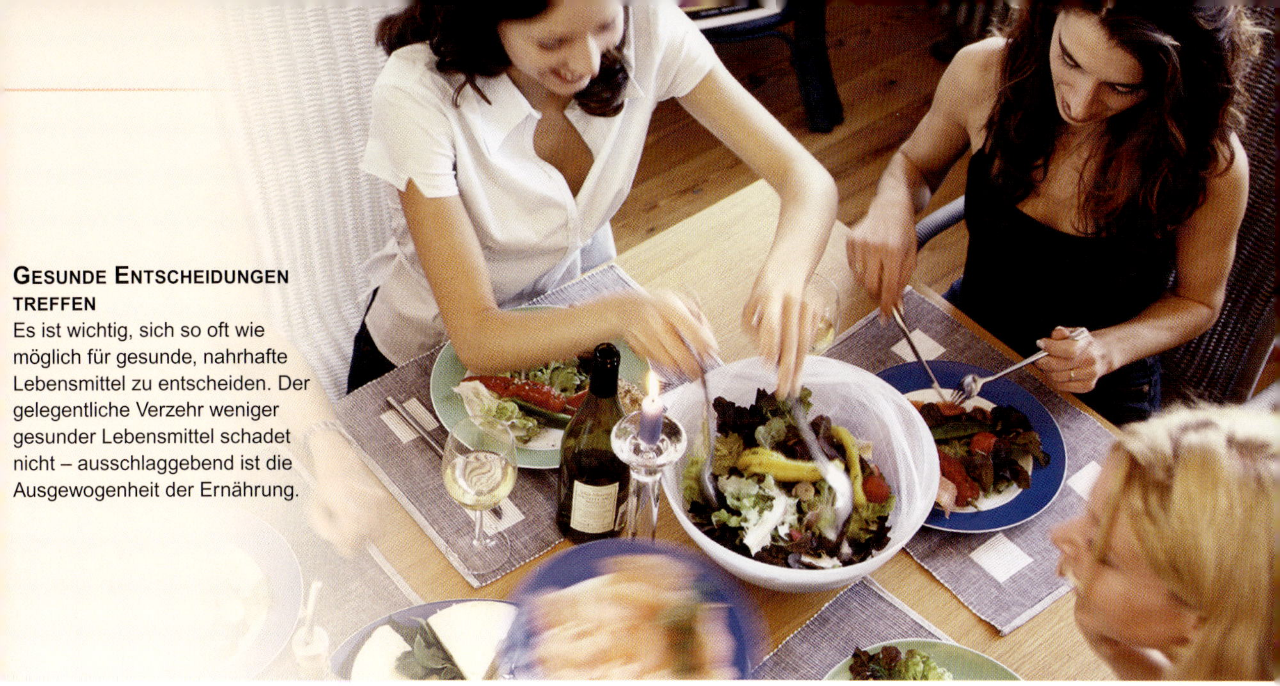

GESUNDE ENTSCHEIDUNGEN TREFFEN
Es ist wichtig, sich so oft wie möglich für gesunde, nahrhafte Lebensmittel zu entscheiden. Der gelegentliche Verzehr weniger gesunder Lebensmittel schadet nicht – ausschlaggebend ist die Ausgewogenheit der Ernährung.

Energieversorgung zu sichern. Sie sollten Kohlenhydrate wählen, die verzögert auf den Blutzuckerspiegel wirken und zudem die Nahrungsmenge auf die Tabletten und/oder das Insulin abstimmen. So kann auch Ihr Körper die Kohlenhydrate richtig verwerten.

■ **TYP-1-DIABETES** Bei Typ-1-Diabetes sollte die Nahrungsaufnahme mit der Wirkung des Insulins abgestimmt werden, um den Blutzuckerspiegel im Gleichgewicht zu halten. Ein kurz wirksames Insulin z. B. muss direkt zur Mahlzeit verabreicht werden. Es werden jedoch auch lang wirksame Insuline eingesetzt. Sie erfordern Zwischenmahlzeiten, damit dem Körper dann Nahrung zur Verfügung steht, wenn das Insulin am wirksamsten ist. Eine genaue Abstimmung von Mahlzeiten und Insulininjektionen hängt von der Art des eingesetzten Insulins ab (s. S. 82–101).

■ **TYP-2-DIABETES** Der Typ-2-Diabetiker produziert beim Essen nicht ausreichend Insulin. Daher kann der Körper Nahrung, die langsamer in Glukose aufgespalten wird, leichter bewältigen. Zuckerhaltige Kost, die am schnellsten in Glukose aufgespalten wird, erhöht den Blutzuckerspiegel weniger stark, wenn sie nach dem Essen aufgenommen wird. Dann ist nämlich der Körper ohnehin mit der langsameren Verdauung anderer Nahrungsmittel beschäftigt. Wenn Sie keine großen Mengen Kohlenhydrate auf einmal essen, entlastet das die Bauchspeicheldrüse, da sie dann nicht so viel Insulin produzieren muss.

Auch die Einnahme von Tabletten gegen Diabetes sollte auf die Nahrungsaufnahme abgestimmt werden. Manche Tabletten bewirken eine langsamere Verdauung der Nahrung, andere regen die Bauchspeicheldrüse zu vermehrter Insulinproduktion an. Wenn man sie nicht sorgfältig auf die Mahlzeiten abstimmt, können sie ihre Wirkung nicht rich-

Mythos oder WAHRHEIT?

MYTHOS
Diabetiker dürfen keinen Zucker essen.

WAHRHEIT
Es ist unnötig und unmöglich, Zucker völlig zu vermeiden. Verzichten Sie aber auf zusätzlichen Zucker in der Nahrung oder in Getränken sowie in zuckerreichen Fertigprodukten. Viele Nahrungsmittel enthalten natürlichen Zucker (z. B. Obst) und liefern auch wertvolle Vitamin- und Ballaststoffe.

Meine Erfahrung

»Jahrelang schrieb mir mein Insulin vor, wann ich zu essen hatte: Wenn ich nicht aß, geriet ich sofort in Unterzucker. Mein neues Insulin-Präparat kann ich spritzen, wenn ich essen möchte.«

HELMUT

ANMERKUNG Fällt es Ihnen schwer, Essenszeiten und Insulin abzustimmen, probieren Sie eines der neuen, heute verfügbaren Insulinpräparate (Analog-Insuline). Sie führen weniger leicht zu Unterzucker und man kann essen, was, wann und wie viel man möchte. Ihr Arzt wird Sie beraten.

Ist Ihr Alltag turbulent oder ändern sich die normalen Essgewohnheiten, kann das die Einstellung des Blutzuckerspiegels erheblich stören.

tig entfalten und führen zu Unterzucker (s. S. 102–109).

Da Menschen mit Typ-2-Diabetes meist auch übergewichtig sind, kann die Ernährungsumstellung auch auf eine Gewichtsabnahme abzielen (s. S. 44–51). Besonders bei Typ-2-Diabetes besteht ein vermehrtes Risiko von Bluthochdruck, zu hohen Cholesterinwerten und Durchblutungsstörungen. Eine gesunde Ernährung kann dieses Risiko vermindern helfen.

Ernährung und Alltag

Ein wichtiger Teil der Blutzuckerkontrolle besteht darin, zu erkennen, wann Sie essen oder trinken müssen, damit die Tabletten oder das Insulin den Blutzuckerspiegel regulieren können. Ist Ihr Alltag turbulent oder ändern sich die üblichen Essgewohnheiten, kann das die Einstellung des Blutzuckerspiegels erheblich stören.

Spritzen Sie Insulin oder nehmen Sie Tabletten, die die Insulinproduktion anregen (s. S. 76–101), sind regelmäßig über den Tag verteilte Mahlzeiten nötig, um Unterzucker zu vermeiden. Wenn Sie durch Injektion oder Tabletten mehr Insulin im Körper haben, sinkt der Blutzuckerspiegel ohne Zufuhr von Nahrung ab. Mittlerweile gibt es Tabletten (s. S. 76–81) und Insulinpräparate (s. S. 82–101), mit denen sich das Insulin an die Nahrungsaufnahme anpassen lässt. Dadurch verringert sich die Gefahr, dass zu viel Insulin ins Blut gelangt.

Regelmäßige, über den Tag verteilte kohlenhydrathaltige Mahlzeiten versorgen den Körper mit Energie, unterstützen die Verdauung und verhindern größere Schwankungen im Blutzuckerspiegel. Wenn Sie nur eine große Mahlzeit pro Tag essen, hat Ihr Körper Schwierigkeiten, diese Mahlzeit schnell genug in Energie umzusetzen, um den Blutzuckerspiegel zu regulieren. Regelmäßige Mahlzeiten lassen sich leichter auf Ihre Tabletten bzw. Ihr Insulin abstimmen.

F Ich bin Diabetiker, ernähre mich vegetarisch und mache häufig Fastenkuren. Was ist in diesem Zusammenhang zu beachten?

A Die Grundregeln der gesunden Ernährung bleiben dieselben, ob Sie vegetarisch leben oder sonstige Diätvorschriften einhalten müssen, etwa wegen Zöliakie oder einer Lebensmittelallergie. Wenn es Ihnen schwer fällt, Abwechslung in Ihren Speiseplan zu bringen, ziehen Sie einen Ernährungsberater hinzu. Während Sie fasten, müssen Sie die Dosis Ihrer Tabletten oder Ihres Insulinpräparats an die veränderten Bedingungen anpassen. Fragen Sie Ihren Arzt um Rat. Sie sollten nicht fasten, wenn Sie schwanger sind und Diabetes haben, da dies für Mutter und Kind schädlich sein kann.

MAHLZEITEN UND MEDIKAMENTE ABSTIMMEN Es hilft außerordentlich zu wissen, wann die Tabletten oder das Insulin wirken und wann der Blutzuckerspiegel abfallen wird. Wenn eine Tablette den Blutzuckerspiegel am Vormittag oder am Nachmittag senkt, sollten Sie zu dieser Zeit eine Zwischenmahlzeit einplanen. Ist dies nicht möglich, z. B. wegen Schichtarbeit oder einer Besprechung im Büro, sollten Sie zusammen mit Ihrem Arzt eine andere Therapie auswählen, die besser mit Ihren Lebensgewohnheiten harmoniert.

ZWISCHENMAHLZEITEN Wenn Sie Diabetiker sind, bedeutet das nicht automatisch, dass Sie Zwischenmahlzeiten essen müssen. Regelmäßige Mahlzeiten zu bestimmten Zeiten können völlig ausreichen, um den Blutzuckerspiegel im Gleichgewicht zu halten. Wenn Sie eine Gewichtsabnahme anstreben, ist es sinnlos, die Kalorienzufuhr zu erhöhen. Bei einigen Insulinpräparaten oder Tabletten können aber kleinere Zwischenmahlzeiten und ein Snack vor dem Schlafengehen erforderlich sein, um Schwankungen des Blutzuckerspiegels zu vermeiden. Wenn Sie einfach nur hungrig sind, sollten Sie nicht nur fette oder zuckerreiche Snacks zu sich nehmen – Obst ist viel gesünder. Zwischenmahlzeiten sollten auch insgesamt nicht zu größerer Nahrungsaufnahme führen. Wenn andere Mahlzeiten dafür kleiner ausfallen, werden Zwischenmahlzeiten nicht zu Extras, sondern Teil der normalen, täglichen Ernährung.

Nährstoffgruppen

Nahrungsmittel enthalten drei Hauptnährstoffgruppen: Kohlenhydrate, Eiweiße und Fette. Stehen diese drei Gruppen täglich im richtigen Verhältnis auf dem Speiseplan, bleibt der Körper eher gesund. Ebenfalls sollten Sie auf die Mengen an Obst und Gemüse, Vitamine und Mineralien, Ballaststoffe und Salz, die Sie zu sich nehmen, achten. Es ist auch günstig, den Zuckergehalt der verschiedenen Getränke zu kennen. Wenn Sie wissen, welche Nahrungsmittel in welcher Menge gut für Sie sind, fallen Ihnen Einkaufen, Kochen und das Auswählen im Restaurant leichter.

Kohlenhydrate

Man unterscheidet zwischen einfachen Kohlenhydraten (Zucker) und komplexen Kohlenhydraten (Stärke).

EINFACHE KOHLENHYDRATE Das sind die Einfachzucker (Saccharose und Glukose). Süßigkeiten, Schokolade, Limonade und Kuchen enthalten viel Zucker. Da Zucker nur aus wenigen Molekülen besteht, wird er leicht und schnell verdaut und lässt den Blutzuckerspiegel rasch ansteigen – was einen sofortigen Mehrbedarf an Insulin zur Folge hat. Daher sollten diese Nahrungsmittel nur in kleinen Mengen und möglichst zusammen mit oder nach anderem gegessen werden, um ihre Aufnahme zu verlangsamen. Dennoch ist es nicht erforderlich, völlig auf Zucker zu verzichten. Das wäre auch sehr schwierig, denn er ist in versteckter Form in vielen Lebensmitteln enthalten. Achten Sie auf die

Praktische Tipps

MAHLZEITEN PLANEN

- Nehmen Sie sich etwas Traubenzucker von zu Hause mit, dann können Sie darauf zurückgreifen, wenn Ihre Medikamente wirken.
- Wenn Sie Süßes möchten, essen Sie es mit oder nach anderen Nahrungsmitteln (etwa als Dessert).
- Verteilen Sie Ihre Mahlzeiten, anstatt zu viel auf einmal zu essen. Große Portionen lassen Ihren Blutzuckerspiegel stark ansteigen, unabhängig davon, welche Medikamente Sie nehmen.

EINFACHE KOHLENHYDRATE Kuchen und süßes Gebäck enthalten einfache Kohlenhydrate, die Ihren Blutzuckerspiegel nach dem Verzehr stark ansteigen lassen.

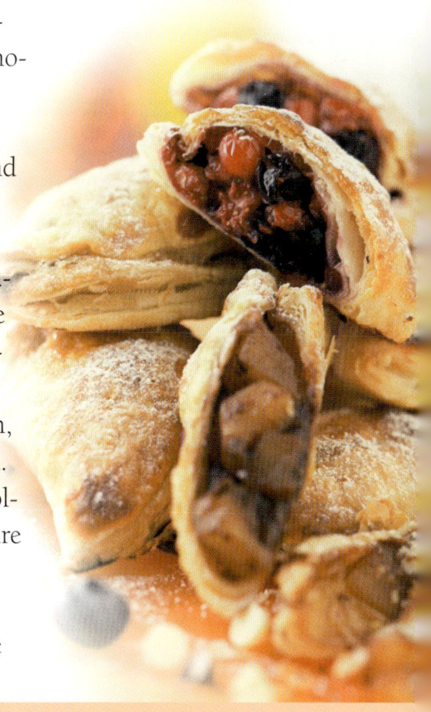

Inhaltsstoffe und wählen Sie Lebensmittel mit wenig Zucker. So lässt sich der Blutzucker besser regulieren.

■ **KOMPLEXE KOHLENHYDRATE** Dazu gehören Brot, Kartoffeln, Reis, Nudeln, Getreide, Bohnen und Hülsenfrüchte. Auch komplexe Kohlenhydrate werden in Glukose gespalten, doch relativ langsam, wodurch der Blutzucker nicht dramatisch ansteigt.

GLYKÄMISCHER INDEX VON LEBENSMITTELN

Lebensmitteln wird ein so genannter glykämischer Index zugeordnet. Die Blutzuckerwirkung von Glukose wird dabei als Maßstab genommen: Glukose hat einen glykämischen Index von 100, sie führt innerhalb von 30 Minuten zum Blutzuckeranstieg. Die Angaben in dieser Tabelle sind Richtwerte, die unterschiedlich ausfallen können.

NIEDRIG (UNTER 55)	MITTEL (55–70)	HOCH (ÜBER 70)
Äpfel, Weintrauben	Honigmelone	Datteln (getrocknet)
Bananen	Ananas, Rosinen	Wassermelone
Karotten, Tomaten	Rote Beete	Steckrüben
Hülsenfrüchte	Zuckermais	Pastinake
Vollkornflocken	Müsli	Cornflakes
Haferflocken	Instant-Haferbrei	Puffreis, Popcorn
Vollkornbrot	Mischbrot	Weißbrot
Pitabrot	Croissants	Baguette
Nudeln aus Hartweizen	Naturreis	weißer Reis
Chips	Muffins	Reisgebäck, Chips
Süßkartoffeln	Salzkartoffeln	Bratkartoffeln
Nüsse	Vollkornkekse, Muffins	Waffeln, Hefegebäck
Gebäck, Butterkekse	Müsliriegel	Krapfen
Orangensaft	Preiselbeersaft	Limonade, Cola, Bier
Joghurt	Eiscreme (Vollfettstufe)	Honig
Pumpernickel	Graubrot	Brötchen

Die Aufnahme von Kohlenhydraten berechnen

Wenn Sie wissen, wie viele Kohlenhydrate in der Nahrung sind und wie schnell dadurch der Blutzuckerspiegel ansteigt, können Sie entscheiden, was und wie viel Sie essen sollten. Es gibt zwei Berechnungsarten: den glykämischen Index und die Broteinheiten.

Der glykämische Index

Mithilfe des so genannten glykämischen Index (GI) wird beurteilt, wie kohlenhydrathaltige Lebensmittel auf den Blutzucker wirken. Langsam verdauliche Nahrungsmittel besitzen einen niedrigen GI, schnell verdauliche einen hohen GI. Der GI-Wert kann Diabetikern bei der Blutzuckereinstellung helfen. Isst man viele Nahrungsmittel mit hohem GI, steigt der Blutzucker stark an und nimmt danach schnell wieder ab. Er bleibt bei Nahrungsmitteln mit niedrigem oder mittlerem GI eher im Gleichgewicht.

Der GI eines Lebensmittels besagt jedoch nur, wie schnell oder langsam es den Blutzuckerspiegel ansteigen lässt, wenn es für sich alleine gegessen wird. Mahlzeiten bestehen aber in der Regel aus verschiedenen Lebensmitteln – Brot wird z. B. mit Belag gegessen, Kartoffeln mit Fleisch und Gemüse. Kombiniert man Nahrungsmittel mit unterschiedlichen GI-Werten, ändert sich damit der GI der gesamten Mahlzeit. Der GI sollte daher ein Anhaltspunkt sein, um zu entscheiden, welche Lebensmittel mit niedrigem GI in eine Mahlzeit einbezogen werden sollten, um die Wirkung des Essens auf den Blutzuckerspiegel zu mäßigen. Essen Sie z. B. Baguette (hoher GI) und belegen es mit Tomaten, reduziert sich der GI der Mahlzeit: sie wird ausgewogener.

Ihre Kost sollte aber nicht nur aus Lebensmitteln mit niedrigem GI bestehen. Dies könnte zu Unterzucker führen, besonders wenn gleichzeitig Tabletten oder mehr Insulin als benötigt ins Blut eindringen könnten. Einige Lebensmittel mit niedrigem GI besitzen viel Fett – z. B. Erdnüsse – und stehen nicht unbedingt für eine gesunde Ernährung.

DEN KOHLENHYDRATGEHALT KENNEN

Je mehr Kohlenhydrate in der Nahrung sind, desto mehr Insulin wird für ihre Umsetzung gebraucht. Kennt man den Kohlenhydratgehalt der Lebensmittel, kann man seine Medikamente besser dosieren.

MENGE	NAHRUNGSMITTEL
1 BE	1 dünne Scheibe Brot, 1 TL (15 g) ungekochter Reis, 1 Scheibe Toastbrot, 2 TL gekochte Bohnen, 1 kleiner Apfel
1,5 BE	1 mittlere Scheibe Brot, 190 g gekochte Kartoffeln, 7–10 mittelgroße Pommes frites, 3 Scheiben Knäckebrot, 1 mittlere Grapefruit
2 BE	1 dicke Scheibe Brot, 1 großes Croissant, 1 Schälchen Pudding, 1 Mango, 2 TL Rosinen
3 BE	1 gr. Rosinenbrötchen, 4 Scheiben Ananas, 8–10 getr. Aprikosen, 1 Stück Obstkuchen, 60 g Müsli

Die Broteinheiten

Durch die Berechnung von Broteinheiten (BE) lässt sich die Menge der Kohlenhydrate ermitteln und daraus die erforderliche Menge an Insulin. Wenn um 1980 Diabetes festgestellt wurde, mussten Patienten die in den Mahlzeiten enthaltenen BE zählen. Man glaubte, dass die Aufnahme einer ähnlichen Menge an Kohlenhydraten zu bestimmten Zeiten jeden Tag den Blutzuckerspiegel regulieren würde. Diese Art der BE-Bestimmung brachte jedoch nur wenig Erfolg und bedeutete zudem, dass die Nahrungsaufnahme an die Insulinzufuhr angepasst werden musste. Diese Methode ist daher nicht mehr weit verbreitet.

Heute verwendet man die BE-Berechnung in Verbindung mit den neueren, schnell wirkenden Insulinpräparaten, um Diabetikern freiere Hand bei der Wahl ihrer Mahlzeiten zu lassen. Insbesondere Typ-2-Diabetiker profitieren davon: Sie können auswählen, was sie essen möchten, und leiten aus den errechneten BE die Dosis ihres schnell wirkenden Insulinpräparats ab.

Dazu muss individuell der Broteinheiten-Faktor ermittelt werden. Dieser Faktor definiert die Menge an Insulin, die notwendig ist, um 1 BE (10–12g Kohlenhydrate) abzubauen, ohne dass der Blutzucker zu sehr steigt. Ist zum Abbau von 1 BE etwa 1 Einheit (IE)

KOMPLEXE KOHLENHYDRATE
Sie sollten versuchen, bei jeder Mahlzeit komplexe Kohlenhydrate aufzunehmen. Diese versorgen den Körper längere Zeit mit Energie, ohne den Stoffwechsel einmalig zu überlasten.

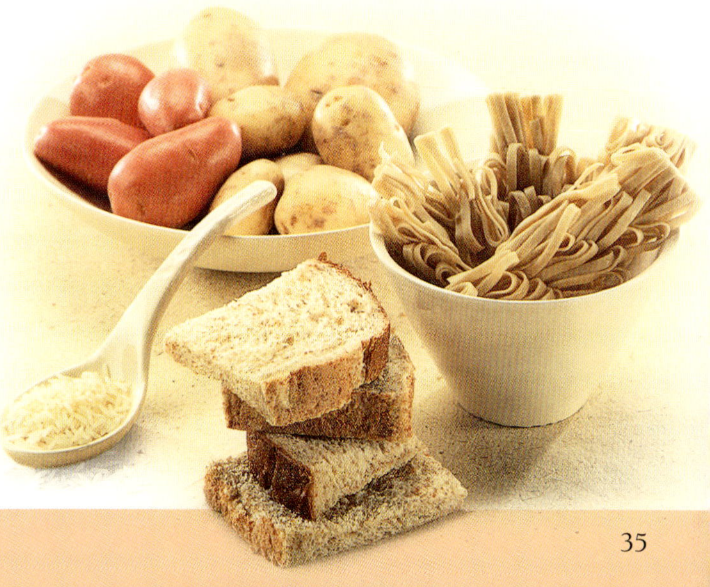

Insulin erforderlich, beträgt der BE-Faktor 1,0. So lässt sich jeweils bestimmen, wie viel Insulin nötig ist, um die Kohlenhydrate abzubauen.

Ist Ihr Blutzuckerspiegel schwer einzustellen und sind Sie bereit, den Blutzucker häufiger zu messen und sowohl die über den Tag aufgenommenen Kohlenhydrate als auch die Insulindosis im Auge zu behalten, wenden Sie sich an Ihren Arzt. Er wird Ihnen die Methode erläutern.

Eiweiße (Proteine)

Eiweißreiche Nahrungsmittel sind z. B. Fleisch, Fisch, Eier, Käse und Hülsenfrüchte. Der Körper benötigt Eiweiß für die Zellbildung, trotzdem sollte eine Mahlzeit zu höchstens einem Fünftel aus Eiweiß bestehen. Eiweiß wirkt kaum auf den Blutzuckerspiegel. Dennoch gibt es auch bei den eiweißreichen Nahrungsmitteln gesündere und weniger gesunde Alternativen. So sollte der Verzehr von rotem Fleisch eingeschränkt, fettarmem Käse der Vorzug gegeben und Fisch 2- bis 3-mal pro Woche in den Speiseplan aufgenommen werden.

Fette

Fette sind vor allem in Milchprodukten wie Trinkmilch, Butter und Käse, in Speiseöl, Fleisch, Nüssen sowie in Fertignahrung. Jeder Mensch benötigt geringe Mengen Fett als Baustein vieler Körperzellen sowie für Wachstum und Entwicklung. Dennoch sollten Frauen nicht mehr als 70 g Fett pro Tag und Männer nicht mehr als 95 g Fett pro Tag zu sich nehmen. Darüber hinaus kommt es auch auf die Art des Fettes an, das gegessen wird.

Fett beeinflusst den Blutzuckerspiegel kaum, dennoch sollte der Fettkonsum bei Diabetes eingeschränkt werden. Ein hoher Fettverzehr steht mit hohen Blutfettwerten (Hyperlipidämie), Herz- und Kreislauf-Erkrankun-

DIE VERSCHIEDENEN FETTSÄUREN

Manche Fette sind gesünder als andere. Manche erhöhen das Risiko von Herzerkrankungen und Durchblutungsstörungen, andere sind (in geringer Menge) sogar gesundheitsfördernd.

GESÜNDERE FETTE

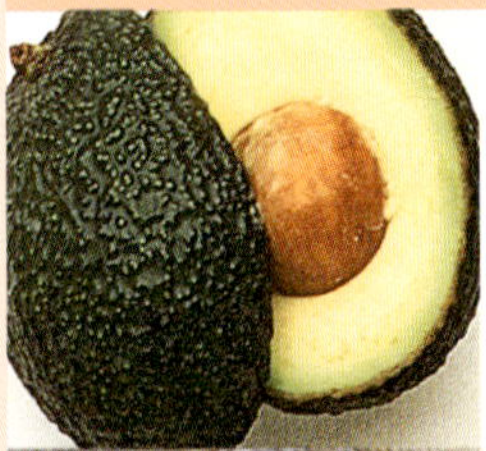

EINFACH UNGESÄTTIGTE FETTSÄUREN sind in Speiseölen, etwa Oliven- und Rapsöl, sowie in Avocados, Nüssen und Samen enthalten. Diese Fette führen nicht zu einer Erhöhung des Cholesterinspiegels, sondern senken diesen eher. Sie sind die gesündere Alternative zu gesättigten Fettsäuren.

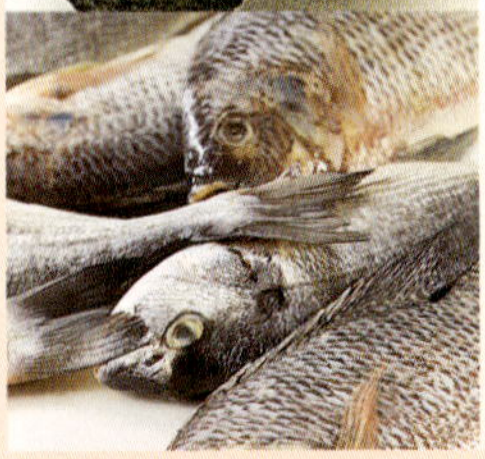

MEHRFACH UNGESÄTTIGTE FETTSÄUREN Als Omega-3-Fettsäuren kommen sie in Fischölen, Rapsöl und Walnüssen, als Omega-6-Fettsäuren in Sonnenblumen-, Färberdistel- und Keimölen wie Maiskeimöl vor. Wie die einfach ungesättigten Fettsäuren sind auch sie den gesättigten Fettsäuren vorzuziehen.

WENIGER GESUNDE FETTE

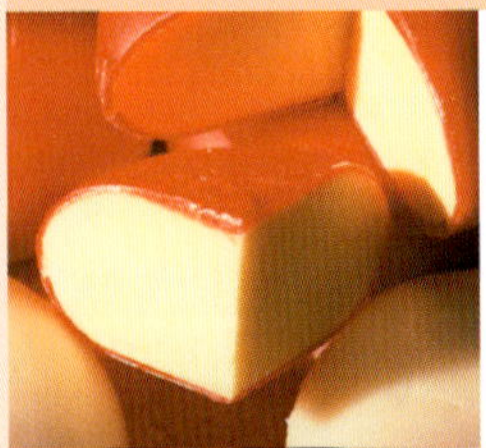

GESÄTTIGTE FETTSÄUREN Diese finden sich vor allem in tierischen Fetten – Butter, Käse und Speck z. B. – aber auch in Kokosnuss- und Palmölen. Diese Fette erhöhen den Cholesterinspiegel, was gesundheitliche Probleme wie zu hohen Blutdruck und Herzerkrankungen zur Folge haben kann.

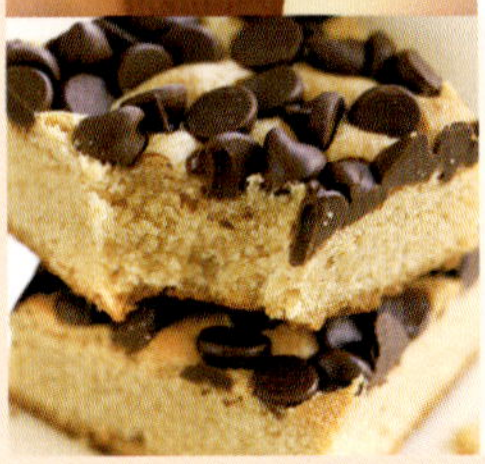

TRANS-FETTSÄUREN werden auf Lebensmitteletiketten als »hydriert« bezeichnet. Es handelt sich um synthetische gesättigte Fettsäuren, die vor allem in Fertigprodukten wie Kuchen und Keksen verwendet werden. Auch sie erhöhen den Cholesterinspiegel und werden mit erhöhtem Herzinfarktrisiko in Verbindung gebracht.

gen sowie Schlaganfällen in Verbindung (s. S. 206–211) – allesamt Komplikationen bei Diabetes. Übergewicht erhöht diese Risiken weiter – Fette haben sehr viele Kalorien. Obwohl Milchprodukte ebenfalls fettreich sind, enthalten sie auch Eiweiß, Kohlenhydrate, Kalzium und Vitamine. Um gegen Herz- und Kreislauf-Erkrankungen vorzubeugen und eine Gewichtsabnahme zu unterstützen, sollten Sie Sorten mit niedrigerem Fettgehalt wählen, also eher fettarme oder Magermilch statt Vollmilch.

Vitamine und Mineralien

Eine gesunde und ausgewogene Kost enthält alle Vitamine und Mineralien, die der Körper benötigt. Niemand muss ergänzend Vitamin- oder Mineralstoffpräparate einnehmen, es sei denn, der Arzt empfiehlt es. Untersuchungen zeigen, dass Antioxidantien wie Beta-Karotin, Vitamin E und Liponsäure einer bestehenden Insulinresistenz entgegenwirken und einen Schutz vor Herz- und Kreislauf-Erkrankungen bilden.

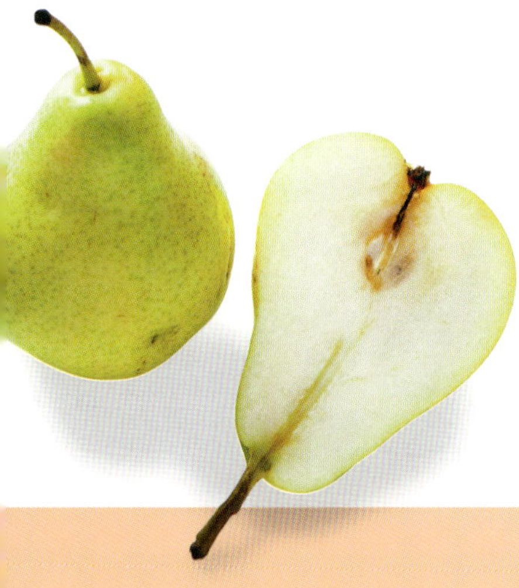

Obst und Gemüse

Diese Nahrungsmittel sind nicht nur kalorienarm und reich an Ballaststoffen, sondern auch ausgezeichnete Vitamin- und Mineralstofflieferanten. Eine gesunde Ernährung sollte mindestens fünf Portionen Obst und Gemüse täglich beinhalten – frisch, aus der Dose (eher im eigenen Saft oder Wasser als in Sirup), tiefgefroren oder getrocknet. Eine Portion besteht aus einem Stück Obst, etwa ein Apfel oder eine Birne, 150 ml Fruchtsaft, 3 Esslöffeln Gemüse oder einem kleinen Salat. Obst und Fruchtsäfte enthalten aber auch Zucker (Fruktose). Mehr als ein Stück Obst auf einmal oder mehr als ein kleines Glas Saft pro Tag lassen den Blutzuckerspiegel daher ansteigen. Verteilen Sie Ihre Obstmahlzeiten über den Tag – so profitieren Sie von den Inhaltsstoffen, ohne dass der Blutzuckerspiegel zu sehr steigt.

Salz

Diabetes erhöht das Risiko von Bluthochdruck und Durchblutungsstörungen. Ein zu hoher Salzkonsum erhöht das Risiko zusätzlich und kann einen ohnehin hohen Blutdruck noch in die Höhe treiben. Salzlos oder -arm kochen und nicht nachsalzen kann helfen, die empfohlene Menge von maximal 6 g Salz (gleich 2,4 g Natrium) pro Tag nicht zu überschreiten.

Frisches Obst
Obst ist ideal für zwischendurch – es enthält relativ wenige Kalorien und viele Vitamine. Essen Sie aber zu viel auf einmal, kann die Fruktose den Blutzuckerspiegel steigen lassen.

Praktische Tipps

SO SPAREN SIE FETT

- Essen Sie fettarme Aufstriche statt Butter oder Vollfettmargarine. Bevorzugen Sie Produkte mit einfach ungesättigten Fettsäuren.
- Verwenden Sie Crème fraîche, Joghurt oder fettarmen Frischkäse anstelle von Sahne.
- Probieren Sie Fisch und Geflügel – sie haben weniger Fett als rotes Fleisch.
- Wählen Sie Geflügel ohne Haut und mageres Fleisch.
- Meiden Sie Gebratenes.

Mythos oder WAHRHEIT?

Mythos
Eine kleine Banane ist O.K., eine große Banane lässt den Blutzuckerspiegel steigen.

Wahrheit
Niemand muss heute noch Lebensmittel wiegen. Entscheidend ist das Verhältnis von Kohlenhydraten, Eiweiß und Fett in den Mahlzeiten und wie viele Portionen Obst und Gemüse Sie täglich essen.

Praktische Tipps

SÜSSSTOFFE VERWENDEN

- Wenn Sie beim Kochen anstelle von Zucker Süßstoffe verwenden, fügen Sie sie am Schluss zu, sonst verlieren sie unter starker Hitze ihre Süßkraft.
- Vermeiden Sie Süßstoff beim Backen – nehmen Sie herkömmlichen Zucker und reduzieren Sie ihn um die Hälfte (s. S. 40–41).
- Verwenden Sie verschiedene Süßstoffe, so dass Sie die empfohlene Tagesmenge einer Sorte nicht überschreiten.

Ballaststoffe

Es gibt zwei Arten von Ballaststoffen, die für die Gesundheit wichtig sind. Unlösliche Ballaststoffe aus Getreide und Gemüse unterstützen die Verdauung. Lösliche Faserstoffe, enthalten in Hülsenfrüchten, Hafer, Obst und Gemüse, verlangsamen die Verdauung von Kohlenhydraten und verhindern so einen schnellen Anstieg des Blutzuckers und senken dazu den Cholesterinspiegel. Essen Sie täglich mindestens 25 g Ballaststoffe.

Süßstoffe und Diätprodukte

Auf manchen Lebensmittelverpackungen steht »für Diabetiker geeignet«. Leider sind diese Produkte nicht so gesund, wie es scheint, denn sie enthalten meist den Süßstoff Sorbit, der viele Kalorien hat und den Blutzucker genau wie Haushaltszucker erhöht. In großen Mengen führt Sorbit sogar zu Durchfall. »Für Diabetiker geeignet« sind solche Lebensmittel also nicht, da sie nicht dazu beitragen, den Blutzuckerspiegel zu kontrollieren. Gesünder sind zucker- und kalorienarme Lebensmittel.

Vielleicht bringen Ihnen Freunde und Verwandte diese Produkte mit, die nicht über Ihre Ernährung Bescheid wissen. Erklären Sie ihnen, dass Sie alle normalen Süßigkeiten, Schokolade, Kekse und ähnliche Lebensmittel essen dürfen, solange Sie diese nicht ständig oder in großen Mengen zu sich nehmen. Anstelle von Zucker können zum Süßen künstliche Süßstoffe verwendet werden. Diese Produkte enthalten Aspartam, Saccharin, Cyclamat, Acesulfam-K oder Sucralose, die keine Wirkung auf den Blutzuckerspiegel haben. Sie gelten jedoch als Lebensmittelzusatzstoffe und wurden deshalb auf Ihre Unbedenklichkeit geprüft. Für jeden Süßstoff gibt es eine empfohlene Tagesmenge (Angabe auf der Verpackung), die nicht überschritten werden sollte.

Getränke

Zuckerhaltige Getränke wie Cola, Limonade und Orangensaft werden schnell verdaut, weshalb sie bei Unterzucker empfehlenswert sind (s. S. 106–108). Zum Durstlöschen sollte man aber zuckerfreien Ersatz wählen. Tee, Kaffee und andere heiße Getränke haben keine negativen Auswirkungen bei Diabetes, aber trinken Sie kalorienarme fettarme Milch oder Magermilch. Getränkepulver enthält oft sehr viel Zucker, achten Sie des-

F **Wie viel Alkohol darf ich trinken, ohne mich zu gefährden?**

A Empfohlen werden nicht mehr als 3 Einheiten Alkohol pro Tag für Männer und nicht mehr als 2 Einheiten pro Tag für Frauen. Eine Einheit Alkohol entspricht in etwa 2 cl Branntwein, 125 ml Wein oder 0,5 l Bier. Doch wie bei vielen anderen Empfehlungen für die Gesundheit gilt auch hier: Ein gelegentlicher Ausrutscher verursacht keinen langfristigen Schaden.

ALKOHOL UND BLUTZUCKER

Alkohol enthält einfache Kohlenhydrate, daher führt der Konsum zuerst zu einem Anstieg des Blutzuckerspiegels – je höher der Alkoholgehalt, desto stärker.

Größere Mengen Alkohol verhindern jedoch, dass die Leber gespeicherte Glukose freisetzt. Der Blutzuckerspiegel sinkt und es droht eine Unterzuckerung.

GETRÄNK	KALORIEN	ENTHALTENE KOHLENHYDRATE	ENTHALTENER ALKOHOL	WIRKUNG AUF DEN BLUTZUCKER
0,5 l Pilsener oder Weißbier	200–230	9–14 g	4,5 %	Bier lässt den Blutzuckerspiegel zunächst steigen. Die Wirkung von normalem Bier ist geringer als die von Starkbier.
0,5 l alkoholfreies Bier oder Malzbier	1150–170	7,5 g	3,2–4 %	Weißbier lässt den Blutzuckerspiegel zunächst steigen. Diätbier oder kalorienreduziertes Bier erhöht den Blutzucker nicht, hat aber viel Alkohol.
125 ml Rotwein oder süßer Weißwein	80–90 110–120	0,7 g 7,5 g	9–14,5 % 9–14,5 %	Trockene und süße Weine haben gleich viel Alkohol, trockener Wein wirkt aber weniger auf den Blutzucker, da er weniger Zucker enthält.
125 ml Rotwein	80–90	0,4 g	9–14,5 %	Rotwein enthält weniger Kohlenhydrate als Weißwein, die Wirkung auf den Blutzucker ist aber vergleichbar.
25 ml Branntwein	50	Spuren	40–75 %	Alle Spirituosen enthalten vergleichbare Mengen an Alkohol und Kalorien. Sie alleine führen zu keinem erheblichen Anstieg des Blutzuckers.
25 ml trockener Sherry **süßer Sherry**	58 68	Spuren 3,5 g	15,5–20 % 15,5–20 %	Trockene Sherrys haben eine schwächere Wirkung auf den Blutzucker als süße.

halb auf die Angaben auf der Verpackung. Süßstoffe anstelle von Zucker in Getränken haben keine blutzuckersteigernde Wirkung.

■ **ALKOHOL** Wenn der Arzt nichts anderes empfiehlt, stellt Diabetes keinen Grund dar, ganz auf Alkohol zu verzichten. Die einfachen Kohlenhydrate führen aber zunächst zu einem Anstieg des Blutzuckers. In größerer Menge konsumiert, kann Alkohol die Reaktion der Leber auf Unterzucker, nämlich die Freisetzung von Glukose, stoppen. Wurden Insulin gespritzt, insulinstimulierende Tabletten eingenommen oder nüchtern Alkohol konsumiert, ist die Gefahr der Unterzuckerung erhöht. Dies lässt sich reduzieren, indem man zum Alkohol oder vorher eine kohlenhydrathaltige Mahlzeit zu sich nimmt. Wenn das nicht möglich ist, greifen Sie auf Snacks zurück, vor allem, wenn Sie mehr als 2–3 Einheiten Alkohol trinken. Wenn Sie wissen, dass Sie viel Alkohol trinken und ausgleichende Nahrungsmittel knapp sein werden, sollten Sie vorher die Dosis Ihres Insulins oder der Tabletten mindern, um eine Unterzuckerung zu umgehen. Ein kurzfristig erhöhter Blutzuckerspiegel ist besser als ein starker Unterzucker, der eventuell im Krankenhaus behandelt werden muss.

Praktische Tipps

BALLASTSTOFFANTEIL ERHÖHEN

- Essen Sie Müsli oder Joghurt mit Obst.
- Essen Sie zwischendurch Obst anstatt einen Keks.
- Bewahren Sie zum Knabbern immer klein geschnittenes Gemüse wie Karotten oder Sellerie im Kühlschrank auf.
- Verlängern Sie Hackfleischgerichte, etwa Chili con Carne oder Spaghetti Bolognese, mit Bohnen. So reduzieren Sie den Fleisch- und Fettgehalt.

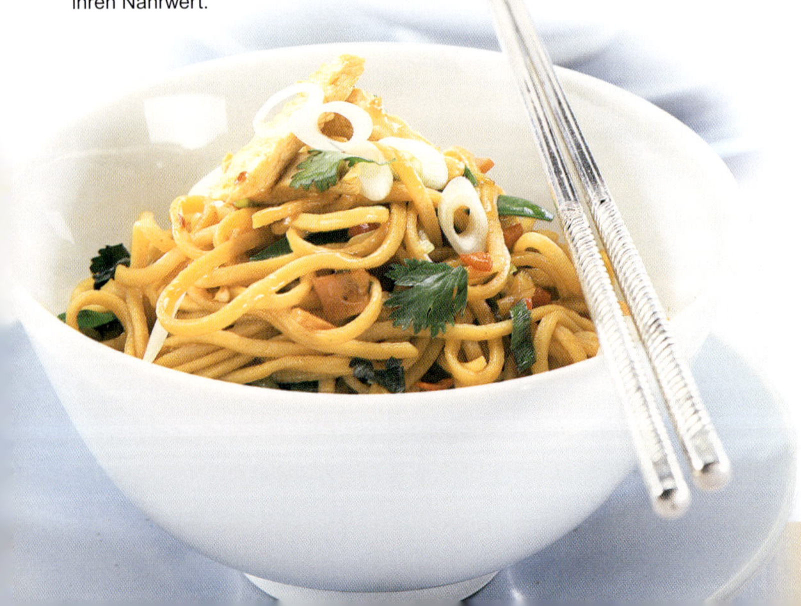

SCHNELL UND BEQUEM – RÜHRGEBRATENES
Rührbraten ist eine ausgezeichnete Methode, Gemüse und andere Nahrungsmittel zuzubereiten. Man benötigt nur wenig Öl und die Garzeit ist sehr kurz, dadurch behalten die Speisen ihren Nährwert.

Sie sollten außerdem einem Freund sagen, was bei einer Unterzuckerung zu tun ist. Wenn niemand Bescheid weiß, wird keiner wissen, dass Sie schnell Hilfe benötigen, falls Ihr Blutzuckerspiegel zu stark abfällt.

Alkohol hat viele Kalorien, die anderweitig eingespart werden müssen, falls Sie abnehmen möchten. Mixgetränke mit Cola oder Limonade enthalten außerdem viel Zucker. Greifen Sie also zu kalorienärmeren Alternativen, um zu verhindern, dass der Blutzuckerspiegel zu stark ansteigt.

Gesünder kochen

Diabetes bedeutet nicht, dass Sie auf Ihre Lieblingsspeisen verzichten müssen. Die meisten Rezepte können so abgewandelt werden, dass die Fett- und Zuckermenge reduziert wird, mehr Obst und Gemüse auf dem Speiseplan steht und die Ernährung gesund und ausgewogen gestaltet ist. Für die meisten Zutaten gibt es fett- und kalorienarmen Ersatz. Eine gesündere Zubereitung kann Kalorien einsparen helfen, ohne dass der Geschmack darunter leidet.

Rezepte abwandeln

Sie kochen gesünder, wenn Sie die folgenden Vorschläge beachten:

- **SUPPEN** Verwenden Sie mehr Gemüse (der Ballaststoffanteil steigt, der Fettgehalt sinkt). Verzichten Sie nach Möglichkeit auf Sahne.
- **SOSSEN** Verwenden Sie anstelle von Mehlschwitzen mit Margarine fettarmen Frischkäse oder Sauerrahm.
- **KÄSE** Verwenden Sie anstatt Kuhmilchkäse fettärmeren Ziegen- oder Schafskäse.
- **LECKERE KNABBEREIEN** Pinseln Sie etwas Öl auf eine Frühlingsrolle oder einen panierten Camembert. Im Ofen backen anstatt zu frittieren.
- **HACKFLEISCHGERICHTE** Durch das Vorkochen von Hackfleisch reduzieren Sie einen Teil des Fetts. Essen Sie gerne stark gewürzt, versuchen Sie Fleischersatz, z. B. aus Soja.
- **AUFLÄUFE** Teig und Käse enthalten viel Fett. Verwenden Sie zum Überbacken Kartoffelbrei, den Sie mit Kräutern oder Frühlingszwiebeln anstelle von Butter verfeinert haben.
- **SCHMORGERICHTE** Ersetzen Sie einen Teil der im Rezept angegebenen Fleischmenge durch Gemüse.
- **NUDELGERICHTE** Kochen Sie Soßen mit Tomaten anstatt mit Sahne.
- **MAYONNAISE** Nehmen Sie Joghurt anstelle von fetter Mayonnaise.
- **SELBST GEMACHTES EIS** Verwenden Sie fettarme Crème fraîche anstelle von Sahne.

- **TIRAMISU** Nehmen Sie fast fettfreien Frischkäse und Frischkäse mit Rahmstufe anstelle von Eiern und Mascarpone. Etwas Zucker ist erlaubt.
- **TORTE** Nehmen Sie Crème fraîche anstelle von Sahne und frisches Obst anstatt gezuckerte Dosenfrüchte.
- **KÄSEKUCHEN** Verwenden Sie Magerquark und viel frisches Obst und zur Verzierung abgeriebene Zitronen- oder Orangenschale statt Sahne.
- **STREUSEL** Verwenden Sie Vollkornhaferflocken oder Vollkornmehl für die Streusel, das erhöht den Anteil an Ballaststoffen.
- **RÜHRKUCHEN ODER BISKUIT** Reduzieren Sie den Zucker um die Hälfte der angegebenen Menge.
- **PUDDING** Nehmen Sie Magermilch oder fettarme Milch und fügen Sie nach dem Kochen (nicht vorher, dadurch wird der Pudding bitter) Süßstoff statt Zucker hinzu.

Arten der Zubereitung

Wenn möglich sollten Nahrungsmittel gegrillt, gedünstet oder gebacken werden. Vermeiden Sie es, mit Öl bzw. Fett zu braten oder zu kochen. Lässt sich für ein bestimmtes Rezept das Braten nicht umgehen, sollte Speiseöl (auf S. 36 finden Sie die gesünderen Sorten) anstelle von Butter verwendet werden. Wird Fleisch im Ofen zubereitet, legen Sie es auf einen Rost, damit das Fett ablaufen kann. Mit Kräutern lässt sich der Eigengeschmack der Nahrung gut zur Geltung bringen. Werden Kräuter verwendet, kann Salz eingespart werden. Nicht jede fette oder stark zuckerhaltige Zutat muss um jeden Preis vermieden werden, insbesondere nicht, wenn sich schon mit einer kleinen Menge eine große Wirkung erzielen lässt. Parmesan z.B. hat einen hohen Fettgehalt, aber einen intensiven Geschmack – von den meisten anderen Käsesorten wäre eine viel größere Menge erforderlich, um die gleiche Geschmacksintensität zu erreichen. Auch Honig enthält sehr viel Zucker, aber eine kleine Portion Honig kann eine große Portion Zucker ersetzen, da Honig viel intensiver süßt. Wird in einem Rezept eine kleine Menge Fett oder Zucker verlangt, scheuen Sie sich nicht, diese zu verwenden.

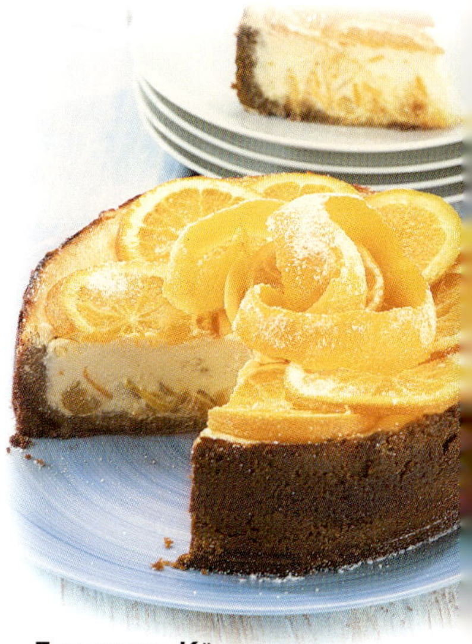

FETTARMER KÄSEKUCHEN Durch weniger Fett wird ein Rezept nicht weniger schmackhaft – aber weniger Fett bedeutet, dass Sie Ihre Lieblingssüßspeise weiterhin als Teil eines gesunden Ernährungsplans genießen können.

Essen gehen

Es gibt keinen Grund, wegen Diabetes auf das Essengehen zu verzichten. Wählen Sie nach Möglichkeit ein gesundes Gericht mit wenig Fett und Zucker aus der Speisekarte aus. Gibt es keine gesunden Alternativen, machen Sie sich keine Sorgen. Sie können Ihre Medikamente auch so dosieren, dass sich ein Anstieg des

Meine Erfahrung

»Am besten wartet man mit dem Insulin, bis das Essen da ist. Als ich einmal beim Bestellen Insulin gespritzt habe, war ich unterzuckert, als das Essen kam. Jetzt spritze ich schnell wirksames Insulin, sobald das Essen da ist.« MARION

ANMERKUNG Essengehen erfordert etwas Planung, da man im Vorhinein nicht genau bestimmen kann, wann man isst. Wenn man z.B. am späten Abend Essen gehen möchte, kann man etwas später zu Mittag essen oder mit dem Insulin etwas länger warten.

Nehmen Sie einen kleinen Imbiss ins Restaurant mit, für den Fall, dass Sie länger auf das Essen warten müssen.

Blutzuckers vermeiden lässt. Selbst wenn dies nicht gelingt, ist der Anstieg nur vorübergehend und der Blutzucker wird wieder normal, sobald Sie zu Ihren gesunden Essgewohnheiten zurückkehren.

Der Zeitpunkt der Nahrungsaufnahme kann beim Essengehen erheblich von der Gewohnheit abweichen oder sogar völlig offen sein. Dies erfordert ein wenig Vorausplanung, was die Einnahme der Tabletten oder die Injektion des Insulins anbelangt.

Die Medikamenteneinnahme kann ohne Auswirkung auf den Blutzucker um bis zu zwei Stunden verschoben werden. Erfolgt die Medikamentenanwendung später, hält die Wirkung aber möglicherweise länger als sonst an. Nehmen Sie die Tabletten oder das Insulin immer so, dass deren Wirkzeitpunkt mit dem Zeitpunkt der Nahrungsaufnahme übereinstimmt. Es ist z. B. ungünstig, Insulin zu spritzen, das in 15 Minuten seine Wirkung entfaltet, und dann 2 Stunden mit dem Essen zu warten. Nehmen Sie ins Restaurant einen kleinen Imbiss mit, falls Sie einmal lange auf das Essen warten müssen.

Die Speisekarte

Gehen Sie aus privaten oder beruflichen Gründen oft essen, müssen Sie darauf achten, welche Art von Speisen Sie zu sich nehmen. Fastfood, fette Aufläufe, reichhaltige Soßen oder Drei-Gänge-Menüs führen zu einem Blutzuckeranstieg und langfristig gesehen zu Übergewicht, erhöhten Cholesterinwerten und Bluthochdruck. Sicher haben Sie manchmal keine Wahl, aber dennoch sollten Sie versuchen, auch beim Essengehen die Grundsätze der gesunden Ernährung zu berücksichtigen.

DIE GESÜNDERE WAHL

Auf jeder Speisekarte findet man Gerichte, die mit einer gesunden Ernährung in Einklang stehen. Gemüsegerichte sind gesünder als Fleischgerichte. Wenn Sie Fleisch bestellen möchten, wählen Sie eine der »guten« Alternativen. Achten Sie auch auf die Beilagen, damit die Mahlzeit insgesamt ausgewogen bleibt. Wenn Sie sich unsicher fühlen, fragen Sie den Kellner nach den Zutaten, der Größe der Portion und der Art der Zubereitung.

FLEISCHGERICHTE

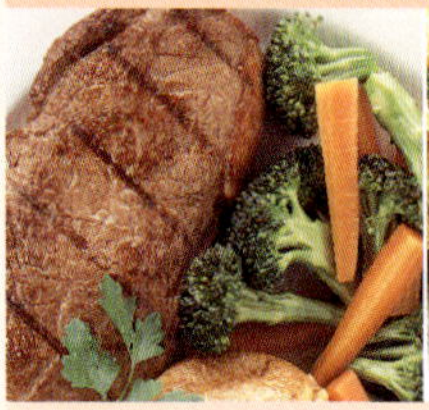

GUT: STEAK OHNE SOSSE

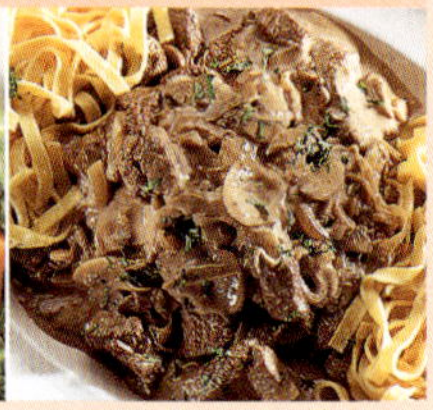

WENIGER GUT: BOEUF STROGANOFF

GUTE WAHL: Steak ohne Soße, Brathähnchen (ohne Haut), gegrilltes Lammsteak (ohne Fett), kurz unter Rühren angebratenes Schweinefleisch mit Gemüse

WENIGER GUTE WAHL: Boeuf Stroganoff, Cordon bleu, Steak mit Sahnesoße, gebratenes Lammkotelett, Hamburger

FISCHGERICHTE

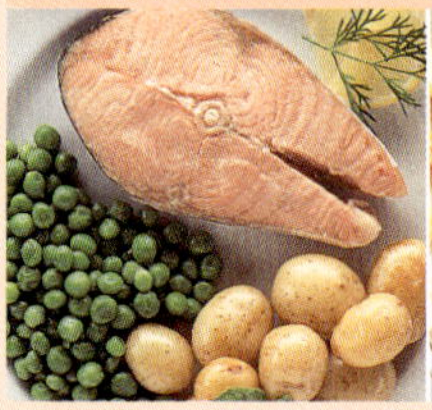

GUT: GEBACKENER LACHS

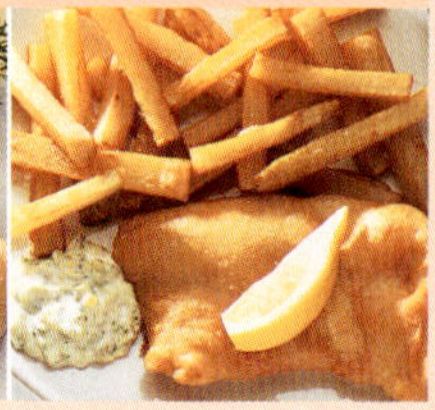

WENIGER GUT: PANIERTER FISCH

GUTE WAHL: Lachs oder Thunfisch gedünstet oder aus dem Ofen, gegrilltes Schwertfischsteak, geräucherte Makrelenfilets, Thunfischsalat, Fischauflauf mit Kartoffelkruste

WENIGER GUTE WAHL: Panierter Fisch, frittierte Tintenfischringe, Fisch mit Sahnesoße oder Käsesoße

Wenn Sie sich auch im Restaurant gesund ernähren möchten, bestellen Sie nur zwei Gänge. Sie können auch nach kleineren Portionen fragen und solche Gerichte auswählen, die verschiedene Arten von Nahrungsmitteln enthalten. Beachten Sie beim Blick auf die Speisekarte Folgendes:

- **VORSPEISEN** Frittierte und in Soße getränkte Speisen enthalten viel Kalorien und Fett. Wählen Sie lieber eine Vorspeise aus Obst oder Gemüse.
- **HAUPTGERICHTE** Bitten Sie um mehr Gemüse und weniger Fleisch. Bratkartoffeln enthalten viel Fett und in Kartoffelbrei ist oft Butter; nehmen Sie daher lieber gekochte oder Ofenkartoffeln. Lassen Sie Soßen separat kommen, damit Sie kontrollieren können, was auf Ihren Teller gelangt.
- **NACHSPEISEN** Frisches Obst ist am gesündesten und immer erhältlich, auch wenn es nicht auf der Speisekarte steht. Fragen Sie nach einer kleineren Portion Ihrer Lieblingssüßspeise und essen Sie frisches Obst dazu. Lassen Sie sich Sahne oder fette und süße Soßen extra servieren.
- **DRINKS** Kalorienarme Diätgetränke sind für den Blutzuckerspiegel günstiger als gezuckerte. Auch Fruchtsäfte enthalten Zucker.

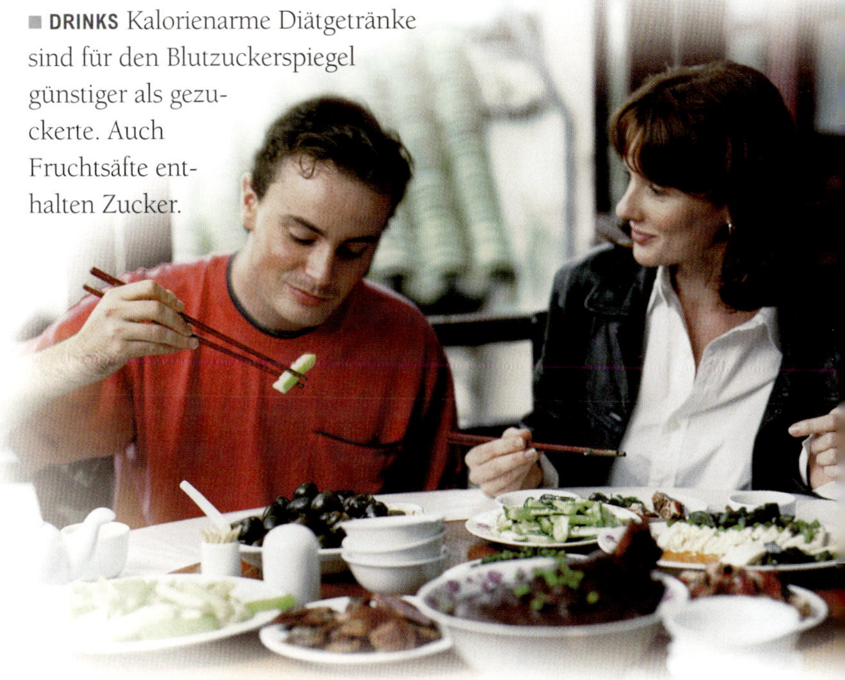

GESCHMACK ÄNDERT SICH
Die Ausschau nach gesünderen Alternativen auf der Speisekarte macht Sie in Bezug auf Ihre Ernährung vielleicht etwas experimentierfreudiger. Mit der Zeit kann sich auch Ihr Geschmack ändern. Vielleicht bevorzugen Sie schon bald leichtere Gerichte mit weniger Fett und gesünderen Zutaten.

NUDELGERICHTE

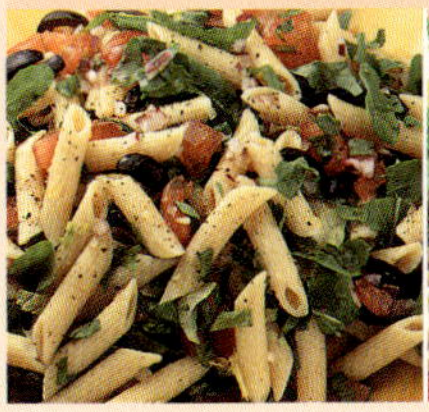

GUT: : NUDELN MIT GEMÜSESOSSE

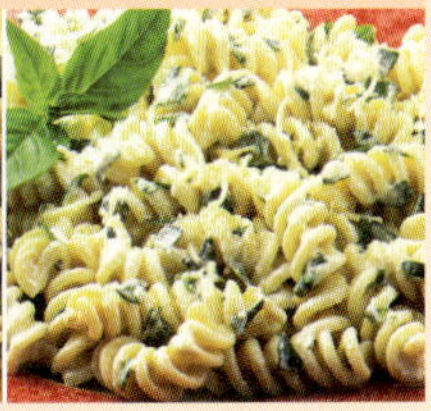

WENIGER GUT: NUDELN IN SAHNE

GUTE WAHL: Nudeln mit Gemüse- oder Tomatensoße, Spaghetti Bolognese, Nudeln mit Thunfisch oder geräucherter Makrele, Nudeln mit Meeresfrüchten

WENIGER GUTE WAHL: Nudeln mit Sahnesoße (z.B. Spaghetti Carbonara), Lasagne mit Rinderhack, Nudeln mit 4-Käse-Soße

GEMÜSEGERICHTE

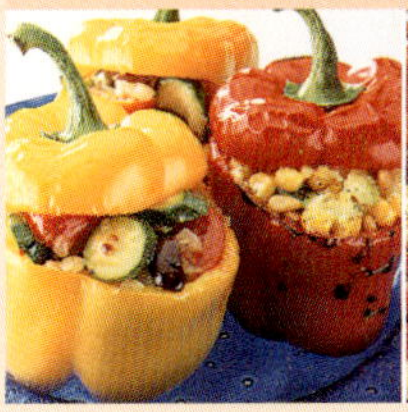

GUT: PAPRIKA MIT GEMÜSEFÜLLUNG

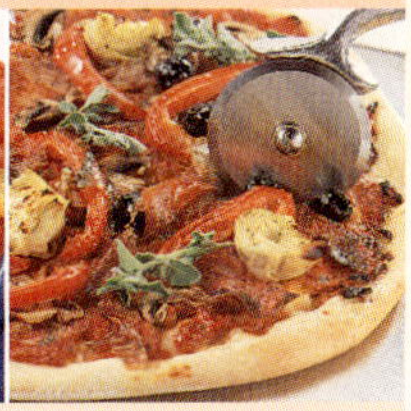

WENIGER GUT: VEGETARISCHE PIZZA

GUTE WAHL: Paprika mit Gemüsefüllung, kurz angebratenes Gemüse, Kartoffeln mit Ei, gedünstetes Gemüse mit Reis, Ratatouille, gegrillte Gemüsespieße

WENIGER GUTE WAHL: Vegetarische Pizza, mit Käse überbackener Blumenkohl, vegetarische Teigtaschen, Gemüsequiche

Diabetes und Körpergewicht

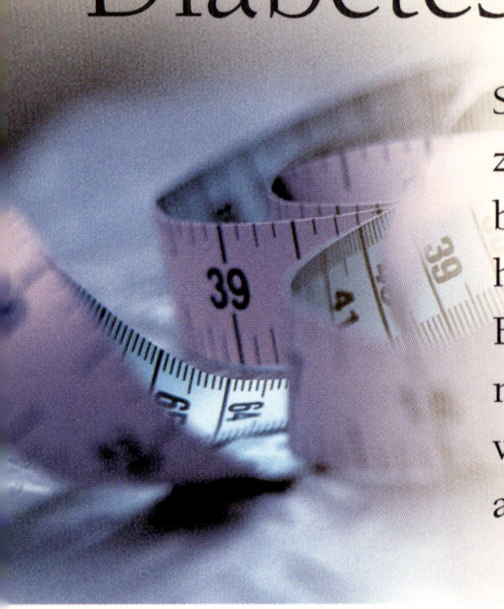

Sein Gewicht zu normalisieren oder ein normales Gewicht zu halten gehört zu den wichtigsten Maßnahmen bei Diabetes. Übergewicht kann zu erhöhtem Blutzucker und Bluthochdruck führen, wodurch das Risiko von Herz-Kreislauf-Erkrankungen steigt. Stellen Sie fest, ob Sie für Ihre Größe normales Gewicht haben, warum Sie bei Diabetes möglicherweise Gewicht verlieren oder zulegen und wie Sie am besten abnehmen, wenn dies erforderlich sein sollte.

Mythos oder WAHRHEIT?

MYTHOS
Wenn man schon immer dick gewesen ist, kann man nicht abnehmen.

WAHRHEIT
Jeder kann abnehmen, wenn er weniger isst und sich mehr bewegt. Tun Sie einen Schritt nach dem anderen, bleiben Sie willensstark und setzen Sie sich realistische Ziele, mit deren Hilfe Sie alte Gewohnheiten durchbrechen. Wenn Sie sich sehr schwer tun, nur durch gesunde Ernährung und mehr Bewegung abzunehmen, können Tabletten zur Unterstützung eingesetzt werden.

Das Körpergewicht

Das Körpergewicht beeinflusst die Einstellbarkeit des Blutzuckerspiegels sowie die Art und Dosis der erforderlichen Medikamente. Übergewicht erschwert die Kontrolle des Blutzuckers, des Blutdrucks und der Cholesterinwerte und erhöht das Risiko von Komplikationen wie Herzkrankheiten. Es hat viele gesundheitliche Vorteile, sein Gewicht so zu halten, dass es der Körpergröße entspricht (s. S. 46), oder bei Bedarf etwas Gewicht zu verlieren.

Typ-1-Diabetes

Ein rascher Gewichtsverlust ist ein häufiges Symptom bei Typ-1-Diabetes und einem hohen Blutzuckerspiegel (Hyperglykämie). Nach Beginn der Insulinbehandlung sollte sich das Gewicht jedoch wieder normalisieren. Haben Sie viel Gewicht verloren, beginnt die Behandlung vermutlich mit einer niedrigen Dosis Insulin. Pendelt sich das Gewicht wieder ein, muss die Dosis abhängig von den Tagesblutzuckerwerten angepasst werden. Bei den Kontrolluntersuchungen wird auch das Gewicht überprüft und mit dem des Vorjahres verglichen. Am Ergebnis lässt sich ablesen, ob die Insulindosis vielleicht zu hoch ist – zu viel Insulin kann zu einer Gewichtszunahme führen (s. S. 46–47).

Typ-2-Diabetes

Bei Übergewicht steigt das Risiko, Typ-2-Diabetes zu entwickeln, da Übergewicht die Resistenz der Zellen gegenüber der Wirkung des Insulins fördert. Vier von fünf Typ-2-Diabetikern sind übergewichtig. Die erste Empfehlung ist daher oft, Gewicht zu reduzieren. Selbst eine geringe Gewichtsabnahme erleichtert die Einstellung des Blutzuckers, senkt den Blutdruck und die Cholesterinwerte und verhindert oder verzögert das Auftreten von Spätfolgen wie Herzkrankheiten. Möglicherweise kann

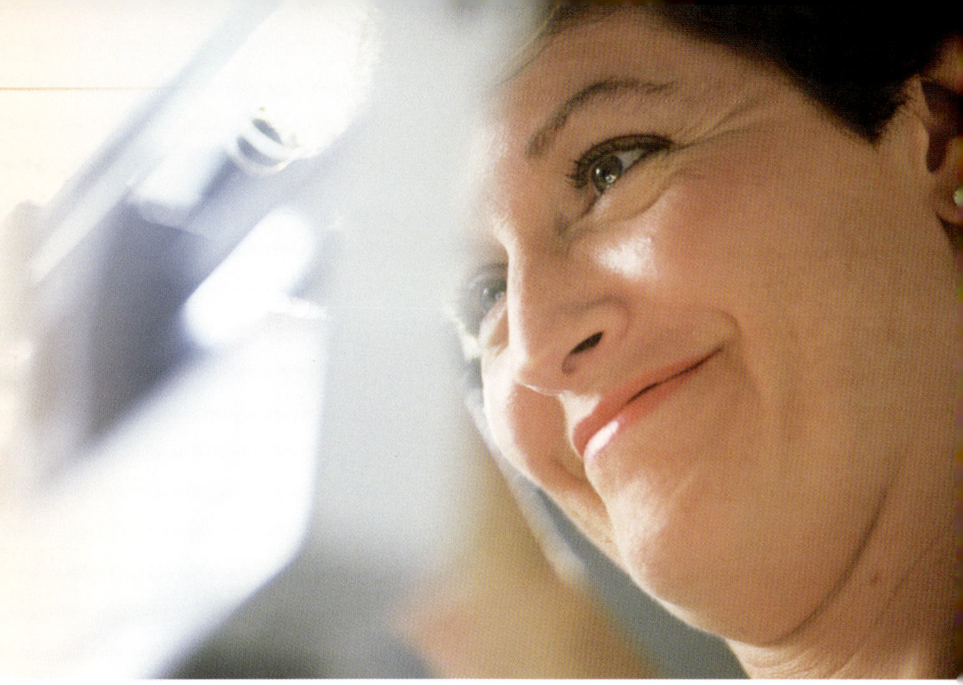

GEWICHTSKONTROLLE
Am meisten tragen Sie zur Erhaltung Ihrer Gesundheit und zur optimalen Einstellung des Blutzuckers bei, wenn Sie regelmäßig Ihr Gewicht kontrollieren und erforderlichenfalls abnehmen.

man dadurch die Dosis der Medikamente senken oder den Blutzucker ganz ohne Medikamente einstellen. Wenn Sie kein Übergewicht haben, dann möchten Sie vielleicht wieder etwas zunehmen oder Ihr Gewicht im normalen Bereich halten.

Der Einfluss der Figur

Macht sich Übergewicht mehr im Bauch- als im Hüftbereich bemerkbar, besteht ein erhöhtes Risiko von Herz- und Kreislauf-Erkrankungen. Auch Übergewichtige haben ein geringeres Risiko des Auftretens von Herzerkrankungen, wenn sie weniger Fett im Bauchbereich als im Hüftbereich ablagern. Wie das Körperfett verteilt ist, lässt sich so berechnen:

- **TAILLENUMFANG** Messen Sie den Umfang Ihrer Taille dort, wo er am größten ist. Wenn der Umfang mehr als 102 cm (bei Männern) oder 88 cm (bei Frauen) beträgt, sind Sie an der Taille zu dick.
- **VERHÄLTNIS TAILLE ZU HÜFTE** Messen Sie Ihren Taillen- und Ihren Hüftumfang an den weitesten Stellen und teilen Sie dann Taillen- durch Hüftumfang. Beträgt der Taillenumfang beispielsweise 82 cm und der Hüftumfang 103 cm, ergibt sich daraus ein Quotient von 0,80. Liegt der Quotient über 0,9 (bei Männern) oder über 0,85 (bei Frauen), ist das Risiko von Herzerkrankungen erhöht.

Ist mein Gewicht O.K.?

Um festzustellen, ob ein Mensch übergewichtig ist, wird der so genannte Body-Mass-Index (BMI), also das Verhältnis von Gewicht zu Körpergröße, bestimmt. Der BMI kann an einer Tabelle abgelesen (s. S. 46) oder ausgerechnet werden. Dazu teilt man das Gewicht in Kilogramm durch das Quadrat der Körpergröße in Metern. Wiegen Sie z. B. 70 kg und sind 1,67 m groß, beträgt Ihr BMI 70 : 2,79 (1,67 x 1,67) = 25. Ist Ihr BMI 25

Macht sich Übergewicht mehr im Bauchbereich als im Hüftbereich bemerkbar, besteht ein erhöhtes Risiko von Herz- und Kreislauf-Erkrankungen.

BESTIMMUNG DES BODY-MASS-INDEX (BMI)

Zur Bestimmung des BMI ermitteln Sie Ihr Gewicht und Ihre Größe. Entsprechend Ihrer Werte zeichnen Sie in der Skala eine waagerechte und eine senkrechte Linie ein. Der Schnittpunkt der Linien zeigt Ihnen Ihren Gewichtsbereich. Entscheiden Sie jetzt, ob Sie zu- oder abnehmen oder Ihr Gewicht halten sollten.

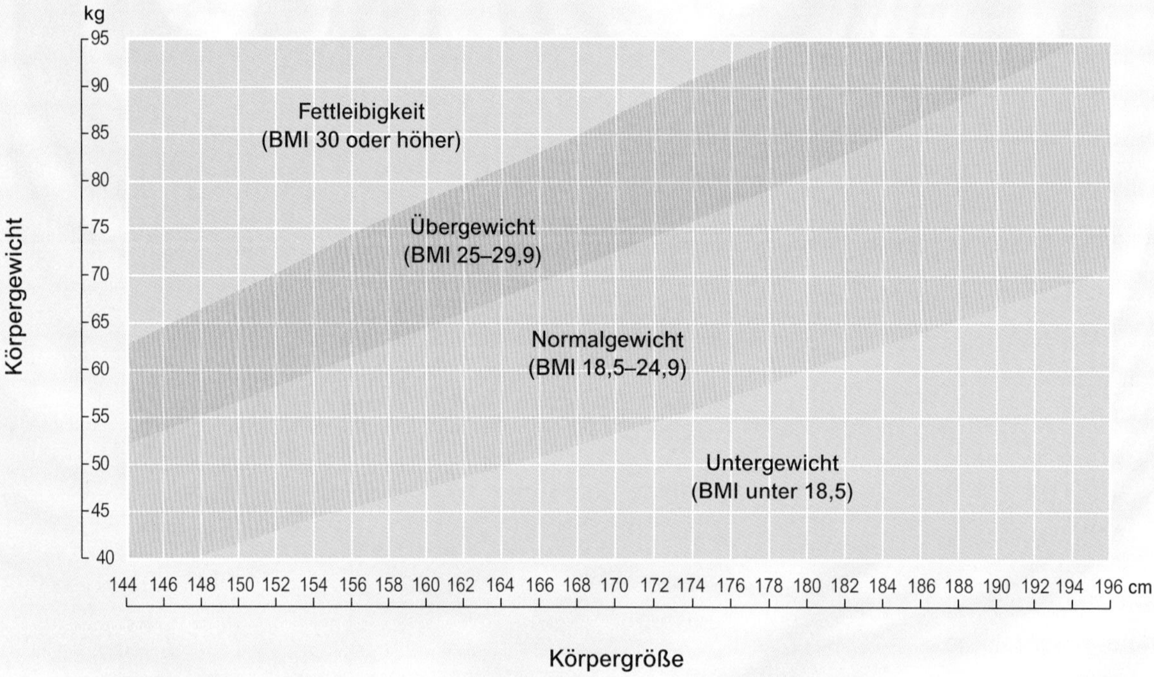

oder höher, sind Sie übergewichtig. Bei einem BMI von 30 oder mehr spricht man von Fettleibigkeit (Adipositas), die hohe Gesundheitsrisiken birgt.

Gewichtsverlust

Bei Diabetes kommt es manchmal zu ungesundem Gewichtsverlust. Das liegt meistens an einem hohen Blutzuckerspiegel, der anzeigt, dass die Energiegewinnung des Körpers gestört ist. Stattdessen greift der Körper auf das in den Muskeln und unter der Haut gespeicherte Fett zurück. Wird der Blutzucker nicht kontrolliert, beginnt der Körper, Gewicht zu verlieren. Gewichtsverlust tritt vor allem bei Typ-1-Diabetes auf, kann jedoch auch bei unkontrolliertem Typ-2-Diabetes vorkommen. Eine Gewichtsabnahme kann auch durch andere Erkrankungen ausgelöst werden, z. B. durch eine Überfunktion der Schilddrüse.

Gewichtszunahme

Manche Diabetiker, vor allem solche mit Typ-2, nehmen leicht zu. Das kann verschiedene Gründe haben:

- Die Insulindosis ist zu hoch. Insulin veranlasst den Körper, Glukose in Form von Glykogen in der Leber und den Muskeln und bei einem Überangebot in Form von Fett unter der Haut zu speichern. Um dem entgegenzuwirken, muss die Insulindosis möglicherweise gesenkt werden (s. S. 90–95).

- Die Einnahme bestimmter Tabletten zur Senkung des Blutzuckerspiegels kann zu einer Gewichtszunahme führen (s. S. 76–81). In diesem Fall sollten Sie Ihren Arzt zu Rate ziehen.
- Sie nehmen mehr Kalorien zu sich als nötig. Vielleicht essen Sie aus Angst vor Unterzuckerung mehr oder um die Wirkung der Tabletten auszugleichen, oder Sie haben aufgehört zu rauchen, und das Naschen lenkt Sie ab. Für manche Menschen ist Essen aber auch ein Trostpflaster, wenn sie sich schlecht oder deprimiert fühlen. Sie sollten Ihre Essgewohnheiten überprüfen und versuchen, sich gesünder zu ernähren (s. S 30–43).
- Vielleicht bewegen Sie sich weniger, weil Sie körperlich nicht in der Lage sind, Sport zu treiben, oder weil Ihnen für sportliche Aktivitäten die Zeit fehlt. Sie sollten sich überlegen, wie Sie Ihr Pensum an Bewegung steigern können (s. S. 52–59).

Dauerhaft abnehmen

Die beste Methode abzunehmen – und sein Gewicht danach auch zu halten – ist es, weniger zu essen und sich mehr zu bewegen. Das Gewicht auf ein für die Körpergröße normales Niveau zu reduzieren fördert die Gesundheit: Blutzuckerspiegel und Blutdruck sinken, die Cholesterinwerte verbessern sich, man sieht besser aus und fühlt sich wohler.

Wichtig ist, das Gewicht allmählich zu verringern. »Blitzdiäten« sind ungesund und führen selten zum Dauererfolg. Ziel sollte es sein, jede Woche 0,5 bis 1 kg zu verlieren. Ist der Gewichtsverlust nicht jede Woche derselbe, ist das vollkommen normal, da sich der Körper an die veränderten Bedingungen anpassen muss.

Die Erfolgschancen sind außerdem weitaus höher, wenn man sich realistische Ziele setzt. Der erste Schritt zum Erfolg ist, sich bewusst zu machen, was, wann und warum man isst, so dass man die Veränderung seiner Essgewohnheiten planen kann.

Notieren Sie in einem Ernährungstagebuch, was Sie wann essen und trinken. So sehen Sie, welche überflüssigen Kalorien Sie womit zu sich nehmen. Sie können daraus auch ersehen, ob die Mahlzeiten gleichmäßig über den Tag verteilt sind und ob Sie zwischen den Mahlzeiten überflüssige Naschereien zu sich nehmen. Lesen Sie sich Ihr Ernährungstagebuch durch und stellen Sie sich die folgenden Fragen:

- Esse ich süße oder fette Nahrungsmittel immer zu bestimmten Tageszeiten?
- Koste ich das Essen gerne, während ich koche?

Ein aktives Leben
Ihr Gewicht halten Sie am besten, indem Sie sich ausreichend bewegen und darauf achten, nicht mehr Kalorien zu sich zu nehmen, als der Körper benötigt.

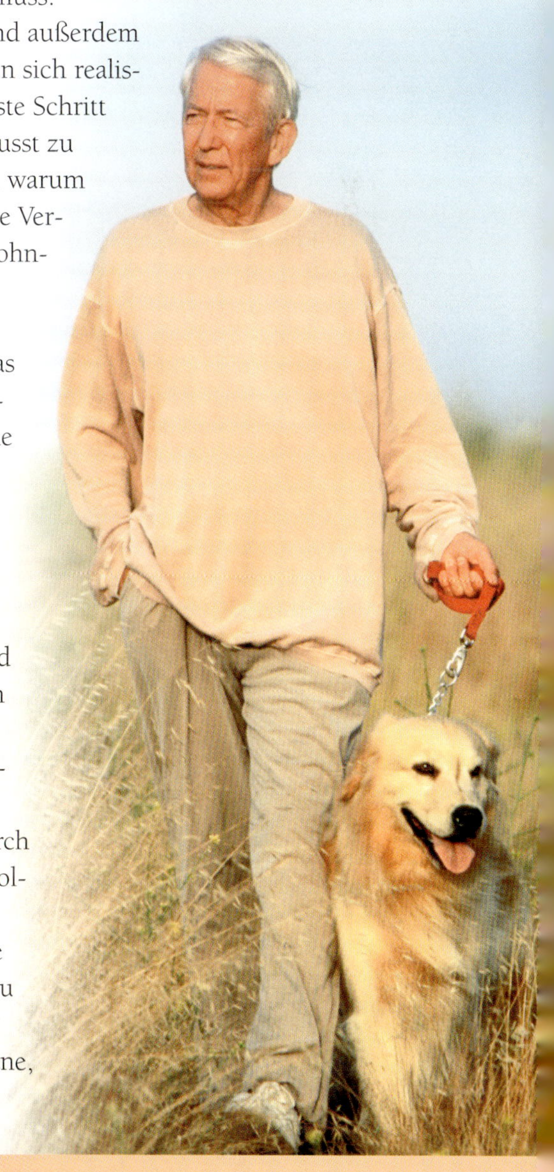

Praktische Tipps

SO MOTIVIEREN SIE SICH

- Entfernen Sie alle verführerischen Kalorienbomben aus Ihrer Umgebung und ersetzen Sie diese durch kalorienarme Alternativen.
- Halten Sie Ihre Erfolge schriftlich fest. Nicht nur die, die Ihr Gewicht betreffen, sondern auch wie oft Sie Sport gemacht bzw. Naschereien widerstanden haben.
- Heften Sie aufmunternde Sprüche und inspirierende Bilder an die Kühlschranktür, damit Sie Ihr Ziel immer vor Augen haben.
- Bitten Sie Ihre Freunde und Familie um Unterstützung, damit diese Ihnen Mut zusprechen, wenn Sie Ermutigung brauchen.

- Nehme ich für alkoholische Mixgetränke normale Limonade anstatt kalorienarmer Süßstofflimonade?
- Gehe ich oft essen und kann so schlecht kontrollieren, was ich esse?
- Esse ich zu viel auf einmal?

Trifft nur einer dieser Punkte zu, können Sie sofort etwas ändern, um mehr abzunehmen. Sie erhalten die Motivation, indem Sie sich realistische Ziele setzen, die Sie tatsächlich erreichen können. Wenn Sie sich z. B. vornehmen, bis zur nächsten Woche 1 kg abzunehmen, lässt sich dieses Ziel viel leichter verwirklichen als der Plan, bis zum Tag X 20 kg abzunehmen. Selbst wenn Sie in einer Woche nur 0,5 kg abnehmen, Ihren Ernährungsplan aber grundsätzlich einhalten, werden Sie an Gewicht verlieren.

Das Abnehmen fällt außerdem viel leichter, wenn Sie sich Ziele bezüglich der Nahrungsaufnahme setzen. Nehmen Sie sich z. B. vor, eine Woche lang ein bestimmtes Lebensmittel gar nicht oder seltener zu essen, werden Sie am Ende der Woche zufrieden sein, wenn Sie Ihr Ziel erreicht haben, besonders dann, wenn Sie nicht so schnell abnehmen wie gewünscht.

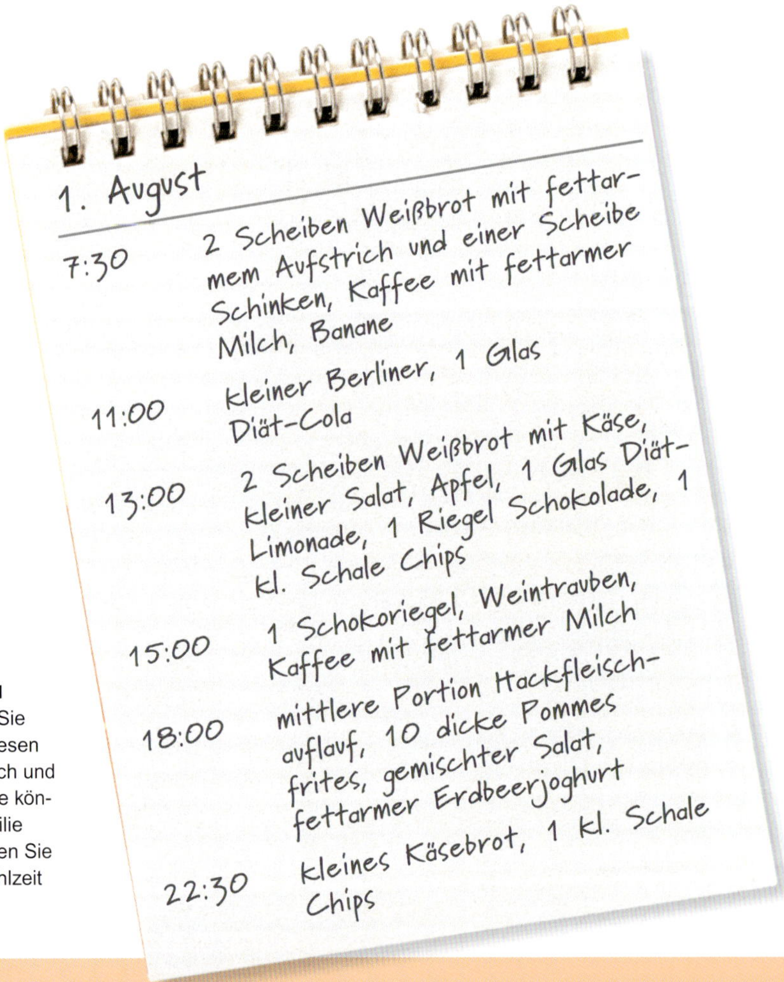

EIN ERNÄHRUNGSTAGEBUCH FÜHREN
Schreiben Sie sich jeden Tag auf, was Sie essen und trinken. Nach einer Woche lesen Sie sich Ihr Tagebuch aufmerksam durch und überlegen, was Sie ändern könnten. Sie können dazu auch einen Freund, Ihre Familie oder den Arzt zu Rate ziehen. Vergessen Sie auch nicht, sich zu einer gesunden Mahlzeit zu gratulieren!

Aller Anfang ist schwer

»Auch der längste Weg beginnt mit dem ersten Schritt.« Beantworten Sie die folgenden Fragen, um einen für Sie passenden Plan zu erstellen:

- Wie viel möchten Sie abnehmen?
- Was genau werden Sie an Ihrer Ernährung ändern?
- Was genau werden Sie tun, um körperlich aktiver zu sein?
- Wie werden Sie diese Änderungen in Ihren Alltag integrieren?
- Wie werden Sie feststellen, wie viel Sie jede Woche abnehmen?
- Wie werden Sie sich motivieren, um Ihre wöchentlichen Ziele zu erreichen?
- Wen werden Sie um Unterstützung bei Ihrem Vorhaben bitten?
- Was werden Sie in Situationen tun, in denen Sie Ihre Vorsätze nicht einhalten können?
- Wann werden Sie mit dem Abnehmen beginnen?

Prüfen Sie sorgfältig, ob das, was Sie sich vorgenommen haben, überhaupt realistisch ist. Falls nicht, setzen Sie sich kleinere Ziele, die mehr Erfolg versprechen. Wenn Sie bei einem Etappenziel erfolgreich waren, steigen die Chancen, auch das nächste zu erreichen.

Wenn Sie zu der Überzeugung gelangt sind, dass Ihr Plan zum Abnehmen umsetzbar ist, sollten Sie sich als Nächstes ein paar Strategien zurechtlegen, mit denen Sie der Versuchung in schwachen Momenten zu widerstehen gedenken. Halten Sie die Liste mit den Strategien immer griffbereit, damit Sie im Notfall darauf zurückgreifen können.

Meine Erfahrung

»20 kg weniger in 8 Monaten durch weniger Insulin, weniger Essen und mehr komplexe Kohlenhydrate! Anfangs war ich unterzuckert und musste meine Insulindosis oft anpassen.« MARION

ANMERKUNG Wenn Sie abnehmen, müssen Sie Ihre Insulindosis oft anpassen oder mehr essen, um nicht zu unterzuckern. Nach dem Gewichtsverlust brauchen Sie weniger Insulin zur Blutzuckerregulierung.

Kalorien zählen

Die Kalorienanzahl gibt Auskunft darüber, wie viel Energie das jeweilige Lebensmittel oder Getränk liefert. Um das Gewicht auf einem gesunden Niveau zu halten, benötigen Frauen ca. 2000, Männer ca. 2500 Kalorien pro Tag.

Um ungefähr 0,5 kg pro Woche zu verlieren, indem man weniger isst, müssen pro Tag etwa 500 Kalorien eingespart werden. Fett liefert doppelt so viele Kalorien wie Kohlenhydrate, daher sollte man als Erstes damit beginnen, den Fettgehalt seiner Kost zu reduzieren. (Auf S. 36 steht, welche verschiedenen Fette es gibt.)

F **Sollte ich als Diabetiker eine Diät mit wenig Kohlenhydraten, aber viel Fett vermeiden – auch wenn ich damit rasch an Gewicht verliere?**

A Diäten, bei denen die Nährstoffe sehr unausgewogen sind, eignen sich für Diabetiker eher nicht. Eine Diät mit sehr wenig Kohlenhydraten kann zu Unterzucker führen, falls gleichzeitig Medikamente zur Regulierung des Blutzuckers genommen werden. Falls Sie glauben, mit einer bestimmten Diät extrem schnell abnehmen zu können, besprechen Sie die Diät mit Ihrem Arzt.

Das Abnehmen wird leichter, wenn Sie sich Ziele zur Nahrungsaufnahme und nicht zur Gewichtsabnahme setzen.

Aber auch, wenn Sie weniger essen, brauchen Sie alle Nährstoffe und dürfen nicht etwa Kohlenhydrate oder Eiweiß ganz streichen. Gerade Kohlenhydrate als Energiequelle sollten in Ihrer Kost weiter enthalten sein, da sonst der Körper auf der Suche nach Ausgleich seine eigenen Energiereserven aufbraucht.

Essen Sie lieber kleine Portionen verschiedener Lebensmittel und achten Sie darauf, dass jede Mahlzeit alle Nährstoffgruppen enthält, so dass Sie alle benötigten Nährstoffe tatsächlich aufnehmen. Weniger als drei Mahlzeiten am Tag zu sich zu nehmen ist keine gute Strategie, um abzunehmen – der Körper benötigt in regelmäßigen Abständen Nahrung, um den Diabetes zu kontrollieren. Wenn Sie Mahlzeiten auslassen, gefährden Sie die Einstellung Ihres Blutzuckers, und Sie werden bei den übrigen Mahlzeiten wahrscheinlich so hungrig sein, dass Sie zu viel auf einmal essen.

Anfangs müssen Sie wahrscheinlich eine Kalorientabelle heranziehen und Ihre Nahrung abwiegen, um zu wissen, wie viele Kalorien Sie aufgenommen haben. Versuchen Sie dann mithilfe Ihres Ernährungstagebuchs herauszufinden, wo die überzähligen Kalorien herkommen und wie sich die Kalorienzufuhr einschränken lässt.

Um den Kaloriengehalt eines Lebensmittels ermitteln zu können, sehen Sie sich die Aufschriften auf Verpackungen und Dosen an. Wenn Sie wissen, wie solche Informationen zu lesen sind (siehe links), können Sie insgesamt eine gesündere Auswahl treffen – unabhängig davon, ob Sie Fertigmahlzeiten oder Zutaten zum Kochen einkaufen.

Einige Lebensmittel und Getränke sind heimliche Dickmacher: Sie enthalten viele versteckte Kalorien. Säfte erscheinen z. B. gesund, enthalten aber sehr viel Zucker. Alkohol enthält viele Kalorien und bei manchen Gerichten sind die Soßen sehr fett.

Wenn Sie körperlich sehr aktiv sind, können Sie sich ein paar Kalorien mehr erlauben und nehmen damit trotzdem noch ab. Das kommt daher, dass man durch Sport und

LEBENSMITTELANGABEN
Vergleichen Sie die Angaben auf den Verpackungen, um einschätzen zu können, wie viel von welchen Zutaten Sie essen würden (die Zutaten sind immer nach abnehmendem Gewicht sortiert). Wenn Sie wissen möchten, wie viel Zucker (auch Fruktose oder Glukose) ein Lebensmittel enthält, sehen Sie nach, an welcher Stelle der Zucker aufgeführt ist.

Kohlenhydrate *Angegeben wird der Anteil an Kohlenhydraten und wie hoch der Zuckeranteil an der Gesamtmenge ist. Gesund sind 2 g oder weniger pro 100 g – je höher der Zuckergehalt, desto eher nimmt man zu.*

Brennwert (Energie) *Angegeben in Kilojoules (kJ) und Kilokalorien (kcal). Mithilfe dieser Angaben können Sie beim Abnehmen auf die Kalorienzufuhr achten. Im Allgemeinen sollten Sie kalorienarme Produkte wählen.*

Eiweiß *hat in der Regel keinen großen Einfluss auf den Blutzucker oder das Gewicht.*

Fett *Wählen Sie Lebensmittel mit geringem Fettgehalt (3 g oder weniger pro 100 g). Meiden Sie gesättigte Fettsäuren; sie erhöhen das Cholesterin.*

Ballaststoffe *Lebensmittel mit vielen Ballaststoffen sind nicht nur gut für die Verdauung, sondern sättigen auch.*

Natrium *Der Salzgehalt beeinflusst zwar nicht Ihr Gewicht, doch den Salzkonsum einzuschränken (0,1 g auf 100 g) senkt das Bluthochdruckrisiko.*

NÄHRSTOFFGEHALT

Wert pro 100 g		pro Portion
Brennwert	1741 kJ 414 kcal	1219 kJ 290 kcal
Eiweiß	3,5 g	2,5 g
Kohlenhydrate davon Zucker	65,8 g 49,1 g	46,1 g 14,4 g
Fett davon gesättigt	15,2 g 3,6 g	10,6 g 2,5 g
Ballaststoffe	2,3 g	2,5 g
Natrium	0,1 g	0,1 g

PRO PORTION 290 kcal, 10,6 g Fett, davon 2,5 g gesättigt.

Bewegung mehr Energie verbraucht, während gleichzeitig der Stoffwechselumsatz (die Geschwindigkeit, mit der der Körper Energie verbraucht) angekurbelt wird. Wie viele Kalorien verbraucht werden, hängt von Dauer und Intensität der Belastung ab (mehr zu körperlicher Aktivität auf den Seiten 52–59).

Diät und Ketone

Durch Einschränkung der Kalorienzufuhr verbrennt der Körper zur Energiegewinnung die eigenen Fettreserven. So erklärt sich der Gewichtsverlust. Bei der Fettverbrennung entstehen im Körper Giftstoffe, die so genannten Ketone, die dazu führen können, dass der Atem fruchtig riecht, etwa nach Fruchtbonbons oder Nagellackentferner.

Die Entstehung von Ketonen ist beim Abnehmen durchaus normal, denn sie sind ein Anzeichen dafür, dass Fett verbrannt wird. Vermutlich werden Sie die Entstehung von Ketonen als ein gutes Zeichen empfinden, denn sie zeigt, dass Ihre Bemühungen abzunehmen erfolgreich sind. Bei Typ-1-Diabetes weisen Ketone bei einem hohen Blutzuckerspiegel aber auf einen gefährlichen Mangel an Insulin hin (s. S. 113).

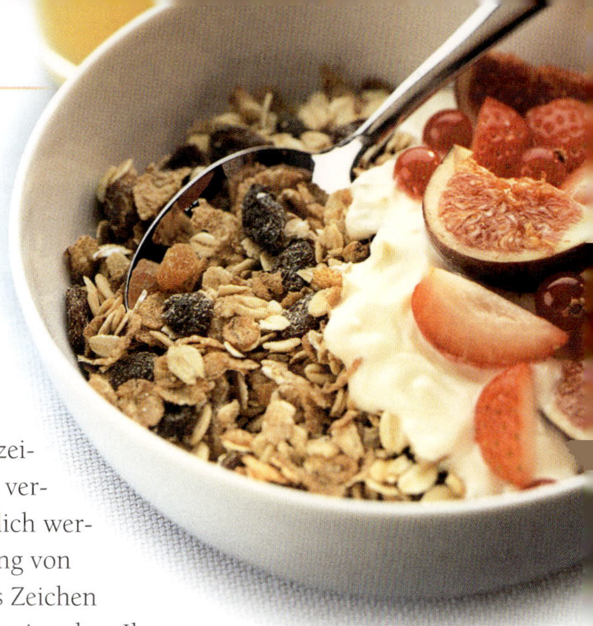

FRÜHSTÜCKEN
Verzichten Sie nicht auf das Frühstück, um Kalorien zu sparen – Ihr Körper braucht Energie, um den Tag zu beginnen. Essen Sie eine kleine Portion und frisches Obst, wenn Sie abnehmen möchten.

KALORIEN SPAREN

Man kann jeden Tag Kalorien sparen und damit Gewicht verlieren, ohne auf die Lebensmittel verzichten zu müssen, die man mag. Die folgende Tabelle enthält einige kalorienarme Alternativen zu hochkalorigen Speisen und Getränken.

VIELE KALORIEN	KCAL	WENIGER KALORIEN	KCAL
100 g Soße Carbonara	200	100 g Tomatensoße	70
Kleine Pizza (dicker Boden)	350	Kleine Pizza (dünner Boden)	220
Mittleres Sandwich mit Schinken, Salat und Tomaten	502	Mittleres Sandwich mit Lachs und Gurken	274
300 g Tomatensuppe	216	300 g Minestrone	93
Hühnerbrust mit Haut	300	Hühnerbrust ohne Haut	190
50 g Gouda-Käse	215	50 g Hüttenkäse	51
25 g Gorgonzola-Dressing	115	25 g fettarmes Dressing	22
150 g Naturjoghurt	195	150 g fettarmer Joghurt	80
40 g gesalzene Erdnüsse	250	4 Grissini (Salzgebäck)	84
330 ml (1Dose) Cola	135	330 ml Dose Cola light	0
1 kleiner Cappucino	70	1 Espresso	4

Körperliche Aktivität

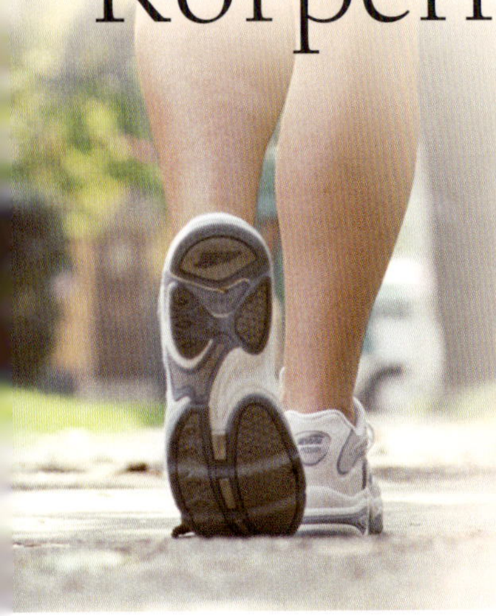

Eine aktive Lebensweise hat großen Einfluss auf Gesundheit, Wohlbefinden und die Kontrolle des Diabetes. Ob Sie spazieren gehen, tanzen oder einen Marathon laufen möchten – Sie werden die Vorteile regelmäßiger Bewegung über einen längeren Zeitraum spüren. In diesem Kapitel erfahren Sie, wie man die ersten Schritte macht, wenn man bisher eher unsportlich war, wie man einen Trainingsplan erstellt und wie man den Blutzuckerspiegel vor, während und nach dem Sport reguliert.

Praktische Tipps

MEHR BEWEGUNG IM ALLTAG

- Lassen Sie für kurze Entfernungen das Auto stehen.
- Steigen Sie eine Station früher aus dem Bus aus und gehen Sie den Rest zu Fuß.
- Laufen Sie Treppen anstatt mit dem Aufzug zu fahren.
- Laufen Sie auf der Rolltreppe nach oben.
- Machen Sie nach dem Mittagessen oder abends einen kurzen Spaziergang.
- Machen Sie mehr Garten- oder Hausarbeit.

Mehr Bewegung

Sport und Bewegung sind für jeden empfehlenswert, nicht nur für Diabetiker. Herz, Muskeln und Knochen werden gestärkt, die Durchblutung wird verbessert und das Gewicht lässt sich besser regulieren. Sie fühlen sich fitter, gesünder und zufriedener. Das liegt zum einen daran, dass der Körper effektiver arbeitet, zum anderen werden durch die Bewegung Endorphine und Serotonin freigesetzt, die als Botenstoffe im Gehirn für mehr Wohlbefinden und bessere Laune sorgen. Wenn Sie zu Depressionen neigen (s. S. 186–189), verhilft Bewegung zur Stimmungsaufhellung.

Wenn Diabetes vorliegt, haben Sport und Bewegung noch weitere Vorteile – bereits 30 Minuten leichte Aktivität fünfmal die Woche erleichtern die Blutzuckereinstellung und vermindern das Risiko von Spätfolgen wie beispielsweise Herz- und Kreislauf-Erkrankungen.

Bei Typ-2-Diabetes kann regelmäßige Bewegung die Resistenz der Zellen gegen Insulin senken, sodass das körpereigene Insulin besser wirken kann. So lässt sich möglicherweise eine Erhöhung der Tablettendosis oder der Beginn einer Insulinbehandlung hinauszögern. Bei Typ-1-Diabetes kann häufigere Bewegung die Wirksamkeit des injizierten Insulins steigern – eventuell lässt sich die Dosis senken.

Wie fit sind Sie?

Bevor Sie mit einem Trainingsprogramm beginnen, sollten Sie herausfinden, wie fit Sie sind. Vielleicht sind Sie überrascht, wie aktiv Sie bereits sind, oder aber Sie stellen fest, dass Sie etwas mehr tun möchten. Beantworten Sie die folgenden Fragen:

- Können Sie ohne Kurzatmigkeit oder Schweregefühl in den Beinen ein oder zwei Treppen steigen ?
- Nehmen Sie eher die Treppe oder den Fahrstuhl bzw. die Rolltreppe?

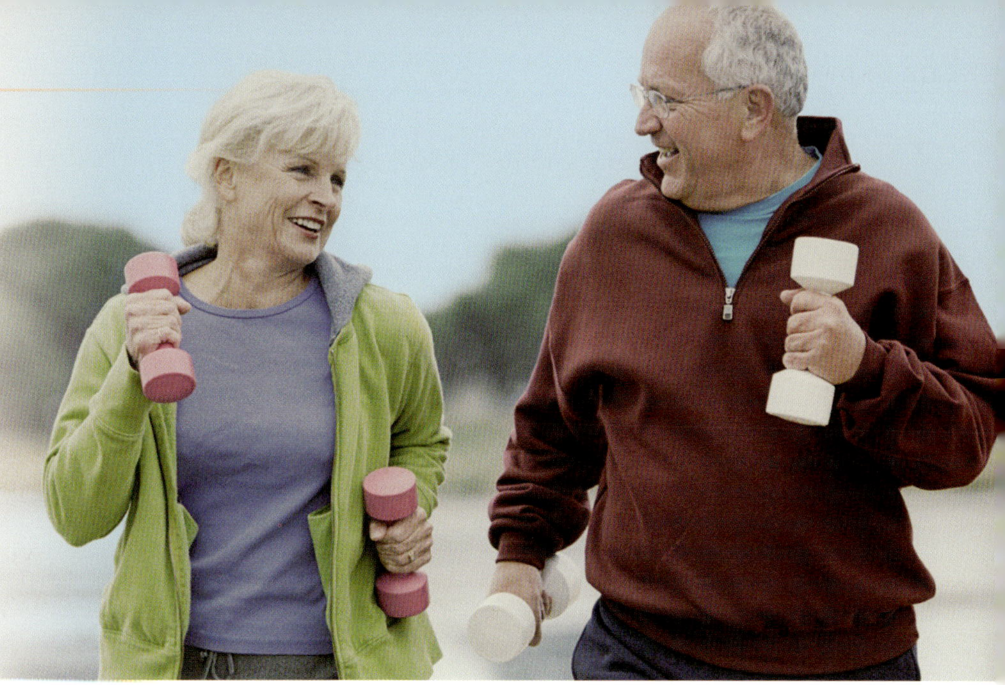

Fit bleiben
Regelmäßige Bewegung hilft dabei, das Gewicht zu regulieren sowie den Muskeltonus und die Kraft zu steigern. Körperliche Aktivität trägt auch dazu bei, dass der Körper Insulin besser nutzen und den Blutzuckerspiegel leichter kontrollieren kann.

- Gehen Sie lieber 10 Minuten zu Fuß, als mit dem Auto zu fahren?
- Können Sie sich bei leichter Bewegung (z.B. im Gehen) unterhalten?
- Strengen Sie sich fünfmal die Woche etwa 30 Minuten lang so an, dass Sie ins Schwitzen geraten und tiefer atmen müssen?

Wenn Sie auf eine dieser Fragen mit »Nein« geantwortet haben, könnte Ihnen ein bisschen mehr Bewegung gut tun.

Die ersten Schritte

Diabetes ist kein Grund, auf körperliche Aktivitäten zu verzichten. Waren Sie lange nur wenig aktiv, ist es am besten, mit leichter Bewegung zu beginnen, die Auswirkungen auf den Blutzuckerspiegel zu beobachten und die Therapie entsprechend anzupassen. Danach lässt sich das Training allmählich steigern. Hat sich der Körper erst einmal an die regelmäßige Bewegung gewöhnt, sollte das Ziel jeder Übungseinheit sein, warm zu werden und leicht außer Atem zu geraten. Können Sie sich während der Übung noch unterhalten, dürfen Sie das Training etwas forcieren. Werden Sie sehr kurzatmig, machen Sie langsamer, bis Sie wieder Luft bekommen. Keine Übung sollte Ihnen Schmerzen bereiten.

Körperliche Aktivität ist nicht nur mit Leistungssport oder Gewichtestemmen gleichzusetzen. Auch weniger Anstrengendes wie Gehen, Garten-

Kalorienverbrauch von Alltagsaktivitäten

Alltägliche Aktivitäten verbrauchen erstaunlich viele Kalorien. Durch die Erledigung täglich anfallender Arbeiten als Teil des Bewegungsprogramms lässt sich der Kalorienverbrauch beträchtlich steigern.

Aktivität	kcal pro 30 Min.	Aktivität	kcal pro 30 Min.
Treppen steigen	330	**Beet umgraben**	240
Hausputz	120	**Rasen mähen**	140
Einkaufen	120	**Hecke schneiden**	120
Bügeln	60	**Unkraut jäten**	105

Praktische Tipps

SO MOTIVIEREN SIE SICH

- Setzen Sie sich realistische Ziele und steigern Sie diese langsam.
- Bewahren Sie Ihren Bewegungsplan und Ihr Trainingsprogramm auf. Dadurch haben Sie Ihre Erfolge schwarz auf weiß vor sich. Prüfen Sie, ob Ihr Plan erfolgreich war oder ob Sie etwas ändern sollten.
- Denken Sie sich Belohnungen aus, um Ihre Erfolge regelmäßig zu feiern.
- Wenn Krankheit oder veränderte Arbeitszeiten Ihre Trainingspläne durchkreuzen, heißt das nicht, dass Sie versagt haben – passen Sie Ihren Plan an die neuen Bedingungen an und trainieren Sie so bald wie möglich wieder.

arbeit oder Hausarbeit zählen dazu. Bereits eine 30-minütige Anstrengung fünfmal die Woche verbessert die Fitness und erleichtert die Einstellung des Blutzuckers. Die 30 Minuten können dabei auf den Tag verteilt oder auf eine Stunde dreimal die Woche gelegt werden, ganz wie es Ihnen passt.

Die Fitness verbessern

Besondes dann, wenn man lange Zeit keinen Sport mehr getrieben hat, kann es durchaus hilfreich sein, sich einen Trainingsplan zu erstellen. Je genauer dieser Plan ist, desto eher wird er Erfolg haben. Da Sie voraussichtlich auf lange Sicht gesehen aktiver werden möchten, ist es am besten, gleich von Anfang an alle Aspekte zu berücksichtigen. Fitness setzt sich aus drei Faktoren zusammen: Ausdauer, Beweglichkeit und Kraft. Wenn Sie Ihre Fitness verbessern möchten, nehmen Sie in Ihren Plan Aktivitäten auf, die Herz und Lunge beanspruchen (fördert die Ausdauer), die die Elastizität der Gelenke verbessern (erhöht die Beweglichkeit) und die die Muskeln stärken.

Wenn Sie abnehmen möchten, kann leichte Bewegung in Kombination mit veränderten Essgewohnheiten bereits ausreichen. Falls nicht, müssen Sie Ihren Kalorienverbrauch erhöhen, um Gewicht zu verlieren. Dies lässt sich durch intensivere, längere oder häufigere Trainingseinheiten erreichen oder aber durch die Auswahl einer Übung, bei der mehr Kalorien verbraucht werden.

SPORTARTEN UND IHR EINFLUSS AUF DIE FITNESS

Mit der Auswahl einer Aktivität entscheiden Sie, welche Aspekte Ihrer Fitness Sie verbessern: Gewichtsabnahme, Beweglichkeit, Ausdauer oder Kraft. In der Tabelle sehen Sie, welche Aktivitäten welche Aspekte fördern. Ein Punkt bedeutet einen geringen, vier Punkte bedeuten einen starken Trainingseffekt.

AKTIVITÄT	KCAL PRO 30 MIN.	AUSDAUER	BEWEGLICHKEIT	KRAFT
Aerobic	215	■■■■	■■■	■■
Rad fahren	280	■■■■	■■■	■■■
Golf	195	■	■■	■■
Wandern	200	■■■	■	■■
Joggen	245	■■■■	■■	■■
Schwimmen	300	■■■	■■■■	■■■■
Tennis	210	■■	■■■	■■■
Walking	180	■■■■	■■■	■■
Aqua-Aerobic	140	■	■■■■	■
Yoga	135	■	■■■■	■

Überlegen Sie sich ein Trainingsziel und wählen Sie die Aktivität danach aus. Bedenken Sie Folgendes, um zu erkennen, was Sie mit mehr Bewegung zu erreichen hoffen und wie Sie Ihr Ziel am besten erreichen.

- **WARUM?** Machen Sie sich klar, was Sie durch mehr Bewegung erreichen möchten. Möchten Sie sich einfach nur besser fühlen? Oder abnehmen? Ihre Antworten entscheiden darüber, wie viel von welcher Aktivität Sie in Ihren Alltag integrieren müssen.
- **WAS?** Überlegen Sie sich gut, welche Aktivität Sie beginnen möchten. Mit Spaß sind die Chancen größer, dass Sie sich die Zeit dafür nehmen.
- **WANN?** Prüfen Sie realistisch, wie oft Sie die Aktivität ausüben können. Wird sie Teil Ihres Alltags sein (etwa zu Fuß zum Einkaufen gehen) oder müssen Sie zusätzlich Zeit dafür einplanen? Überlegen Sie, wo Sie zusätzliche Zeit erübrigen können und wie Ihre neue Aktivität mit Ihren anderen Verpflichtungen zu vereinbaren ist.
- **WIE?** Was könnte verhindern, dass Sie Ihren Plan umsetzen? Wenn Sie z. B. Zeiten für die Aktivität reserviert haben, die Sie normalerweise zur Erledigung anderer Aufgaben brauchen, wie werden Sie diese anderen Aufgaben trotzdem bewältigen?
- **MIT WEM?** Könnten Sie sich mit Freunden, Partner oder einem Familienmitglied zusammentun? Mit anderen zusammen zu trainieren macht oft mehr Spaß. Man erhält die Unterstützung und die Ermutigung, die man braucht, um aktiv zu bleiben.

Meine Erfahrung

»Ich habe ein Kind und wenig Zeit für Sport. Wenn ich es dann doch einmal einplanen kann, spüre ich, dass der Blutzucker durch die Bewegung tagelang viel besser eingestellt ist.« JULIA

ANMERKUNG Bei den meisten Diabetikern verbessert Bewegung die Einstellung des Blutzuckers. Wenn Sie nur wenig Zeit haben, reicht auch schon mehr Haus- und Gartenarbeit aus.

Aufwärmen und Cool-down

Ist die gewählte Aktivität recht intensiv, ist es wichtig, sich vor Beginn aufzuwärmen. Dazu reicht es meist aus, die gewählte Aktivität die ersten zehn Minuten über langsam auszuüben. Die Muskeln werden so auf die bevorstehende Leistung vorbereitet, die Leistungsfähigkeit wird verbessert und die

DAS TEMPO ANGEBEN
Regelmäßige Bewegung verbessert die Elastizität der Gelenke und beugt Steifheit vor. Um in den Genuss dieser Vorteile zu kommen, ist es jedoch erforderlich, langfristig zu trainieren. Deshalb kommt es entscheidend darauf an, dass Ihnen das, was Sie tun, auch wirklich Spaß macht.

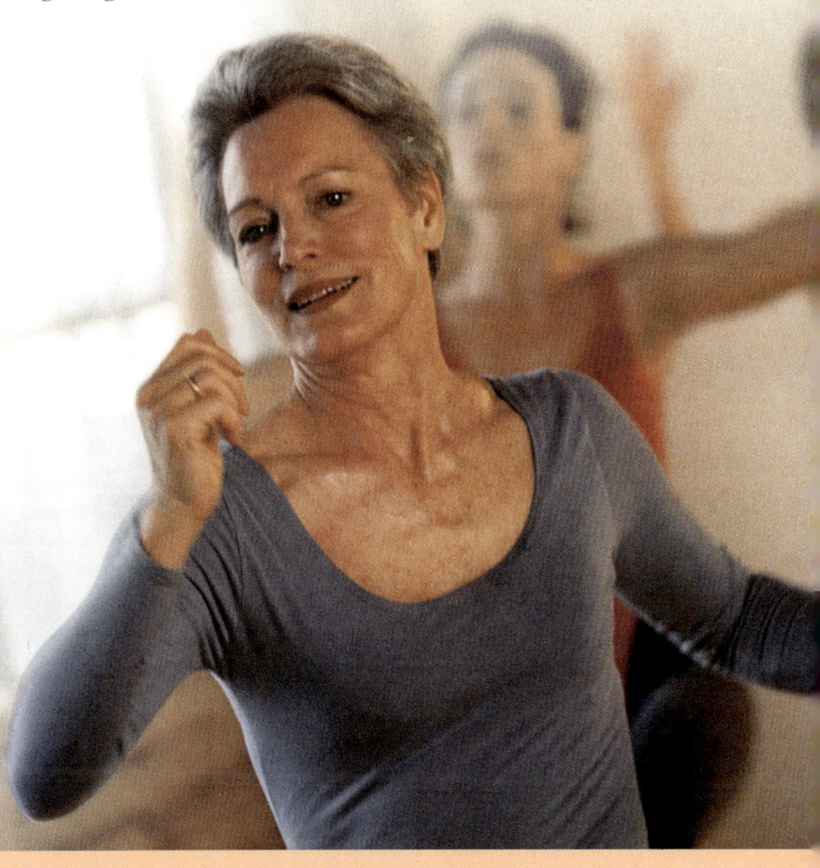

Verletzungsgefahr gesenkt. Beenden Sie Ihre Trainingseinheit, indem Sie die letzten zehn Minuten die Intensität verringern. Dann machen Sie Dehnübungen, die Muskelkater und Verletzungen vorbeugen.

Körperliche Aktivität und Diabetes

Als Diabetiker sollten Sie wissen, welche Auswirkungen körperliche Aktivität auf den Blutzuckerspiegel hat und wie Sie hohe bzw. niedrige Blutzuckerwerte vermeiden, die dadurch ausgelöst werden können. Je intensiver und länger das Training (den Kalorienverbrauch finden Sie auf S. 54), desto stärker die Auswirkungen. Wenn Sie Insulin oder Tabletten zur Kontrolle des Blutzuckers nehmen und intensiv oder lange trainieren, sollten Sie Ihren Blutzuckerspiegel beobachten, damit Sie sofort etwas unternehmen können, falls Ihr Training zu Unterzuckerung und damit eventuell zu Bewusstlosigkeit führt.

SO WIRKT SPORT AUF DEN BLUTZUCKER

Treiben Sie 30 Minuten oder länger leichten Sport, ändert sich währenddessen der Blutzucker. Je intensiver und länger Sie trainieren, desto größer ist die Wirkung auf den Blutzucker. Bedenken Sie dies bei Ihren Maßnahmen zur Stabilisierung des Blutzuckerspiegels.

DAUER DER AKTIVITÄT	WIRKUNG AUF DEN BLUTZUCKER
0–10 Minuten	Der Blutzuckerspiegel steigt leicht an, da der Körper anfängt, Glykogen aus der Leber in Glukose umzuwandeln.
20–30 Minuten	Der Blutzuckerspiegel sinkt leicht, da die Muskeln damit beginnen, Glukose in Energie umzusetzen.
30–40 Minuten	Der Blutzuckerspiegel fällt weiter, da die Muskeln weiterhin Glukose verbrauchen, um ihre Arbeit leisten zu können.
Ende der Aktivität	Der Blutzuckerspiegel sinkt weiter ab, da Leber und Muskeln nun ihre Glykogenspeicher auffüllen und dafür Glukose aus dem Blut aufnehmen.

Körperliche Aktivität und Blutzucker

Der Körper gewinnt die zum Trainieren zusätzlich benötigte Energie, indem er das in der Leber und in den Muskeln gespeicherte Glykogen wieder in Glukose umwandelt. Auch die Fettreserven stellen Energie bereit.

Leichte Aktivität für 10–30 Minuten wirkt wahrscheinlich kaum auf den Blutzuckerspiegel. Bei intensiverem Training fällt der Blutzuckerspiegel aber, da die Muskeln mehr Glukose aus dem Blut brauchen. Ist das Training zu Ende, füllen die Muskeln und Leber die geleerten Glykogenspeicher wieder, wofür sie Glukose aus dem Blut benötigen. Je länger und intensiver das Training, desto mehr Glukose ist erforderlich, um die Glykogenspeicher wieder zu füllen. Daher kann die Wirkung auf den Blutzuckerspiegel über mehrere Stunden anhalten.

Den Blutzuckerspiegel konstant halten

Wenn Sie wissen, wann Ihr Blutzuckerspiegel sinken wird, können Sie die erforderlichen Maßnahmen besser festlegen. Wenn Sie zum ersten Mal körperlich aktiv werden, messen Sie Ihren Blutzucker und prüfen Sie, wie sich z. B. Einkaufen und Gartenarbeit

ESSEN, UM DEN BLUTZUCKERSPIEGEL VOR DER BELASTUNG EINZUSTELLEN

Im Folgenden finden Sie einige Empfehlungen, ob Sie vor körperlicher Belastung essen sollten – und falls ja, was sich am besten eignet. Die Richtlinien basieren auf der Intensität und der Dauer der Belastung zusammen mit den Blutzuckerwerten in Millimol pro Liter (Milligramm pro Deziliter) vor der Aktivität.

ART UND DAUER DER BELASTUNG	BLUTZUCKERWERT VOR DER BELASTUNG	WAS SOLLTEN SIE 30 MINUTEN VOR DER BELASTUNG ESSEN
LEICHT: 30 Minuten oder weniger Gehen oder Rad fahren	5 (90) oder darunter	1 Scheibe Brot oder 1 Stück Obst
	Alle Werte über 5 (90)	Nichts
MÄSSIG: 1 Stunde Golf spielen, mit dem Rad spazieren fahren, Tennisspielen oder Schwimmen	5 (90) oder darunter	1 Scheibe Brot plus 1 Stück Obst
	5–9 (90–162)	1 Scheibe Brot plus 1 Stück Obst
	9–15 (162–270)	Nichts.
	Über 15 (270)	Keine Belastung, ehe Blutzuckerspiegel gesunken ist.
INTENSIV: 2 Stunden Fußball- oder Tennisspielen, über 1 Stunde angestrengt Radfahren oder Schwimmen	5 (90) oder darunter	2 Scheiben Brot plus 1 Stück Obst
	5–9 (90–162)	1 Scheibe Brot plus 1 Stück Obst
	9–15 (162–270)	1 Scheibe Brot oder 1 Stück Obst
	Über 15 (270)	Keine Belastung, ehe Blutzuckerspiegel gesunken ist.

auswirken. Sind Sie regelmäßig aktiv, beobachten Sie die Auswirkungen und vergleichen Sie damit dann die Auswirkungen intensiveren Trainings.

Wenn Sie Tabletten oder Insulin nehmen, kontrollieren Sie den Blutzuckerspiegel vor und nach der Belastung sowie ein paar Stunden später. Sind Sie über eine Stunde lang aktiv, sollten Sie den Blutzuckerspiegel einmal zwischendurch kontrollieren. Wenn Sie weder Tabletten noch Insulin nehmen, sind keine Anpassungen erforderlich. Eine Kontrolle des Blutzuckers ist dennoch vorteilhaft – sei es nur, um zu sehen, welche positive Wirkung körperliche Aktivität hat.

Falls erforderlich wirken die folgenden Maßnahmen unterstützend auf die Einstellung des Blutzuckerspiegels:

- Wenn der Blutzucker bereits vor der Belastung erhöht ist und nicht abfällt bzw. noch weiter steigt, fehlt dem Körper vermutlich Insulin, um die vom Körper zusätzlich freigesetzte Glukose zu verwerten. Vielleicht muss die Medikamentendosis erhöht werden, damit der Blutzucker zu Beginn der Belastung gut eingestellt ist.
- Bei Typ-1-Diabetes und einem Blutzuckerwert über 270 mg/dl sollte jede Belastung vermieden werden, bis sich der Blutzuckerspiegel wieder gesenkt hat. Wenn der Blutzuckerspiegel sehr

F **Kann ich bei Herzproblemen Sport treiben?**

A Körperliche Aktivität ist gerade bei Herzerkrankungen wichtig. Fragen Sie jedoch Ihren Arzt, bevor Sie mit einem Fitnessprogramm beginnen. Gehen Sie es langsam an und steigern Sie die Belastung über mehrere Wochen hinweg allmählich.

Wenn Sie über eine Stunde lang aktiv sind, sollten Sie den Blutzuckerspiegel einmal zwischendurch kontrollieren.

Praktische Tipps

AKTIVITÄT SICHER ÜBERSTEHEN

- Halten Sie zuckerhaltige Lebensmittel oder Getränke bereit, falls Ihr Blutzucker während des Sports abfällt.
- Notieren Sie Ihren Blutzuckerwert, Änderungen Ihrer Tabletten- oder Insulindosis und alles, was Sie zusätzlich essen für das nächste Mal, an dem Sie vergleichbar aktiv werden möchten.
- Nehmen Sie Ihr Blutzuckermessgerät mit, wenn Sie länger als eine Stunde aktiv sein möchten – eventuell müssen Sie messen.
- Sagen Sie jemandem, wo und wie lange Sie unterwegs sein werden, wenn Sie länger joggen, spazieren gehen oder Rad fahren.

hoch ist, kann körperliche Belastung zu einer weiteren Erhöhung beitragen, was zur Freisetzung von Ketonen oder zu Ketoazidose (s. S. 113) führen kann. Nehmen Sie Ihr Insulin und warten Sie, bis es wirkt, bevor Sie mit dem Training beginnen.

- Wenn Sie wissen, dass Bewegung Ihren Blutzuckerspiegel senken wird, sollten Sie vorher die Dosis Ihrer Tabletten oder Ihres Insulins senken.
- Wenn die Aktivität ungeplant ist oder Ihren Blutzuckerspiegel nicht sehr beeinflussen wird, sollten Sie zusätzlich etwas essen, anstatt die Dosis der Tabletten oder des Insulins anzupassen.
- Wenn Ihr Blutzucker vor Beginn der Aktivität niedrig ist, müssen Sie vorher etwas essen – im Idealfall eine halbe Stunde vor der Belastung.
- Sinkt Ihr Blutzuckerspiegel auch Stunden nach der Belastung weiter ab, müssen Sie dann etwas essen.
- Treiben Sie über eine Stunde intensiv Sport, müssen Sie während der Belastung die verbrauchte Glukose ersetzen – alle 1–1,5 Stunden ein Müsliriegel oder ein Sportgetränk sorgt dafür, dass der Glukosevorrat des Körpers nicht zu stark sinkt.

Starke Belastung

Wenn Sie zwei oder mehr Stunden Sport treiben, wie etwa bei einem Marathonlauf oder einem Wettkampf, müssen Sie Ihren Blutzuckerspiegel noch genauer im Auge behalten. Wenn er zu hoch bzw. zu niedrig ist, leidet Ihre Leistungsfähigkeit und Sie ermüden schnell. Auch benötigt der Blutzuckerspiegel bis zu 24 Stunden, um sich zu normalisieren, da der Körper die Glukosespeicher in den Muskeln wieder auffüllt. Regelmäßige Messungen sind also erforderlich, um den Blutzuckerspiegel zu beobachten und gegebenenfalls durch entsprechende Maßnahmen eine Unterzuckerung zu vermeiden.

Es gibt keine Zauberformel, die für jeden wirksam ist, aber die nachfolgenden Empfehlungen helfen, den Blutzucker während starker oder langer Belastung stabil zu halten:

■ **BLUTZUCKERKONTROLLEN** Messen Sie bei einer konstanten Belastung von über einer Stunde Ihren Blutzucker vorher, nachher und alle 1–1,5 Stunden während der Belastung. Wenn Ihr Blutzuckerspiegel sinkt, müssen Sie etwas essen oder trinken. Bei Wettkämpfen führen Stress und Aufregung zur Produktion von Hormonen wie Cortisol und Adrenalin, die einen Anstieg des Blutzuckers verursachen können– ein Grund mehr, den Blutzuckerspiegel zu kontrollieren.

■ **DENKEN SIE AN ZUCKERHALTIGE ZWISCHENMAHLZEITEN** Schnell wirkende Snacks wie Müsliriegel, Bananen oder

F **Macht es einen Unterschied, wohin ich mir das Insulin vor dem Sport spritze?**

A Ja. Wenn Sie sich in die Gliedmaßen spritzen, die Sie beim Sport belasten, gelangt das Insulin sehr viel schneller ins Blut. Dadurch könnte Ihr Blutzuckerspiegel zu schnell fallen. Wählen Sie lieber eine andere Stelle für die Injektion. Planen Sie z. B. eine Fahrradtour, injizieren Sie das Insulin lieber in Gesäß oder Bauch.

zuckerhaltige Getränke alle 1–1,5 Stunden sorgen für Auffüllung der Glukosespeicher im Körper. Ein Austrocknen vermeiden Sie, indem Sie viel Wasser trinken.

- **FÜHREN SIE BUCH** Wenn Sie die Wirkung von Sport und Ernährung auf Ihren Blutzucker kennen, können Sie für das nächste Mal besser planen.
- **SENKEN SIE DIE MEDIKAMENTENDOSIS** Wenn Sie Tabletten nehmen, die die Insulinproduktion des Körpers fördern (z. B. Sulfonylharnstoffe, s. S. 79–80), kann es nötig sein, die Dosis vor der Belastung zu senken. Wenn Sie die Dosis des langsam wirkenden Insulins abends oder morgens vor der Belastung bzw. die Dosis des schnell wirkenden Insulins bei der Mahlzeit vor der Aktivität senken, oder beides, reduzieren Sie das Risiko der Unterzuckerung während starker Anstrengung.

Wenn Sie Muskeln aufbauen oder gezielt auf ein bestimmtes Ereignis wie einen Marathon hin trainieren möchten, muss Ihr Trainingsprogramm speziell auf Sie abgestimmt werden. Ausdauersport bei Diabetes ist ein spezielles Thema, zu dem Sie Ihr Arzt beraten kann.

Auf die Füße achten

Bei den meisten körperlichen Aktivitäten werden die Füße stark belastet. Tragen Sie bequeme Schuhe und achten Sie darauf, dass diese sich für die gewählte Aktivität eignen. Vor und nach dem Sport müssen die Füße auf Blasen oder sonstige Verletzungen untersucht werden (s. S. 128–130).

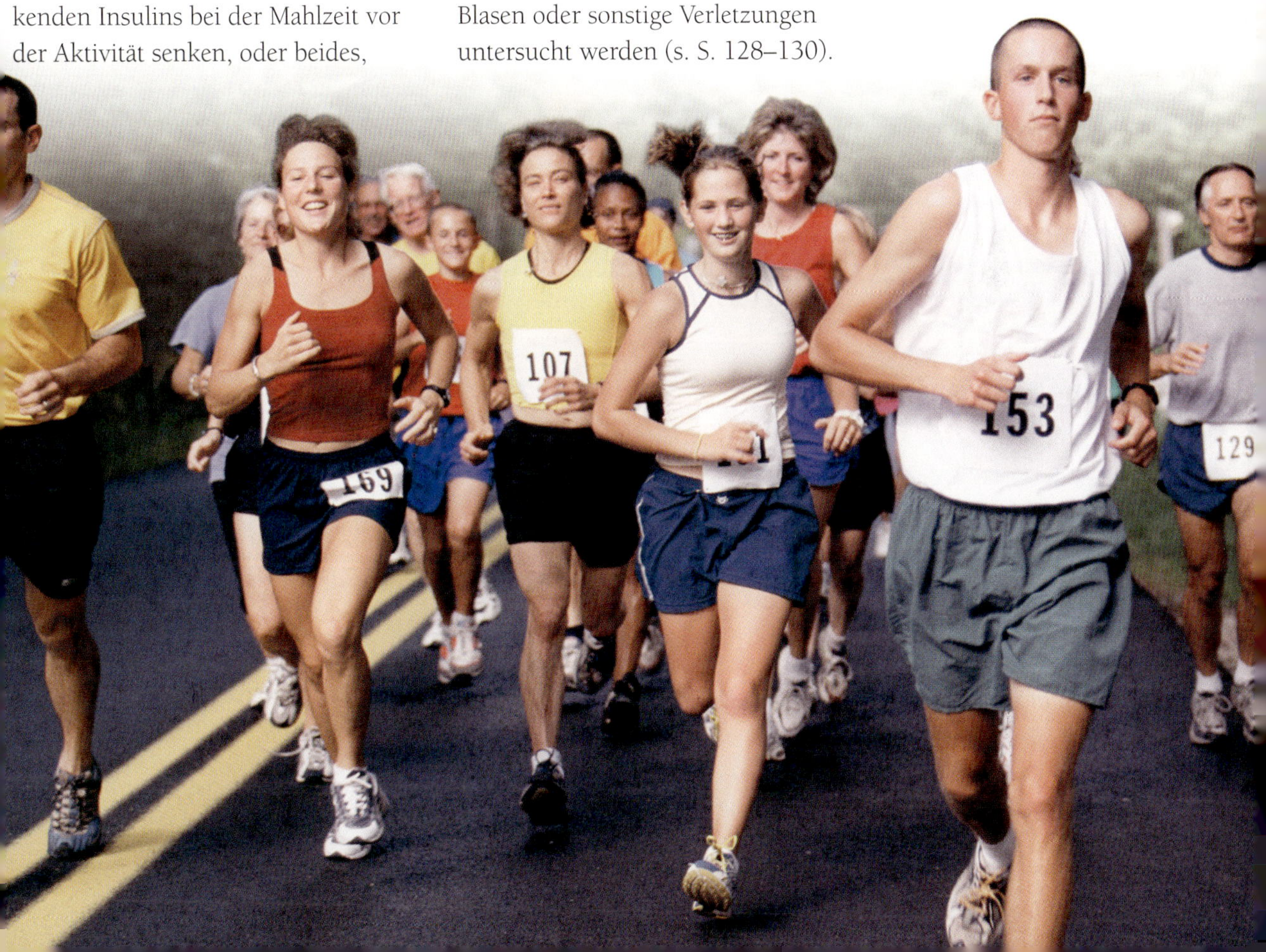

AUSDAUERSPORT
Bei kräftezehrenden Sportarten wie Marathonläufen wird die sich im Blut befindende Glukose schnell aufgebraucht. Daher müssen Sie Ihren Glukosevorrat während der Belastung durch zuckerhaltige Zwischenmahlzeiten oder Getränke wieder auffüllen.

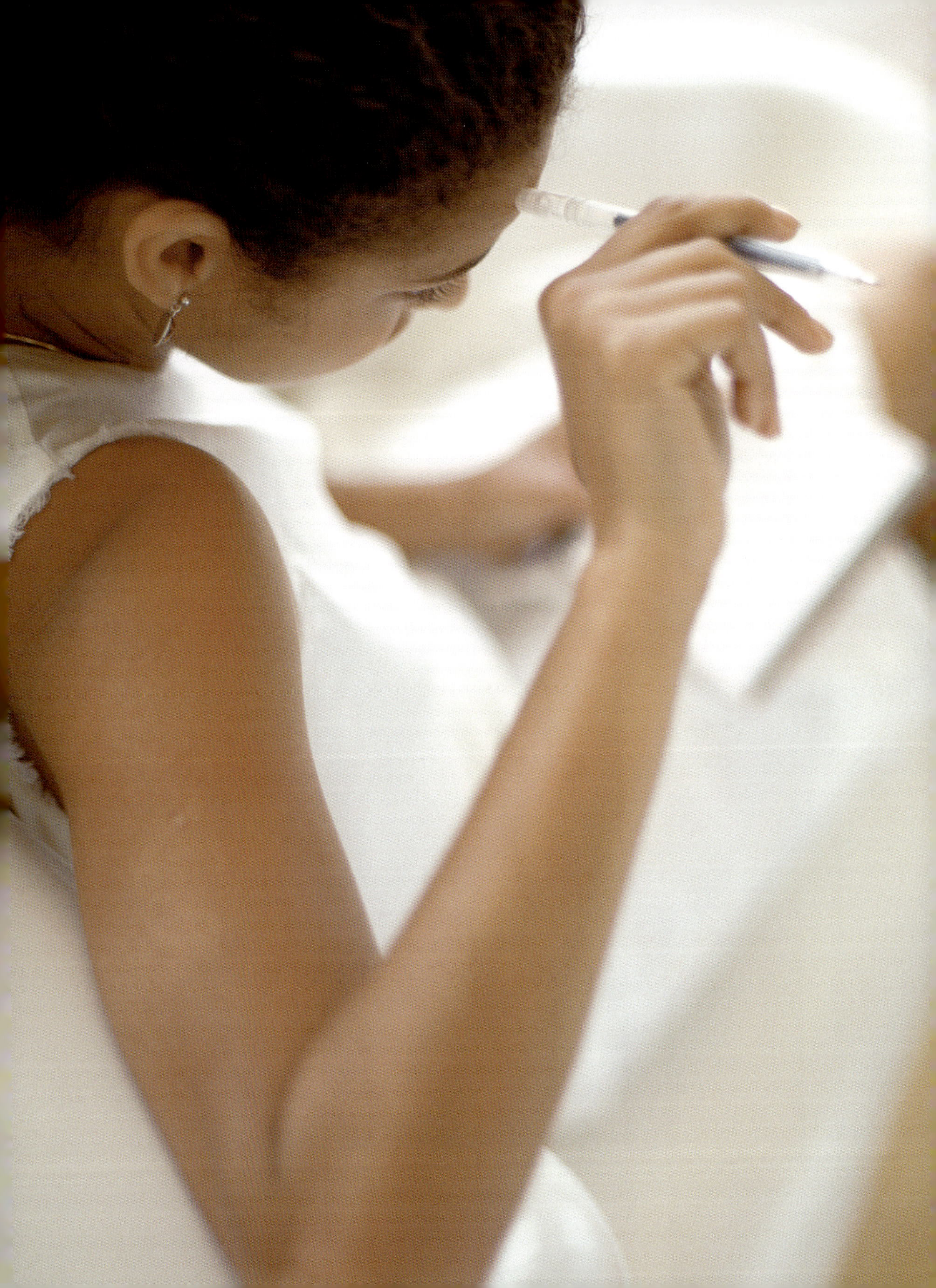

Die Blutzucker-einstellung

Ein gut eingestellter Blutzuckerspiegel ist Voraussetzung für Ihr Wohlbefinden. Gleichzeitig reduziert er das Risiko, an Spätfolgen zu erkranken.

In diesem Kapitel erfahren Sie, wie Sie Ihren Blutzucker optimal einstellen. Wenn Sie Ihren Blutzucker oft messen und dann entsprechend reagieren, erleichtert das die Einstellung des Diabetes.

Wenn Sie Tabletten gegen Diabetes nehmen, hilft es zu wissen, wie diese wirken und wie sie kombiniert werden können. Wenn die Zufuhr von Insulin erforderlich ist, kann durch eine entsprechende Behandlung und die Anpassung der Insulindosis bei Bedarf eine optimale Einstellung des Blutzuckerspiegels erreicht werden.

Doch selbst bei aufmerksamer Beobachtung lassen sich Unterzucker (Hypoglykämie) und Überzucker (Hyperglykämie) nicht immer vermeiden. Um solchen Ausnahmefällen vorzubeugen, hilft nur Ursachenforschung und eine genaue Kenntnis der Symptome, damit Sie selbst oder andere Menschen die nötigen Maßnahmen ergreifen können.

Den Blutzucker überwachen

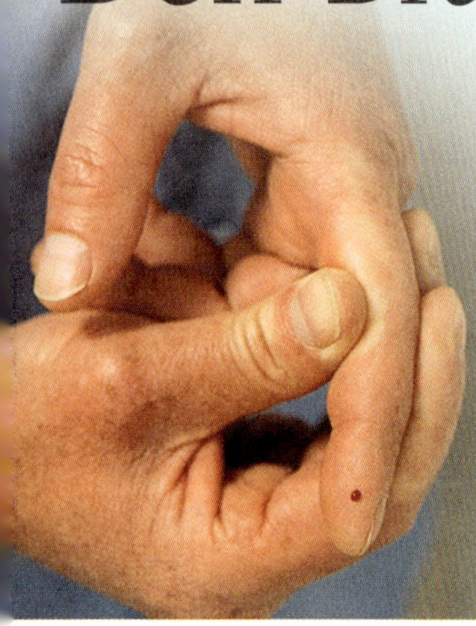

Ein Diabetiker müss täglich den Glukosegehalt in seinem Blut bestimmen. Die Werte geben Auskunft über die Einstellung des Blutzuckers, damit die Behandlung gegebenenfalls angepasst werden kann. Um den Blutzuckerspiegel so gut wie möglich einstellen zu können, müssen Sie das Behandlungsziel kennen und wissen, was einen An- oder Abstieg des Blutzuckers bewirkt, wie man die Messgeräte bedient, was die Messergebnisse aussagen und wie man darauf reagiert.

Blutzuckerwerte verstehen

Ziel der Behandlung bei allen Diabetesformen ist die Einstellung des Blutzuckers auf Werte zwischen 72 und 126 mg/dl. Doch auch unter- oder oberhalb dieses Bereichs können sich Symptome einstellen. Die einzige Möglichkeit herauszufinden, ob sich der Blutzuckerspiegel auch wirklich in diesem als gesund eingestuften Bereich befindet, besteht darin, den Blutzuckergehalt mittels einer Blutprobe (oder Urinprobe, siehe unten) zu messen. Regelmäßige Messungen zeigen, wie der Blutzuckerspiegel auf bestimmte Nahrungsmittel, auf Bewegung und auf die Tabletten oder das Insulin reagiert.

Wenn eine neue Behandlungsmethode eingesetzt wird, gibt die Beobachtung des Blutzuckers Auskunft darüber, ob die Behandlung anschlägt. Anhand der Messergebnisse lässt sich erkennen, ob die Art und die Dosis der Tabletten korrekt ist und ob das neue bzw. abgewandelte Behandlungskonzept im Einzelfall stimmig ist. Auch bei Typ-2-Diabetes ohne Tabletten- oder Insulinbehandlung können die Messergebnisse zeigen, welche Auswirkungen verschiedene Nahrungsmittel, Getränke, Essgewohnheiten und Aktivitäten auf den Blutzucker haben.

Eine weitere Möglichkeit, den Blutzuckerspiegel zu beobachten, ist die Bestimmung des HbA1c-Werts (s. S. 66–67). Dieser Wert wird in der Regel bei der vierteljährlichen Kontrolle (s.

Meine Erfahrung

»Durch die Blutzuckermessungen habe ich mehr Kontrolle und kann verstehen, was in meinem Körper passiert. So kann ich meine Insulindosis immer genau anpassen.« **STEFFI**

ANMERKUNG Die Messung des Blutzuckerspiegels versetzt Sie in die Lage, die Diabetes-Behandlung auf der Stelle anzupassen, wenn dies erforderlich sein sollte. Weitere Informationen über Anpassungen der Insulinbehandlung finden Sie auf den Seiten 90–95.

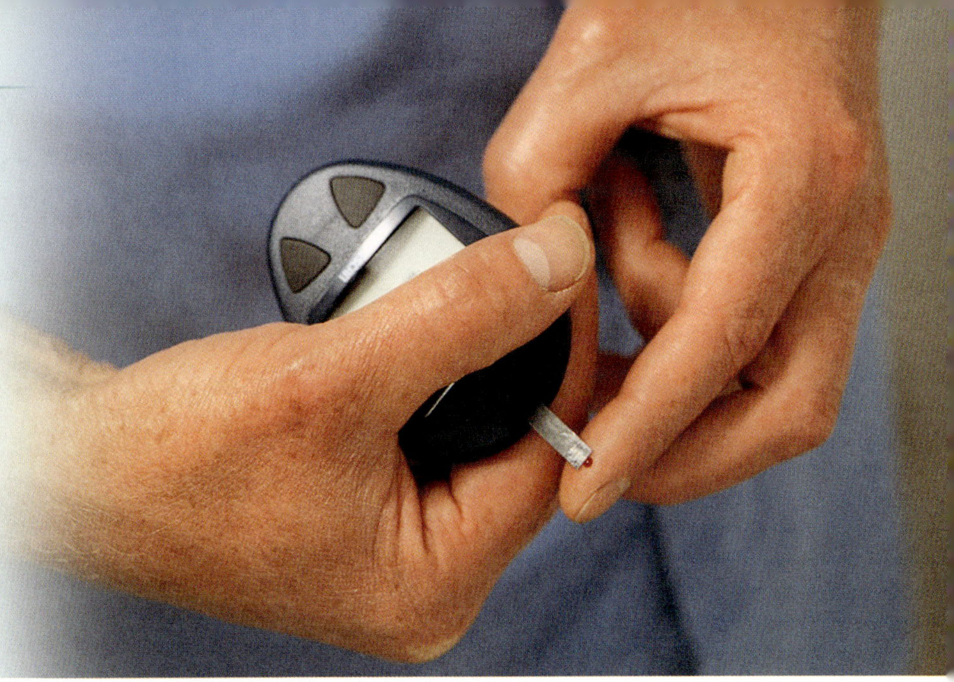

Blutzuckertests
Manche Teststreifen für Blutproben können sofort abgelesen werden. Die Mehrzahl jedoch wird in ein Blutzuckermessgerät gesteckt, das genauere Werte liefert.

S. 26) gemessen. Eine Messung dieses Wertes erfolgt auf jeden Fall, wenn die Behandlung umgestellt wird.

Den Blutzucker überwachen

Es gibt zwei Möglichkeiten, den Blutzucker täglich zu messen: durch eine Urinprobe oder einen Bluttest. Früher waren Urintests die Standardmethode zur Überwachung des Diabetes. Angestrebt wurde ein negatives Ergebnis, also ein Wert von 0 Prozent Glukose. Doch die Nieren scheiden Glukose erst ab einem Blutzucker von ca. 180 mg/dl über den Urin aus. Ein positives Testergebnis zeigt deshalb nur, ob der Blutzuckerspiegel sehr hoch ist. Es sagt nichts darüber aus, ob:

- der Blutzuckerspiegel leicht erhöht ist, also bei 126–180 mg/dl liegt.
- der Blutzuckerspiegel niedrig ist.

Eine optimale Kontrolle des Blutzuckers ist auf diese Weise nicht möglich und man erhält auch nicht die Informationen, die man zur Vermeidung möglicher Unterzuckerungen braucht (s. S. 102–109). Wenn Sie Ihren Blutzuckerspiegel durch Urintests bestimmen, sollten Sie aber nicht damit aufhören, ohne vorher Ihren Arzt zu Rate zu ziehen. Vielleicht kombinieren Sie ja auch bereits Blut- und Urintests.

Um einen Urintest durchzuführen, sind Teststreifen erforderlich. Diese erhält man auf Rezept. Halten Sie das Testfeld des Streifens in die Urinprobe, warten Sie einen Moment (wie lange, steht in der Gebrauchsanweisung) und vergleichen Sie dann die Farbe des Testfeldes mit der Farbskala, die den Teststreifen beigefügt ist. So ermitteln Sie grob, wie viel Glukose im Urin vorhanden ist.

Wie man den Blutzucker mithilfe eines Bluttests bestimmt, wodurch sich genauere Ergebnisse erhalten lassen und welches die gängigsten Methoden sind, erfahren Sie auf den Seiten 70–73.

Wenn eine neue Behandlungsmethode zum Einsatz kommt, gibt die Beobachtung des Blutzuckerspiegels Auskunft darüber, ob die Behandlung anschlägt.

Meine Erfahrung

»Ich glaube nicht, dass es eine richtige oder falsche Anzahl an Messungen pro Tag gibt. Vielmehr kommt es auf den Einzelnen an und wie oft man selbst glaubt, messen zu müssen.« **JULIA**

ANMERKUNG Nicht die Häufigkeit der Messungen ist wichtig, sondern wie man die Testergebnisse nutzt, um seine Lebensweise oder Behandlung so anzupassen, dass der Blutzucker optimal eingestellt werden kann.

Wie oft sollte man den Blutzucker messen?

Es wird generell empfohlen, den Blutzuckerspiegel in folgenden Situationen zu messen:

- Vor jeder Mahlzeit – dann ist der Einfluss der Nahrung auf den Blutzucker am geringsten.
- Zwei Stunden nach jeder Mahlzeit – dies zeigt, wie gut der Körper die Glukose aus der Nahrung verwertet.
- Vor dem Zubettgehen – um herauszufinden, ob noch irgendwelche Maßnahmen erforderlich sind, um den Blutzuckerspiegel auch während der Nacht stabil zu halten.

Diese sieben Messungen (siehe unten) lassen erkennen, welche Blutzuckerwerte zu verschiedenen Tageszeiten auftreten und wie der Blutzuckerspiegel auf Nahrung reagiert. Falls die Werte zu hoch oder zu niedrig sein sollten, lassen sich entsprechende Maßnahmen ergreifen. An manchen Tagen sind vielleicht noch weitere Messungen erforderlich, an anderen Tagen dagegen weniger oder gar keine. Folgende Faktoren können die Häufigkeit der Messungen beeinflussen:

- **ART DER BEHANDLUNG** Vielleicht möchten Sie dann messen, wenn die Medikamente (Insulin oder Tabletten) ihre größte oder geringste Wirkung entfalten, um sicherzugehen, dass der Blutzucker in diesen Momenten nicht zu hoch oder zu niedrig ist. Werden keine zuckersenkenden Medikamente eingenommen, können Sie so messen, dass die Messungen die Auswirkungen verschiedener Nahrungsmittel, Tageszeiten oder Aktivitäten widerspiegeln.
- **SIE BENÖTIGEN NEUE INFORMATIONEN** Manchmal muss häufiger gemessen werden, um herauszufinden, wie der Blutzucker etwa auf einen längeren Spaziergang, ein bestimmtes Nahrungsmittel oder ein neues orales Antidiabetika reagiert.
- **ANWEISUNGEN DES ARZTES** Vielleicht gibt Ihnen der Arzt vor, wie oft Sie Ihren Blutzucker messen sollen. Diese Vorgaben beruhen auf Annahmen des Arztes über die Einstellung des Blutzuckers. Manche Ärzte bitten ihre Patienten, vor den Arztbesuchen häufiger zu messen, so dass Arzt und Patient sich ein genaues Bild davon machen können, wie gut der Blutzucker eingestellt ist.

EIN REGELMÄSSIGER RHYTHMUS Wie oft am Tag Sie Ihren Blutzucker messen, bleibt Ihnen überlassen, aber durch regelmäßige Messungen zu bestimmten Tageszeiten finden Sie leichter heraus, was Ihren Blutzucker beeinflusst und welche Abweichungen im Blutzuckertagesverlauf regelmäßig auftreten.

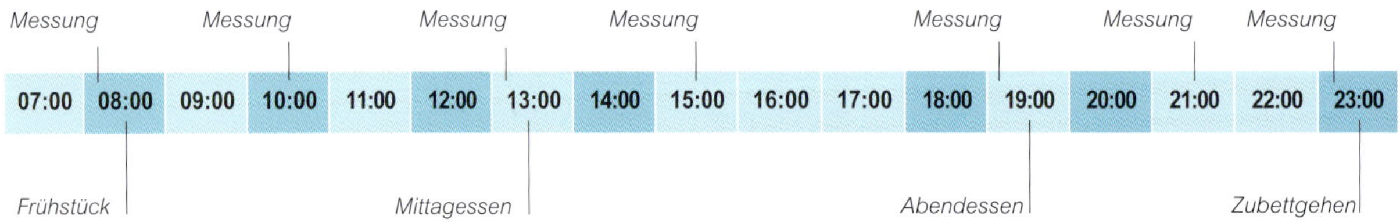

■ **GRAD DER KONTROLLE** In manchen Situationen ist es sehr wichtig, dass der Blutzuckerspiegel permanent unter 126 mg/dl bleibt. Dazu sind häufige Messungen erforderlich, um bei abweichenden Blutzuckerwerten sofort regulierend einschreiten zu können. Zu solchen Situationen gehören beispielsweise die Planung einer Schwangerschaft oder die ersten Anzeichen von diabetischen Spätfolgen.

Diese Blutzuckerwerte sollten Sie anstreben

Der Blutzucker wird in Einheiten von Milligramm pro Deziliter Blut gemessen. Unabhängig vom Typ des Diabetes sollten Sie versuchen, den Blutzuckerspiegel im Bereich von 72–126 mg/dl zu halten. Diese Werte ähneln den Werten eines Nichtdiabetikers. Bei einem Blutzuckerspiegel in diesem Bereich treten keine Symptome und wahrscheinlich auch keine Spätfolgen auf. Gelegentlich gibt es Situationen, in denen von der 72–126-mg/dl-Empfehlung abgewichen wird. Der Arzt erteilt in solchen Fällen Auskunft. Wenn Sie z. B. Schwierigkeiten haben, eine Unterzuckerung (s. S. 106) zu erkennen, wird Ihnen möglicherweise empfohlen, den Blutzuckerspiegel eine Zeit lang auf 180 mg/dl oder sogar darüber zu halten.

Wann Messungen besonders wichtig sind

Der Beobachtung des Blutzuckerspiegels kommt immer eine große Bedeutung zu, aber zu manchen Zeiten ist erhöhte Wachsamkeit gefordert.

EINFLÜSSE AUF DEN BLUTZUCKERSPIEGEL

Wenn Sie die Wirkung jener Faktoren kennen, die sich auf den Blutzuckerspiegel auswirken, können Sie Maßnahmen ergreifen, damit der Blutzuckerspiegel nicht zu stark ansteigt oder zu stark sinkt.

FAKTOR	WIRKUNG
Zuckerhaltige Speisen und Getränke	Lassen den Blutzucker steigen. Wie schnell und wie stark, hängt von Art und Menge ab.
Körperliche Aktivität	Senkt den Blutzuckerspiegel, da das Insulin wirksamer und Energie verbraucht wird.
Insulininjektionen	Senken den Blutzuckerspiegel. Wie schnell und wie lange, hängt vom Insulin ab.
Orale Antidiabetika	Senken den Blutzuckerspiegel.
Stress	Lässt den Blutzuckerspiegel je nach Umständen sinken oder steigen.
Krankheit	Lässt den Blutzuckerspiegel steigen.

■ **KÖRPERLICHE AKTIVITÄT** Wenn Sie sich mehr bewegen oder eine anstrengende Trainingseinheit planen, lassen sich durch Messungen vor, während und nach dem Training (der Blutzucker kann auch Stunden später noch fallen) schnell Gegenmaßnahmen ergreifen, falls der Blutzuckerspiegel zu stark absinkt.

■ **EMPFÄNGNIS UND SCHWANGERSCHAFT** Hohe Werte in den Monaten vor der Empfängnis oder in der Schwangerschaft wirken sich negativ auf die Entwicklung des Babys aus. In dieser Zeit sollte der Blutzucker streng eingestellt und Werte über 126 mg/dl vermieden werden.

■ **SPÄTFOLGEN** Zeigen sich die ersten Anzeichen von Spätfolgen, kann eine strikte Kontrolle des Blutzuckers die Entwicklung der Erkankung stoppen oder den Zustand sogar verbessern.

Mythos ODER WAHRHEIT?

MYTHOS
Wenn ich morgens als Erstes messe, weiß ich, ob mein Blutzucker gut eingestellt ist.

WAHRHEIT
Wenn Sie nur einmal am Tag messen, müssen Sie den Zeitpunkt variieren, um herauszufinden, wie hoch Ihr Blutzuckerspiegel zu verschiedenen Tageszeiten ist.

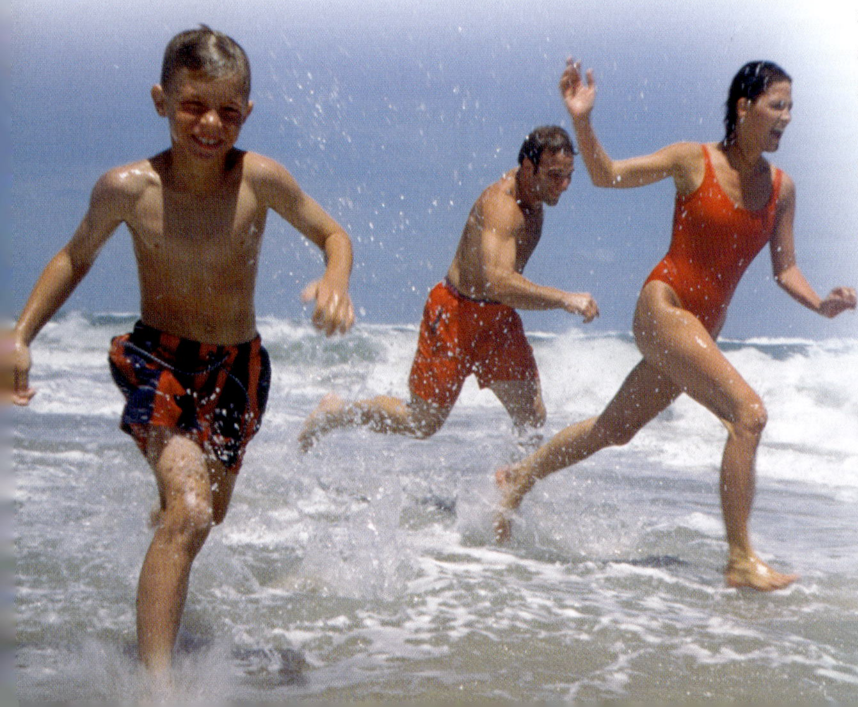

IM URLAUB
Ein anderer Lebensrhythmus, ein anderes Klima und veränderte Aktivität sowie neue Nahrungsmittel und Essgewohnheiten, all das hat Auswirkungen auf den Blutzuckerspiegel.

- **EIN UNSTETER LEBENSRHYTHMUS** Wenn sich Ihr Tagesablauf beruflich oder privat oft ändert oder wenn Sie im Schichtdienst arbeiten, können Ihnen häufige Messungen die Auswirkungen dieser Unregelmäßigkeiten auf Ihren Blutzuckerspiegel aufzeigen, sodass Sie ihn mit entsprechenden Maßnahmen regulieren können. Auch kurzfristige Veränderungen können sich auf den Blutzuckerspiegel auswirken.
- **ALKOHOLGENUSS** Alkohol lässt den Blutzucker zuerst ansteigen und später sinken. Je mehr Alkohol Sie trinken, desto stärker sinkt der Blutzucker. Eine Messung während des Konsums und ein paar Stunden später kann vor Unterzuckerung warnen.
- **KRANKHEIT** Eine Erkrankung führt oft zu einem starken Anstieg des Blutzuckerspiegels. Sie sollten mindestens alle vier Stunden messen, um den Blutzuckerspiegel korrigieren zu können und um zu verhindern, dass Sie sich noch kranker fühlen.
- **URLAUB** Der Tagesablauf kann sich im Urlaub vollständig ändern (Ernährung, Alkoholkonsum, körperliche Aktivität usw.). Häufige Messungen zeigen Ihnen die Auswirkungen dieser Veränderungen auf den Blutzucker und ermöglichen es Ihnen, entsprechend darauf zu reagieren.
- **HÄUFIGE INSULINANPASSUNG** Wenn Sie Typ-1-Diabetes haben und versuchen, die Insulinzufuhr auf den Bedarf Ihres Körpers abzustimmen, benötigen Sie regelmäßig Auskunft über Ihren Blutzuckergehalt. Dadurch können Sie die Insulindosis entsprechend der nächsten oder vergangenen Mahlzeit oder des aktuellen Blutzuckerspiegels wählen. Wenn Sie den Diabetes auf diese Weise zu kontrollieren versuchen, sollten Sie direkt vor und zwei Stunden nach dem Essen messen.

Der HbA1c-Test

Neben den Selbsttests ist die Bestimmung des HbA1c-Werts (jeder Buchstabe wird einzeln gesprochen), des so genannten Blutzuckergedächtnisses, eine weitere Möglichkeit, um Rückschlüsse auf den Blutzuckerspiegel zu ziehen. Bei der vierteljährlichen Kontrolle nimmt der Arzt Blut aus dem Finger oder Arm ab. Die Blutprobe wird im Labor analysiert. Der HbA1c-Wert ist unabhängig davon, was Sie gerade zu sich genommenen haben. Bei dieser Untersuchung wird bestimmt, wie viel Hämoglobin mit Zucker verbunden, also glykosiert ist. Der HbA1c-Wert zeigt die Höhe der durchschnittlichen Blutzuckerwerte während der letzten 6–8 Wochen an.

F Ich habe gehört, dass man den HbA1c-Wert jetzt auch zu Hause testen kann. Geht das auch mit einem Blutzuckermessgerät?

A Nein. Der HbA1c unterscheidet sich von der täglichen Blutzuckermessung – hier wird die Einstellung des Blutzuckers über einen Zeitraum von 6–8 Wochen bestimmt. Bis vor kurzem konnte der Wert nur im Labor ermittelt werden. Um den Wert zu Hause bestimmen zu können, benötigen Sie die geeignete Ausrüstung und müssen wissen, wie der Test vorzunehmen ist. Fragen Sie Ihren Arzt, ob eine Bestimmung des HbA1c-Werts zu Hause für Sie infrage kommt.

Liegt der HbA1c-Wert bei 7 Prozent oder darunter, weist dies auf einen gut eingestellten Blutzuckerspiegel und damit auf ein vermindertes Spätfolgenrisiko hin. Ein höheres Ergebnis kann aber bedeuten, dass Sie Ihren Blutzucker besser kontrollieren müssen – besprechen Sie mit Ihrem Arzt, welche Änderungen sinnvoll wären.

Hilfsmittel zur Blutzuckerbestimmung

Zur Bestimmung des Blutzuckerspiegels gibt es eigens dafür entwickelte Messgeräte. Meistens wird zunächst ein Teststreifen in ein Blutzuckermessgerät gesteckt. Dann wird mittels einer Stechhilfe eine Blutprobe entnommen und diese auf den Streifen aufgetragen. Lassen Sie sich von Ihrem Arzt über ein geeignetes Messgerät beraten. Sie können auch Bücher, das Internet oder den Deutschen Diabetiker Bund (s. S. 218) zu Rate ziehen. Teststreifen und Lanzetten erhalten Sie auf Rezept, Messgeräte und Stechhilfen können Sie in der Apotheke kaufen.

Stechhilfen

Die meisten Stechhilfen bestehen aus einer Art Röhrchen, in dem sich eine Feder befindet. In die Feder wird eine Nadel, auch Lanzette genannt, eingesetzt. Mit einem Regler können Sie einstellen, wie tief die Nadel in die Haut eindringen soll (für ein Kind wird eine niedrige Einstellung empfohlen; für einen Erwachsenen mit dicker Haut eine höhere Einstellung). Nachdem Sie die Tiefe eingestellt haben, pressen Sie die Stechhilfe gegen die Seite Ihres Fingers und drücken den Auslöser. Die Nadel schnellt dann vor und sticht kurz in die Haut ein. Manche Stechhilfen sind so konzipiert, dass Sie auch an anderen Körperstellen, etwa am Unterarm, Blut entnehmen können. Stechhilfen sind zusammen mit dem Blutzuckermessgerät oder einzeln

STECHHILFEN
Es gibt eine große Auswahl an Stechhilfen, mit denen sich fast schmerzlos eine Blutprobe gewinnen lässt. Sie laden eine Lanzette in die Stechhilfe, stellen die Einstichtiefe ein, spannen die Feder und drücken den Auslöser, damit die Lanzette die Haut des Fingers durchdringt.

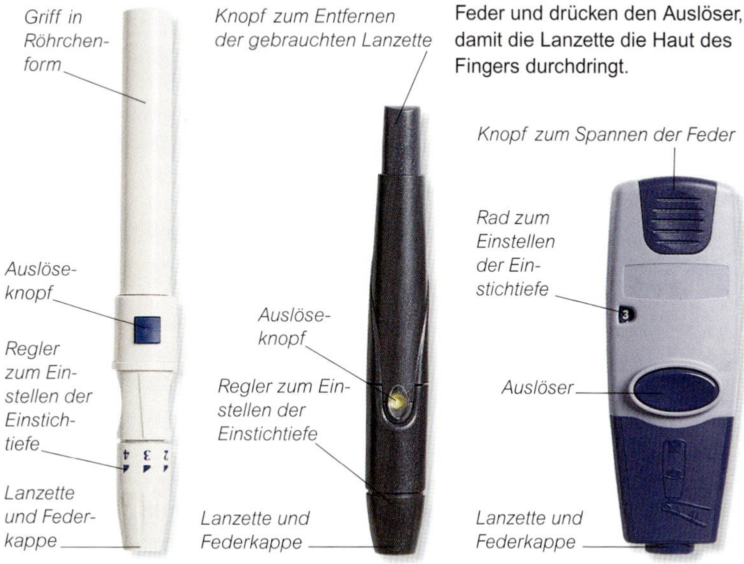

Herkömmliche Stechhilfen

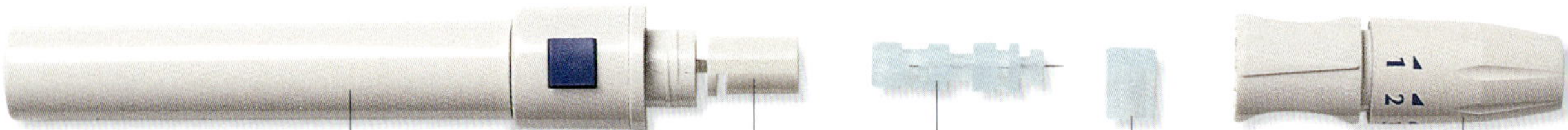

LANZETTE IN DIE STECHHILFE EINSETZEN
Um eine Lanzette in eine Stechhilfe einzusetzen, nehmen Sie die Kappe am Ende der Stechhilfe ab, legen die Lanzette in den Lanzettenhalter ein, nehmen die Schutzkappe der Lanzette ab und schrauben die Stechhilfe wieder zusammen. Der Spanner zieht die Lanzette zurück.

Lanzetten sind für den einmaligen Gebrauch vorgesehen, um Infektionen zu vermeiden.

erhältlich. Es sind auch Stechhilfen erhältlich, bei denen die Blutprobe mithilfe eines Lasers entnommen wird, diese sind aber zurzeit noch recht teuer und noch nicht sehr weit verbreitet.

Lanzetten

In der Stechhilfe befinden sich kleine, dünne Nadeln (Lanzetten), die die Haut durchdringen und einen kleinen Blutstropfen hervorrufen. Zum Einlegen einer Lanzette schrauben Sie die Stechhilfe auf und wieder zusammen. Lanzetten sind für den einmaligen Gebrauch vorgesehen, um Infektionen zu vermeiden. Eine neue Nadel ist auch immer spitzer und verursacht weniger Schmerzen beim Einstich. Manche Lanzetten sind universell einsetzbar, d.h., sie passen in die meisten Stechhilfen. Andere sind speziell für eine Art von Stechhilfe vorgesehen. Achten Sie darauf, dass Sie die passenden Lanzetten verwenden.

Teststreifen

Nach Entnahme der Blutprobe wird diese auf einen Blutzuckerteststreifen aufgebracht. Eine Packung Teststreifen enthält normalerweise 25 oder 50 Stück. Vor der Verwendung ist unbedingt das Verfallsdatum zu überprüfen – abgelaufene Teststreifen liefern ungenaue Ergebnisse. Einzeln verpackte Teststreifen sind ungefähr zwei Jahre haltbar. Lose Teststreifen in einem Döschen sind nach Anbruch noch etwa einen Monat haltbar (notieren Sie sich das Datum des Tages, an dem Sie eine neue Packung öffnen). Die meisten Teststreifen werden zusammen mit einem Blutzuckermessgerät verwendet. Bei manchen kann man das Ergebnis auch direkt am Streifen ablesen (s. S. 73).

Blutzuckermessgeräte

Batteriebetriebene Blutzuckermessgeräte analysieren den Gehalt an Glukose in der Blutprobe auf dem Teststreifen und zeigen das Ergebnis in Milligramm pro Deziliter an.

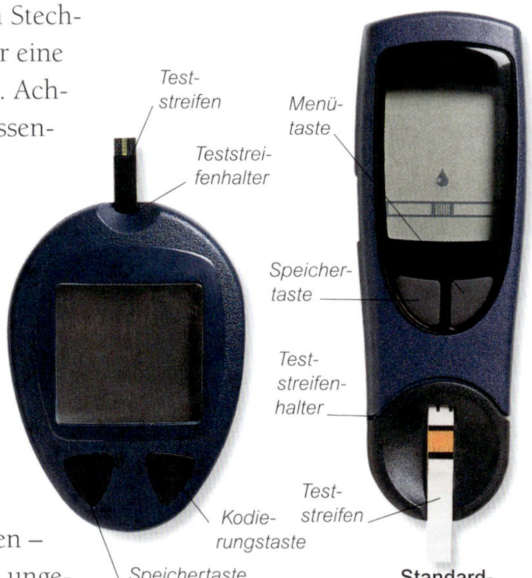

Standardmessgeräte

Es gibt hauptsächlich zwei Arten von Messgeräten: Bei einer Art steckt man ein Ende eines Teststreifens in das Gerät und trägt dann die Blutprobe auf das andere Ende auf. Die Seite, die im Messgerät steckt, enthält eine Elektrode, die das Messgerät elektronisch liest.

Bei anderen Messgeräten steckt man ein Ende des Streifens in das Gerät und trägt die Blutprobe auf das Testfeld auf. Das Messgerät analysiert elektronisch die Farbveränderung des Testfelds.

Beide Arten von Messgeräten liefern äußerst genaue Ergebnisse (vorausgesetzt, Sie befolgen die Hinweise des Herstellers) und haben einen Messbereich von 12–600 mg/dl.

Bei der Auswahl eines Messgeräts sollten die folgenden Eigenschaften bedacht werden.

F Kann ich davon ausgehen, dass der Wert, den das Messgerät anzeigt, in jedem Fall korrekt ist?

A Um ein genaues Messergebnis zu erzielen, müssen Sie das Gerät wie vom Hersteller vorgeschrieben verwenden. Wenn Sie Ihr Messgerät nicht kalibriert haben oder abgelaufene Teststreifen verwenden, werden die Ergebnisse ungenau. Dies kann auch passieren, wenn die Blutprobe zu klein oder verschmutzt war – etwa wenn die Haut an der Stelle, an der das Blut entnommen wurde, nicht sauber war.

■ **GRÖSSE** Manche Messgeräte sind sehr klein und kompakt. Bei eingeschränkter Beweglichkeit, etwa durch Arthritis, ist jedoch ein größeres Messgerät leichter zu handhaben.

■ **ERGEBNISANZEIGE** Große Anzeigen sind bei eingeschränkter Sehkraft leichter abzulesen. Manche Geräte

BLUTZUCKERMESSGERÄTE
Blutzuckermessgeräte gibt es in unterschiedlichen Größen und Formen für jeden Geschmack und Bedarf. Manche verfügen nur über die Standardfunktionen, andere bieten zusätzliche Funktionen oder beinhalten weitere Geräte.

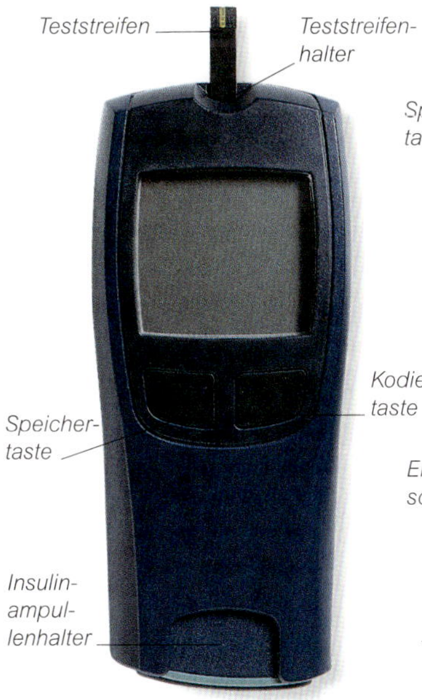

Messgerät mit Insulininjektionshilfe

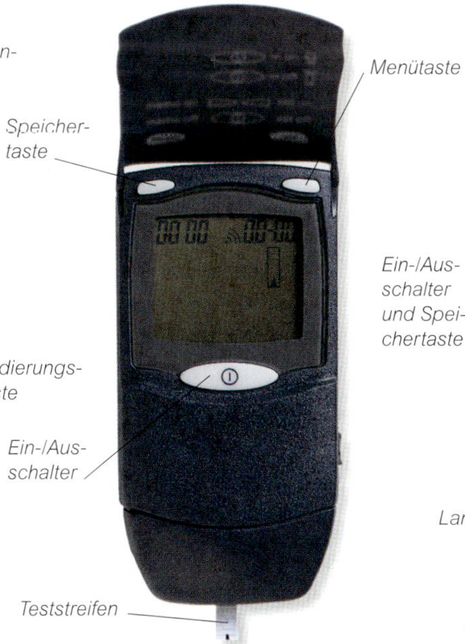

Messgerät mit eingebauten Teststreifen

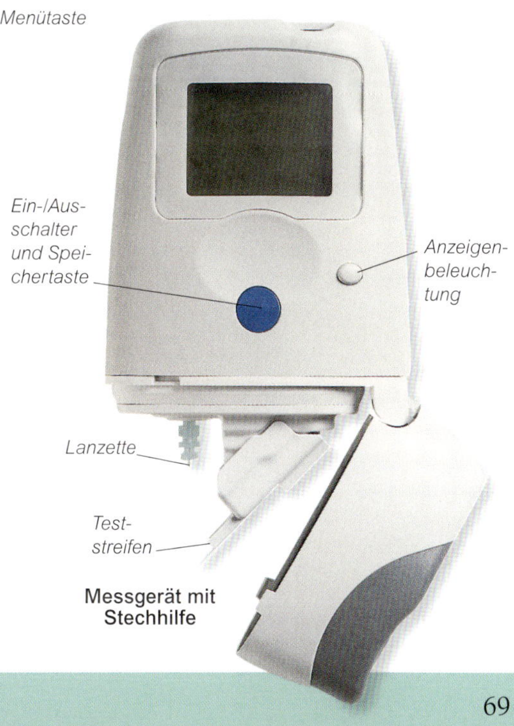

Messgerät mit Stechhilfe

Mythos oder WAHRHEIT?

MYTHOS
Mein Messgerät liefert mir gute Durchschnittswerte. Also muss mein Blutzucker gut eingestellt sein.

WAHRHEIT
Durchschnittswerte können eine falsche Sicherheit vermitteln. Wenn Ihr Blutzuckerspiegel z.B. morgens häufig hoch und abends niedrig ist, gibt der Durchschnittswert über diese Schwankungen keine Auskunft. Sie sollten prüfen, ob der Durchschnittswert mit Ihren täglichen Messergebnissen übereinstimmt.

zeigen neben dem Ergebnis noch Datum und Uhrzeit der Messung an.

■ **SPEICHER** Der Speicherplatz für Ergebnisse variiert sehr stark. Manche Geräte speichern nur 10 Ergebnisse, andere bis zu 450. Ein großer Speicher ist sinnvoll, wenn Sie sich Ihre Ergebnisse oft nicht notieren können.

■ **DATENÜBERTRAGUNG** Von manchen Messgeräten kann man die Daten zur Analyse auf den Computer herunterladen. Dort können die Ergebnisse eines Zeitraums dann als Kurve oder Tabelle dargestellt werden.

■ **DURCHSCHNITTSWERTE** Manche Messgeräte zeigen Ihnen den Durchschnittswert der Ergebnisse an, etwa der letzten 7, 14 oder 28 Tage.

■ **GRÖSSE DER BLUTPROBE** Messgeräte benötigen zwischen 0,3 bis 10 Mikroliter Blut für die Analyse. Wenn Sie Probleme mit der Blutabnahme haben, können Sie ein Messgerät wählen, das mit geringeren Blutmengen auskommt.

F **Gibt es ein Gerät, das meinen Blutzuckerspiegel permanent messen kann?**

A Für Dauermessungen stehen derzeit zwei Geräte zur Verfügung: Eines ähnelt einer Armbanduhr und wird um das Handgelenk getragen. Ein anderes Gerät ist mit einer Nadel im Bauch verbunden. Keines der beiden Geräte ist weit verbreitet, da die technische Entwicklung noch anhält und man daher auch bei Einsatz dieser Geräte weiterhin den Blutzucker auf herkömmliche Art messen muss. Das Gerät, bei dem die Nadel im Bauch verbleibt, liefert die Ergebnisse nicht sofort – um die Daten einzusehen, müssen sie erst auf einen Computer geladen werden.

■ **WARTEZEIT** Nach Auftragen der Blutprobe auf den Teststreifen dauert es etwa 5–45 Sekunden bis zum Ergebnis. Ein Gerät mit einer kürzeren Analysezeit kann für sehr beschäftigte Menschen geeigneter sein.

■ **STELLE DER BLUTPROBENENTNAHME** Neben Blut aus den Fingern können manche Geräte auch Blut von Unterarm, Daumenballen oder Bauch analysieren. Schmerzen Ihre Finger von den Stichen oder benötigen Sie Ihre Finger bei der Arbeit, entnehmen Sie das Blut an verschiedenen Stellen.

■ **FORTSCHRITTLICHE FUNKTIONEN** Mit manchen Messgeräten können Sie zusätzlich noch Insulin spritzen, andere messen sowohl den Blutzucker als auch die Blutketone (s. S. 113) oder kombinieren das Messgerät mit einer Stechhilfe. Fragen Sie Ihren Arzt nach den verschiedenen Messgeräten, um das passende Gerät zu finden.

So messen Sie Ihren Blutzucker

Es gibt zwei Möglichkeiten, den Blutzucker zu messen: Sie können entweder ein Messgerät verwenden, das Ihnen genaue Ergebnisse anzeigt, oder Sie entscheiden sich für einen ohne Gerät ablesbaren Teststreifen, der Ihnen als Ergebnis den ungefähren Bereich Ihres Blutzuckerwerts liefert. Messgeräte sind sehr viel weiter verbreitet als ohne Gerät ablesbare Teststreifen, sodass der Arzt Ihnen vermutlich zu einem Blutzuckermessgerät raten wird. Unabhängig davon, für welche Methode Sie sich entscheiden, sollten die den Geräten beiliegenden Anweisungen des Herstellers unbedingt beachtet werden, um genaue Ergebnisse zu erhalten.

Ein Blutzuckermessgerät verwenden

Eine Blutzuckermessung ist abhängig von der Art des Messgeräts. Befolgen Sie daher unbedingt die Gebrauchsanweisung. Bei den meisten Geräten müssen Sie Folgendes tun, um präzise Ergebnisse zu erhalten.

- Wenn eine neue Packung Teststreifen geöffnet wird, muss das Messgerät kalibriert werden. Wenn Sie das Gerät zum ersten Mal verwenden oder wenn die Kontrollmessung bereits einen Monat zurückliegt, ist ein Kontrolltest erforderlich.
- Stecken Sie einen Teststreifen in das Messgerät – es sei denn, es enthält bereits Teststreifen oder die Blutprobe muss vor dem Einführen des Teststreifens aufgetragen werden (siehe Gebrauchsanweisung).
- Entnehmen Sie eine Blutprobe (s. S. 72).
- Tragen Sie die Blutprobe auf den Teststreifen auf und warten Sie, bis das Gerät das Ergebnis auf dem Display anzeigt.

Wenn Sie den Teststreifen einführen und dann zu lange mit dem Auftra-

EIN MESSGERÄT AUF DEN EINSATZ VORBEREITEN

Da sich Teststreifen je nach Packung unterscheiden (durch unterschiedliche Mengen an Chemikalien), müssen Sie das Messgerät jedes Mal kalibrieren, wenn Sie eine neue Packung Teststreifen anbrechen. Nur so erhalten Sie korrekte Ergebnisse. Einmal im Monat sollten Sie außerdem mit einer Probelösung, die eine bestimmte Konzentration an Glukose enthält, prüfen, ob das Gerät den Blutzucker korrekt misst.

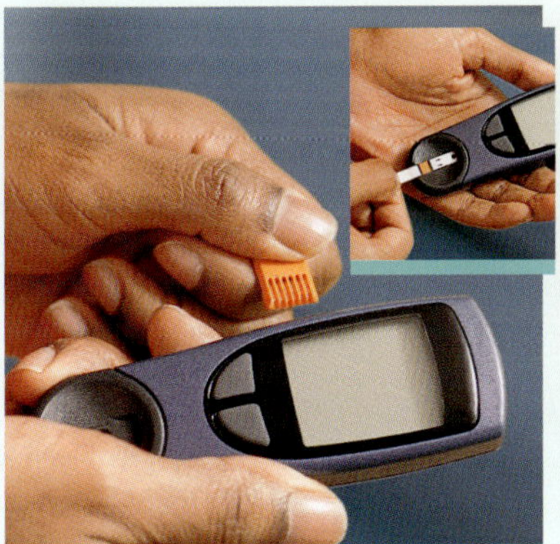

1 Hat Ihr Messgerät eine Codekarte, stecken Sie sie seitlich in das Gerät. Einen Codestreifen führen Sie ins Gerät ein und nehmen ihn nach der Registrierung wieder heraus. Eine Kodierungstaste (C) drücken Sie so oft, bis der angezeigte Code mit dem auf der Packung übereinstimmt.

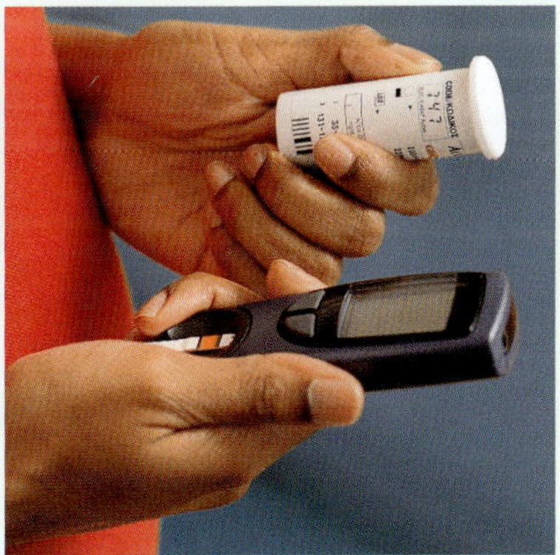

2 Wenn Sie einen Teststreifen einführen, vergleichen Sie die Codenummer auf dem Display mit der Nummer auf der Teststreifenverpackung. Beide Nummern müssen identisch sein. Sind sie es nicht, muss das Verfahren wiederholt werden, bis die korrekte Codenummer angezeigt wird.

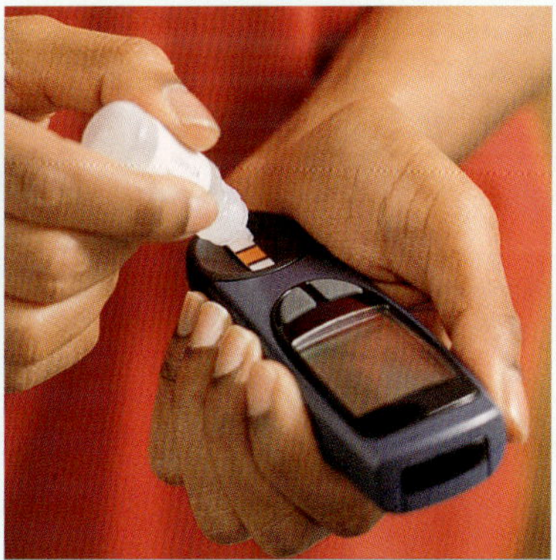

3 Um eine Kontrollmessung mit der Probelösung durchzuführen, tragen Sie die Lösung auf den Teststreifen auf und vergleichen dann das Ergebnis mit demTeststreifen- oder der Kontrolllösungsverpackung. Das Ergebnis sollte im dort angegebenen Bereich liegen.

SO ENTNEHMEN SIE EINE BLUTPROBE

Bei Diabetes gehört die Messung des Blutzuckers zum Alltag. Obwohl die Blutabnahme am Finger die gängigste Methode ist, kann auch Blut aus dem Unterarm, dem Daumenballen oder der Bauchfalte analysiert werden – vorausgesetzt, das Messgerät ist dafür ausgelegt. Um bei der Blutzuckermessung genaue Ergebnisse zu erzielen, sollten die folgenden Schritte durchgeführt werden.

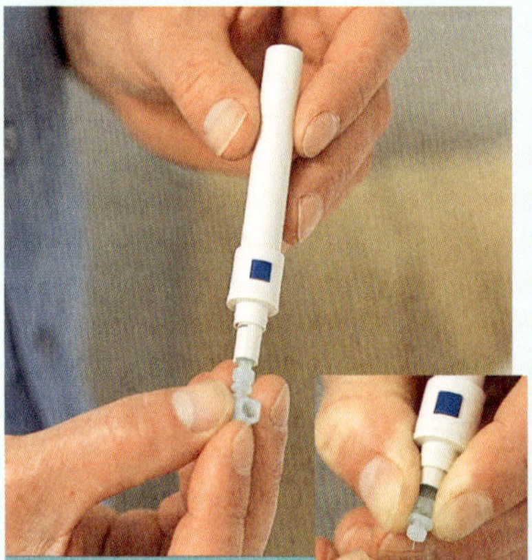

1 Waschen Sie Ihre Hände. Schütteln Sie sie; das regt die Blutzirkulation an. Legen Sie eine neue Lanzette in die Stechhilfe ein und entfernen Sie die Schutzkappe.

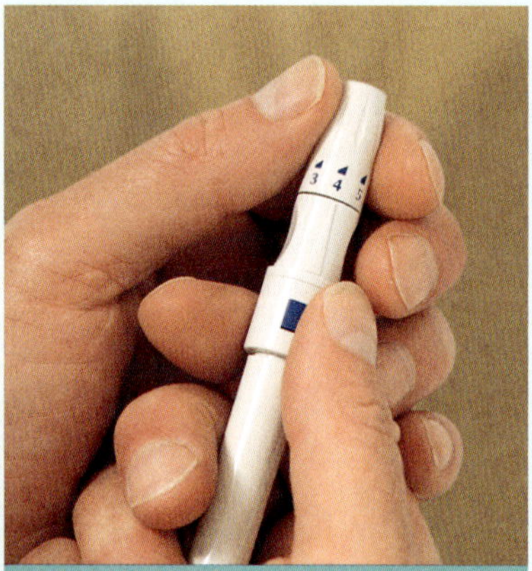

2 Schrauben Sie die Stechhilfe wieder zusammen und stellen Sie den Regler für die Einstichtiefe ein. Niedrige Zahlen bedeuten eine geringe Einstichtiefe, höhere Zahlen, dass die Lanzette tiefer in die Haut eindringt.

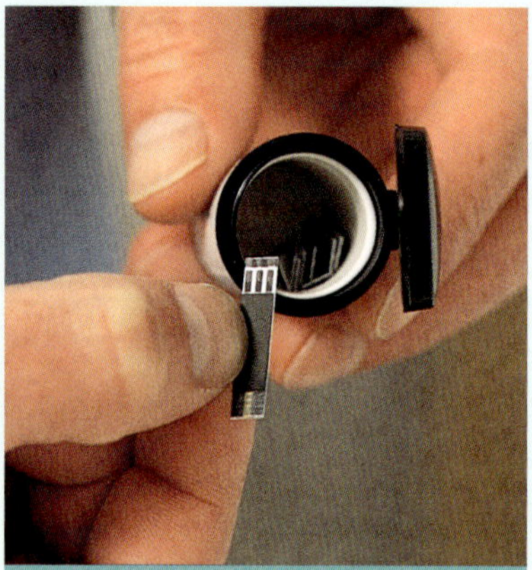

3 Nehmen Sie einen frischen Teststreifen und schalten Sie Ihr Messgerät ein oder führen Sie den Teststreifen ein, um das Messgerät einzuschalten. Die genaue Vorgehensweise entnehmen Sie der Bedienungsanleitung.

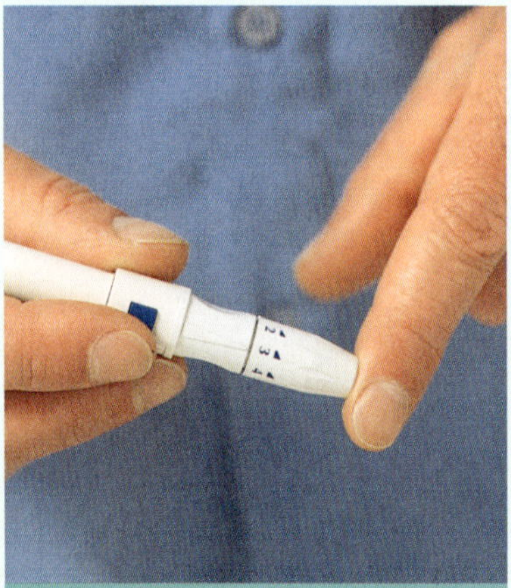

4 Pressen Sie die Stechhilfe an die seitliche Fingerkuppe. Drücken Sie den Auslöseknopf an der Seite oder dem Ende der Stechhilfe, damit die Lanzette nach vorne schnellt. Nehmen Sie die Stechhilfe vom Finger und warten Sie ein paar Sekunden, bis Blut austritt.

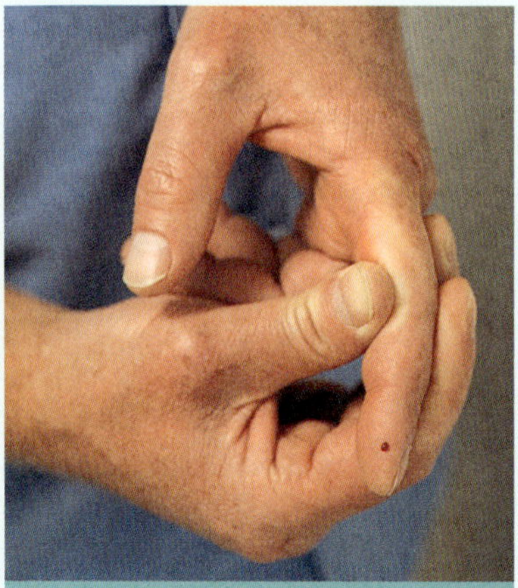

5 Wenn kein Blut kommt, streichen Sie unter leichtem Druck das untere Fingerglied aus, um den Blutfluss anzuregen. Kommt immer noch kein Blut, nehmen Sie einen anderen Finger und einen frischen Teststreifen und stellen Sie eventuell die Einstichtiefe höher ein.

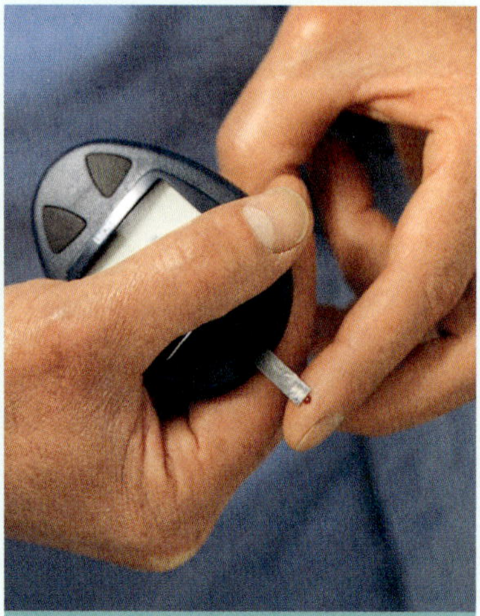

6 Haben Sie genug Blut erhalten, tragen Sie es auf das Testfeld am Ende des Teststreifens auf. Je nach Art des Teststreifens vergehen 5–45 Sek. bis zur Anzeige des Ergebnisses.

gen der Blutprobe warten, schaltet sich das Gerät ab.

Befindet sich jedoch Blut auf dem Teststreifen und steckt der Teststreifen im Messgerät, übernimmt die im Messgerät eingebaute Uhr.

Visuelle Messung

Eine visuelle Blutzuckermessung wird folgendermaßen durchgeführt:

- Tragen Sie einen einzelnen Blutstropfen auf das Testfeld des Teststreifens auf (Sie brauchen dafür spezielle Teststreifen). Achten Sie darauf, dass das Testfeld mit Blut bedeckt ist, und merken Sie sich den Zeitpunkt des Auftragens – Sie brauchen eine Uhr mit Sekundenzeiger.
- Nach Ablauf der in der Anweisung angegebenen Zeit (ca. 1–2 Minuten) wischen Sie das Blut ab.
- Warten Sie einen Moment (wie in der Anleitung angegeben). Dann lesen Sie das Ergebnis ab, indem Sie die Farbe des Testfelds mit der Farbskala auf der Packung vergleichen.

Bei einer visuellen Blutzuckerkontrolle ist die exakte Einhaltung der Wartezeiten entscheidend. Wartet man z. B. zu lange mit dem Farbvergleich, kann das Testfeld weiter die Farbe verändern und das Ergebnis verfälschen. Im Gegensatz zu Messungen mit dem Blutzuckermessgerät, bei denen man exakte Werte erhält, werden die Ergebnisse beim visuellen Test als Bereich angegeben. So kann der Blutzuckerwert im Bereich von 36–72, 72–126, 126–162, 162–198 oder 198–306 mg/dl liegen. Daraus lässt sich in der Regel nur schwer erkennen, ob und wie die Behandlung angepasst werden sollte. Ein weiterer Nachteil dieser Methode liegt darin, dass sich der Farbvergleich nur schwer durchführen lässt, wenn man schlecht sieht.

Wenn Sie und Ihr Arzt jedoch davon überzeugt sind, dass eine Einstellung Ihres Blutzuckerspiegels mit dieser Messmethode möglich ist, spricht nichts dagegen. Wenn Sie Zweifel haben, berät Sie Ihr Arzt über ein Blutzuckermessgerät.

Meine Erfahrung

»Ich stelle meine Blutzuckerwerte ganz strikt auf 108 bis 126 ein. Bei 90 oder darunter habe ich das Gefühl, unterzuckert zu sein, und bei 162 oder darüber habe ich Durst.« **MARION**

ANMERKUNG Ist der Blutzucker gut eingestellt, kann das Auftreten von Symptomen vermieden werden. Aber auch ohne Symptome ist eine gute Einstellung notwendig, um Folgeerkrankungen zu verhindern.

Ein Diabetes-Tagebuch führen

Die Ergebnisse der Bluzuckermessungen sollten schriftlich festgehalten werden, damit sich auftretende Schwankungen erkennen lassen.

Zu diesem Zweck gibt es das Diabetes-Tagebuch. In ihm können Sie die Ergebnisse von sieben oder mehr Blutzuckermessungen pro Tag eintragen, zusammen mit Datum und Zeitpunkt der Messung sowie anderen relevanten Daten, z. B. was Sie gerade getan haben, als Sie die Anzeichen einer Unterzuckerung bemerkten. Sie können sich darin auch Einnahmezeiten und Dosis Ihrer Tabletten oder des Insulins (s. S. 91) notieren.

Praktische Tipps

SO LIEFERT IHR MESSGERÄT KORREKTE ERGEBNISSE

- Lesen und befolgen Sie die Bedienungsanleitung zu Eigenschaften und Verwendung Ihres Messgeräts.
- Waschen und trocknen Sie die Stelle der Blutabnahme. Schmutz auf der Haut kann falsche Ergebnisse bewirken.
- Kalibrieren Sie das Messgerät jedes Mal, bevor Sie ein neues Päckchen Teststreifen öffnen.
- Nehmen Sie für jede Messung einen neuen Streifen.
- Tragen sie nicht zweimal nacheinander Blut auf, sondern beginnen Sie mit einem neuen Teststreifen von vorn.

Meine Erfahrung

»Bei fünf Messungen am Tag tun mir die Finger schon weh. Aber nur so habe ich meine Krankheit unter Kontrolle und bin flexibler.« JULIA

ANMERKUNG Der Blutzuckerwert lässt sich nur durch Messungen feststellen und bei Bedarf regulieren. Das kann schmerzende Finger zur Folge haben, doch inzwischen kann man Blut auch an anderen Stellen entnehmen.

Auf Messwerte reagieren

Wenn Sie Ihr Diabetes-Tagebuch immer aktualisieren, können Sie Ihre Werte über eine längere Zeit beobachten und bei Bedarf die Behandlung anpassen. Beachten Sie dabei nicht die gelegentlichen Spitzen- oder Tiefstwerte, sondern suchen Sie nach wiederkehrenden Mustern. Wenn Sie ein Messgerät mit Datenübertragung verwenden, können Sie sich Ihre Blutzuckerwerte auf dem Computer in Kurven- oder Tabellenform anzeigen lassen. Ist der Blutzuckerspiegel zu einer bestimmten Tageszeit immer hoch oder niedrig? Idealerweise sollte der Blutzuckerwert immer zwischen 72–126 mg/dl liegen. Sind Ihre Werte laut Tagebuch selten oder nie ideal oder aber schwanken sie ständig, sollten Sie stärker darauf achten, was und wie viel Sie essen (s. S. 30–43), sich mehr bewegen (s. S. 52–59) oder die Dosis Ihrer Tabletten (s. S. 76–81) oder des Insulins (s. S. 90–95) verändern. Falls diese Maßnahmen nicht helfen oder wenn Sie sich die schlechte Einstellung Ihres Blutzuckerspiegels nicht erklären können, sollten Sie Ihren Arzt aufsuchen, auch wenn die vierteljährliche Kontroll- oder andere Routineuntersuchungen im Moment nicht anstehen. Eventuell ist eine Umstellung der Tabletten- oder Insulinbehandlung erforderlich.

Hohe Blutzuckerwerte

Ein einzelner Spitzenwert von über 126 mg/dl ohne erkennbare Ursache kommt manchmal vor und ist kein Grund zur Sorge. Wiederholt zu hohe Werte an einem oder mehreren Tagen erfordern jedoch sofortiges Handeln.

Zuerst müssen die Ursachen gefunden werden (s. Kasten rechts), dann können die entsprechenden Maßnahmen bestimmt werden.

Wenn Sie z. B. aufgrund einer Muskelzerrung weniger aktiv sind als sonst, können Sie ent-

EIN DIABETES-TAGEBUCH FÜHREN
Durch Festhalten der Messergebnisse lassen sich bestimmte Regelmäßigkeiten erkennen und es wird deutlich, wie unterschiedliche Nahrungsmittel, sportliche Aktivitäten und Änderungen in der Behandlung mit Insulin oder Tabletten, falls Medikamente eingesetzt werden, auf den Blutzuckerspiegel wirken.

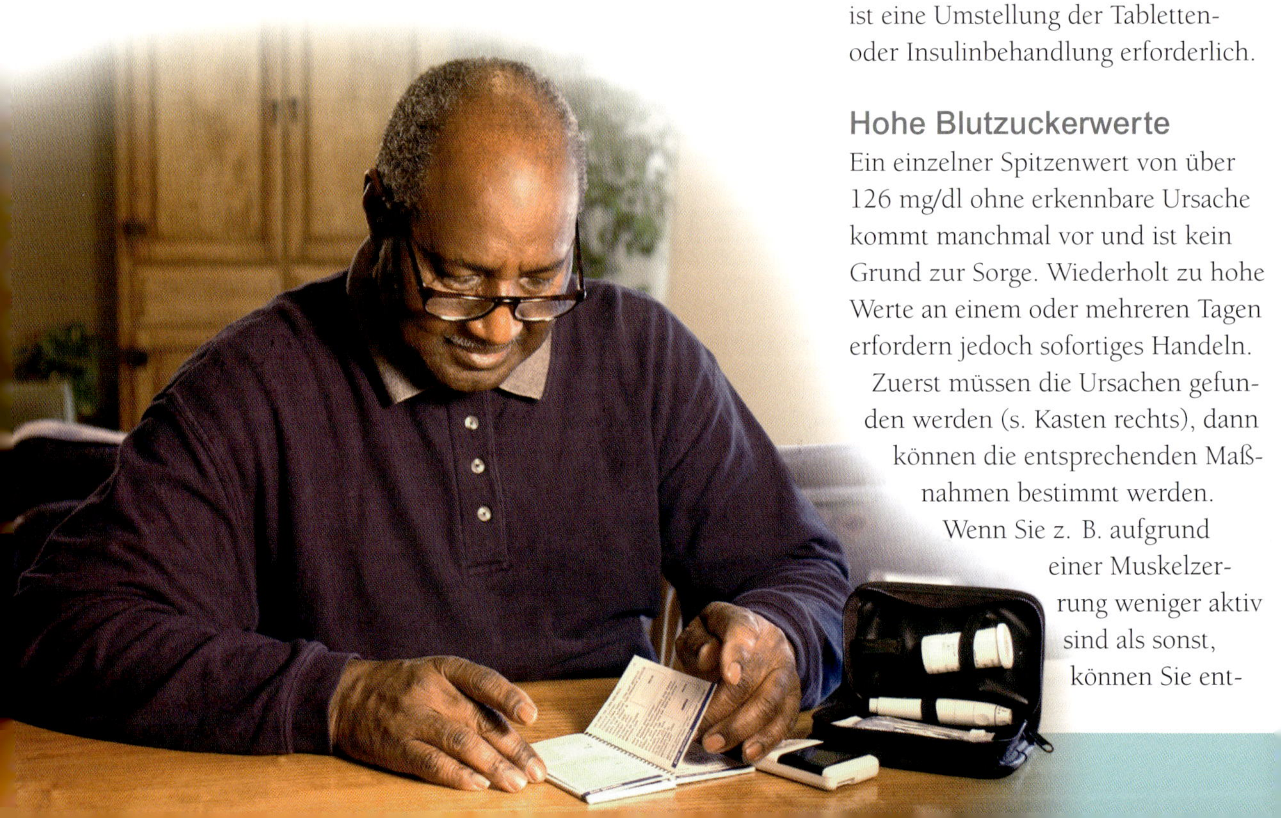

weder die Narungsaufnahme reduzieren oder auf eine Aktivität ausweichen, bei der die verletzte Muskelpartie nicht oder weniger belastet wird.

Sind Stress oder Krankheit der Grund für eine längerfristige Erhöhung der Werte, kann die Medikamentendosis vorübergehend erhöht werden. Kehren Sie aber zu Ihrer alten Dosis zurück, wenn die Lage sich normalisiert. Auch bei Gewichtszunahme muss man mehr Medikamente nehmen, um der entstandenen Insulinresistenz entgegenzuwirken.

Ein hoher Blutzuckerspiegel kann die Folge der Behandlung einer Unterzuckerung und der dann vom Körper produzierten Glukose sein. Dies kann nur vermieden werden, indem die Wirkung des Unterzuckers durch die Herabsetzung der Medikamentendosis oder regelmäßigere Mahlzeiten so gut es geht gemindert wird. In allen Fällen gibt eine Blutzuckermessung Auskunft darüber, wie gut die Maßnahmen angeschlagen haben (mehr dazu auf den Seiten 110–113).

EINIGE GRÜNDE FÜR HOHE ODER NIEDRIGE WERTE

Ist der Blutzucker mal hoch bzw. niedrig, bedeutet das nicht, dass Ihr Diabetes außer Kontrolle ist (eine Unterzuckerung muss natürlich sofort behandelt werden). Treten jedoch regelmäßig hohe bzw. niedrige Werte auf, sollten Sie die Ursachen dafür herausfinden.

HOHE WERTE	NIEDRIGE WERTE
Sie haben mehr oder anders gegessen als sonst. Vielleicht sind die Werte nur nach dem Genuss eines bestimmten Nahrungsmittels erhöht.	Sie haben weniger gegessen als üblich oder Sie haben Insulin oder Tabletten genommen und konnten dann nicht wie ursprünglich geplant essen.
Sie haben sich weniger bewegt als sonst.	Sie haben sich mehr bewegt als sonst.
Krankheiten können zu hohen Blutzuckerwerten führen, genau so wie Stresshormone.	Wenn Sie bei Stress weniger essen oder mehr Energie verbrauchen, kann das den Blutzuckerspiegel sinken lassen .
Sie haben vergessen, Ihre Tabletten oder Ihr Insulin zu nehmen, oder die Dosis war zu niedrig.	Sie haben eine zusätzliche Dosis Tabletten genommen oder zu viel Insulin gespritzt, oder die festgelegte Dosis ist zu hoch für Sie.
Sie haben zugenommen.	Sie haben abgenommen.
Besondere Umstände, etwa eine Unterzuckerung früher am Tage, die durch Zufuhr von Glukose behandelt wurde (bei Unterzucker wandelt auch die Leber Glykogen in Glukose um und setzt diese frei).	Besondere Umstände wie starker Alkoholkonsum, ohne dies durch mehr Kohlenhydrate oder eine Reduzierung der Medikamentendosis auszugleichen.

Niedrige Blutzuckerwerte

Blutzuckerwerten unter 72 mg/dl sollte man sofort durch die Aufnahme von Glukose (Traubenzucker) entgegensteuern (s. S. 106). Ein Blutzuckerwert, der regelmäßig unter 72 mg/dl liegt, kann dazu führen, dass die Anzeichen einer Unterzuckerung kaum noch wahrgenommen werden. Bei Unterzucker fällt das Denken schwer, aber sobald Sie sich besser fühlen, sollten Sie die Ursachen ermitteln. So können Sie besser planen und Unterzucker vermeiden. Vielleicht müssen Sie weniger Medikamente nehmen, mehr essen oder sich anders bewegen.

Wie Sie sich auch entscheiden, Blutzuckermessungen dokumentieren den Erfolg der Maßnahmen. Möglicherweise müssen Sie mehrere Änderungen vornehmen, bevor Sie die gewünschten Ergebnisse erzielen (mehr zu Unterzucker finden Sie auf den Seiten 102–109).

Tabletten

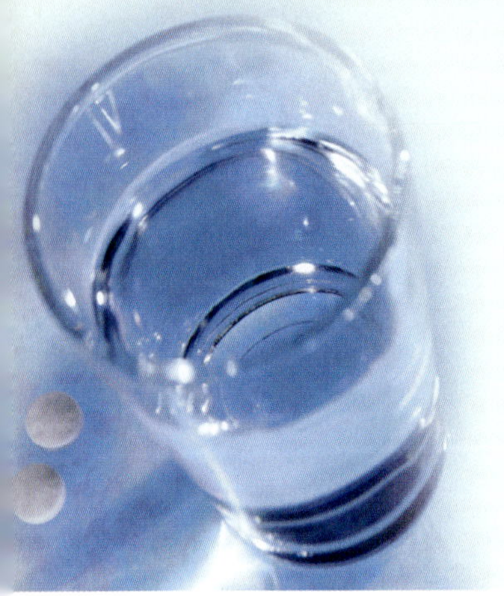

Eine Einstellung des Blutzuckerspiegels mit Tabletten (orale Antidiabetika) ist bei Typ-2-Diabetes häufig. Es gibt keine Art, die für alle Diabetiker geeignet ist – manchmal müssen Art und Dosierung ausprobiert oder Medikamente kombiniert werden. Ganz gleich, ob Sie gerade erst oder schon vor einiger Zeit mit der Behandlung durch Tabletten begonnen haben: Sie sollten die Wirkung und Dosierung der Tabletten kennen und wissen, wie Sie Vorsichtsmaßnahmen treffen.

Jeder reagiert anders auf ein Medikament. Es kann sein, dass Sie mehrere Mittel oder eine Kombination verschiedener Mittel ausprobieren müssen, ehe Sie das geeignete finden.

Den Diabetes mit Tabletten einstellen

Tabletten sind wichtig zur Einstellung des Blutzuckerspiegels bei Typ-2-Diabetes. Obwohl hier das vom Körper produzierte Insulin nicht ausreicht oder nicht richtig wirkt, enthalten die Tabletten kein Insulin, da dieses während der Verdauung abgebaut würde. Stattdessen beeinflussen Tabletten den Blutzuckerspiegel so:

- Sie steigern die Insulinproduktion des Körpers.
- Sie verbessern die Empfindlichkeit der Körperzellen gegenüber Insulin.
- Sie drosseln die Glukoseproduktion der Leber.
- Sie verlangsamen die Verdauung kohlenhydrathaltiger Speisen.

Wer benötigt Tabletten?

Bei Typ-2-Diabetes oder MODY (s. S. 16) ist die Einnahme von Tabletten zur Blutzuckereinstellung irgendwann vermutlich unumgänglich. (Bei Typ-1-Diabetes muss man von Anfang an Insulin zur Einstellung des Blutzuckers spritzen.) Ist bei der Erstdiagnose der Blutzuckerspiegel sehr hoch (ab 360 mg/dl) oder treten starke Symptome auf, verschreibt der Arzt voraussichtlich sofort orale Antidiabetika. Liegt der Blutzuckerspiegel jedoch unterhalb dieses Wertes und fühlen Sie sich wohl, wird Ihnen der Arzt zuerst einmal zu gesunder Ernährung, mehr Sport sowie, wenn nötig, einer Gewichtsabnahme raten. Dies kann dazu führen, dass der Körper weniger Insulin benötigt, wodurch die selbst produzierte Menge an Insulin unter Umständen zur Einstellung des Blutzuckerspiegels ausreicht.

Der Arzt empfiehlt Ihnen vielleicht, den Blutzuckerspiegel zur Erprobung für etwa drei Monate so zu regulieren. Danach wird der Arzt mit Ihrer Hilfe beurteilen, wie gut der Blutzucker durch die empfohlenen Maßnahmen

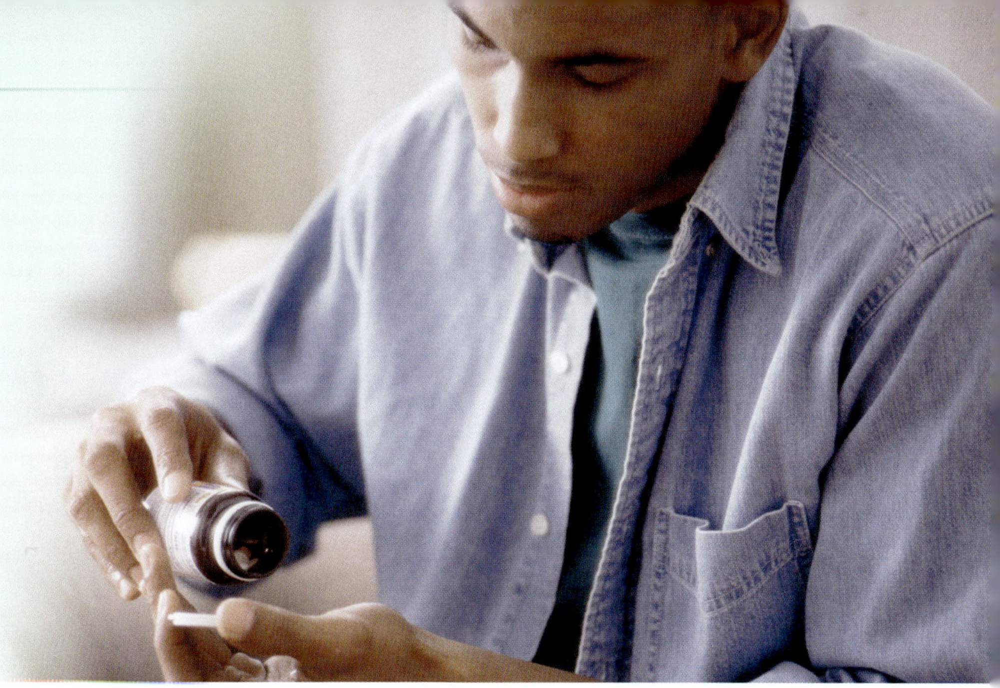

Den Blutzucker über Tabletten einstellen
Orale Antidiabetika senken den Blutzuckerspiegel auf verschiedene Art und Weise. Bei Typ-2-Diabetes ist die Einnahme von Tabletten, eine gesunde Ernährung und ausreichende Bewegung für eine optimale Einstellung des Blutzuckerspiegels von großer Bedeutung.

eingestellt war. Reicht die Einstellung nicht aus, werden Tabletten verschrieben. Manchmal ist Diabetes durch richtige Ernährung und ausreichende Bewegung über Jahre einstellbar, aber mitunter sind schon nach wenigen Monaten Tabletten erforderlich.

Wenn Sie Tabletten einnehmen müssen, heißt das nicht, dass Sie bei der Blutzuckereinstellung versagt haben. Es ist bei Typ-2-Diabetes normal, dass die Bauchspeicheldrüse nach und nach immer weniger Insulin produziert und dass die Körperzellen immer resistenter gegen Insulin werden. Wahrscheinlich müssen Sie bei Typ-2-Diabetes irgendwann Tabletten zur Blutzuckereinstellung einnehmen.

Die richtige Tablette

Gemeinsam mit Ihnen versucht der Arzt festzustellen, welches Medikament Ihren Blutzuckerspiegel am besten einstellen kann. Alle Medikamente werden zunächst einmal versuchsweise verschrieben, denn erst nach der Einnahme stellt sich heraus, ob Sie das Mittel vertragen (oder ob Nebenwirkungen auftreten) und ob es wirkt. Jeder reagiert anders auf ein Medikament und es kann sein, dass Sie mehr als ein Mittel oder eine Kombination verschiedener Mittel ausprobieren müssen, bevor Sie das geeignete finden. Etwa drei Monate nach Behandlungsbeginn wird der HbA1c-Wert bestimmt (s. S. 66–67), um zu beurteilen, wie gut der Blutzuckerspiegel mit dem Medikament eingestellt ist.

Eine Tablette, die Ihnen eine Zeit lang geholfen hat, muss nicht dauerhaft die richtige für Sie sein. Da Typ-2-Diabetes eine fortschreitende Erkrankung ist, bei der die Insulinproduktion laufend abnimmt, muss die Tablettendosis ständig angepasst werden. Ihr Arzt wird Ihnen den langsamen Anstieg der Dosis oder ein anderes Medikament empfehlen.

Mythos oder WAHRHEIT?

Mythos
Ich kann aufhören, die Tabletten zu nehmen, wenn mein Blutzuckerspiegel wieder normal ist.

Wahrheit
Orale Antidiabetika regulieren den Blutzucker nur, solange sie eingenommen werden. Lassen Sie die Tabletten weg, wird der Blutzucker wieder steigen. Die Einnahme der Tabletten, abgestimmt auf die Nahrungsaufnahme, verhilft langfristig zu einer guten Einstellung des Blutzuckerspiegels.

Verschieben sich die Essenszeiten aufgrund Ihrer Lebensweise häufig, eignen sich Tabletten mit einer schnell einsetzenden, nur kurz andauernden Wirkung besser als Tabletten mit langer Wirkdauer.

Über 50 Prozent der Typ-2-Diabetiker müssen zur Diabeteseinstellung irgendwann auf Insulin umstellen. Der Zeitpunkt ist abhängig davon, wie lange die Bauchspeicheldrüse genügend Insulin produzieren und der Blutzuckerspiegel durch Tabletten vernünftig eingestellt werden kann.

Folgende Faktoren sollten Sie und Ihr Arzt beachten, um das richtige Mittel für Sie zu finden.

- **BLUTZUCKERSPIEGEL** Wenn die Tabletten den Blutzucker nicht wie gewünscht einstellen, muss eventuell höher dosiert oder ein anderes Medikament gewählt werden.
- **IHR GEWICHT** Bei Übergewicht sind Tabletten, die eine Gewichtszunahme bewirken, nicht zu empfehlen.
- **WIRKUNGSDAUER** Manche Tabletten wirken lange, andere nur kurz. Solche mit einer lang anhaltenden Wirkung brauchen nur einmal am Tag genommen zu werden, sie führen jedoch auch leichter zu einer Hypoglykämie (Unterzuckerung).

F **Kann der Arzt die Dosis meines Medikaments erhöhen, wenn die Wirkung nachlässt?**

A Alle Medikamente wirken zu Beginn der Behandlung am Besten. Ein späteres Heraufsetzen der Dosierung ist zwar auch wirksam, aber der Effekt ist nicht so stark wie am Anfang der Behandlung (eine Verdopplung der Dosis hat z. B. keine doppelt so starke Wirkung auf den Blutzuckerspiegel). Aus diesem Grund verschreibt der Arzt manchmal lieber ein neues Medikament anstatt die Höchstmenge des zuvor genommenen Mittels.

- **DIE ESSGEWOHNHEITEN** Verschieben sich die Essenszeiten aufgrund Ihrer Lebensweise oft, eignen sich Tabletten mit einer schnell einsetzenden, nur kurz andauernden Wirkung besser als Tabletten mit langer Wirkdauer.
- **NEBENWIRKUNGEN** Bei Nebenwirkungen sollte die Dosis reduziert oder das Medikament gewechselt werden.

Verschiedene Diabetestabletten

Unterschiedliche Medikamente wirken auf unterschiedliche Weise und weisen unterschiedliche Dosierungen und Gegenanzeigen auf. Haben Sie wegen der verschriebenen Tabletten irgendwelche Bedenken, sprechen Sie mit Ihrem Arzt darüber. Nehmen Sie nie mehr als die empfohlene tägliche Dosis des Medikaments ein und hören Sie nicht auf, das Mittel zu nehmen, ohne vorher mit Ihrem Arzt zu sprechen.

Metformin

Metformin (z. B. Glucophage, Siofor) wird gerne als Einstiegsmedikament verschrieben – besonders bei Übergewicht, denn es verursacht keine Gewichtszunahme. Metformin wird mit allen anderen hier erwähnten Medikamenten kombiniert.

- **WIRKUNGSWEISE** Bei Typ-2-Diabetes bewirkt das produzierte Insulin nicht, dass Glukose als Energie in die Zellen gelangt. Metformin arbeitet gegen diese Insulinresistenz und erhöht die Empfindlichkeit der Zellen für Insulin. Es reduziert außerdem die Glukoseproduktion der Leber.

DOSIERUNG Metformin ist als 500- und 850-mg-Tabletten erhältlich. Anfangs wird eine 500-mg-Tablette zum Frühstück oder Abendessen genommen. Die Dosis wird gesteigert, z. B.:

- zwei Tabletten mit/nach dem Frühstück oder Abendessen.
- zwei Tabletten mit/nach dem Frühstück oder Abendessen und eine Tablette mit/nach dem Mittagessen.
- zwei Tabletten mit/nach dem Frühstück und mit/nach dem Abendessen.

NEBENWIRKUNGEN Dazu gehören bei Metformin vor allem Übelkeit und Durchfall, die aber nicht zwangsläufig auftreten. Das Risiko wird vermindert, indem Sie die Tabletten immer mit oder nach dem Essen nehmen und die Dosis allmählich steigern. Wenn Sie vier Tabletten täglich nehmen sollen, sollten Sie in der ersten Woche täglich eine Tablette nehmen, in der zweiten zwei usw., bis Sie bei vier Tabletten angekommen sind (Ihr Blutzuckerspiegel kann dadurch leicht erhöht bleiben). Vermutlich müssen Sie die Dosis über Wochen hinweg immer wieder anpassen, bis Sie wissen, mit welcher Menge Ihr Blutzuckerspiegel richtig eingestellt ist, ohne dass Nebenwirkungen auftreten. Bei Nebenwirkungen unter geringer Dosierung müssen Sie eventuell das Medikament wechseln. Bei Nierenproblemen oder Herzkrankheiten sollte Metformin nicht eingenommen werden.

Sulfonylharnstoffe

Zu dieser Gruppe gehören eine Reihe oraler Antidiabetika. Sie alle wirken mehr oder weniger auf dieselbe Weise, jedoch mit unterschiedlicher Wirkdauer, so dass manche öfter eingenommen werden müssen als andere. Die häufigsten Sulfonylharnstoffe sind Gliclazid (z. B. Diamicron), Glibenclamid (z. B. Euglucon) sowie Glimepirid (z. B. Amaryl).

Wenn Sie nicht übergewichtig sind, verschreibt der Arzt Ihnen möglicherweise als Erstes einen Sulfonylharnstoff. Sulfonylharnstoffe werden auch oft zusätzlich verordnet, wenn Metformin allein zur Kontrolle des Blutzuckers nicht mehr ausreicht. Ein weiteres orales Antidiabetikum, das zusammen mit Sulfonylharnstoffen verordnet wird, ist Acarbose.

WIRKUNGSWEISE Sulfonylharnstoffe sind insulinstimulierende Mittel. Sie veranlassen die Betazellen in der Bauchspeicheldrüse, ihre Insulinproduktion zu erhöhen.

DOSIERUNG Die Dosis besteht aus einer einzigen Tablette, die Sie kurz vor dem Frühstück nehmen. Die Dosierung kürzer wirkender Sulfonylharnstoffe kann mit der Zeit auf mehr als eine Tablette pro Dosis und/oder eine zweite Dosis vor dem Abendessen erhöht werden.

NEBENWIRKUNGEN Sulfonylharnstoffe können zu einer Gewichtszunahme führen und erhöhen das Risiko einer Unterzuckerung. Nehmen Sie regelmäßig und häufig Mahlzeiten zu sich, um das zu vermeiden. Ihr Arzt berät Sie sicherlich gerne darüber, wie Sie Ihren Ernährungsplan bei Bedarf anpassen können.

Wenn Ihre Leber- oder Nierenfunktion aus irgendeinem Grund nach-

Praktische Tipps

SO DENKEN SIE AN IHRE TABLETTEN

- Verwenden Sie Tabletten-Boxen, die in verschiedene Tagesabschnitte eingeteilt sind.
- Legen Sie die Tabletten an einen Ort, der Sie an die Einnahme erinnert, z. B. neben die Kaffeemaschine.
- Wenn Sie kochen, legen Sie sich schon einmal Ihre Tabletten bereit.
- Stellen Sie sich bei Bedarf den Wecker auf die Zeit der Einnahme.
- Bitten Sie jemanden, Sie zur Einnahmezeit zu erinnern/anzurufen.
- Nehmen Sie immer einen Vorrat an Tabletten mit, damit Sie sie überall nehmen können.

Zu den Nebenwirkungen von Repaglinid und Nateglinid gehören Gewichtszunahme und Hypoglykämie, jedoch in geringerem Maße, als dies bei anderen insulinstimulierenden Mitteln wie etwa Sulfonylharnstoffen der Fall ist.

lässt, schlägt Ihr Arzt vermutlich vor, auf ein anderes Mittel auszuweichen. Wenn Sie schwanger sind oder stillen, ist die Verschreibung eines Sulfonylharnstoffs nicht zu empfehlen.

Nachteilige Wechselwirkungen mit anderen Medikamenten treten bei Sulfonylharnstoffen unter anderem mit nichtsteroidalen Antirheumatika, Sulfinpyrazon (zur Behandlung von rheumatischen Erkrankungen und Gicht), Chloramphenicol (zur Behandlung von Ohrenentzündungen), Bosentan (zur Behandlung von Bluthochdruck) sowie Fluconazol und Miconazol (zur Behandlung bei Pilzinfektionen) auf.

Thiazolidindione

Rosiglitazon (z. B. Avandia) und Pioglitazon (z. B. Actos) sind zwei Vertreter aus der Gruppe der Thiazolidindione. Man nennt sie auch Glitazone oder Insulinsensitizer.

Thiazolidindione können auch in Kombination mit Metformin oder einem Sulfonylharnstoff verschrieben werden; meist jedoch erst dann, wenn bereits eine Kombination aus Metformin und Sulfonylharnstoff keinen Therapieerfolg gebracht hat.

■ **WIRKUNGSWEISE** Thiazolidindione erhöhen die Empfindlichkeit der Zellen für Insulin. Sie haben einen positiven Einfluss auf die Blutfettwerte und können auf diese Weise vor Herz-Kreislauf-Erkrankungen schützen (s. S. 206–211).

■ **DOSIERUNG** Von Rosiglitazon bzw. Pioglitazon nimmt man einmal am Tag ein oder zwei Tabletten ein.

F Darf ich die Dosierung meiner Tabletten selbst anpassen oder muss ich dafür zum Arzt gehen?

A Da sich Ihr Tablettenbedarf mit der Zeit vermutlich erhöhen wird und da der Blutzuckerspiegel bei einer Erkrankung gut eingestellt bleiben muss, müssen Sie die Dosierung selbst anpassen. Wenn Sie wissen, wie und wie lange Ihre Tabletten wirken und was die zulässige Höchstdosis ist, können Sie die Anpassungen selbst vornehmen. Regelmäßige Blutzuckermessungen sagen Ihnen, ob Ihre Anpassungen erfolgreich waren. Informieren Sie Ihren Arzt darüber, wie Sie die Dosis angepasst haben.

■ **NEBENWIRKUNGEN** Zu den Nebenwirkungen von Thiazolidindionen gehören Gewichtszunahme und Wassereinlagerung im Körper. Sie sollten bei Herzinsuffizienz, Leberproblemen sowie in der Schwangerschaft und in der Stillzeit nicht genommen werden. Bei Einnahme von Entwässerungstabletten sind Thiazolidindione ungeeignet. In seltenen Fällen wurden einige Thiazolidindione mit Leberfunktionsstörungen in Verbindung gebracht; daher wird bei Einnahme dieses Mittels alle paar Monate die Leberfunktion kontrolliert.

Repaglinid und Nateglinid

Repaglinid (z. B. Novonorm) und Nateglinid (z. B. Starlix) wirken schneller als Sulfonylharnstoffe und führen seltener zu Hypoglykämie und Gewichtszunahme. Sie stimulieren die Insulinproduktion für kurze Zeit und werden nur in Verbindung mit einer Mahlzeit genommen. Sie eignen sich insbesondere für Menschen mit unregelmäßigem Tagesablauf, die ihre Mahlzeiten immer zu verschiedenen Zeiten einnehmen. Da sie relativ neu sind, werden sie noch nicht so häufig verschrieben wie Sulfonylharnstoffe. Repaglinid kann alleine oder in Kombination mit Metformin verordnet werden. Nateglinid kann nur in Kombination mit Metformin eingenommen werden.

■ **WIRKUNGSWEISE** Diese Tabletten regen die Bauchspeicheldrüse an, mehr Insulin zu produzieren.

■ **DOSIERUNG** Die Wirkung von Repaglinid und Nateglinid setzt schnell ein und lässt rasch nach; daher wird vor jeder Mahlzeit eine Tablette genommen. Wenn Sie eine Mahlzeit auslassen, sollten Sie auch die Tablette auslassen, ansonsten riskieren Sie eine Unterzuckerung.

■ **NEBENWIRKUNGEN** Zu den Nebenwirkungen dieser Medikamente gehören Gewichtszunahme und Hypoglykämie, jedoch in geringerem Maße als bei anderen insulinstimulierenden Mitteln. Schwangere oder stillende Frauen sollten Repaglinid und Nateglinid meiden.

Acarbose

Wenn Sie Metformin und ein insulinstimulierendes Mittel (einen Sulfonylharnstoff, Nateglinid oder Repaglinid) nehmen, können Sie Acarbose (Markenname Glucobay®) noch zusätzlich nehmen. Es wird inzwischen seltener verschrieben, da häufig Nebenwirkungen auftreten und die Kosten nicht mehr von der Krankenkasse erstattet werden.

■ **WIRKWEISE** Acarbose verlangsamt die Spaltung von Kohlenhydraten während der Verdauung, so dass Glukose langsamer ins Blut abgegeben wird. Weil auf diese Weise auch der Anstieg des Blutzuckers verzögert wird, kann das körpereigene Insulin den Blutzuckerspiegel wesentlich besser regulieren.

■ **DOSIERUNG** Die Anfangsdosierung liegt bei einer halben bis einer Tablette pro Tag, die zusammen mit dem Abendessen eingenommen wird. Die Dosis sollte langsam, alle 2–3 Wochen (zur Vermeidung von Nebenwirkungen) erhöht und die Tabletten gleichmäßig auf Frühstück, Mittag- und Abendessen verteilt werden. Diese langsame Erhöhung der Dosis kann einen zeitweilig etwas erhöhten Blutzuckerspiegel zur Folge haben, bis die richtige Dosierung gefunden ist. Die höchste zulässige Dosierung liegt bei vier Tabletten (200 mg) dreimal am Tag, aber das Auftreten von Nebenwirkungen wird vermutlich verhindern, dass Sie diese Dosis erreichen.

■ **NEBENWIRKUNGEN** Acarbose wirkt in erster Linie im Darm und kann zu Blähungen und Durchfällen führen. Werden diese zu stark, sollten Sie ein anderes Medikament nehmen. Sprechen Sie mit Ihrem Arzt, bevor Sie Acarbose absetzen. Schwangere oder stillende Frauen sollten Acarbose nicht nehmen.

Tabletten und Essenszeiten
Die Einnahme der Tabletten muss auf die Nahrungsaufnahme (vorher, mit oder danach) abgestimmt sein, damit die Tabletten ihre Wirkung entfalten können und eine optimale Einstellung des Blutzuckerspiegels erreicht wird.

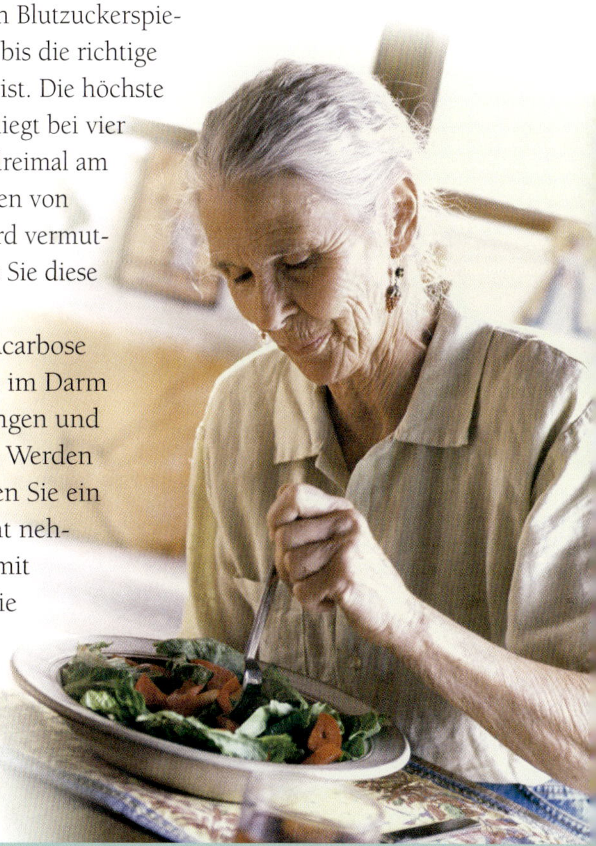

Insulin

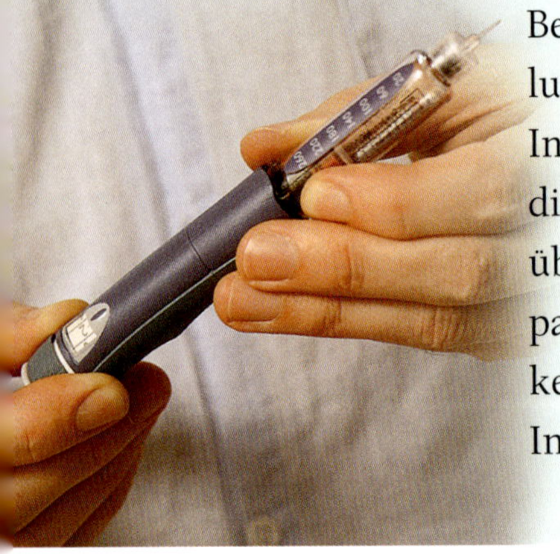

Bei Typ-1-Diabetes ist Insulin äußerst wichtig für die Behandlung. Auch Typ-2-Diabetiker müssen wahrscheinlich irgendwann Insulin zuführen. Es gibt viele Insulinarten und Insulintherapien die zu einer optimalen Blutzuckereinstellung führen. Kenntnisse über Art und Verwendung von Injektionshilfen helfen Ihnen, das passende Hilfsmittel zu finden. Es werden auch neue Möglichkeiten der Insulinverabreichung getestet – nach Alternativen zu Injektionen wird seit langem geforscht.

Diabetes mit Insulin einstellen

Insulin ist ein lebenswichtiges Hormon. Ohne Insulin nehmen die Körperzellen keine Glukose aus dem Blut auf – es kommt zu Energiemangel. Die Folgen sind Mattigkeit und weitere typische Symptome (s. S. 18–19). Außerdem muss der Körper dann auf alternative Energielieferanten, etwa Körperfett (s. S. 113), ausweichen.

Wenn kein Insulin in der Bauchspeicheldrüse produziert wird oder wenn entsprechende Tabletten nicht mehr wirken, muss Insulin von außen zugeführt werden. Meist geschieht dies durch regelmäßig verabreichte Injektionen, manchmal aber auch permanent über eine Insulinpumpe. Die Vorstellung, ein Leben lang Insulin spritzen zu müssen, entmutigt Sie vielleicht, doch die vielen Insulinarten, Dosierungen und Injektionsmöglichkeiten bieten den Vorteil, dass Sie und Ihr Arzt die Behandlung genau auf Ihre Bedürfnisse abstimmen können. Das Ziel jeder Insulintherapie ist es, dass Sie sich wohl fühlen und dass das Risiko von Spätfolgen reduziert wird.

Die Insulintherapie (s. S. 87–90) muss von Zeit zu Zeit neu angepasst werden, damit sie Ihrer Lebensweise entspricht und der Blutzuckerspiegel optimal eingestellt bleibt.

Wer benötigt Insulin?

Bei Typ-1-Diabetes produziert der Körper kein eigenes Insulin, weshalb eine Insulinzufuhr von außen lebenswichtig ist. Bei Typ-2-Diabetes oder MODY (s. S. 16) wird Insulin dann verschrieben, wenn eine Blutzuckereinstellung über Tabletten (s. S. 76–81) nicht mehr möglich ist. Auch kann jemand mit Typ-2-Diabetes oder MODY vorübergehend Insulin benötigen, etwa bei großen Operationen, Herzinfarkt oder anderen ernsten Erkrankungen, wenn er keine Tablet-

Mythos oder WAHRHEIT?

Mythos
Humaninsulin wird aus den Bauchspeicheldrüsen von Menschen gewonnen.

Wahrheit
Humaninsulin wird nicht aus menschlichem Gewebe hergestellt. Nur seine Struktur ähnelt dem Insulin, das der menschliche Organismus natürlich produziert.

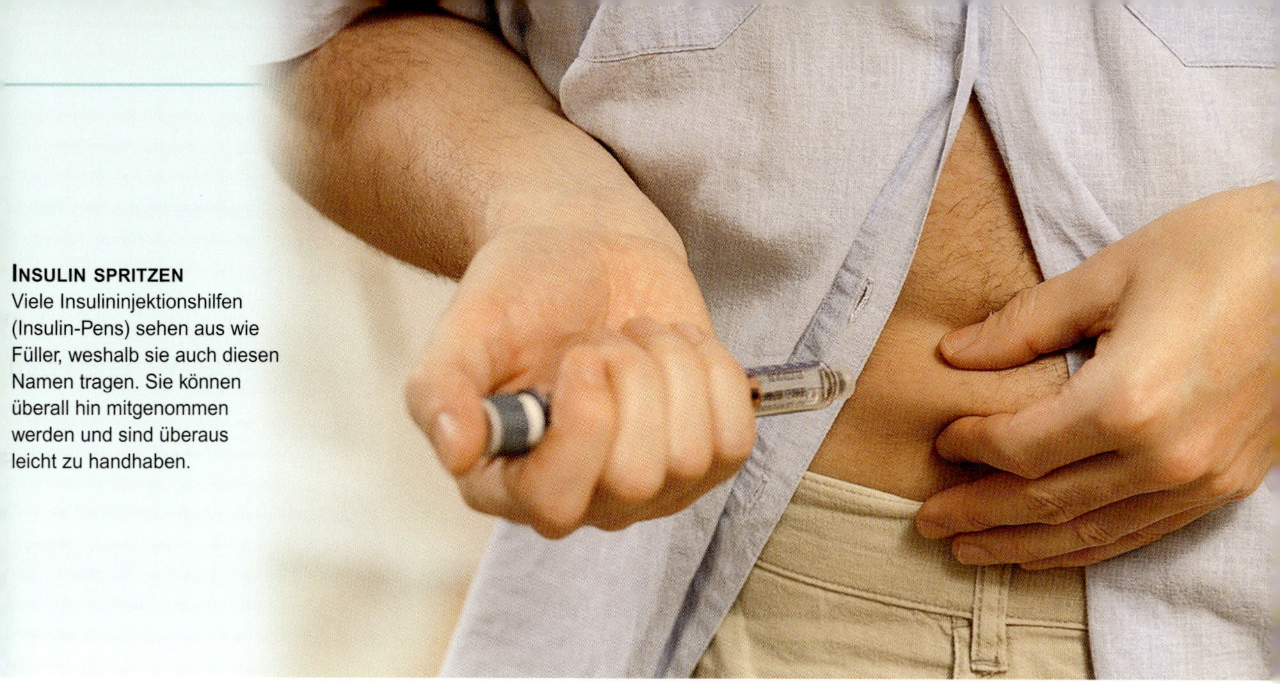

INSULIN SPRITZEN
Viele Insulininjektionshilfen (Insulin-Pens) sehen aus wie Füller, weshalb sie auch diesen Namen tragen. Sie können überall hin mitgenommen werden und sind überaus leicht zu handhaben.

ten zu sich nehmen kann. Dann wird Insulin über Infusionen verabreicht (s. S. 134–135) und vielleicht auch über die Entlassung aus dem Krankenhaus hinaus weiter benötigt.

Ein Schwangerschaftsdiabetes (s. S. 144–145) kann eine Insulinbehandlung bis zur Entbindung erfordern, wenn sich der Blutzucker auch durch Ernährungsumstellung und mehr Bewegung nicht einstellen lässt. Insulin ist auch dann erforderlich, wenn der bereits vor der Schwangerschaft bestehende Diabetes mit Tabletten eingestellt war, denn während der Schwangerschaft und Stillzeit dürfen keine oralen Antidiabetika eingenommen werden.

Wie Insulin den Blutzucker reguliert

Das Insulin aus einer Spritze oder Pumpe wirkt genauso wie das Insulin, das Nichtdiabetiker in der Bauchspeicheldrüse selbst herstellen. Es senkt den Blutzuckerspiegel, denn es ermöglicht, dass die Körperzellen Glukose aufnehmen und dass Leber und Muskeln Glukose als Glykogen speichern. Insulin verhindert auch, dass Glykogen wieder in Glukose umgewandelt wird. Dadurch steigt der Blutzuckerspiegel nicht unnötig an. Die Insulinbehandlung soll die natürliche Freisetzung von Insulin bei gesunden Menschen nachahmen. Der Insulinspiegel sollte also entsprechend der sich im Blut befindlichen Menge an Glukose steigen und fallen.

Insulinstärke und -dosis

Insulin wird in Internationalen Einheiten (kurz I.E.) bemessen. Es gibt zwei unterschiedliche Konzentrationen: 40 I.E. und 100 I.E. pro Milliliter (I.E./ml). Angeboten wird es üblicherweise als 10-ml-Ampulle (1000 I.E.), als 3-ml-Patrone oder als 3-ml-Injektionshilfe (jeweils 300 I.E.). Anders als bei Schmerztabletten oder Antibiotika gibt es für Insulin keine

Das Insulin aus einer Spritze oder Pumpe wirkt genauso wie das Insulin, das Nichtdiabetiker in der Bauchspeicheldrüse selbst herstellen.

INSULINPRODUKTION IM GESUNDEN KÖRPER
Die Bauchspeicheldrüse sorgt dafür, dass im Blut immer eine bestimmte Menge an Insulin vorhanden ist. In Zeiten hohen Insulinbedarfs, etwa nach dem Essen oder Trinken, produziert sie zusätzliches Insulin.

BLUTZUCKER- UND INSULINSPIEGEL IM KÖRPER EINES GESUNDEN MENSCHEN

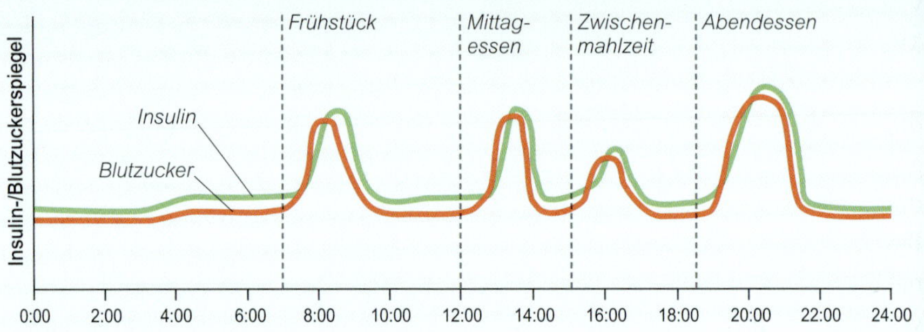

Höchstdosis. Der Bedarf ist bei jedem Diabetiker anders. Die Insulindosis wird individuell angepasst. Meist wird mit einer kleinen Dosis (10–20 I.E. pro Tag) begonnen, die dann erhöht oder verringert wird, bis der Blutzuckerspiegel bei 72–126 mg/dl stabil ist. Wie viel Insulin benötigt wird, um den Blutzucker in diesem Bereich zu halten, ist unterschiedlich. (s. S. 93–95).

Insulinarten

Wenn Sie zur Blutzuckereinstellung Insulin benötigen, wird Ihnen mindestens eine der fünf hauptsächlich verwendeten Insulinarten verschrieben. Man unterscheidet Insuline nach ihrer Wirkungsdauer im Körper. Manche Menschen kommen ihr Leben lang mit derselben Insulinart zurecht, andere müssen wechseln oder benötigen eine Kombination verschiedener Arten.

Bei den meisten heute verwendeten Insulinen handelt es sich um »Humaninsuline«: Sie werden im Labor künstlich hergestellt und entfalten eine ähnliche Wirkung wie das in einer gesunden menschlichen Bauchspeicheldrüse produzierte Insulin. Viele Diabetiker, bei denen die Krankheit seit langem diagnostiziert wurde, verwenden dagegen tierisches Insulin, das aus der Bauchspeicheldrüse von Rindern oder Schweinen stammt. Es wird aber seltener verwendet und ist heute nicht mehr die erste Wahl bei einer Insulintherapie. Wenn Sie jedoch mit tierischem Insulin eingestellt sind und es weiterhin verwenden möchten, haben Sie keine Probleme bei der Beschaffung.

Schnell wirksames Insulin (Insulin-Analoga)

Dieses Insulin kam Ende der 1990er Jahre auf den Markt. Die Bezeichnung Insulin-Analoga bedeutet, dass die Struktur des Insulins so verändert wurde, dass es bereits fünf Minuten nach der Injektion wirkt.

Da die Wirkung so rasch einsetzt, lässt sich schnell wirksames Insulin direkt vor oder bis zu 15 Minuten nach dem Essen injizieren. Dies ist besonders dann von Vorteil, wenn Sie nicht genau wissen, wann und wie viel Sie essen werden. Vorteilhaft bei diesem Insulin ist außerdem, dass Sie kurzfristig entscheiden können, wie viel Insulin Sie im Verhältnis zu Ihrer Mahlzeit benötigen.

Bei schnell wirksamem Insulin ist die Wirkung nach 1–2 Stunden am größten und lässt nach etwa vier Stunden nach – solange dauert in etwa die Bewältigung des Blutzuckeranstiegs nach dem Essen. Die kurze Wirkdauer vermindert das Risiko einer Unterzuckerung zwischen den Mahlzeiten.

Wenn die Wirkung des schnell wirksamen Insulins nachlässt, steigt der Blutzucker an. Es muss daher mit einem länger wirkenden Insulin kombiniert werden. Entweder Sie mischen die Insuline selbst oder Sie injizieren ein Mischinsulin bzw. beide Insuline separat.

Man kann schnell wirksame Insuline auch als einmalige Therapie bei einem unerwartet hohen Blutzuckerspiegel, z. B. bei Krankheit oder Stress, einsetzen. Wenn Sie eine Insulinpumpe verwenden, setzen Sie vermutlich ebenfalls schnell wirksames Insulin ein. Es ist sowohl für Erwachsene als auch für Kinder geeignet. Es gibt keine Anzeichen dafür, dass es bei einer Schwangerschaft nicht eingesetzt werden sollte.

F **Warum sind kurz wirksame Insuline meist klar, während länger wirkende Insuline meist trüb sind?**

A Kurz wirksame Insuline sind von Natur aus klar. Die meisten länger wirkenden Insuline sind kurz wirksame Insuline, deren Wirkung durch den Zusatz von Protamin und/oder Zink verzögert wird. Diese Substanzen trüben das Insulin. Nur Glargin (z. B. Lantus), ein lang wirksames Insulin mit 24-Stunden-Wirkung ohne Wirkungsmaximum, ist klar.

Normalinsulin

Dieses Insulin wird auch als Altinsulin bezeichnet. Es ist eine klare Lösung, deren Wirkung nach etwa 30 Minuten eintritt. Daher müssen Sie nach der Injektion mit dem Essen etwa 20–30 Minuten warten. Wenn es im Blut ist, erreicht Normalinsulin sein Wirkungsmaximum nach etwa 2–3 Stunden. Es kann acht Stunden dauern, bis die Wirkung allmählich nachlässt.

Um die stundenlange Wirkung des Normalinsulins abzufangen, muss eventuell eine kohlenhydrathaltige Zwischenmahlzeit 2–3 Stunden nach der Hauptmahlzeit eingenommen werden. Dies verhindert, dass der Blutzuckerspiegel unter 72 mg/dl

Da Normalinsulin nur relativ kurze Zeit wirkt, ist zusätzlich ein länger wirkendes Insulin erforderlich, um die Insulinversorgung während des Tages und der Nacht sicherzustellen.

WIRKDAUER VON INSULINEN

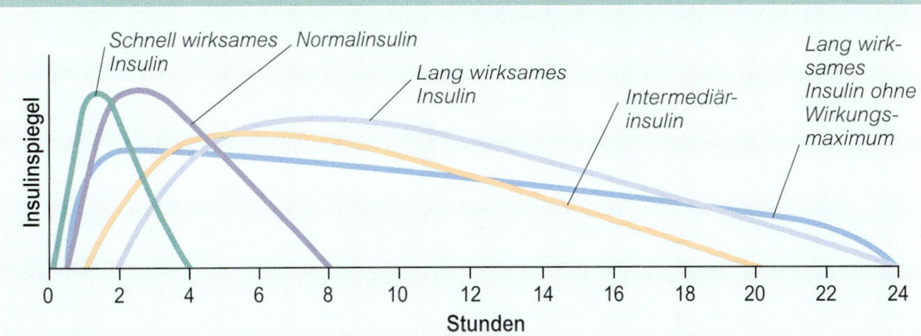

WIRKDAUER
Schnell wirksames Insulin und Normalinsulin entfalten ihre Wirkung rasch und haben eine relativ kurze Wirkdauer – sie erhöhen den Insulinspiegel für die Zeit nach den Mahlzeiten. Lang wirksame Insuline, Intermediärinsuline und lang wirksame Insuline ohne Wirkungsmaximum haben dagegen eine sehr viel längere Wirkdauer und stellen die Basisversorgung an Insulin sicher. Für eine optimale Einstellung des Blutzuckers kann eine Insulinart ausreichen oder es können mehrere Insulinarten erforderlich sein.

fällt und in Unterzucker gerät (s. S. 102–109). Da Normalinsulin nur relativ kurze Zeit wirkt, ist zusätzlich ein Verzögerungsinsulin erforderlich, um die Insulinversorgung während des Tages und der Nacht zu sichern.

Sie können Normal- und Verzögerungsinsulin selbst mischen oder ein Mischinsulin nehmen. Oder Sie spritzen Normalinsulin zu den Mahlzeiten und ein Verzögerungsinsulin vor dem Schlafen und/oder am Morgen.

Ein sehr hoher Blutzuckerspiegel, z. B. aufgrund von Krankheit oder Stress, kann durch die Injektion einer zusätzlichen Dosis eines Normalinsulins korrigiert werden. Dieses Insulin wird meist auch bei Insulininfusionen im Krankenhaus verwendet. Es kann bei Patienten jeden Alters und unabhängig von den Umständen eingesetzt werden.

Intermediärinsuline

Dazu zählen die trüb aussehenden NPH-Verzögerungsinsuline. Dem Insulin wird NPH (neutrales Protamin Hagedorn) zugesetzt, das für eine längere Wirkdauer des Insulins sorgt – bis zu 20 Stunden. Diese Insuline erreichen ihr Wirkungsmaximum nach etwa 4–8 Stunden. Sie decken dadurch den Insulinbedarf während des Tages, jedoch sollten Sie zur Zeit des Wirkungsmaximums etwas essen, um eine Unterzuckerung zu umgehen. Bei Typ-1-Diabetes wird oft ein Intermediärinsulin zusammen mit einem Normalinsulin verschrieben, damit der Blutzucker nicht ansteigt, wenn die

DIE WIRKUNG VERSCHIEDENER INSULINTYPEN TESTEN

Der Arzt verschreibt ein oder mehrere Insuline, je nachdem, was individuell erforderlich ist. Dabei sollten Sie wissen, wann die verschiedenen Insulininjektionen eine Wirkung auf den Blutzuckerspiegel ausüben, um zum geeigneten Zeitpunkt eine Blutzuckermessung durchführen zu können.

INSULIN	WANN APPLIZIERT	WIRKUNGSMAXIMUM	ZEITPUNKT DER MESSUNG
Schnell wirksames Insulin (z. B. NovoRapid) **Normalinsulin** (z. B. Actrapid HM, Insuman Rapid)	Mit oder nach einer Mahlzeit und 20–30 Minuten vor einer Mahlzeit	Zwischen dieser Mahlzeit und der nächsten	2 Stunden nach dieser Mahlzeit
Intermediärinsuline (z. B. Insulatard, Actraphane, Insuman Basal, Protaphan HM)	Vor dem Frühstück	Zwischen dem Mittag- und dem Abendessen	Vor dem Mittag- und dem Abendessen
	Vor dem Abendessen oder dem Zubettgehen	Über Nacht	Vor dem Frühstück
Lang wirksame Insuline (z. B. Ultratard)	Vor dem Frühstück, vor dem Abendessen oder Zubettgehen	Über Nacht	Vor dem Frühstück Vor dem Abendessen
Lang wirksames Insulin ohne Wirkungsmaximum (Lantus)	In 24-Stunden-Intervallen	Über einen Zeitraum von 24 Stunden	Tags- und nachtsüber jederzeit

F Hat Insulin irgendwelche Nebenwirkungen?

A Jedes Insulin führt zu Hypoglykämie, wenn dazu nicht gegessen wird. Außerdem ermöglicht Insulin die Speicherung von Glukose, was zu einer Gewichtszunahme führen kann. Sehr selten kommt es durch die Konservierungsstoffe im Insulin zu allergischen Reaktionen. Dann muss zu einem anderen Insulin gewechselt werden.

Wirkung des Normalinsulins nachlässt. Auch bei Typ-2-Diabetes werden Intermediärinsuline auf diese Weise eingesetzt. Sie können aber auch alleine oder in Kombination mit Tabletten (s. S.76–81) verschrieben werden.

Lang wirksames Insulin

Dieses Insulin wirkt nach 2 Stunden, erreicht sein Maximum nach etwa 6–10 Stunden und wirkt bis zu 24 Stunden. Zum Zeitpunkt der größten Wirkung muss gegessen werden, um eine Unterzuckerung zu vermeiden.

Bei Typ-1-Diabetes kann man lang wirksames Insulin mit einem Normalinsulin kombinieren. Dies deckt den Grundbedarf über 24 Stunden ab und verhindert einen Werteanstieg nach dem Essen. Auch wenn Sie Typ-2-Diabetes haben, können Sie lang wirksame Insuline so einsetzen oder Sie verwenden sie alleine oder kombinieren sie mit Tabletten (s. S. 76–81).

Lang wirksames Insulin ohne Wirkungsmaximum

Dieses Insulin gehört ebenfalls zu den Insulin-Analoga und ist eine neue lang wirksame Insulinart mit einem wenig ausgeprägten Wirkungsmaximum. Seine Wirkung setzt innerhalb von 30 Minuten ein und hält etwa 24 Stunden an. Durch die gleichmäßige Wirkung ist die Gefahr einer Unterzuckerung während dieser Zeit geringer als bei anderen lang wirksamen Insulinen.

Bei Typ-1-Diabetes kann ein solches Insulin zusammen mit einem Normalinsulin, das separat zu den Mahlzeiten injiziert wird, verschrieben werden (es darf aber nie zusammen mit Normalinsulin in einer Spritze aufgezogen werden!). Typ-2-Diabetiker setzen dieses Insulin entweder alleine oder in Kombination mit Tabletten ein.

Die Insulintherapie

Die Insulintherapie legt fest, wie viel Insulin pro Tag benötigt und welches Insulin bzw. welche Kombination aus Insulinen eingesetzt wird. Das am besten geeignete Therapiekonzept hängt im Einzelfall vom Diabetestyp und dem Alltag des Diabetikers ab.

Die Insulintherapie, die einem Typ-1-Diabetes sofort und einem Typ-2-Diabetiker dann verschrieben wird, wenn er erstmalig Insulin spritzt, ändert sich vermutlich im Laufe des Lebens. Eine Umstellung der Lebensweise, eine neue Arbeitsstelle oder eine schwere Krankheit können zu einer erheblichen Änderung des Insulinbedarfs führen. Der Arzt arbeitet mit Ihnen eine Behandlungsweise aus, die den Diabetes unter Ihren besonderen Umständen so optimal wie möglich einstellt.

Die Therapie, die nach der Diagnose eines Typ-1-Diabetes oder bei erstmaliger Notwendigkeit bei Typ-2-Diabetes verschrieben wird, ändert sich vermutlich im Laufe des Lebens.

ZWEIMAL TÄGLICH

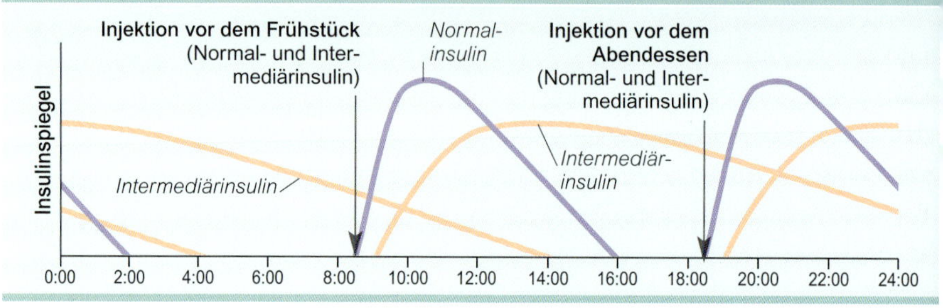

VIERMAL TÄGLICH (FESTSTEHENDE ESSENSPLANUNG)

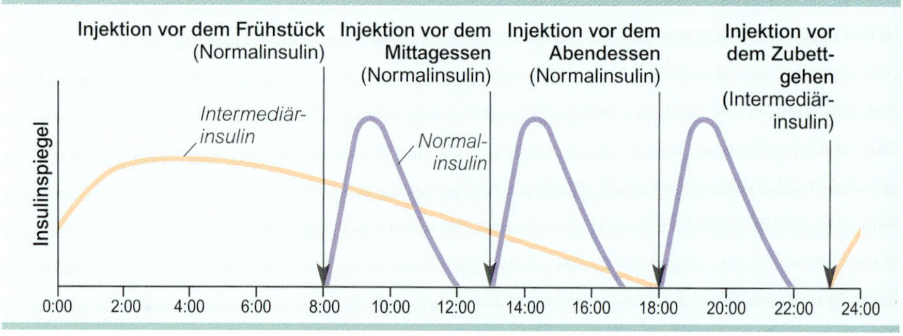

Bei Typ-2-Diabetes sind mitunter zwei Injektionen täglich erforderlich, wenn der Blutzucker mit einer Injektion am Tag nicht optimal einzustellen ist.

VIERMAL TÄGLICH (FLEXIBLE ESSENSPLANUNG)

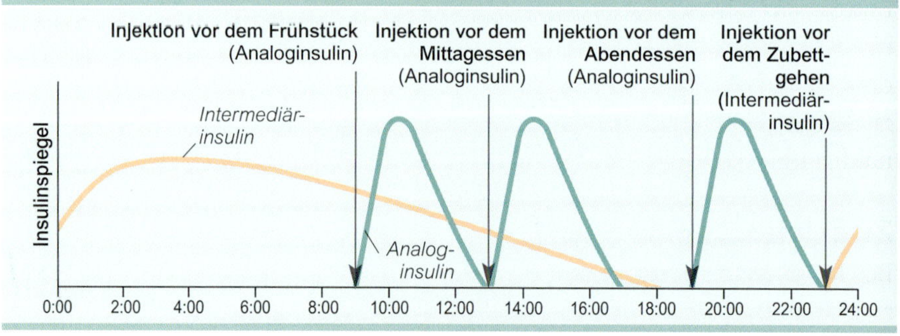

LANGZEIT-INSULIN

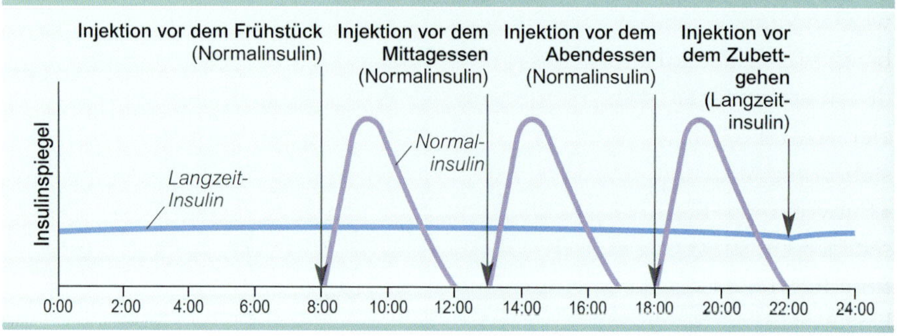

ÜBLICHE INSULINTHERAPIEN
Dies sind die verbreitetsten Insulinkombinationen für jedes Therapiekonzept. Jede Therapie deckt den Grundbedarf an basalem Insulin. Wenn zwei-, drei- oder viermal am Tag injiziert wird, wird dadurch die Insulinversorgung zu Zeiten erhöhten Bedarfs sichergestellt.

Eine Injektion täglich

Wenn ein Typ-2-Diabetiker Tabletten und Insulin nehmen soll, beginnt er meist mit einer Injektion täglich, um den Blutzuckeranstieg nach den Mahlzeiten und am Morgen zu regulieren. Bei Typ-1-Diabetes ist eine Injektion am Tag nicht ausreichend.

Wenn eine Insulininjektion täglich verabreicht wird, werden zumeist Intermediär- oder lang wirksame Insuline ohne Wirkungsmaximum und seltener lang wirksame Insuline eingesetzt. Eine Injektion vor dem Abendessen vermeidet eine Unterzuckerung am Morgen, die durch die nächtliche Freisetzung von Glukose aus der Leber verursacht ist. Ein Vorteil der morgendlichen Injektionen besteht darin, dass Sie tagsüber nicht ständig an Ihren Injektionsbedarf denken müssen. Bei einer Injektion am Tag treten außerdem Gewichtszunahme und Unterzuckerungen seltener auf als bei häufigeren Injektionen.

Zwei Injektionen täglich

Bei Typ-2-Diabetes sind mitunter zwei Injektionen täglich erforderlich, wenn der Blutzucker mit einer Injektion am Tag nicht optimal eingestellt werden kann. Auch bei Typ-1-Diabetes gibt es Therapiekonzepte, bei denen zweimal täglich Insulin injiziert wird. Folgende Anwendungen stehen zur Auswahl:

- Entweder ein Intermediär- oder, seltener, ein lang wirksames Insulin.
- Ein Intermediär- oder, seltener, ein lang wirksames Insulin, gemischt mit einem schnell wirksamen Insulin oder einem Normalinsulin.
- Ein Intermediär- oder, seltener, ein lang wirksames Insulin, das Sie mit einem schnell wirksamen Insulin oder einem Normalinsulin mischen.

Bei allen drei Möglichkeiten wird das Insulin einmal am Morgen und einmal am Abend injiziert. Die morgendliche Injektion erfolgt vor oder direkt nach dem Frühstück und reguliert den Blutzucker während des Tages, die abendliche Injektion erfolgt vor oder kurz nach dem Abendessen oder vor dem Zubettgehen und sorgt für eine Blutzuckerkontrolle während der Nacht. Wird ein Mischinsulin mit schnell wirksamem Insulin oder Normalinsulin eingesetzt, ist die Injektion auf die Essenszeiten abzustimmen. Regelmäßige Essenszeiten sind bei zwei Injektionen täglich unvermeidlich, um Hypoglykämien vorzubeugen.

Drei Injektionen täglich

Treten bei zwei Injektionen täglich immer noch Zeiten mit hohem Blutzuckerspiegel auf, ist eine dritte Dosis eines schnell wirksamen Insulins oder eines Normalinsulins erforderlich, meist zum Mittag- oder Abendessen, je nach Verabreichungszeitpunkt des Intermediärinsulins.

Drei Injektionen am Tag können darüber hinaus Teil einer langfristigen Therapie sein oder nur vorübergehend erforderlich sein – etwa weil sich die Lebensbedingungen geändert haben oder in der Rekonvaleszenz nach einer Krankheit.

Mythos oder WAHRHEIT?

MYTHOS
Je länger Sie an Diabetes erkrankt sind, desto mehr Injektionen benötigen Sie.

WAHRHEIT
Art und Dosierung des Insulins hängen nicht davon ab, wie lange der Diabetes schon besteht. Wahrscheinlich müssen Sie die Anzahl der Injektionen pro Tag von Zeit zu Zeit anpassen, um auf veränderte Lebensumstände, wie Schwangerschaft oder eine neue Arbeitsstelle, zu reagieren. Bei ersten Spätkomplikationen können häufigere Injektionen erforderlich werden, um den Blutzuckerspiegel besser einzustellen. Diese Änderungen können zu jedem Zeitpunkt einer Insulintherapie notwendig sein.

Vier Injektionen täglich (feststehende oder flexible Essensplanung)

Dieses Konzept soll die natürlichen Schwankungen der Insulinfreisetzung bei einem Nichtdiabetiker so gut wie möglich nachahmen. Ein oder zwei Injektionen eines Intermediär- oder eines lang wirksamen Insulins oder die Injektion eines schnell wirksamen Insulins ohne Wirkungsmaximum am Morgen, Abend oder vor dem Zubettgehen decken den so genannten basalen Insulinbedarf des Tages. Dies wird durch Normalinsulin direkt vor einer Mahlzeit oder schnell wirksames Insulin bis zu 15 Minuten nach einer Mahlzeit ergänzt. Die so zugeführte zusätzliche Insulinmenge nennt man Bolus.

Auf diese Weise kann die Menge des Insulins zu den Mahlzeiten genau auf die aufgenommene Nahrungsmenge abgestimmt werden. Dadurch verringert sich das Risiko der Unterzuckerung zwischen den Mahlzeiten und die Anzahl der Zwischenmahlzeiten kann reduziert werden. Das Langzeitinsulin hält den Blutzuckerspiegel zwischen den Wirkzeiten des Kurzzeitinsulins im empfohlenen Bereich.

Ein weiterer Vorteil dieses Therapiekonzepts ist, dass Sie die Bolusdosierungen immer genau an die geplante körperliche Aktivität, die gewünschte Nahrungsmenge und die Blutzuckerwerte anpassen können. In bestimmten Situationen können Sie sich einen zusätzlichen Bolus spritzen, z. B. bei Krankheit oder wenn Sie einmal mehr als gewöhnlich zu sich nehmen.

Kontinuierliche Applikation

Eine Alternative zu den dargestellten Therapiekonzepten ist die kontinuierliche Zufuhr von Insulin mit einer so genannten Insulinpumpe (s. S. 96–97). Die Pumpe gibt über einen Zugang in den Bauch ständig schnell wirksames Insulin ab und setzt bei erhöhtem Blutzuckerspiegel zusätzliches Insulin frei.

Die Insulindosis anpassen

Ein wichtiger Aspekt im Umgang mit Diabetes ist die Anpassung der Insulindosis zur Vermeidung oder zum Ausgleich hoher oder niedriger Blutzuckerwerte. Ähnlich wie die gesunde Bauchspeicheldrüse je nach Glukosemenge im Blut unterschiedliche Mengen Insulin ausschüttet, müssen auch Sie unterschiedliche Mengen an Insulin injizieren, abhängig von der Nahrungsaufnahme, der Bewegung und den Ergebnissen Ihrer Blutzuckermessungen (die Ergebnisse spiegeln Ihre Ernährung, den Grad der Bewegung sowie Krankheit und Stress wider).

Wie oft Sie Ihre Dosis anpassen müssen, hängt vom Therapiekonzept und der Einstellung des Blutzuckerspiegels ab. Manchmal muss man die Dosis täglich oder wöchentlich anpassen, manchmal nur unter bestimmten Umständen wie Urlaub oder Krankheit. Wenn Sie zum ersten Mal Insulin nehmen, wird Ihnen der Arzt auf der Grundlage Ihrer Blutzuckerwerte häufig Empfehlungen zur Anpassung Ihrer Dosis geben. Mit der Zeit lernen Sie, die Anpassungen selbst vorzunehmen.

Praktische Tipps

SO PASSEN SIE DIE INSULINDOSIS AN

- Wenn Sie verschiedene Insuline kombinieren und Ihr Blutzucker zu hoch oder zu niedrig ist, müssen Sie das Insulin anpassen, das gerade aktiv ist. Nur so tritt der gewünschte Effekt ein.
- Eine Dosisänderung bei anderen Diabetikern muss nicht zwangsläufig auch für Sie geeignet sein. Die Änderung der Insulindosis wirkt bei jedem anders und erfordert einige Übung, bis man sie beherrscht.

EIN DIABETES-TAGEBUCH – BASIS-BOLUS-THERAPIE

	Injektionszeit und Dosierung des Normal-/Intermediärinsulins				**Blutzuckerspiegel (mmol/l und in Klammern mg/dl)**								
Tag	Frühstück Altinsulin	Mittagessen Altinsulin	Abendessen Normalinsulin	zur Nacht Basalinsulin	**Vor dem Frühstück**	**2 Stunden nach dem Frühstück**	**Vor dem Mittagessen**	**2 Stunden nach dem Mittagessen**	**Vor dem Abendessen**	**2 Stunden nach dem Abendessen**	**Vor dem Zubettgehen**	**Während der Nacht**	**Anmerkung/Maßnahme**
Mo	6E	6E	10E	20E	7,0 (126)	–	14,6 (263)	–	10,1 (182)	–	6,8 (122)	–	BZ tagsüber zu hoch Morgen erneut messen.
Di	6E	6E	10E	20E	7,2 (130)	–	14,8 (267)	–	9,8 (176)	–	6,5 (117)	–	Morgen früh 2 I.E. mehr Normalinsulin
Mi	8E	6E	14E	20E	7,5 (135)	–	7,2 (130)	–	15,3 (276)	–	8,2 (148)	–	Zusätzliches Insulin, da Abendessen auswärts
Do	8E	6E	10E	20E	7,4 (135)	–	7,1 (130)	8.6	15,4 (276)	–	8,0 (148)	–	BZ abends/zurSchlafenszeit zu hoch. 2 Einheiten mehr Normalinsulin zum Mittagessen.
Fr	8E	8E	10E	20E	8,6 (155)	–	7,1 (128)	–	12,8 (230)	–	6,2 (112)	–	BZ morgens zu hoch. Abends mehr Insulin.
Sa	8E	10E	10E	22E	8,8 (158)	–	7,0 (126)	–	7,5 (135)	–	6,4 (115)	–	BZ morgens noch zu hoch. Intermediär abends erhöhen.
So	8E	10E	10E	22E	3,8 (50)	4,6 (83)	6,8 (122)	–	7,6 (137)	–	5,4 (97)	–	Unterzucker; Alkohol? Dosis vor dem Zubettgehen reduzieren, falls Unterzucker auftritt.

Allgemeine Grundsätze

Liegen Ihre Blutzuckerwerte öfter außerhalb von 72–126 mg/dl, gilt es herauszufinden, welcher Aspekt dafür verantwortlich ist. Haben Sie z. B. mehr oder weniger gegessen oder sich mehr oder weniger bewegt? Lassen sich Aspekte Ihres Lebens so ändern, dass der Blutzucker optimal eingestellt werden kann, sollten Sie hier ansetzen. Wenn dies nicht möglich ist oder nicht zum Erfolg führt, sollten Sie eine Änderung Ihrer Insulindosierung in Betracht ziehen. Beachten Sie dabei die folgenden Grundsätze:

- Ändern Sie die Insulindosis nicht wegen eines einzigen Wertes, sondern nur, wenn Sie anhand Ihrer Ergebnisse eine Regelmäßigkeit erkennen.
- Ist Ihr Blutzuckerspiegel mehr als ein bis zwei Tage zu hoch und führen andere Maßnahmen nicht zu einer Senkung, benötigen Sie mehr Insulin.
- Ist Ihr Blutzucker länger als ein oder zwei Tage ohne Grund zu niedrig, benötigen Sie weniger Insulin.

ANPASSEN DER INSULINDOSEN

Die Anpassung der Insulinmenge an die Ergebnisse der Blutzuckermessungen ist ein wichtiger Aspekt des Umgangs mit Diabetes. Das Beispiel oben zeigt eine Behandlung mit Normalinsulin zu den Mahlzeiten und Intermediärinsulin vor dem Zubettgehen. Wenn Sie statt Normalinsulin schnell wirkende Insulinanaloga verwenden, können häufigere Anpassungen als Reaktion auf die Mahlzeit, die Sie gerade essen möchten oder gerade gegessen haben, vorgenommen werden.

Mythos ODER WAHRHEIT?

MYTHOS
Ein einmal begonnenes Insulintherapiekonzept muss beibehalten werden.

WAHRHEIT
Es gibt viele Insulintherapiekonzepte. Die für Sie geeignete Therapie sollte Ihren Blutzuckerspiegel konstant halten und sich in Ihren Alltag integrieren lassen. Manchmal ist eine Anpassung erforderlich, um auf Veränderungen Ihres Alltags zu reagieren.

- Erhöhen oder mindern Sie die Dosis zunächst um 2–4 Einheiten pro Insulingabe. Liegt eine Einzeldosis z. B. bei 40–60 Einheiten, können größere Änderungen erforderlich sein, damit eine Wirkung erzielt wird – besprechen Sie dies mit Ihrem Arzt.
- Wenn Sie mehrmals am Tag Insulin injizieren, verändern Sie nur eine einzelne Injektion, sonst ist die Wirkung nicht eindeutig und Sie haben am Ende möglicherweise zu viel oder zu wenig Insulin im Körper.
- Prüfen Sie anhand Ihrer Blutzuckermessungen den Therapieerfolg.
- Wenn Sie zweimal täglich lang wirksames Insulin injizieren, warten Sie mindestens einen Tag, bevor Sie die Dosis weiter ändern. Da dieses Insulin bis zu 24 Stunden im Körper bleibt, können Sie erst danach über den Erfolg der Änderung entscheiden.
- Bei Kindern können kleine Änderungen, z. B. von nur einer oder einer halben Einheit, ausreichend sein.

Anpassen der Dosis bei einer Injektion täglich

Bei dieser Therapie können Sie die Insulindosis erhöhen oder verringern, je nachdem, ob Ihr Blutzuckerspiegel zu hoch oder zu niedrig ist. Messen Sie dazu den Blutzucker zu verschiedenen Tageszeiten – z. B. nach dem Aufstehen und vor oder zwei Stunden nach dem Mittag- und Abendessen. Liegt Ihr Blutzuckerspiegel nach der Anpassung immer noch außerhalb des gewünschten Bereichs, sollten Sie eine weitere Änderung der Dosierung nach ein oder zwei Tagen prüfen.

Anpassen der Dosis bei zwei Injektionen täglich

Wenn Sie nur Intermediär- oder lang wirksames Insulin oder Intermediär- oder lang wirksames Insulin gemischt mit Normalinsulin oder schnell wirksamem Insulin nehmen, müssen Sie die Dosis der morgendlichen oder die der abendlichen Injektion ändern. Ist eine stärkere Kontrolle des Blutzuckers vor dem Mittag- oder Abendessen oder am Nachmittag gewünscht, sollten Sie die Dosis Ihrer morgendlichen Injektion anpassen. Wenn Sie dagegen eine stärkere Kontrolle des Blutzuckerspiegels am Abend, über Nacht und am frühen Morgen möchten, sollten Sie die Dosis der Abendinjektion ändern.

Injizieren Sie zweimal täglich und mischen Sie das Intermediär- bzw. das lang wirksame Insulin mit dem Normal- bzw. dem schnell wirksamen Insulin selbst, können Sie auch nur die Dosis des Normalinsulins bzw. des schnell wirksamen Insulins oder nur die Dosis des lang wirksamen Insulins ändern. Dies wird davon abhängen, zu welchen Zeiten am Tag Ihr Blutzuckerspiegel steigt oder sinkt. Sie sollten die Ergebnisse Ihrer Änderung am nächsten Tag zu dieser Zeit feststellen können. Haben die Änderungen nicht zu einem Blutzuckerspiegel zwischen 72–126 mg/dl geführt, sollten Sie weitere Änderungen in Betracht ziehen.

Anpassen der Dosis bei vier Injektionen täglich

Therapien mit drei oder vier täglichen Insulingaben ermöglichen häufige Dosierungsänderungen des Normal- oder schnell wirksamen Insulins zu den Mahlzeiten oder des länger wirksamen Insulins. Insbesondere bei schnell wirksamem Insulin kann man die Dosis genau an den Kohlenhydratgehalt der nächsten Mahlzeit anpassen. Sind Sie sich nicht sicher, wie viel Sie essen werden, können Sie das schnell wirksame Insulin auch noch nach dem Essen injizieren. Die Wirkung der Dosisänderung lässt sich durch eine Blutzuckermessung zwei Stunden nach dem Essen feststellen.

Wenn Sie die Dosis des Normalinsulins zum Frühstück ändern, so sollten Sie bedenken, dass die Wirkung noch bis zum Mittagessen anhält. Genauso wirkt eine Dosisänderung bei der Mittagsinjektion bis am späten Nachmittag nach. So kann die Erhöhung der Dosis das Risiko einer Unterzuckerung 4–6 Stunden später erhöhen, obwohl sie einen zu hohen Blutzuckerspiegel nach 2 Stunden korrigiert.

Wenn Ihr Blutzuckerspiegel zwischen den Mahlzeiten oder am frühen Morgen zu hoch oder zu niedrig ist, obwohl Sie die Dosierung Ihres Mahlzeiteninsulins geändert haben, müssen Sie möglicherweise die Dosierung des länger wirkenden Insulins anpassen. Nach einer solchen Änderung sollten Sie den Blutzuckerspiegel mehrmals am Tag messen, um zu erkennen, ob die Änderung die gewünschte Wirkung zur Folge hatte, denn so lange hält die Wirkung an.

Verhalten in verschiedenen Situationen

Wenn Ihr Blutzuckerspiegel in bestimmten Situationen zu stark ansteigt oder absinkt, ergreifen Sie geeignete Gegenmaßnahmen.

- **ESSENGEHEN** Wenn Sie essen gehen oder wissen, dass Sie zu einer bestimmten Gelegenheit mehr als gewöhnlich essen werden, lässt sich durch eine erhöhte Insulininjektion vor dem Essen ein zu starker Anstieg des Blutzuckerspiegels verhindern. Schnell wirksames Insulin können Sie auch erst nach dem Essen spritzen und die Dosis an die Art und die Menge der Mahlzeit anpassen. Informieren Sie sich vorher, wie lange das Insulin im Körper verbleibt und wann es sein Wirkungsmaximum erreicht (s. S. 85) – Sie müssen zu dieser Zeit eventuell eine Zwischenmahlzeit einplanen. Denken Sie auch daran, dass die regelmäßige Erhöhung der Insulindosis aufgrund üppiger Mahlzeiten zu Übergewicht führen kann. Die Richtlinien einer gesunden Ernährung finden Sie auf den Seiten 30–43.
- **KÖRPERLICHE AKTIVITÄT** Da der Blutzuckerspiegel bei körperlicher Aktivität sinkt, sollte die Insulindosis

Informieren Sie sich, wie lange das Insulin im Körper verbleibt und wann es sein Wirkungsmaximum erreicht.

Meine Erfahrung

»Ich brauchte in 20 Jahren sechs Mal eine neue Therapie. Erst dann war ich so eingestellt, dass ich keine Unterzuckerungen mehr hatte.« HELMUT

ANMERKUNG Eine Anpassung der Insulindosis als Reaktion auf die Werte der Blutzuckermessungen unterstützt die Diabeteseinstellung. Eine Umstellung der Therapie kann manchmal jedoch auch mehr Flexibilität bewirken. Ihr Arzt kann Sie dahingehend beraten.

gesenkt werden, wenn Sie sich mehr bewegen, um Unterzuckerungen zu vermeiden oder einen niedrigen Blutzuckerspiegel nicht durch mehr Essen ausgleichen zu müssen. Wenn Sie z. B. morgens schwimmen gehen, können Sie die Insulindosis Ihrer morgendlichen Injektion herabsetzen. Jede körperliche Aktivität kann Ihren Blutzuckerspiegel senken.

■ **KRANKHEIT** Ein Anstieg des Blutzuckerspiegels ist Teil der normalen Reaktion des Körpers auf Krankheit. Der Blutzuckerspiegel steigt auch, wenn Sie nichts essen, und kann zusätzliche Infektionen, langsame Genesung, diabetische Ketoazidose bei Typ-1-Diabetes sowie hyperosmolares Koma bei Typ-2-Diabetes begünstigen. Daher sollte die Insulindosis so erhöht werden, dass der Blutzuckerwert auf alle Fälle unter 180 mg/dl bleibt (Auskunft über die erforderliche Erhöhung der Dosis geben regelmäßige Blutzuckermessungen). Während einer Krankheit kann dazu eine Erhöhung der Dosis um 2–4 Einheiten oder mehr pro Injektion erforderlich sein, oder der Arzt rät Ihnen zu häufigeren Injektionen.

Mit der Genesung sinkt der Blutzuckerspiegel normalerweise wieder und die Insulindosis muss wieder reduziert werden. Manchmal bleibt der Blutzuckerspiegel aber auch erhöht, obwohl sich der Körper von der Krankheit erholt (s. S. 130–133).

■ **FASTEN** Wenn Sie sich wohl fühlen und vor einer medizinischen Untersuchung oder aus anderen Gründen fasten müssen, sollten Sie die Insulindosis senken. Während des Fastens braucht ein Typ-1-Diabetiker weniger Insulin, ein Typ-2-Diabetiker kann die Insulinzufuhr stark reduzieren oder sogar völlig darauf verzichten, da sein Körper ja selbst noch etwas Insulin produziert.

Wenn Sie auf bestimmte Nahrungsmittel verzichten möchten, müssen Sie Ihre Insulintherapie so anpassen, dass Sie über genügend Insulin verfügen, wenn Sie essen, aber wiederum nicht so viel, dass Sie zwischen den Mahlzeiten in Unterzucker geraten. Eine Basis-Bolus-Therapie mit einem schnell wirksamen Insulin kann angebracht sein.

Wenn Sie für eine morgendliche Untersuchung nüchtern bleiben müssen, ist es ratsam, die Insulindosis am Abend vor der Untersuchung zu senken und mit Ihrer üblichen morgendlichen Injektion zu warten, bis Sie wieder essen dürfen. Fragen Sie Ihren Arzt zur Insulindosierung während einer Fastenzeit oder einer Diät.

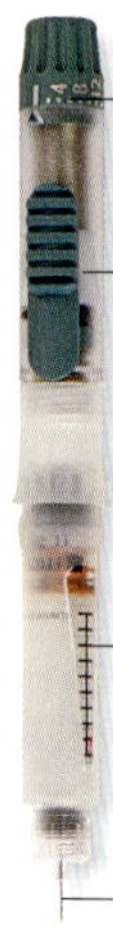
Dosierregler
Seitlicher Kolben, für kleine Hände oder bei Arthritis leichter zu handhaben
Austauschbare Insulinpatrone
Aufsteckbare Nadel

Injektionshilfe mit seitlichem Druckknopf (wieder verwendbar)

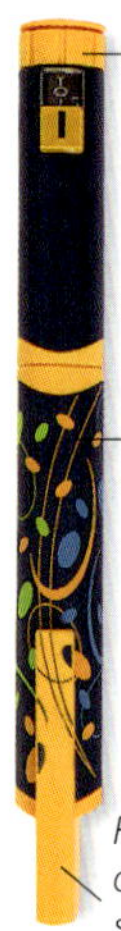
Dosierregler und Kolben
Leuchtende Farben und Muster gefa len vor allem Kindern
Füllerkappe, deckt die aufsteckbare Na

Injektionshilfe mit elekt nischem Speicher (wiec verwendbar)

Mythos ODER WAHRHEIT?

MYTHOS
Insulin wird direkt in die Vene injiziert.

WAHRHEIT
Das Insulin, das Sie sich selbst spritzen, geht nicht direkt in den Blutkreislauf. Es wird stattdessen in das subkutane Fettgewebe (Unterhautfettgewebe) gespritzt und von dort in den Blutkreislauf absorbiert. Mit der richtigen Injektionstechnik vermeiden Sie, versehentlich eine Vene zu treffen. Die Insulininfusionen, die in Krankenhäusern gelegt werden, gehen direkt in die Vene. Dies ist jedoch nur eine vorübergehende Maßnahme, die Sie selbst nicht durchführen müssen.

Injektionshilfsmittel

Es gibt eine Reihe von Hilfsmitteln für die Injektion von Insulin. Manche Menschen bevorzugen für die Injektion eine Spritze mit Kanüle, die meisten benutzen jedoch eine Injektionshilfe mit einer Insulinpatrone. Auch die kontinuierliche Zufuhr von Insulin mittels einer Insulinpumpe ist eine Alternative. Die Wahl des Hilfsmittels hängt von der Art und der Marke Ihres Insulins und von Ihrer Insulintherapie ab.

■ **INJEKTIONSHILFEN MIT AUFSTECKBAREN KANÜLEN.** Diese Geräte fassen 300 Einheiten Insulin und bestehen aus einem Kolben, einem Dosierregler und einer aufsteckbaren Kanüle. Sie ermöglichen die Insulininjektion auf eine einfache und diskrete Weise. Die meisten Injektionshilfen sehen aus wie ein Füller. Manche sind wieder verwendbar, andere werden nur einmal gebraucht. Die Insulinpatronen in wieder verwendbaren Injektionshilfen werden ausgewechselt, wenn sie leer sind. Einweggeräte enthalten eingebaute Insulinpatronen und werden entsorgt, wenn die Patrone leer ist – abhängig von Ihrem Insulinverbrauch nach ein paar Tagen oder Wochen. Ob Sie eine wieder verwendbare oder eine Einweg-Injektionshilfe benutzen,

F **Was kann ich tun, wenn ich Angst vor Spritzen habe?**

A Angst vor der ersten Injektion ist völlig normal. Eine echte Phobie gegenüber Spritzen kommt aber nur sehr selten vor. Vielleicht haben Sie Angst vor langen Kanülen oder davor, in die Vene spritzen zu müssen. Beides ist jedoch bei Insulin nicht erforderlich. Versuchen Sie unter Anleitung des Arztes, eine Insulinkanüle unter die Haut zu schieben. Sie werden feststellen, dass es einfacher und weniger schmerzhaft ist, als Sie dachten. So sind Sie auf die täglichen Injektionen zu Hause gut vorbereitet. Sollten Sie wirklich panische Angst haben, gibt es auch Geräte zur Injektion mittels Düse.

INJEKTIONSHILFEN
Wieder verwendbare Injektionshilfen verfügen über eine austauschbare Insulinpatrone oder das Insulin muss aus einer Flasche aufgezogen werden, während Einweggeräte bereits mit Insulinfüllung gekauft werden. Bei allen wird eine Kanüle verwendet, außer beim Jet-Injektor, der einen Insulinstrahl durch Luftdruck unter die Haut schießt.

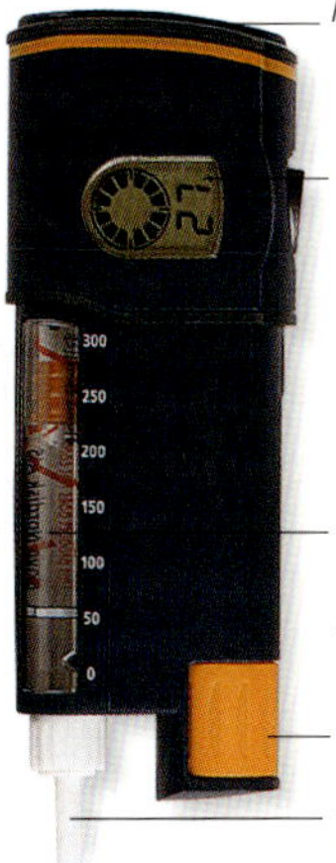

Injektionshilfe mit elektronischem Speicher (wieder verwendbar)

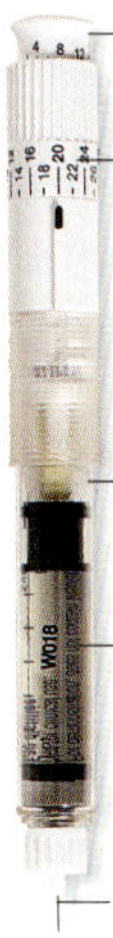

Injektionshilfe mit fester Dosierung (Einmalgebrauch)

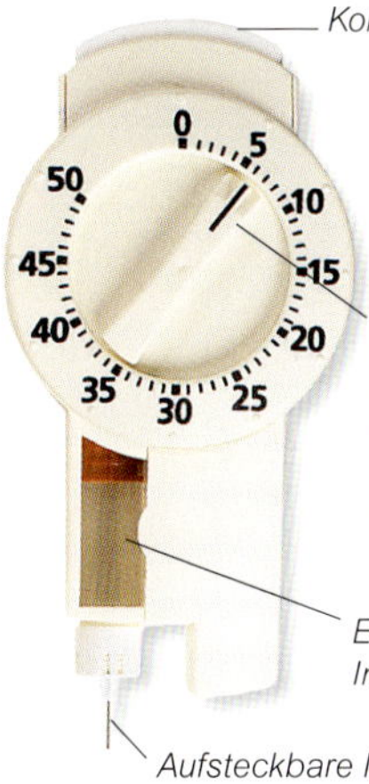

Injektionshilfe für einfache Dosiseinstellung (Einmalgebrauch)

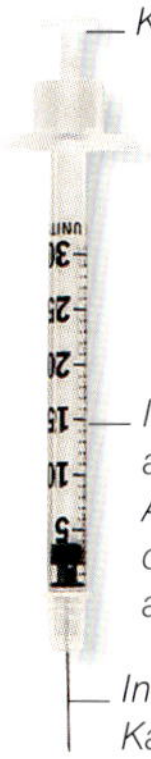

Einwegspritze

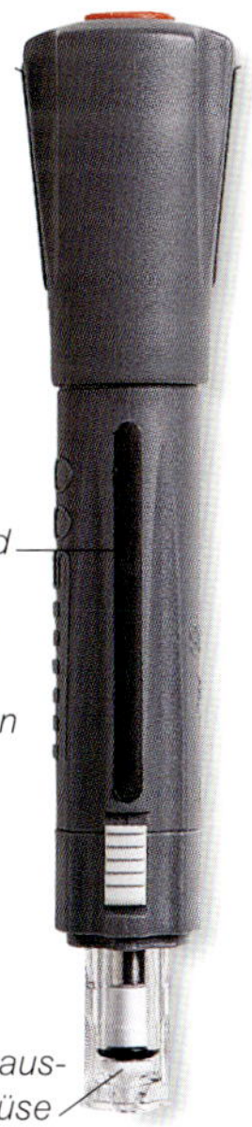

Jet-Injektor (wieder verwendbar)

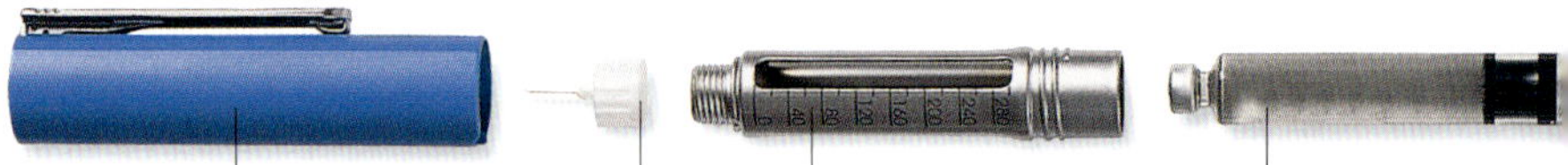

Wieder verwendbare Injektionshilfe
Injektionshilfen wie die hier abgebildeten verwenden Insulinpatronen, die in einen Patronenhalter gesetzt werden. Sie verfügen über ein System zur Dosiseinstellung und einen Druckknopf. Für jede Injektion wird eine neue Kanüle aufgesteckt.

hängt von Ihrer Lebensweise und Ihrer Insulinmarke ab.

Auf die Injektionshilfe muss vor Gebrauch eine Kanüle gesteckt und hinterher entsorgt werden. Es gibt Kanülen in vier Längen: 5 mm, 6 mm, 8 mm, 10 mm und 12 mm. Welche Länge Sie verwenden, hängt davon ab, was für Sie am bequemsten ist und wie dick Ihr Unterhautfettgewebe ist. Je weniger Fett Sie aufweisen, desto kürzer sollte die verwendete Kanüle sein – Kinder z. B. benötigen kürzere Kanülen.

Wenn die verwendete Kanüle zu lang ist, besteht die Gefahr, dass Sie in den Muskel spritzen. Dann gelangt das Insulin schneller in die Blutbahn und führt zu unvorhersehbaren Schwankungen des Blutzuckerspiegels (s. S. 98).

■ **INSULINSPRITZEN** Diese fassen bis zu 30, 50 oder 100 Einheiten Insulin und können mit einer 8 mm oder 12 mm langen Kanüle gekauft werden. Eine Spritze ist schmaler als andere Injektionshilfen, aber Sie müssen das Insulin vor jeder Injektion aus einer Flasche aufziehen, was unpraktisch ist, wenn Sie unterwegs sind.

■ **JET-INJEKTOR OHNE KANÜLE** Diese Injektionshilfe sendet einen feinen Strahl Insulin mit Hochdruck in die Haut und macht so den Einstich der Kanüle überflüssig. Das Gerät ist bei Spritzenangst nützlich, ist aber größer als andere Injektionshilfen. Vor jeder Injektion muss das Insulin aus einer Flasche aufgezogen werden.

■ **INSULINPUMPE** Dabei handelt es sich um ein kleines elektronisches Gerät, das man die ganze Zeit am Körper trägt. Es versorgt den Körper über einen dünnen Schlauch mit Insulin zur Deckung des basalen Bedarfs. Der Schlauch, der alle zwei oder drei Tage ausgewechselt werden muss, führt über eine Kanüle oder ein kleines Röhrchen in den Körper. meist in den Bauch. Die Pumpe enthält eine Spritze oder eine Patrone mit schnell wirksamem Insulin oder Normalinsulin. Zur Ausschüttung von zusätzlichem Insulin (Bolus), etwa zu den Mahlzeiten, drücken Sie auf einen Knopf. Fällt Ihr Blutzuckerspiegel, z. B. wenn Sie körperlich aktiv sind, ist die Pumpe auf eine geringere Insulinausschüttung programmierbar. Sie hält die Menge des

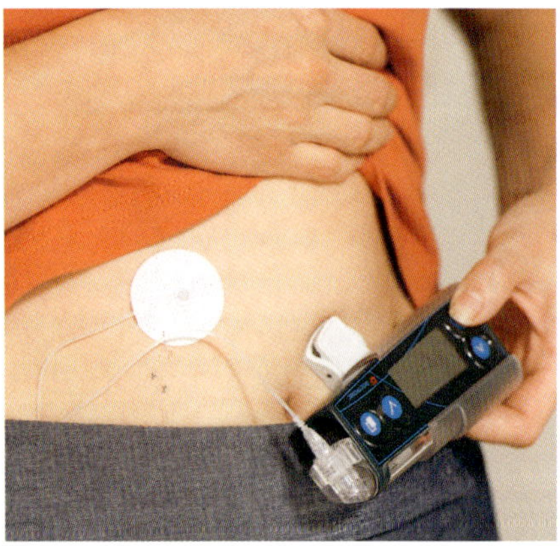

Insulinpumpe
Eine Insulinpumpe versorgt den Körper kontinuierlich mit Insulin, das über einen dünnen Schlauch und eine Kanüle in den Bauch gelangt. Mittels Insulinpumpen kann der Blutzucker optimal eingestellt werden und sie lassen Ihnen darüber hinaus sehr viel Freiheit zu entscheiden, was Sie wann essen möchten.

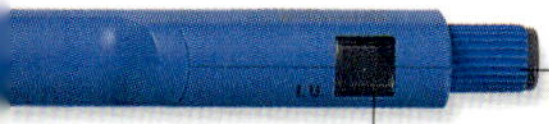

abgegebenen Insulins und den Zeitpunkt genau fest. Man kann die Pumpe in der Tasche transportieren oder am Gürtel befestigen. Manche Pumpen sind wasserdicht; falls nicht, kann die Pumpe zum Baden oder Schwimmen abgenommen werden. Wenn eine Pumpe nicht richtig arbeitet oder das Insulin zu Ende geht, wird ein Alarm ausgelöst.

Geeignete Injektionsstellen

Insulin wird in das Fettgewebe unter der Haut injiziert. Die gebräuchlichsten Injektionsstellen sind die Oberschenkel, das Gesäß oder der Bauch – das Unterhautfettgewebe ist an anderen Stellen des Körpers zu dünn. Für welche Injektionsstelle Sie sich auch entscheiden, Sie sollten sie häufig wechseln. Wenn Sie das Insulin wiederholt in dieselbe Stelle spritzen, kommt es zu einer lokalen Vermehrung von Fettgewebe, was meistens als Verhärtung bemerkt wird (s. Lipohyperthrophie auf den Seiten 212–213).

Auch wenn es verlockend ist, in eine verhärtete Stelle zu spritzen, da die Haut dort weniger empfindlich ist, ist auf jeden Fall davon abzuraten. Die Aufnahme des Insulins aus dieser Region ist nicht vorhersagbar und erschwert die Blutzuckereinstellung. Wechseln Sie täglich die Injektionsstellen. Spritzen Sie beispielsweise einen Tag in den Bauch, dann einige Male in die Oberschenkel und danach in das Gesäß. Auch wenn Sie eine dieser Injektionsstellen bevorzugen, injizieren Sie in den gesamten Bereich an dieser Stelle, anstatt alle Injektionen auf einen kleinen Ausschnitt dieser Stelle zu konzentrieren.

Bei der Auswahl einer Injektionsstelle sollten Sie auch bedenken, dass Insulin von verschiedenen Körperstellen aus unterschiedlich schnell in die Blutbahn aufgenommen wird – am schnellsten aus dem Bauchbereich und am langsamsten aus dem Gesäß. Insulin entfaltet seine Wirkung auch dann schneller, wenn Sie die Muskeln in der Nähe der Injektionsstelle kurz nach der Injektion kräftig einsetzen – wenn Sie z. B. in den Oberschenkel injizieren und danach Rad fahren. Durch die Aktivität zirkuliert das Insulin dort weitaus schneller als bei einer Injektion in eine andere Stelle.

F **Was geschieht, wenn ich Insulin aus Versehen in einen Muskel injiziere?**

A Das Insulin gelangt dann schneller in die Blutbahn, weshalb auch der Blutzuckerspiegel schneller als erwartet fällt und das Risiko einer Unterzuckerung steigt. Manchmal kann Insulin, dass unwissentlich in den Muskel gespritzt wurde, Schwankungen des Blutzuckerspiegels auslösen. Eine kürzere Kanüle oder die Injektion in eine Hautfalte (s. S. 98) erhöhen Ihre Chancen, das Insulin korrekt in das Unterhautfettgewebe zu injizieren.

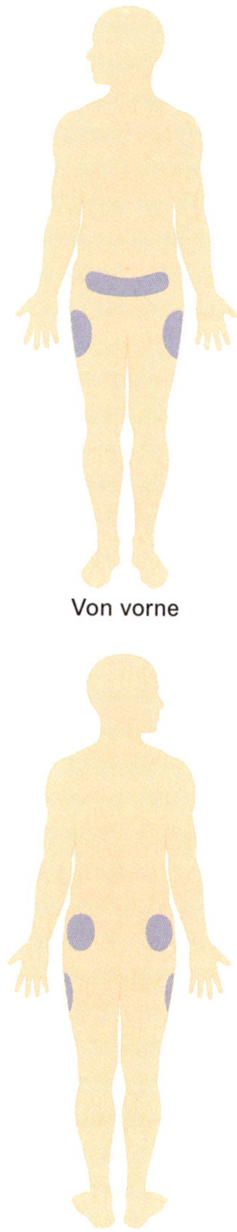

INJEKTIONSSTELLEN
Sie müssen wissen, welche Körperstellen für die Insulininjektion geeignet sind. Die Körperpartien, die in den Abbildungen farbig sind, können für Injektionen genutzt werden. Die Injektionsstelle ist täglich zu wechseln, um Hautproblemen vorzubeugen.

SO VERWENDEN SIE EINE INJEKTIONSHILFE

Fast jede Insulininjektionshilfe (auch Insulinpen oder kurz Pen genannt) arbeitet nach demselben Schema und unterscheidet sich nur im Detail – lesen Sie im Zweifelsfall die Gebrauchsanweisung. Prüfen Sie vor der Injektion Aussehen und Haltbarkeitsdatum des Insulins (siehe rechts). Die Person im hier gezeigten Beispiel injiziert das Insulin in eine Hautfalte (siehe auch rechts).

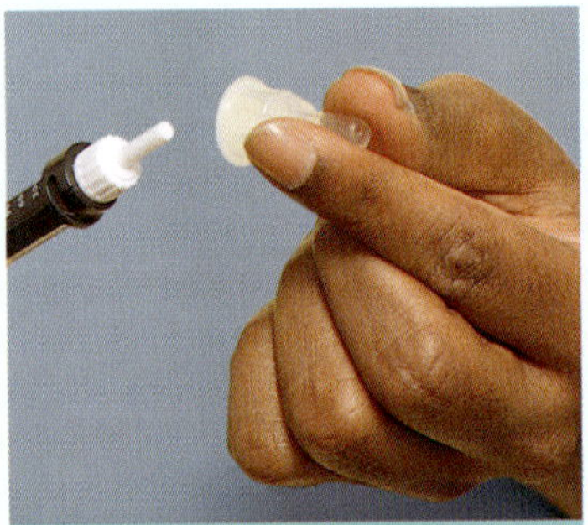

1 Nach dem Abziehen der Kappe schrauben Sie eine Kanüle in den Patronenhalter. Entfernen Sie die Schutzkappe der Kanüle.

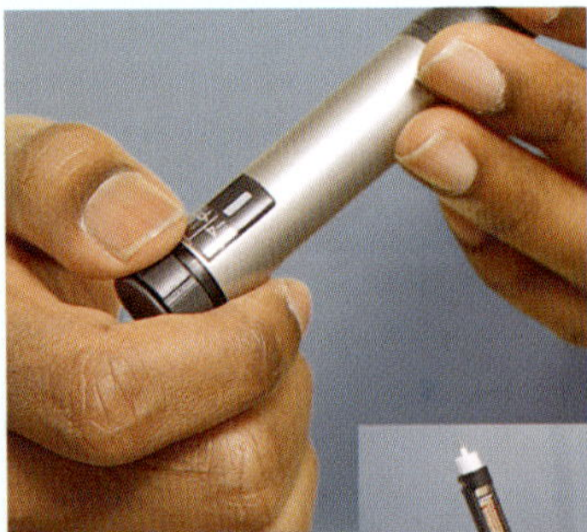

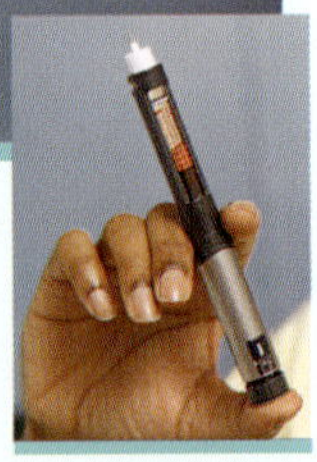

2 Schwenken Sie den Pen, um trübes Insulin zu druchmischen. Stellen Sie 2–4 Einheiten ein und drücken Sie auf den Kolben, bis ein Tropfen Insulin aus der Kanüle austritt. (So drücken Sie die Luft aus der Kanüle).

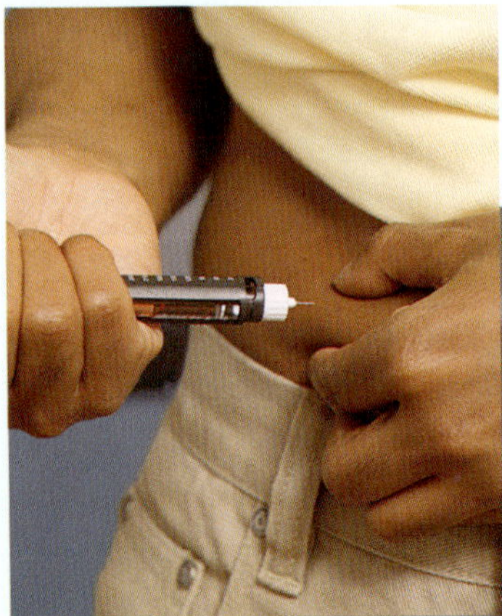

3 Stellen Sie die Dosis ein und bilden Sie mit Daumen und Zeigefinger eine Hautfalte an der gewünschten Injektionsstelle (hier am Bauch). Halten Sie die Injektionshilfe in einem 90-Grad-Winkel zum Körper und stechen Sie mit der Kanüle in die Hautfalte ein.

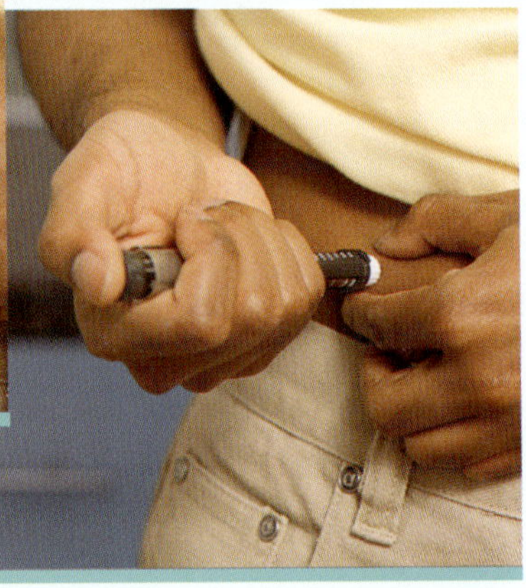

4 Drücken Sie auf den Kolben und halten Sie ihn während der Injektion gedrückt. Lassen Sie die Kanüle etwa 10 Sekunden im Unterhautfettgewebe, bevor Sie sie herausziehen. Entsorgen Sie die Kanüle und setzen Sie die Kappe wieder auf.

So spritzen Sie sich

Die Vorbereitung des Insulins und die richtige Injektionstechnik sorgen dafür, dass das Insulin seine Wirkung richtig entfaltet. Die Vorgehensweise bei der Insulininjektion hängt davon ab, ob ein Insulinpen (s. links) oder eine Insulinspritze (s. rechts) verwendet wird. Vor der Injektion sollten Sie das Insulin jedoch genau prüfen und entscheiden, welche Injektionstechnik Sie einsetzen möchten.

Das Insulin prüfen

Bevor Sie sich das Insulin spritzen, prüfen Sie Aussehen und Haltbarkeitsdatum. Ist es trüb, obwohl es klar sein sollte, hat es eine leichte Rosafärbung, ist es klumpig oder sind auch nach Rollen zwischen den Handflächen noch Schwebeteilchen sichtbar, entsorgen Sie es und verwenden Sie eine neue Injektionshilfe.

Injektionstechniken

Vielleicht kennen Sie schon eine der folgenden zwei Injektionstechniken.

- **BILDEN EINER HAUTFALTE** Bei dieser Technik wird mit Daumen und Zeige- oder Mittelfinger eine Hautfalte gebildet. Die Kanüle wird senkrecht in die Falte hineingestochen. Lassen Sie die Hautfalte los, nachdem Sie die Injektion beendet und die Kanüle aus der Haut entfernt haben.

Durch diese Technik wird verhindert, dass Sie das Insulin in einen Muskel injizieren. Bei sehr kurzen Kanülen oder einem sehr dicken Unterhautfettgewebe ist die Bildung einer Hautfalte nicht erforderlich.

■ **45-GRAD-TECHNIK** Dabei wird die Kanüle direkt (ohne Bildung einer Hautfalte) im 45-Grad-Winkel in die Haut eingeführt. Durch diesen relativ flachen Winkel wird verhindert, dass Sie zu tief stechen und die Kanüle durch das Unterhautfettgewebe in den Muskel eindringt.

Umgang mit Insulin und Injektionshilfen

Ungeöffnete Ampullen, Patronen oder Einweg-Injektionshilfen sollten im Kühlschrank bei einer Temperatur von 2–8 °C aufbewahrt werden. Verwenden Sie kein Insulin, dessen Haltbarkeitsdatum überschritten ist (sehen Sie auf der Ampulle, der Patrone oder der Verpackung des Einwegpens nach). Insulin, das einmal gefroren oder hohen Temperaturen oder direktem Sonnenlicht ausgesetzt war oder dessen Haltbarkeitsdatum abgelaufen ist, wirkt nicht mehr und sollte entsorgt werden.

Das geöffnete Insulin kann bis zu einem Monat gefahrlos ohne Kühlung bei Zimmertemperatur (bis zu 25 °C) aufbewahrt werden. Das hat den Vorteil, dass Sie Ihr Insulin immer bei sich tragen können, ohne es kühl halten zu müssen, vorausgesetzt, Sie leben nicht in einer sehr heißen Klimazone. Es bedeutet außerdem, dass Sie kein kaltes Insulin direkt aus dem Kühlschrank injizieren müssen (das kann unangenehm sein). Wenn Sie in heißem Klima leben, können Sie das Insulin in einer Kühltasche oder einer Thermoskanne aufbewahren, um es kühl zu halten (s. S. 124).

SO VERWENDEN SIE EINE INSULINSPRITZE

Prüfen Sie Aussehen und Haltbarkeitsdatum des Insulins, bevor Sie es spritzen. Entsorgen Sie abgelaufenes Insulin oder solches mit verändertem Aussehen. Achten Sie darauf, dass die Membran der Insulinflasche sauber ist, und nehmen Sie für jede Injektion eine neue Spritze. Die Person hier injiziert das Insulin in eine Hautfalte.

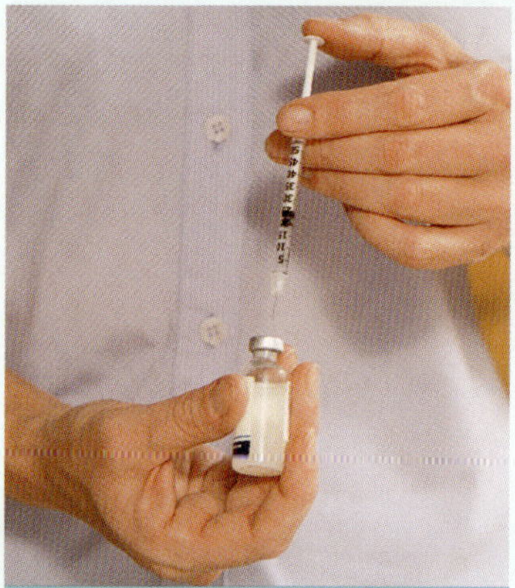

1 Nehmen Sie die Kanülenkappe und ziehen Sie eine der Insulindosis entsprechende Menge Luft in die Spritze. Stechen Sie die Kanüle in die Flasche und spritzen Sie die Luft hinein.

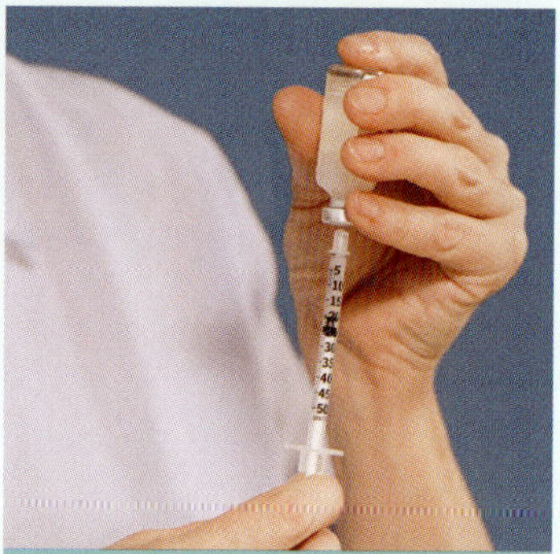

2 Stellen Sie die Flasche auf den Kopf, bis sich die Spitze der Kanüle in der Flüssigkeit befindet. Ziehen Sie dann den Kolben der Spritze nach unten. Wenn Sie die gewünschte Menge an Insulin aufgezogen haben, ziehen Sie die Kanüle aus der Flasche.

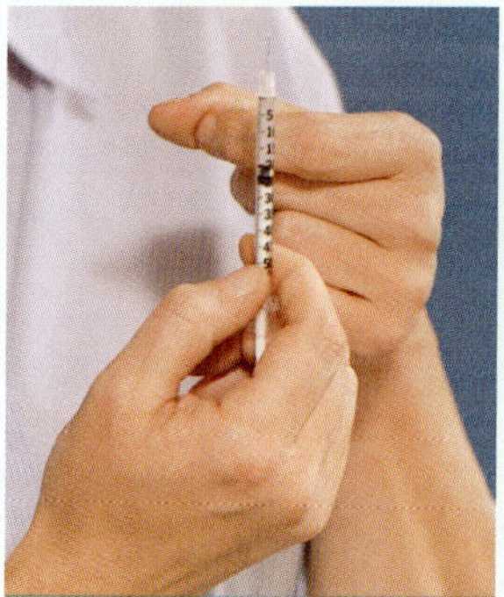

3 Halten Sie die Spritze mit der Kanüle nach oben. Durch Klopfen wird die Luft in der Spritze in Richtung Kanüle bewegt und kann herausgedrückt werden. Prüfen Sie danach, ob sich noch die gewünschte Menge Insulin in der Spritze befindet.

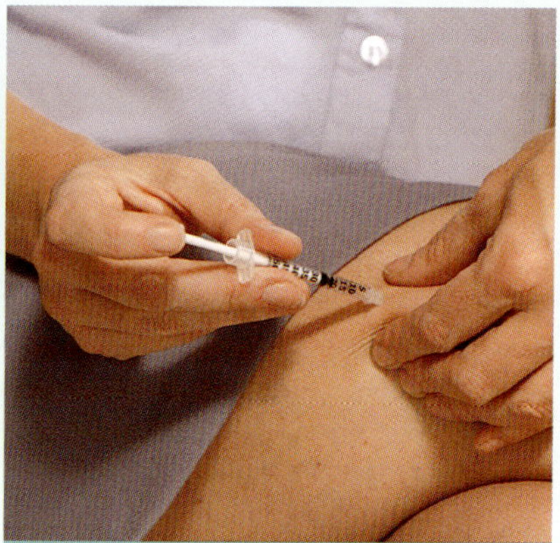

4 Bilden Sie an der Injektionsstelle eine Hautfalte und stechen Sie die Kanüle senkrecht in die Hautfalte. Drücken Sie den Kolben der Spritze nach unten, um das Insulin herauszuspritzen. Entfernen Sie danach die Spritze und entsorgen Sie sie unter Beachtung der Sicherheitsvorschriften (s. S. 100).

Zwei kürzlich erzielte Fortschritte in der Behandlung, bei denen es sich um realistische Möglichkeiten zur Verbesserung der Diabeteskontrolle und der Zufuhr von Insulin handeln könnte, sind die Transplantation von Inselzellen in der Bauchspeicheldrüse und die Verabreichung von Insulin über einen Inhalator.

Sicheres Entsorgen der gebrauchten Hilfsmittel

Fertigspritzen mit Nadeln und aufsteckbare Kanülen für Insulinpens sind für den Einmalgebrauch gedacht. Nadeln können sich bei Gebrauch verbiegen oder stumpf werden, insbesondere sehr kurze oder feine Nadeln, was Injektionen unangenehm machen kann. Bei Spritzen kann die Dosierskala nach mehrmaligem Gebrauch unleserlich werden.

Nach Gebrauch der Lanzetten, Pens oder Nadeln müssen diese so entsorgt werden, dass kein Verletzungsrisiko für Sie selbst bzw. für andere entsteht. Dazu gibt es eigens für Spritzen und Kanülen durchstichsichere Behälter. Sie können auch eine spezielle Nadelzange verwenden – bei der die abgezwickte Nadel in ein fest verschlossenes, durchstichsicheres Behältnis fällt. Eine solche Nadelzange ist klein und kann problemlos mitgeführt werden, so dass Sie auch bei Injektionen außer Haus für jede Injektion eine neue Kanüle verwenden können.

Nadelzangen können im Hausmüll entsorgt werden. Sie können sich aber auch einen durchstichsicheren Behälter in der Apotheke besorgen und den vollen wieder dorthin zurückbringen. Auch Penhersteller bieten durchstichsichere Behälter an. Alternativ dazu könnten Sie ein durchstichsicheres Schraubglas verwenden, das Sie im Hausmüll entsorgen. Erkundigen Sie sich in der Apotheke, wie scharfe oder spitze Gegenstände am besten zu entsorgen sind.

Fortschritte in der Diabetesbehandlung

Von Zeit zu Zeit berichten die Medien über neue Studien, die eine Heilung des Diabetes versprechen. Dazu gehören z. B. die Transplantation nicht insulinproduzierender Zellen, die so verändert werden, dass sie Insulin herstellen, oder Geräte, die auf einen veränderten Blutzuckerspiegel reagieren und automatisch die richtige Insulindosis zuführen. Solche Entwicklungen sind meist noch in einem frühen Stadium und reifen vielleicht gar nicht aus, um allen Diabetikern zur Verfügung zu stehen. Ihr Arzt sagt Ihnen, welche Behandlungsmöglichkeiten bei Ihnen möglich sind.

Zwei neuere Entwicklungen, die die Diabetesbehandlung und die Insulinzufuhr verbessern könnten, sind die Transplantation von Inselzellen in die Bauchspeicheldrüse und die Insulingabe über einen Inhalator.

Insulin inhalieren

Viele Asthmatiker inhalieren ihre Medikamente. Dies war das Vorbild für die Entwicklung von elektronischen Inhalatoren, die das Insulin als feines Pulver oder Flüssigkeitsstrahl an die Lunge abgeben. Das Insulin wird in einem Tütchen oder Streifen mit einer festen Dosis geliefert – Sie geben so viele in den Inhalator, bis die gewünschte Dosis erreicht ist. Zu inhalierendes Insulin könnte sowohl bei Typ-1- als auch bei Typ-2-Diabetes eingesetzt werden. Da zurzeit aber nur kurz wirksame Insuline (s. S. 85) inhaliert werden können, müssen bei

Typ-1-Diabetes (und auch bei Typ-2-Diabetes) weiterhin zusätzlich lang wirksame Insuline injiziert werden.

Bei Insulininhalatoren handelt es sich um große, elektrische Geräte, mit deren Hilfe man überwachen kann, wie viel Insulin in die Lunge gelangt. Wie bei der Injektion kommt es auch beim Inhalieren darauf an, die Insulindosis genau einzuhalten. Zu viel Insulin kann zu Unterzuckerung, zu wenig zu Überzuckerung führen.

Untersuchungen in Europa und den USA legen nahe, dass die Insulininhalation effektiv sein könnte. Aber noch ist nicht genügend erforscht, wie das Insulin auf die Lunge wirkt und wie es den Blutzucker einstellt.

Inselzelltransplantation

Bei Typ-1-Diabetes sind die insulinproduzierenden Betazellen in den Langerhans'schen Inseln (Inselzellen) der Bauchspeicheldrüse zerstört. Diesem Problem soll durch die Transplantation von Inselzellen bzw. der Bauchspeicheldrüse begegnet werden.

Die Transplantation einer Bauchspeicheldrüse ist schwierig und oft wenig erfolgreich. Die Inselzelltransplantation verspricht dagegen mehr Erfolg. Dabei werden Inselzellen in eine zur Leber führende Vene injiziert. Dieser unproblematische Eingriff wird ohne Vollnarkose durchgeführt. Die Zellen setzen sich in der Leber fest und beginnen mit der Insulinproduktion. Die meisten Patienten brauchten jedoch mindestens zwei oder drei Transplantationen, bevor sie den Blutzuckerspiegel ohne Insulingaben regulieren konnten. Manchmal reagiert das Immunsystem auch abwehrend auf die transplantierten Zellen und bekämpft sie. Daher müssen Inselzellen vor der Transplantation speziell behandelt werden. Das Ausschalten der körpereigenen Abwehr erhöht unter Umständen die Chance, dass der Körper die Zellen akzeptiert.

Bisher wurde die Inselzelltransplantation noch nicht häufig angewendet. Die meisten Patienten konnten nach der Transplantation mindestens ein Jahr auf Insulin verzichten, mussten es letztlich aber doch wieder spritzen. Ob dies daran liegt, dass die transplantierten Zellen auf dieselbe Weise zerstört werden wie die ursprünglichen Betazellen des Körpers, ist noch unklar. Die geringe Verfügbarkeit transplantierbarer Zellen sowie die Unausgereiftheit der Behandlung deuten darauf hin, dass es noch einige Jahre dauern wird, bis die Transplantation allgemein angewandt wird. In Deutschland wird sie bislang nur in einigen wenigen Transplantationszentren erforscht und durchgeführt.

Meine Erfahrung

»Es wurden schon mit Erfolg Inselzellen transplantiert. Das gibt mir Hoffnung, nicht so sehr für mich, aber doch für die Kinder, bei denen heute Diabetes diagnostiziert wird.« KLAUS

ANMERKUNG Eine Inselzell- oder Bauchspeicheldrüsentransplantation könnte bedeuten, dass Diabetes in Zukunft heilbar ist. Bevor die Mehrzahl der Diabetiker so behandelt werden kann, werden aber noch Jahre vergehen.

Mythos oder WAHRHEIT?

MYTHOS
Eine Inselzelltransplantation heilt Diabetes.

WAHRHEIT
Menschen mit Inselzelltransplantation konnten oft auf Insulin verzichten, da ihr Körper anfing, ausreichend Insulin zur Kontrolle des Blutzuckerspiegels zu produzieren. Es ist aber zu früh, um sagen zu können, wie lange die Wirkung anhalten wird.

Unterzuckerung

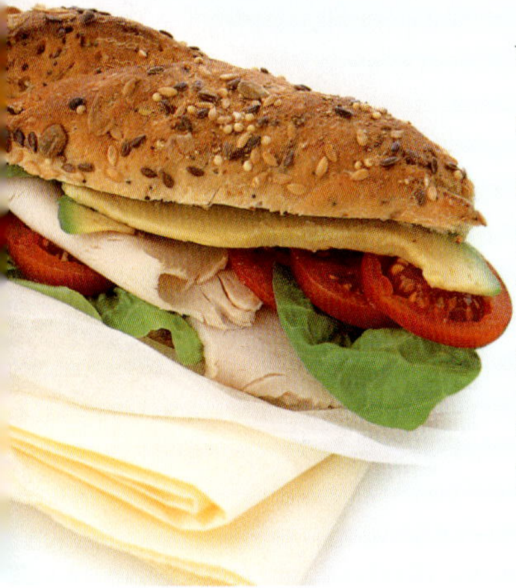

Wenn Sie Insulin oder insulinstimulierende Tabletten nehmen, sinkt der Blutzuckerspiegel manchmal zu stark – eine Unterzuckerung oder Hypoglykämie tritt ein. Wenn Sie wissen, welche Faktoren eine Hypoglykämie auslösen können, lässt sie sich leichter verhindern. Geraten Sie doch in Unterzucker, sollten Sie die Symptome so früh wie möglich erkennen können, um sich selbst schnell und einfach helfen zu können. Bei starkem Unterzucker kann die Hilfe anderer erforderlich werden.

Tritt Unterzucker auf, kommt es darauf an, die Ursache herauszufinden, so dass Sie rechtzeitig Maßnahmen ergreifen können, um solche Situationen künftig zu verhindern.

Was ist eine Unterzuckerung?

Bei einer Unterzuckerung fällt der Blutzuckergehalt unter den Grenzwert von 72 mg/dl. Ab welchem Wert die ersten Symptome einer Unterzuckerung auftreten, ist individuell verschieden. Wenn Unterzucker auftritt, befindet sich mehr Insulin im Körper als benötigt.

Wenn Sie Insulin oder Sulfonylharnstoffe nehmen, lässt sich ein gelegentlicher Unterzucker kaum vermeiden. Das Risiko besteht aber nicht bei der Einnahme anderer Tabletten wie Metformin, Acarbose oder Thiazolidindione, wenn diese alleine angewandt werden (s. S. 76–81).

Sie sollten auf jeden Fall versuchen, Unterzucker zu vermeiden oder ihn sofort zu behandeln, da ein sehr niedriger Blutzuckerspiegel zu Unwohlsein, der Unfähigkeit, klar zu denken, einem unregelmäßigen Blutzuckerspiegel und in schweren Fällen zur Bewusstlosigkeit führen kann.

Unterzucker wird durch die Gabe von Traubenzucker behandelt. Dann sollte ein kohlenhydrathaltiger Imbiss oder eine Mahlzeit gegessen werden. Verlieren Sie das Bewusstsein, ist eine Injektion von Glukose oder Glukagon (s. S. 109) erforderlich. Nach der Behandlung des Unterzuckers und nach der Normalisierung des Blutzuckerspiegels kann es noch einige Zeit dauern, bis Sie sich vollständig erholt haben.

Ursachen und vorbeugende Maßnahmen

Unterzucker tritt auf, wenn sich zu viel Insulin im Körper befindet, etwa weil die Insulindosis nicht der aufgenommenen Nahrungsmenge entsprochen hat oder Sie sich mehr bewegt haben oder Sie versehentlich oder auf Empfehlung die falsche Dosis injiziert

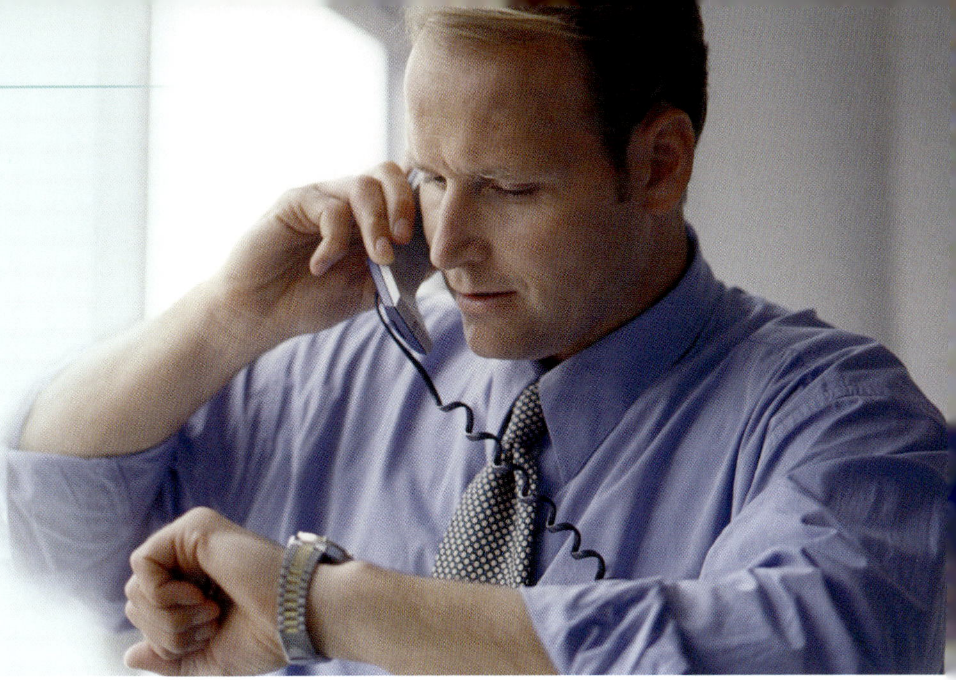

ZEIT FINDEN ZU ESSEN
Wenn Sie sehr beschäftigt sind, kann es schwierig sein, regelmäßige Essenszeiten in den Tagesablauf zu integrieren. Das Auslassen oder die verspätete Einnahme von Mahlzeiten kann jedoch zu Unterzuckerung führen. Sie sollten daher Ihre Essenszeiten kennen und darauf achten, diese einzuhalten, um eine Unterzuckerung zu verhindern oder etwas dagegen zu tun.

haben. Wenn Unterzucker auftritt, sollten Sie die Ursache herausfinden, um zukünftig vorbeugende Maßnahmen ergreifen zu können.

■ **INSULIN- UND TABLETTENDOSIS** Wenn Sie häufiger unterzuckert sind, müssen Sie eventuell die Dosis Ihres Insulins oder Ihrer Tabletten reduzieren. Dies ist allgemein erforderlich bei Gewichtsverlust, geringerer Nahrungsaufnahme, mehr Sport oder Bewegung oder wenn Sie zur Korrektur eines hohen Blutzuckerspiegels mehr Insulin gespritzt haben. Wenn Sie mehrmals täglich Insulin oder insulinstimulierende Tabletten nehmen, müssen Sie herausfinden, welches Medikament für die Unterzuckerung verantwortlich war, und die Dosis dann anpassen. Wenn der Blutzuckerspiegel beispielsweise an mehreren aufeinander folgenden Tagen vor dem Mittagessen abfällt, sollte die morgendliche Dosis des Insulins oder der Tabletten reduziert werden.

■ **NAHRUNGSAUFNAHME** Insulin und insulinstimulierende Tabletten wirken mehrere Stunden lang. In dieser Zeit müssen Sie etwas essen, damit der Blutzuckerspiegel nicht zu stark sinkt. Wenn Sie Insulin injizieren, müssen Sie wissen, ob das verwendete Insulin ein Wirkungsmaximum hat und wann dieses eintritt, damit Sie zu diesem Zeitpunkt einen kohlenhydrathaltigen Snack einplanen können. Ohne den Ausgleich der Insulinwirkung durch Kohlenhydrate riskieren Sie eine Unterzuckerung. Das Risiko steigt auch, wenn Sie später oder weniger essen als sonst, eine Zwischenmahlzeit auslassen oder Nahrungsmittel essen, ohne deren Kohlenhydratgehalt zu kennen. Fragen Sie Ihren Arzt, wann Sie die Haupt- und Zwischenmahlzeiten zu sich nehmen sollten.

■ **ALKOHOL** Alkohol lässt den Blutzuckerspiegel zuerst an- und nach einigen Stunden wieder absteigen. Dadurch kommt es zu Unterzucker,

Praktische Tipps

UMGANG MIT UNTERZUCKERUNG

- Messen Sie einige Stunden nach körperlicher Betätigung Ihren Blutzuckerspiegel.
- Lassen Sie sich an die Messung des Blutzuckers oder eine Zwischenmahlzeit erinnern.
- Bewahren Sie Traubenzucker oder kohlenhydrathaltige Snacks im Haus, am Arbeitsplatz, im Auto oder in der Tasche auf.
- Wenn Sie das Gefühl haben, dass Ihr Blutzuckerspiegel fällt, messen Sie ihn zur Sicherheit.

Meine Erfahrung

»Wie so viele Diabetiker habe auch ich Angst vor Spätfolgen und versuche daher, das Risiko durch eine strikte Blutzuckereinstellung zu verringern. Ich habe jedoch festgestellt, dass Unterzuckerung die Kehrseite dieser strikten Einstellung ist.« HELMUT

ANMERKUNG Unterzucker tritt bei optimaler Blutzuckereinstellung häufiger auf. Eine Lösung zur Vermeidung ist der Wechsel zu einem anderen Insulin oder anderen Tabletten. Lassen Sie sich von Ihrem Arzt beraten.

wenn Sie Insulin oder insulinstimulierende Tabletten nehmen.Unterzuckerung nach Alkoholgenuss ist besonders gefährlich, da Alkohol den körpereigenen Korrekturmechanismus, der normalerweise bei Unterzucker aktiviert wird, unterbindet, nämlich die Umwandlung des in der Leber gespeicherten Glykogens in Glukose. Es gibt Situationen, in denen eine Hypoglykämie nach Alkoholgenuss lebensbedrohlich ist.

Sie können diese Gefahr vermeiden, indem Sie nie Alkohol auf nüchternen Magen trinken und, bei einem Konsum von mehr als 2–3 Einheiten Alkohol, zusätzliche, kohlenhydrathaltige Nahrungsmittel, z. B. Chips oder ein belegtes Brot, zu sich nehmen, um dem Effekt des Alkohols entgegenzuwirken.

■ **KÖRPERLICHE AKTIVITÄT** Jede Art der körperlichen Aktivität – ob es sich dabei um Hausarbeit, Einkäufe, Schwimmen oder Tennisspielen handelt – erfordert Energie. Der Hauptenergielieferant des Körpers ist Glukose. Je aktiver Sie sind, desto mehr Glukose verbrennen Sie und desto stärker fällt der Blutzuckerspiegel. Wenn Sie vor Beginn der Aktivität die Dosis des Insulins oder der insulinstimulierenden Tabletten reduzieren oder vor, während oder nach der Aktivität zusätzlich etwas essen, vermeiden Sie eine Unterzuckerung.

Lang andauernde und anstrengende Belastung erfordert etwas sorgfältigere Planung (s. S. 58–59). Bewegung unterstützt all Ihre Körperfunktionen und hilft langfristig dabei, gesund zu bleiben. Mit sorgfältiger Vorbereitung können Sie verhindern, dass Ihr Blutzucker zu stark sinkt (s. S. 56–58).

■ **STRESS** Stress lässt den Blutzuckerspiegel normalerweise ansteigen, da die Stresshormone Adrenalin und Cortisol nicht nur dem Insulin entgegenwirken, sondern zusätzlich dafür sorgen, dass die Leber Glykogen in Glukose umwandelt und in die Blutbahn entlässt. Stress kann den Blutzucker aber auch senken, da der Körper unter Stress vielleicht mehr Energie verbraucht oder Sie nicht mehr regelmäßig essen. Finden Sie heraus, wie Sie auf Stress reagieren. Wenn Stress Ihren Blutzuckerspiegel sinken lässt, können Sie dem begegnen, indem Sie mehr essen oder die Dosis Ihrer Medikamente verringern.

■ **HITZE** Hitze lässt das Blut schneller zirkulieren, deshalb wirken die Medikamente schneller als sonst. Dies wiederum lässt auch den Blutzuckerspiegel schneller fallen. Vielleicht stellen Sie fest, dass sie bei warmem oder heißem Wetter eher zu Unterzucker neigen. Messen Sie vor einem Vollbad oder dem Gang in die Sauna bzw. ins Solarium Ihren Blutzucker, um die

Gefahr einer Unterzuckerung zu prüfen und festzustellen, ob Sie noch etwas essen sollten, um dies zu vermeiden. In Zukunft müssen Sie in solchen Situationen eventuell die Medikamentendosis reduzieren oder zusätzliche Nahrung zu sich nehmen.

Symptome

Es gibt zwei Kategorien von Symptomen der Unterzuckerung: Frühsymptome, wenn der Blutzuckerspiegel anfängt, zu sinken, und Spätsymptome, wenn der Blutzuckerspiegel bereits so niedrig ist, dass das Gehirn nicht mehr mit einer ausreichenden Menge an Glukose versorgt wird. Bei manchen Menschen treten die Symptome deutlicher zutage als bei anderen. Wenn Sie Symptome bei sich nicht wahrnehmen und entsprechend reagieren können, müssen Sie sich möglicherweise auf die Hilfe Ihrer Mitmenschen verlassen.

Frühsymptome

Bei leichtem Unterzucker können folgende Symptome auftreten:

- Schweißausbruch
- Zittern
- Ängstlichkeit
- Blasswerden
- Herzklopfen
- Heißhunger

Möglicherweise treten nicht alle oder keines dieser Symptome auf. Diese Symptome können Sie auch dann wahrnehmen, wenn der Blutzuckerspiegel von 270 mg/dl auf 180 mg/dl fällt. Nur eine Blutzuckermessung sagt Ihnen, ob Gegenmaßnahmen ergriffen werden müssen. Eine Blutzuckermessung gibt aber keine Auskunft darüber, wie schnell sich der Blutzuckerspiegel ändert. Wenn Sie Symptome bemerken und die Messung 72 mg/dl ergibt, sollten Sie sofort Maßnahmen gegen Unterzucker ergreifen, anstatt abzuwarten, ob der Blutzuckerspiegel weiter fällt.

Spätsymptome

Wenn der Blutzuckerspiegel unter 54 mg/dl fällt, wird das Gehirn nicht mehr ausreichend mit Glukose versorgt. Möglicherweise können Sie dann nicht mehr klar genug denken, um sich selbst zu behandeln, obwohl Sie wissen, dass Sie unterzuckert sind. Folgende Symptome können auftreten:

- Konzentrationsschwierigkeiten
- Gefühl der Orientierungslosigkeit
- Reizbarkeit
- Unkooperatives Verhalten
- Verschwommene Wahrnehmung
- Kopfschmerzen.

Wenn Sie zu verwirrt sind, um sich selbst zu behandeln, benötigen Sie die Hilfe Ihrer Mitmenschen. Das kann allerdings schwierig werden, wenn Sie sich unkooperativ verhalten und jegliche Hilfe ablehnen. Verwandte, Freunde und Arbeitskollegen können mit der Zeit jedoch ein Gespür dafür entwickeln, die Symptome einer Unterzuckerung zu erkennen und Sie zu ermutigen, sich helfen zu lassen.

Wenn Sie Ihren Unterzucker nicht behandeln bzw. behandeln lassen und der Blutzucker weiter sinkt, können

Mythos ODER WAHRHEIT?

MYTHOS
Wenn Sie nachts unterzuckern und nicht aufwachen, können Sie sterben.

WAHRHEIT
Bei nächtlichem Unterzucker werden Sie in der Regel wach. Wenn Sie weiterschlafen, reguliert sich der Blutzucker, indem Glykogen aus der Leber in Glukose umgewandelt wird und in die Blutbahn gelangt. Überschüssiges Insulin wird mit der Zeit ebenfalls abgebaut. Unterzucker kann lebensbedrohlich werden, wenn Sie große Mengen an Alkohol auf nüchternen Magen getrunken haben, da Alkohol diesen Korrekturmechanismus unterbindet.

Sie das Bewusstsein verlieren. Bis dies nach Auftreten der ersten Symptome eintritt, dauert es bis zu zwei Stunden; nach den ersten Spätsymptomen aber vielleicht nur 10 bis 15 Minuten.

Die Unterzuckerung wahrnehmen

Wenn Sie oft unterzuckert sind – etwa drei- oder viermal in zwei Wochen – gewöhnt sich der Körper an den niedrigen Blutzucker: Die ersten Anzeichen der Unterzuckerung sind milder oder treten gar nicht mehr auf. Wenn Ihnen die Unterzuckerung bewusst wird, kann der Blutzucker schon unter 54 mg/dl liegen und es kann Ihnen schwer fallen, etwas dagegen zu unternehmen.

Bei lange bestehendem Diabetes und häufigen Phasen von Unterzucker treten die Frühsymptome möglicherweise gar nicht mehr auf. Die einzigen Symptome sind eventuell Verwirrung und Orientierungslosigkeit. Wahrscheinlich können Sie sich zu diesem Zeitpunkt nicht mehr selbst helfen. Ohne die Hilfe anderer können Sie dann das Bewusstsein verlieren. Sind Sie häufiger unterzuckert und stellen Sie fest, dass Ihre Wahrnehmung einer Unterzuckerung gestört ist, rät Ihnen der Arzt vermutlich dazu, den Blutzuckerspiegel vorübergehend über dem Idealwert von 72–126 mg/dl einzustellen – z. B. auf bis zu 180 mg/dl oder darüber. So erholt sich der Körper von den Unterzuckerungen und die Wahrnehmung der Symptome setzt möglicherweise wieder ein.

Bei lange bestehendem Diabetes und häufigen Phasen von Unterzucker treten die Frühsymptome einer leichten Unterzuckerung möglicherweise nicht mehr auf.

Behandlung

Es gibt zwei Behandlungsphasen: zuerst wird Traubenzucker zugeführt, danach wird eine gehaltvolle Kohlenhydratmahlzeit gegessen, damit der Blutzuckerspiegel nicht wieder abfällt. Wenn Sie das Bewusstsein verlieren, benötigen Sie die Hilfe anderer, u. U. auch des Notarztes oder des Personals im Krankenhaus.

Sofortmaßnahmen

Sobald Sie feststellen, dass Sie unterzuckert sind, müssen Sie etwas stark Zuckerhaltiges essen oder trinken – die folgenden Nahrungsmittel lassen den Blutzuckerspiegel schnell ansteigen (innerhalb von 10–15 Minuten):

- 3 Täfelchen Traubenzucker – erhältlich in Apotheken oder Drogerien.
- ein stark zuckerhaltiges Getränk – Cola oder Limonade.
- 2 Teelöffel Zucker gelöst in Wasser.
- 1 Dosis Traubenzucker- oder Dextrosegel – erhältlich in Apotheken.

Wenn Sie Insulin oder insulinstimulierende Tabletten nehmen, sollten Sie immer eine Notration Traubenzucker bei sich haben. Außer den oben genannten Nahrungsmitteln gibt

Meine Erfahrung

»Ich habe gelernt, nicht so zu viel zu essen, wenn ich unterzuckert bin – 15–20 Gramm Kohlenhydrate reichen für mich aus. So steigt mein Blutzucker später nicht so stark an.« STEFFI

ANMERKUNG Die Erfahrung lehrt, wie viele Kohlenhydrate Sie bei einer Unterzuckerung brauchen. Essen Sie zu viel, geraten Sie in eine Überzuckerung. Sobald Sie sich besser fühlen, sagt Ihnen eine Blutzuckermessung, ob Sie genug gegessen haben, um den Unterzucker zu beheben.

F **Falls ich alleine unterwegs bin, in Unterzucker gerate und bewusstlos werde, woher soll jemand wissen, was mit mir los ist?**

A Notärzte oder Klinikpersonal messen sofort Ihren Blutzucker, um zu prüfen, ob Sie unterzuckert und deshalb bewusstlos sind. Wenn Sie Insulin oder insulinstimulierende Tabletten nehmen, sollten Sie stets einen Ausweis mit Informationen über Ihren Diabetes und Ihre Behandlung bei sich führen. Dabei kann es sich um einen Diabetikerpass oder etwa ein Armband handeln. So werden Sie richtig und so schnell wie möglich behandelt.

es noch weitere, die Ihnen möglicherweise lieber sind und die sich in Ihrem Fall eignen, aber bedenken Sie, dass manche zuckerhaltige Nahrungsmittel oder Getränke wie Schokolade oder Milchmixgetränke gleichzeitig auch viel Fett enthalten, was ihre Aufnahme über den Darm verzögert.

Weitere Behandlung

Nach der Einnahme von Glukose müssen Sie etwas essen, das Kohlenhydrate enthält, z.B.:

- ein belegtes Brot
- eine Scheibe Toast
- ein Stück Obst
- 2–3 Kekse
- eine Schale Müsli

Wie viel Nahrung Sie benötigen, hängt von den Umständen Ihrer Unterzuckerung ab. Können Sie danach länger nichts essen, sind möglicherweise mehrere Scheiben Brot angebracht. Oder es reicht ein Keks aus, wenn Sie kurze Zeit später eh eine Hauptmahlzeit zu sich nehmen. Die Kohlenhydrate verhindern einen Blutzuckerabfall, nachdem die als Sofortmaßnahme aufgenommene Glukose verbraucht wurde. Wenn Sie direkt vor einer Mahlzeit unterzuckern, nehmen Sie zuerst Glukose zu sich und essen Sie Ihre Mahlzeit als weitere Behandlung.

Bewusstlosigkeit

Wenn Sie bewusstlos sind oder es werden, ist Essen oder Trinken gefährlich, da Sie nicht richtig schlucken können und daher ersticken könnten. Stattdessen benötigen Sie eine Glukose- oder Glukagoninjektion. Glukagon lässt den Blutzucker rasch ansteigen, da es das in der Leber gespeicherte Glykogen in Glukose umwandelt. Eine Glukagoninjektion beginnt gewöhnlich nach etwa 10 Minuten zu wirken. Besteht die

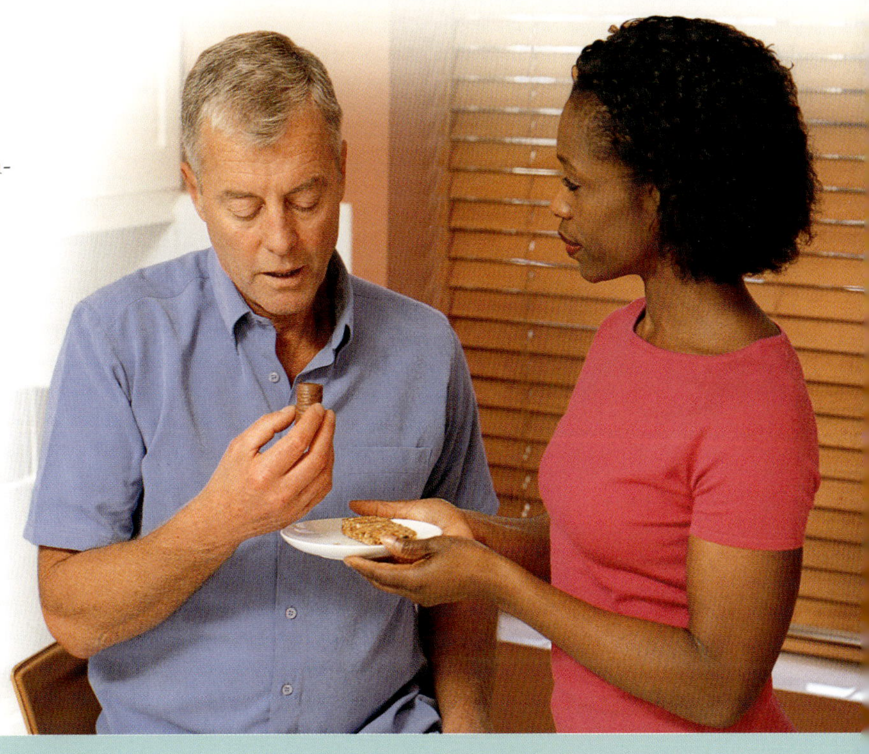

Weitere Behandlung
Familienangehörige oder Freunde, die wissen, wie eine Unterzuckerung zu behandeln ist, können Ihnen bei Bedarf helfen, etwa indem Sie Ihnen als weitere Behandlung nach der Einnahme von Traubenzucker Kekse oder einen Müsliriegel anbieten.

Gefahr, bei Unterzucker das Bewusstsein zu verlieren, kann Ihnen der Arzt Glukagon verschreiben, das Ihre Angehörigen Ihnen bei Bedarf geben (s. rechts). Eine Glukoseinjektion verabreicht der Notarzt oder das Krankenhauspersonal. Auch damit erreichen Sie nach 10–15 Minuten wieder das Bewusstsein. Da die Glukose im Blut schnell verbraucht ist, benötigen Sie nach einer solchen Spritze eine kohlenhydrathaltige Mahlzeit.

Fremde Hilfe

Wenn Sie Insulin oder insulinstimulierende Tabletten nehmen, sollten Sie Ihre Freunde und Verwandte über die Früh- und Spätsymptome einer Unterzuckerung sowie die zu ergreifenden Maßnahmen informieren.

UNTERZUCKERTE PERSON IST BEI BEWUSSTSEIN

Jemand, der Insulin oder insulinstimulierende Tabletten nimmt, kann von Zeit zu Zeit in Unterzucker geraten. Ist der Mensch verwirrt und kann er sich nicht selbst helfen, ist er auf Ihre Hilfe angewiesen.

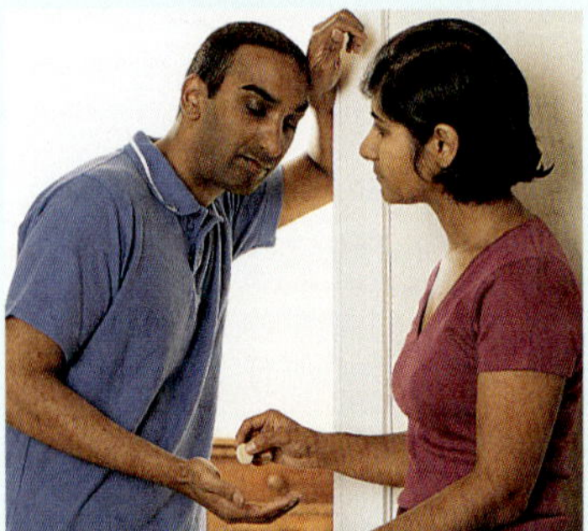

1 Zeigt jemand Anzeichen einer leichten Unterzuckerung (s. S. 105), lassen Sie ihn den Blutzucker messen, bevor Sie eingreifen. Bei einer schweren Unterzuckerung (s. S. 105) reichen Sie ihm 3 Tafeln Traubenzucker oder eine Limonade.

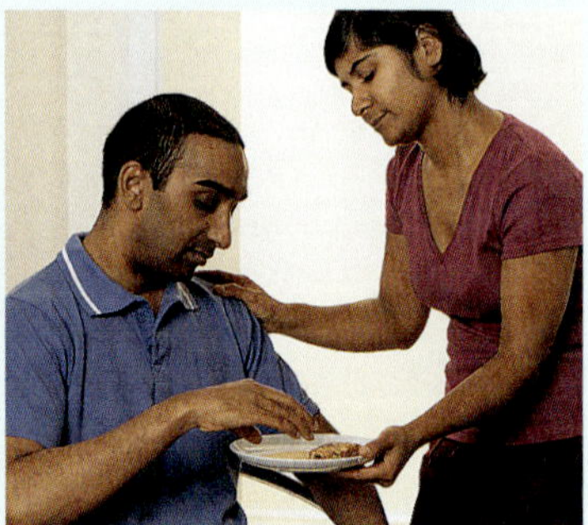

2 Geben Sie dem Betroffenen bei schneller Erholung einen kohlenhydrathaltigen Imbiss, z. B einen Keks. Wird er bewusstlos, reichen Sie nichts zu essen oder zu trinken – befolgen Sie die Anweisungen für einen Bewusstlosen (s. rechts).

Dadurch können sie die Anzeichen einer Unterzuckerung erkennen und entsprechend reagieren, falls Sie Hilfe benötigen. Auch Kollegen oder Menschen, mit denen Sie Alkohol trinken, sollten Sie über eine Unterzuckerung und die entsprechenden Gegenmaßnahmen aufklären (Alkohol erhöht das Risiko für Unterzucker, s. S. 103–104). Ein naher Angehöriger sollte auch wissen, wie der Blutzucker gemessen wird, und, falls Sie Glukagon verschrieben bekommen, wie dieses injiziert wird (s. rechts).

Die Erholungsphase

Auch wenn Ihr Unterzucker nicht behandelt wird, ergreift der Körper regulierende Maßnahmen. Um den Blutzuckerspiegel wieder zu erhöhen, wird Glykogen in der Leber in Glukose umgewandelt. Die Wirkung des Insulins oder der insulinstimulierenden Tabletten lässt mit der Zeit nach, wodurch der Blutzuckerspiegel ebenfalls ansteigt. Daher erlangen Sie, wenn Sie bewusstlos waren, auch ohne fremde Hilfe nach ein bis zwei Stunden wieder das Bewusstsein, auch wenn diese Situation natürlich nicht ideal ist. Wenn sich aber eine sehr große Menge Insulin und/oder Alkohol in Ihrem Blut befindet, bedingt dies eine schwerere Unterzuckerung, die sehr viel länger anhält.

In der Erholungsphase nach einer Unterzuckerung kann Ihr Blutzucker als Reaktion auf die erhaltene oder zusätzlich produzierte Glukose zu stark steigen. Diese als Gegenregula-

UNTERZUCKERTE PERSON IST NICHT BEI BEWUSSTSEIN

Wird eine Unterzuckerung nicht behandelt und fällt der Blutzuckerspiegel weiter, kann der Diabetiker bewusstlos werden. Dann müssen Sie Glukagon spritzen. Es wird verschrieben und ist bis zum Gebrauch im Kühlschrank aufzubewahren.

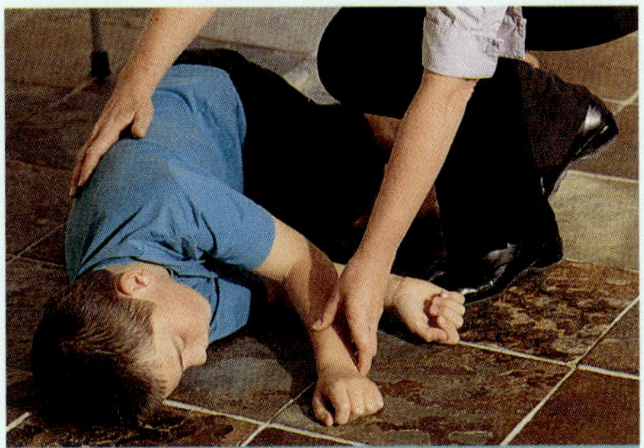

1 Drehen Sie den Betroffenen auf die Seite und strecken Sie seinen Kopf nach hinten, um die Luftröhre freizuhalten (stabile Seitenlage).

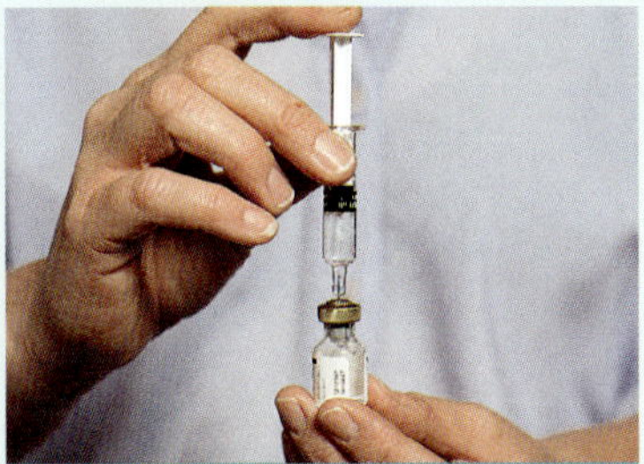

2 Bei einem Injektionsset ziehen Sie das Siegel von der Ampulle ab. Nehmen Sie die Kappe von der Nadel, stechen Sie sie in die Ampulle und spritzen Sie das Wasser hinein.

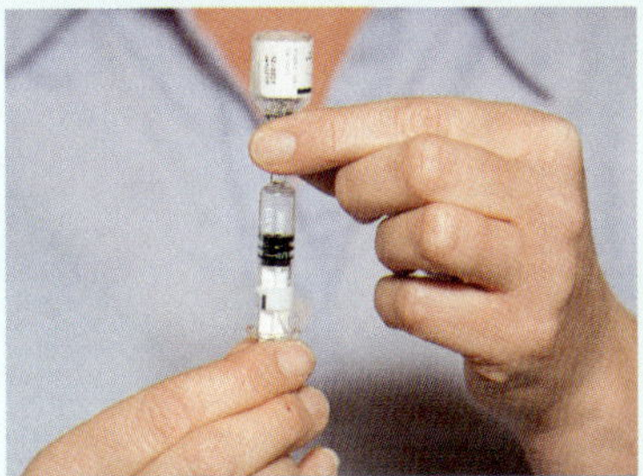

3 Schütteln Sie die Ampulle, bis sich das Pulver auflöst. Halten Sie sie auf dem Kopf und prüfen Sie, ob die Nadelspitze in der Lösung ist. Ziehen Sie am Kolben, bis die ganze Flüssigkeit in die Spritze gezogen wurde.

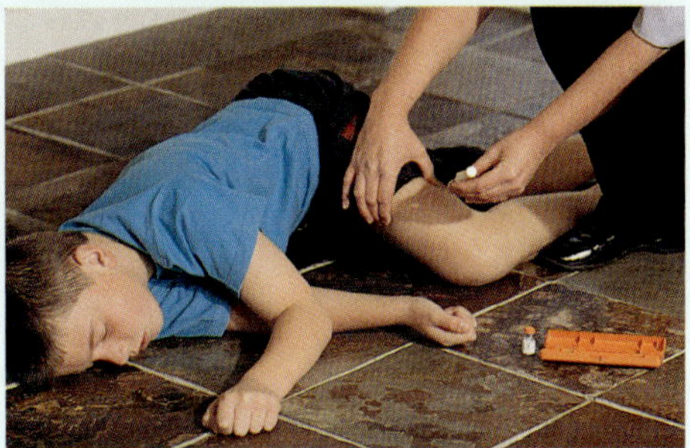

4 Stechen Sie die Nadel im rechten Winkel in Oberschenkel, Gesäß oder Arm. Drücken Sie den Kolben und ziehen Sie die Nadel heraus. Belassen Sie den Betroffenen in der Seitenlage, bis er das Bewusstsein wiedererlangt.

In der Erholungsphase nach einer Unterzuckerung kann Ihr Blutzuckerspiegel als Reaktion auf die aufgenommene oder zusätzlich produzierte Glukose stark steigen.

tion bezeichnete Reaktion kann kurz nach einer Unterzuckerung oder in den folgenden 24 Stunden auftreten.

Wenn Sie ein schnell wirksames Insulin verwenden, können Sie dies mit einer kleinen Dosis regulieren. Sie sollten die Dosis anderer Insuline nicht erhöhen, da diese länger wirken und so eine erneute Unterzuckerung riskiert wird. Finden Sie die Ursachen des Unterzuckers heraus und vermeiden sie diese in Zukunft (s. S. 102–105).

Auch nach der Behandlung und nachdem der Blutzuckerspiegel wieder auf über 72 mg/dl gestiegen ist, kann es mehrere Stunden dauern, bis Sie sich ganz erholt haben. Unwohlsein und Konzentrationsstörungen können noch längere Zeit auftreten.

Überzuckerung

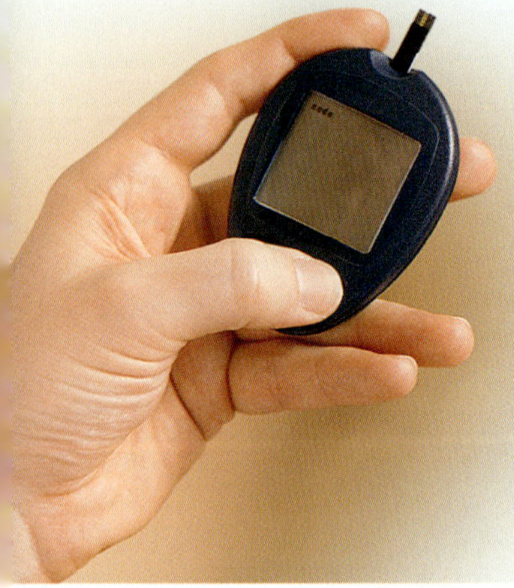

Bei Diabetes gelangt die Glukose aus dem Blut nicht in die Körperzellen, daher bleibt der Blutzuckerspiegel hoch. Dies wird als Überzuckerung oder Hyperglykämie bezeichnet. Die Diabetesbehandlung zielt darauf ab, Überzucker zu reduzieren und zu verhindern, dass der Blutzuckerspiegel regelmäßig zu hoch liegt – bei über 126 mg/dl. Dies dient als unterstützende Maßnahme zur Vermeidung akuter Beschwerden und von Spätfolgen. Überzuckerungen werden je nach Ursache behandelt.

Die offensichtlichsten Ursachen einer Überzuckerung sind eine Zunahme der Nahrungsmenge oder eine Abnahme der körperlichen Aktivität.

Was ist eine Überzuckerung?

Überzucker bezeichnet einen erhöhten Blutzuckerspiegel (über 126 mg/dl) und ist das Hauptmerkmal eines unbehandelten Diabetes. Daher haben Sie vermutlich die Symptome einer Überzuckerung dazu veranlasst den Arzt aufzusuchen, bevor bei Ihnen Diabetes festgestellt wurde.

Überzucker verursacht nicht nur akute Beschwerden, sondern erhöht bei häufigerem Auftreten auch das Risiko der Spätfolgen des Diabetes.

F Hilft mir Abnehmen dabei, eine Überzuckerung zu vermeiden?

A Der Körper benötigt bei sehr viel Körperfett mehr Insulin zur Regulierung des Blutzuckers. Daher ist es wahrscheinlicher, dass Überzucker auftritt. Ist der BMI in Ordnung (s. S. 46), kann der Körper das Insulin sehr viel besser verwerten als bei Übergewicht.

Daher wird in der Regel ein Blutzucker von 72–126 mg/dl als gute Diabeteseinstellung empfohlen.

Auch wenn im Verlauf der Diabetesbehandlung Überzucker vermieden werden sollte, ist damit zu rechnen, dass der Blutzuckerspiegel gelegentlich leicht erhöht ist (126-180 mg/dl). Selbst bei guter Blutzuckereinstellung gibt es immer wieder Phasen, in denen Stress, Krankheit oder eine falsche Dosierung der Medikamente den Blutzuckerspiegel ansteigen lassen.

Überzucker kann unabhängig davon auftreten, ob Sie Ihren Blutzucker über Insulin, Tabletten, Ernährung oder Bewegung einstellen.

Ursachen und vorbeugende Maßnahmen

Der wichtigste Aspekt bei der Diabeteseinstellung ist herauszufinden, was den Blutzuckerspiegel steigen lässt und die entsprechenden Schritte

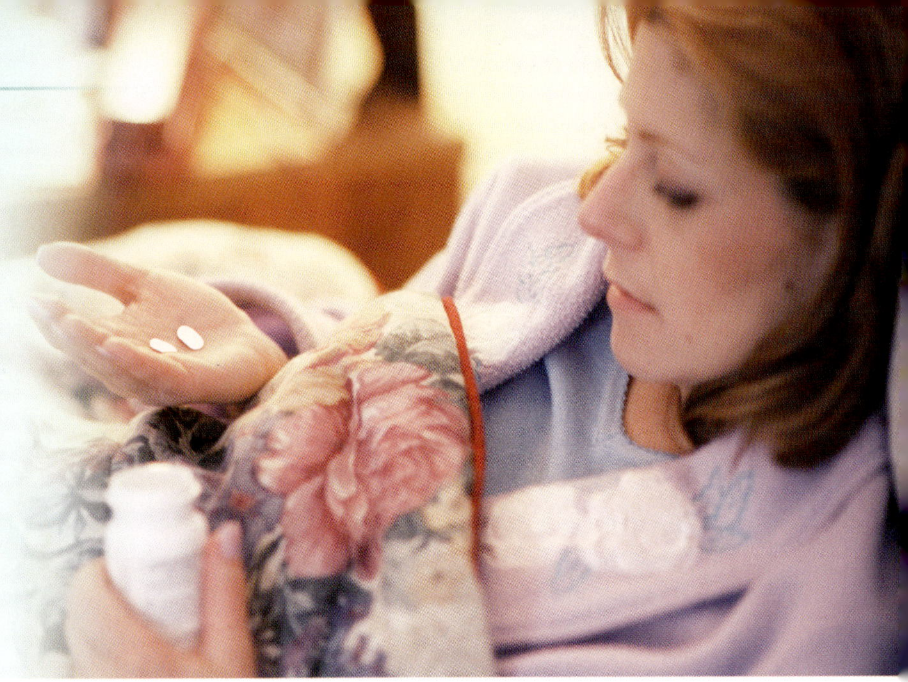

BLUTZUCKERKONTROLLE BEI KRANKHEIT
Wenn Sie krank sind, steigt Ihr Blutzuckerspiegel an und Ihr Stoffwechsel kann entgleisen. Daher ist es unbedingt erforderlich, den Blutzucker häufig zu messen und die Behandlung entsprechend anzupassen.

dagegen zu unternehmen. Regelmäßige Kontrollen, ob der Blutzucker bei 72–126 mg/dl liegt, geben Ihnen Aufschluss darüber, wie Sie eine Überzuckerung vermeiden können.

Wenn Ihr Blutzuckerspiegel immer wieder zu hoch ist – wenn die Messungen z. B. regelmäßig einen Wert von 144–162 mg/dl ergeben – sollten Sie schnell handeln. Warten Sie nicht, bis die ersten Symptome auftreten, da Ihr Blutzuckerspiegel dann aller Voraussicht nach bereits auf über 180 mg/dl geklettert sein wird.

■ **NAHRUNGSAUFNAHME/BEWEGUNG** Die offensichtlichsten Ursachen für Überzuckerung sind entweder eine größere Nahrungsmenge (was dazu führt, dass mehr Glukose ins Blut gelangt) oder eine Abnahme der körperlichen Aktivität (was eine schlechtere Verwertung der Glukose durch die Körperzellen zur Folge hat). Wenn Sie bestimmte Nahrungsmittel essen – z. B. solche, die viel Zucker enthalten –, kann der Blutzuckerspiegel dadurch ebenfalls erhöht werden. Die Strategien zur Vermeidung von Hyperglykämien beruhen auf einer gesunden Ernährung (s. S. 30–43) und ausreichender Bewegung (s. S. 52–59).

■ **KRANKHEIT** Bei Krankheit wird Glykogen aus der Leber in Glukose umgewandelt und ins Blut abgegeben. Es werden außerdem erhöhte Mengen der Stresshormone Adrenalin und Cortisol produziert, die verhindern, dass das Insulin richtig wirkt.

Beides hat einen Anstieg des Blutzuckers zur Folge. Häufige Blutzuckermessungen sind daher bei Krankheit besonders wichtig, damit Sie schnell reagieren und die entsprechende Anpassung der Diabetesbehandlung vornehmen können.

■ **STRESS/HORMONVERÄNDERUNGEN** Stresshormone können die Wirkung des Insulins im Körper aufheben, was einen Anstieg des Blutzuckerspiegels bewirkt. Auch kann es vorkommen,

Praktische Tipps

SO VERMEIDEN SIE ÜBERZUCKER

- Essen Sie nicht zu viel. Wenn Sie mehr als sonst essen, passen Sie die Medikamentendosis in Absprache mit dem Arzt an oder bewegen Sie sich mehr.
- Bedenken Sie, welche Wirkung Stress und andere Hormonveränderungen auf den Blutzucker haben.
- Verzichten Sie auch bei Krankheit nicht darauf, Ihre Medikamente zu nehmen (besonders bei Erbrechen), und messen Sie häufig Ihren Blutzuckerspiegel.
- Nehmen Sie täglich Ihr Insulin oder Ihre Tabletten und passen Sie die Dosis bei Bedarf nach Rücksprache mit dem Arzt an.

Bei Frauen kann der Blutzuckerspiegel in einigen Phasen des Menstruationszyklus steigen.

dass Sie bei Stress mehr oder ungesünder essen, was den Blutzucker steigen lässt. Bei Frauen kann der Blutzuckerspiegel in einigen Phasen des Menstruationszyklus steigen (insbesondere kurz vor Einsetzen der Regel). Auch Hormonveränderungen während der Wechseljahre können zu Überzucker führen.

Auch manche hormonell bedingten Krankheiten (s. S. 17) wie Cushing-Syndrom und Akromegalie werden mit Überzuckerung in Verbindung gebracht, da sie die Wirksamkeit des Insulins beeinflussen. Wenn Sie feststellen, dass hormonelle Veränderungen bei Ihnen zu einem Anstieg des Blutzuckerspiegels führen, messen Sie z. B. vor der Regel häufiger Ihren Blutzucker und reagieren Sie schnell.

■ **INSULIN/ORALE ANTIDIABETIKA** War es Ihnen aus irgendwelchen Gründen nicht möglich, Ihr Insulin oder Ihre Tabletten zu nehmen, steigt Ihr Blutzucker. Manchmal steigt er auch bei korrekter Einnahme von Insulin oder Tabletten – dies ist ein Zeichen dafür, dass Sie eine andere Dosis oder ein anderes Medikament benötigen. Wenn Sie Typ-2-Diabetes haben und diesen durch gesunde Ernährung und Sport einstellen möchten und wenn Ihr Blutzucker dennoch häufig erhöht ist, brauchen Sie vielleicht zusätzlich Tabletten oder es ist eine Umstellung auf Insulin angezeigt – sprechen Sie mit dem Arzt.

Meine Erfahrung

»Mein Blutzucker steigt, wenn ich krank bin, auch wenn ich weniger esse. Ich messe dann 7–8mal am Tag und passe mein Insulin an.« JULIA

ANMERKUNG Wenn Sie krank sind und Überzuckerung aufritt, sollten Sie Ihre Behandlung sofort anpassen, sobald der Blutzuckerspiegel hoch ist, damit die Situation sich nicht zu einem Notfall entwickelt.

Symptome

Die Symptome einer Überzuckerung entsprechen denen, die vermutlich aufgetreten sind, als bei Ihnen Diabetes festgestellt wurde (s. S. 18–19). Dazu gehören:

- häufiges Wasserlassen
- trockener Mund, großer Durst
- Mattigkeit, Energielosigkeit
- Gewichtsverlust
- verschwommenes Sehen
- Candidose und Blasenentzündung

Überzucker kann auch symptomlos sein, etwa bei Typ-2-Diabetes oder wenn Sie sich an einen erhöhten Blutzuckerspiegel gewöhnt haben.

Behandlung

Die Behandlung der Überzuckerung muss an die Ursachen angepasst werden. Es könnte sein, dass Sie weniger Essen, mehr Bewegung und/oder eine Erhöhung Ihrer Medikamentendosis brauchen (zur Anpassung der Insulindosis siehe Seite 90–95). Wenn Sie Typ-2-Diabetes haben, den Sie durch gesunde Ernährung und ausreichend Bewegung einzustellen versuchen, kann es sein, dass Sie zusätzlich Tabletten nehmen müssen, wenn der Blutzuckerspiegel ständig über 126 mg/dl liegt. Sind Sie krank, wird eine sofortige Behandlung der Krankheit die Auswirkungen des Überzuckers in

Grenzen halten (s. S. 130–133). Welche Maßnahmen Sie gegen den Überzucker auch ergreifen: Überprüfen Sie durch häufige Messungen, ob der Wert sich normalisiert. Falls Ihr Blutzucker als Folge einer Medikamentenerhöhung sinkt, kann es sein, dass Sie die Dosis wieder reduzieren müssen, wenn Ihr Blutzuckerspiegel wider normal ist.

Wenn Sie die Ursachen des Überzuckers nicht ausmachen können oder wenn Sie unsicher sind, sprechen Sie mit dem Arzt. Behandeln Sie Überzucker sofort, um akute oder langfristige Komplikationen zu vermeiden.

Komplikationen

Ein gelegentlicher, kurzer Überzucker ist unangenehm, aber voraussichtlich unschädlich. Ein permanent hoher oder steigender Blutzucker kann jedoch zu akuten oder langfristigen Komplikationen führen.

Akute Komplikationen

Wenn der Überzucker nicht behandelt wird und wenn der Blutzuckerspiegel weiter ansteigt (über 360 mg/dl), kann es bei Typ-1-Diabetes zu einer diabetischen Ketoazidose, bei Typ-2-Diabetes zu einem hyperosmolaren Koma kommen.

■ **DIABETISCHE KETOAZIDOSE** Ohne Insulin im Körper können die Körperzellen keine Glukose aus dem Blut aufnehmen. Der Hauptenergielieferant des Körpers steht damit nicht zur Verfügung. Der Körper ist gezwungen, Fett als alternative Energiequelle zu verbrennen. Während der Fettverbrennung entstehen Giftstoffe, die so genannten Ketone. Eine große Menge an Ketonen im Blut macht das Blut sehr sauer und führt zu Symptomen wie Übelkeit, Erbrechen, Bauchschmerzen und fruchtig riechendem Atem (da der Körper versucht, Ketone über die Lunge auszuscheiden). Eine unbehandelte Ketoazidose führt zum Koma und gelegentlich zum Tod. Sie ist ein medizinischer Notfall, der im Krankenhaus behandelt werden muss. Zur Behandlung gehören eine Insulininfusion über die Vene (s. S. 134–135), intravenöse Flüssigkeitszufuhr, Kaliumgaben und weitere Substanzen, um den Säuregehalt des Blutes zu senken.

■ **HYPEROSMOLARES KOMA** Bei Typ-2-Diabetes tritt keine diabetische Ketoazidose auf, da der Körper immer noch Insulin produziert. Dadurch steht ein Teil der Glukose weiterhin zur Energiegewinnung zur Verfügung und Fett bildet nicht die alleinige Energiequelle. Schwere Überzuckerung kann jedoch zu starker Austrocknung und gelegentlich zu einem Zustand führen, der als hyperosmolares Koma bekannt ist. Auch dabei handelt es sich um eine schwerwiegende Komplikation, die im Krankenhaus behandelt werden muss.

Spätfolgen

Ist der Blutzucker über Monate oder Jahre erhöht, besteht ein erhöhtes Risiko der diabetischen Spätfolgen (Augen-, Nieren und Herzprobleme) sowie die Gefahr einer Schädigung des Nervensystems (s. S. 186–215).

Mythos ODER WAHRHEIT?

MYTHOS
Wenn es mir gut geht, kann mein Blutzucker nicht zu hoch sein.

WAHRHEIT
Ist der Blutzuckerspiegel länger als ein paar Tage erhöht, fühlen Sie sich möglicherweise nicht schlecht und haben keinerlei Symptome. Der Körper hat sich schon an die hohen Werte gewöhnt und angepasst, so dass keine Symptome auftreten, bis der Blutzuckerspiegel noch höher steigt. Daher sollten Sie sich zur Feststellung einer Überzuckerung auf die Ergebnisse der Blutzuckermessung und nicht auf das Auftreten von Symptomen verlassen.

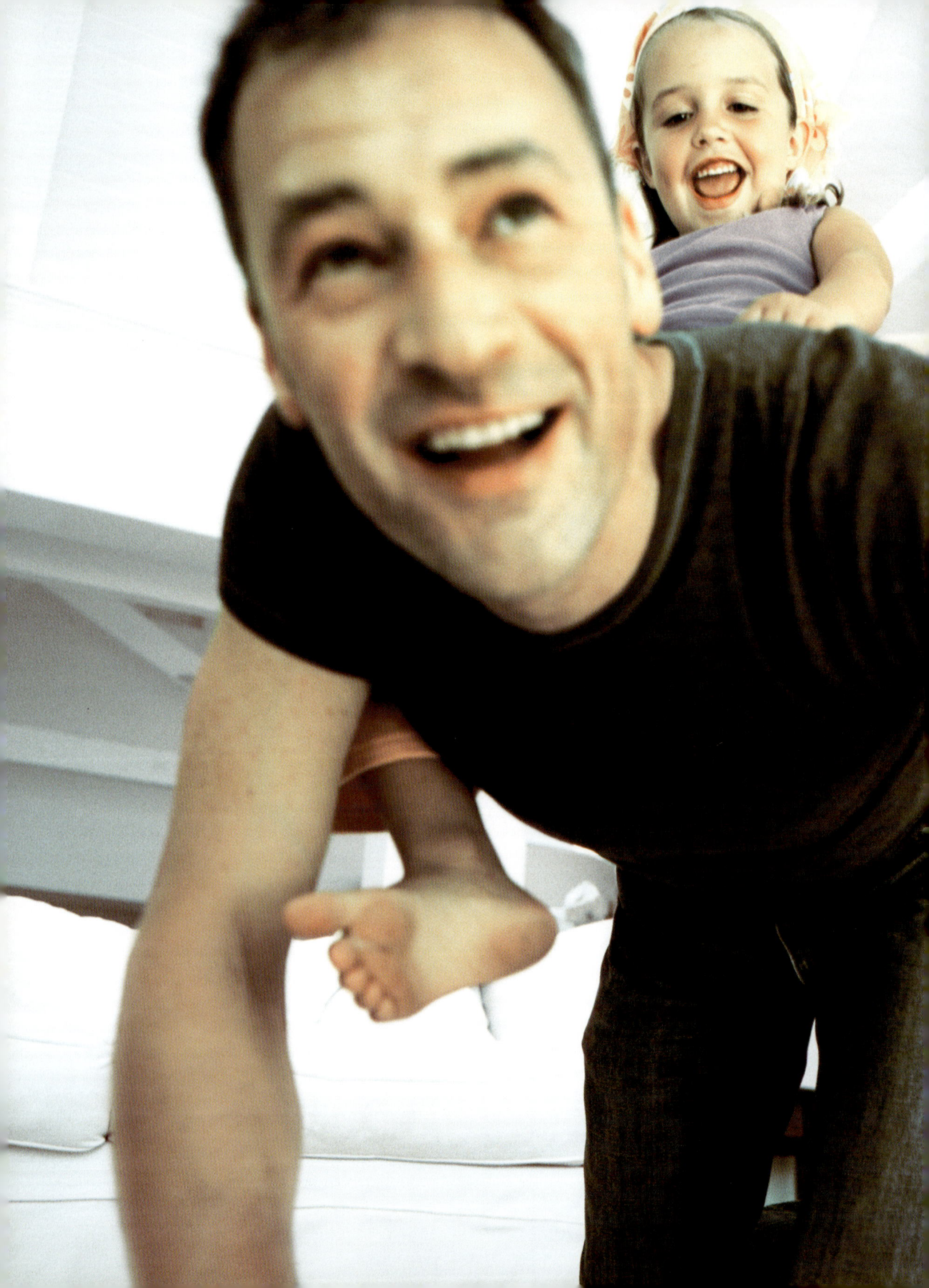

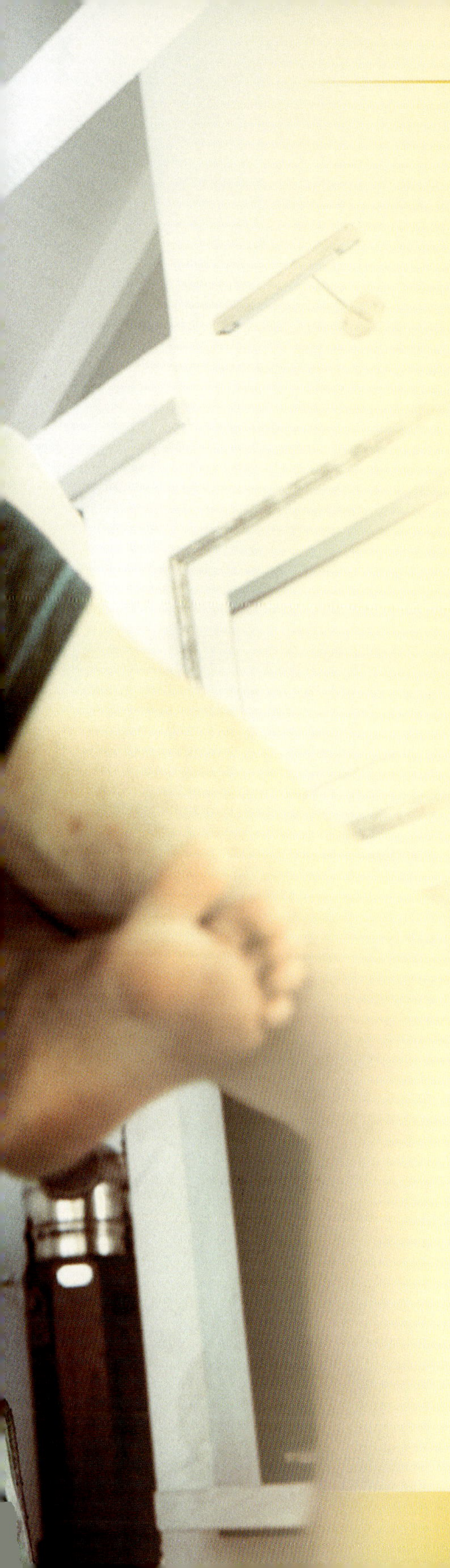

Mit Diabetes leben

Meistens besteht Diabetes ein Leben lang (Ausnahmen: Schwangerschaftsdiabetes oder nach einer Inselzelltransplantation). Daher ist es wichtig, den Umgang mit Diabetes in den Alltag zu integrieren. Diabetes hat Auswirkungen auf alle Aspekte des täglichen Lebens – Arbeit, Autofahren, Urlaub und Sexualleben – ständig ist Information und Vorausplanung vonnöten, um Probleme vorherzusehen und zu vermeiden.

Zur Selbstpflege bei Diabetes gehört auch die tägliche Kontrolle der Füße und die genaue Beobachtung des Diabetes bei Krankheiten. Ein Krankenhausaufenthalt kann eine Umstellung der Diabetesbehandlung erforderlich machen.

Diabetikerinnen müssen zu bestimmten Zeiten ihren Blutzuckerspiegel öfter beobachten und die Behandlung entsprechend anpassen. Empfängnis und Schwangerschaft erfordern eine strikte Einstellung des Diabetes. Auch ein Schwangerschaftsdiabetes muss sorgfältig behandelt werden.

Zum Leben mit Diabetes gehört der regelmäßige Kontakt zu Ärzten, die Ihnen bei allen Problemen helfen und Sie unterstützen. Etwas Planung vor den vierteljährlichen Kontrollbesuchen hilft, diese Besuche so effektiv wie möglich zu gestalten.

Der Alltag

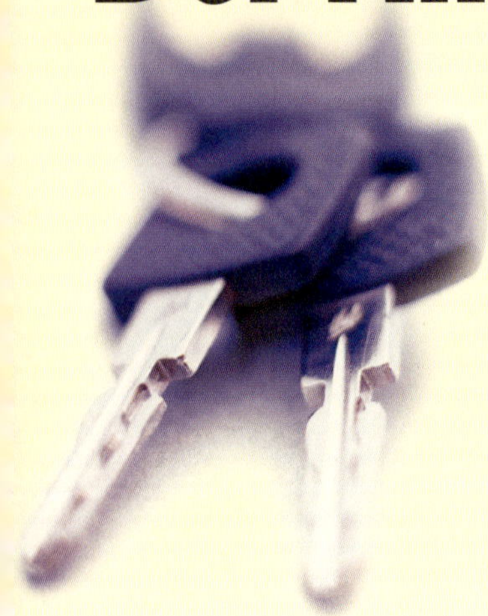

Die täglichen Pflichten, die für die optimale Einstellung des Diabetes nötig sind, erfordern Durchhaltevermögen und Selbstmotivation. Diabetes kann sich auf Ihre Arbeit, auf das Autofahren und auf den Urlaub auswirken, doch wenn Sie den Umgang mit verschiedenen Situationen kennen, wird Sie Diabetes vermutlich kaum einschränken. Diabetes hat auch Folgen für Ihre Angehörigen, Ihre Beziehungen und bestimmte Aspekte der weiblichen Gesundheit und der Schwangerschaft.

Die Selbstmotivation

Diabetes ist ganz anders als eine vorübergehende Krankheit, wegen der man z. B. Antibiotika nimmt, im Krankenhaus liegt oder operiert werden muss. In solchen Fällen ist eine Heilung der Krankheit und eine Wiederherstellung der Gesundheit zu erwarten und dies motiviert zu allen zur Genesung erforderlichen Maßnahmen. Diabetes jedoch bleibt ein Leben lang bestehen, außer es handelt sich um einen Schwangerschaftsdiabetes. Alle ergriffenen Maßnahmen sollen den Diabetes nicht heilen, sondern lediglich die akuten Probleme, wie etwa Beschwerden als Folge der Überzuckerung sowie Spätfolgen hinauszögern bzw. vermeiden. Auch wenn Sie viel zur Vermeidung von Komplikationen tun, wissen Sie nicht, ob nicht irgenwann in Ihrem Leben Probleme auftreten. Daher erfordert es sehr viel Motivation, täglich auf seinen Diabetes zu achten. Ein Gefühl der Mutlosigkeit angesichts der täglichen Anstrengungen ist völlig normal. Entwickeln Sie Durchhaltestrategien für schwierige Zeiten, damit Sie stets die Kraft finden weiterzumachen.

Langfristig durchhalten

Es gibt verschiedene – nur empfundene oder aber reale – Schwierigkeiten, die beim täglichen Umgang mit Diabetes auftreten:

- Die Unfähigkeit wahrzunehmen, wann der Blutzuckerspiegel steigt, weil man sich immer noch wohl fühlt.
- Keine Zeit haben, den Blutzucker zu messen.

Meine Erfahrung

»Manchmal fühle ich mich wie in einer Zwangsjacke. Ich bin dann meinen Diabetes leid – nie gibt es irgendwelche Verschnaufpausen.« KLAUS

ANMERKUNG Die Maßnahmen zur Diabeteseinstellung können zur Last werden. Fühlen Sie sich wie in einer Falle, erstellen Sie einen Aktionsplan zur Überwindung Ihrer besonderen Sorgen. Das kann Sie neu motivieren.

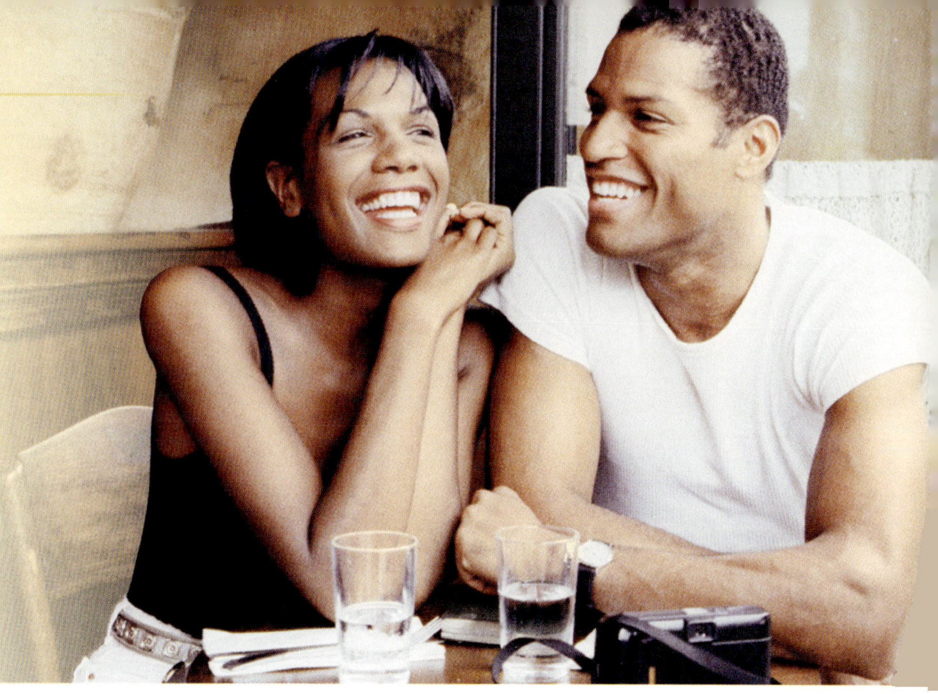

DAS LEBEN GENIESSEN
Diabetes zu haben heißt nicht, dass man das Leben nicht genießen kann. Manchmal ist es aber erforderlich, im Voraus zu planen oder Änderungen in letzter Minute vorzunehmen. Wenn Sie über Diabetes Bescheid wissen, können Sie Strategien entwickeln, um mit jeder erdenklichen Situation umgehen zu können.

- Vergessen oder nicht in der Lage sein, seine Medikamente zur richtigen Zeit zu nehmen.
- Essen müssen, was die anderen auch essen, ob gesund oder nicht.
- Sich an andere anpassen, andere nicht stören wollen.
- Nicht anders sein wollen.
- Der täglichen Verpflichtungen überdrüssig sein
- Das Gefühl, dass nichts, was Sie unternehmen, irgendeinen Einfluss auf Ihren Blutzuckerspiegel hat.

Bei solchen Schwierigkeiten kann Ihnen ein Vier-Schritte-Plan zu positiven Veränderungen verhelfen. Bedenken Sie die Schwierigkeit, erkunden Sie Ihre Gefühle dazu, überlegen Sie Lösungsmöglichkeiten und entscheiden Sie, was Sie tun werden, um die Schwierigkeit zu überwinden.

■ **WAS BEREITET IHNEN SCHWIERIGKEITEN?** Notieren Sie sich alle Zeiten, zu denen es Ihnen schwer fällt, auf Ihren Diabetes zu achten, und versuchen Sie herauszufinden, was Ihnen dann genau im Weg steht.

■ **WELCHE GEFÜHLE HABEN SIE DAZU?** Überlegen Sie, wie Sie sich in Situationen fühlen, in denen Sie nicht in der Lage sind, auf Ihren Diabetes zu achten. Wenn Sie dann z. B. negative Gefühle haben, kann es ein entscheidender Schritt sein, sich diese einzugestehen.

■ **WAS IST FÜR SIE MÖGLICH?** Denken Sie nach, was Sie tun könnten, um die Dinge zum Besseren zu wenden. Vielleicht haben Sie schon einige Ideen. Stellen Sie sich vor, was geschehen sollte und was Sie tun könnten, damit es wirklich geschieht.

■ **WAS WERDEN SIE UNTERNEHMEN?** Machen Sie einen Plan, wie Sie eine Veränderung erreichen werden. Je genauer der Plan ist, desto eher wird Ihnen die Umsetzung gelingen. Wenn Sie z. B. abnehmen möchten, sollten Sie sich ein Ziel und einen Zeitrahmen vorgeben und sich wöchentliche Vorgaben erarbeiten. Überlegen Sie dann,

Notieren Sie sich alle Zeiten, zu denen es Ihnen schwer fällt, auf Ihren Diabetes zu achten, und versuchen Sie herauszufinden, was Ihnen dann genau im Weg steht.

was Sie täglich tun müssen, um diese Vorgaben zu erreichen. Wenn Sie z. B. Ihre Tabletten regelmäßiger nehmen möchten, setzen Sie sich ein realistisches Ziel bezüglich der Anzahl der Tage, an denen Sie alle Ihre Tabletten nehmen werden. Als Nächstes überlegen Sie sich einen Plan, wie das Ziel an jedem dieser Tage erreichbar ist. Diese Fragen helfen Ihnen bei der Planung:

- Was genau werden Sie tun?
- Wann genau werden Sie beginnen?
- Müssen Sie Vorbereitungen treffen, bevor Sie anfangen?
- Was könnte Ihnen im Weg stehen?
- Wie können Sie das Risiko mindern, dass Ihnen etwas dazwischenkommt?

Fragen Sie sich, ob Ihr Vorhaben wirklich realistisch ist. Wenn nicht, setzen Sie sich niedrigere Ziele, um sicherzugehen, dass Sie Erfolg haben. Wenn Sie ein Ziel erreicht haben, können Sie sich gratulieren. Wenn Sie nicht ganz erfolgreich waren, verzagen Sie nicht! Prüfen Sie stattdessen noch einmal Ihr Vorhaben, finden Sie eines, das realistisch und umsetzbar ist, und setzen Sie sich ein anderes Ziel mit einem veränderten Zeitplan. Fällt es Ihnen immer noch schwer, Ihre Ziele zu erreichen, bitten Sie einen Angehörigen um Hilfe, vielleicht, um Ihre Fortschritte zu beobachten oder um über die Dinge zu sprechen, die Ihnen schwer fallen. Gewohnheiten zu ändern ist schwierig – seien Sie also geduldig und versuchen Sie es weiter.

Wenn Sie Ihren Diabetes mit gesunder Ernährung und ausreichend Bewegung einstellen, sollte es keine Einschränkungen bei der Berufswahl für Sie geben.

Meine Erfahrung

»Mein Mann versteht meine Sorgen und Ängste sehr gut. Er setzt sich mit mir zusammen und bespricht mit mir, wie wir die Dinge gemeinsam angehen können.« JULIA

ANMERKUNG Die Unterstützung eines Angehörigen hilft Ihnen in schwierigen Phasen. Bitten Sie Ihren Partner, Ihre Fortschritte zu beobachten, wenn Sie versuchen, Änderungen einzuführen. Oder Sie besprechen mit ihm die Aspekte des Umgangs mit Diabetes, die Sie beunruhigen.

Das Berufsleben

Es gibt nur sehr wenige Berufe, die Sie als Diabetiker nicht ergreifen können. Wenn Sie Ihren Diabetes mit gesunder Ernährung und ausreichend Bewegung einstellen, sollte es keine Einschränkungen bei der Berufswahl für Sie geben. Wenn Sie Insulin oder Tabletten benötigen, gibt es nur wenige Stellen, für die Sie nicht infrage kommen (s. unten). Durch eine gute Diabeteseinstellung sorgen Sie dafür, dass Ihre Leistungsfähigkeit am Arbeitsplatz nicht eingeschränkt ist. Es kann Ihre Kollegen anspornen zu sehen, wie Sie Arbeit und Diabetes ohne Probleme meistern.

Sich bewerben

Wenn Sie zur Einstellung des Diabetes Insulin nehmen, können Sie nicht bei der Polizei, Bundeswehr oder Feuerwehr arbeiten. Sie dürfen kein Verkehrsflugzeug führen und sollten sich außerdem nicht bewerben, wenn der Arbeitsort nicht an Land liegt, etwa auf Fähren oder Kreuzfahrtschiffen. Auch Taucher und Lokführer kommen nicht als Beruf infrage. Wenn Sie auf Insulin angewiesen sind, dürfen Sie in der Regel auch keine LKW oder

F Kann ich irgendetwas tun, wenn ich das Gefühl habe, dass ich eine Stelle nur deshalb nicht bekomme, weil ich Diabetes habe?

A Wenn Sie das Gefühl haben, dass Sie wegen Ihres Diabetes eine Absage bekommen haben, lassen Sie sich von Ihrem potenziellen Arbeitgeber die genauen Gründe für die Absage nennen. Wenn Sie den tatsächlichen Ablehnungsgrund für diskriminierend halten, schildern Sie den Mitarbeitern des Deutschen Diabetes Bundes Ihre Situation. Dort erhalten Sie auch Unterstützung, falls Sie rechtliche Schritte erwägen. Es gab bereits mehrere erfolgreiche Fälle, in denen Diabetiker nachweisen konnten, dass Sie für eine Stelle genauso gut geeignet waren wie Nichtdiabetiker.

Taxis fahren, doch hier können Ausnahmen gelten (s. S. 121). Die meisten dieser Einschränkungen gelten auch, wenn Sie insulinstimulierende Medikamente nehmen, obwohl Sie in diesem Fall Lokomotiven, LKWs und Taxis führen dürfen

Beim Bewerbungsgespräch sind Sie in Deutschland nicht dazu verpflichtet zu sagen, dass Sie Diabetes haben, auch wenn Sie ausdrücklich nach Ihrer Gesundheit gefragt werden.

Abgesehen davon möchten Sie eine Informationen über Ihre Erkrankung ja vielleicht auch nicht preisgeben, weil Sie befürchten, dass Sie dann weniger Chancen auf die Stelle haben. Dennoch kann eine Information des Arbeitgebers auch Vorteile haben: Werben Sie z.B. mit Ihren eigenen Erfahrungen; im Dienstleistungssektor könnten Sie im Notfall einem an Diabetes erkrankten Kunden helfen. Auch das disziplinierte Umgehen mit Ihrem Diabetes (Messungen, Spritzen etc.) kann als Hinweis auf ein ebenso diszipliniertes Arbeiten verwendet werden. Generell hat es Vorteile,wenn Ihr Arbeitgeber informiert ist, da Sie dann bei Bedarf am Arbeitsplatz essen können oder Urlaub bekommen, wenn dies aus medizinischen Gründen erforderlich ist. Sie sollten einem Arbeitgeber auch über Ihren Diabetes informieren, wenn Sie Insulin oder insulinstimulierende Tabletten nehmen oder für die Sicherheit anderer verantwortlich sind.

Manche Arbeitgeber in spe sorgen sich vielleicht zurecht um Ihre Sicherheit, wenn zur Arbeit bestimmte Aufgaben gehören, wie z.B. Auto fahren, schweres Gerät bedienen oder in großer Höhe arbeiten. Bei solchen Tätigkeiten könnten Sie gefährdet sein, wenn Sie anfällig für Unterzucker sind und der Unterzucker bei Ihnen ohne Vorwarnung auftritt.

Wenn Sie jedoch nachweisen können, dass Ihr Blutzuckerspiegel gut eingestellt ist, sei es durch die Werte der Selbstkontrollen oder durch medizinische Gutachten, sollten auch solche Stellen für Sie zugänglich sein.

Als Diabetiker haben Sie die Wahl, sich als behindert einstufen zu lassen. Manche Firmen versuchen, einen bestimmten Prozentsatz solcher

Bewerbungsgespräche
Es ist unwahrscheinlich, dass sich potenzielle Arbeitgeber gegen Sie entscheiden, weil Sie Diabetiker sind, insbesondere, wenn Sie offen darüber sprechen, welche Auswirkungen Ihr Diabetes hat und was von Ihnen erwartet werden kann.

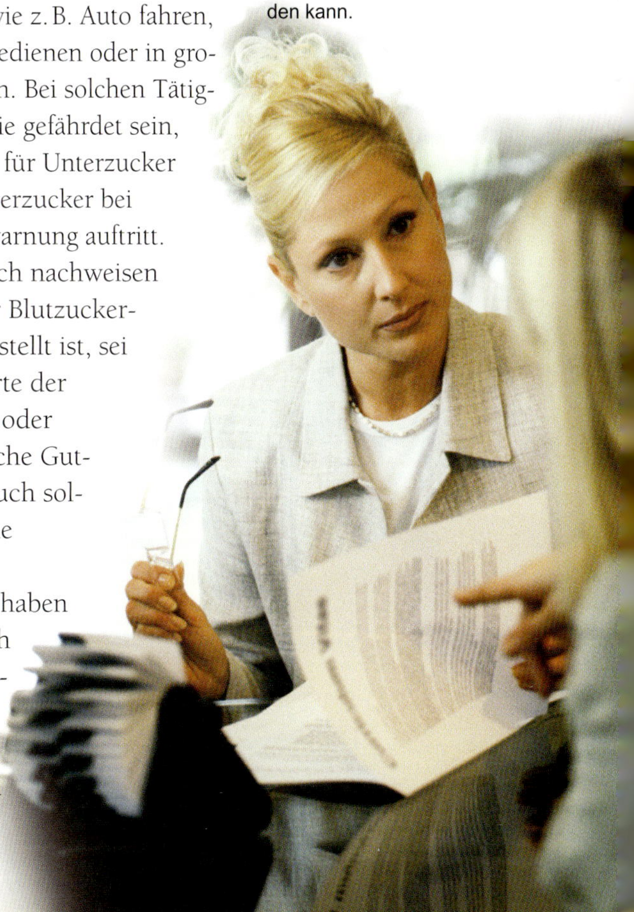

Personen einzustellen, die einen Behindertenausweis haben. Daher kann Ihnen Ihre Erkrankung unter Umständen sogar dabei helfen, eine bestimmte Stelle zu ergattern.

Vermutlich möchten Sie Ihren Diabetes aber auch nicht als Behinderung sehen oder Sie glauben nicht an die Vorteile einer solchen Einstufung. Wenn Sie sich an diesem Punkt unsicher sind, erkundigen Sie sich bei Ihrem Arzt oder dem Deutschen Diabetiker Bund.

In der jetzigen Position weiter arbeiten

Wenn Sie zum Zeitpunkt der Diabetesdiagnose einen Beruf ausüben, der Diabetikern nicht offen steht, verlieren Sie Ihre Stelle selbstverständlich nicht (sobald Sie Insulin spritzen, dürfen Sie allerdings kein Verkehrsflugzeug, keinen LKW und kein Taxi führen; siehe S. 121).

Ob der Arbeitgeber Sie auf der Position weiterarbeiten lässt, ist abhängig von der Art der Tätigkeit, von den Auswirkungen des Diabetes und vom Risiko für Sie und andere.

Blutzuckerkontrolle

Wie beschäftigt Sie an Ihrem Arbeitsplatz auch sind, es ist wichtig, dass Sie auf Ihren Diabetes achten. Ein niedriger Blutzuckerspiegel kann Ihre Leistungsfähigkeit einschränken und zu Unterzuckerung führen.

Egal, ob Ihr Arbeitsalltag geregelt ist oder sich ständig ändert: Ihre Krankheit sollte Sie nicht beeinträchtigen. Voraussetzung hierfür ist allerdings, Sie finden eine Möglichkeit, den Diabetes entsprechend einzustellen und die erforderlichen Maßnahmen in den Arbeitstag zu integrieren.

Wenn sich der Arbeitstag schlecht vorhersehen lässt oder wenn Ihr Job körperlich anstrengend ist, müssen Sie Ihren Blutzucker mitunter dreioder viermal pro Tag messen sowie Zwischenmahlzeiten und mehr Kohlenhydrate zu den Hauptmahlzeiten zu sich nehmen. Wenn Sie zu den Mahlzeiten Insulin oder insulinstimulierende Tabletten nehmen, bewahren Sie diese und eine Notration Traubenzucker gegen Unterzucker auch am Arbeitsplatz auf.

Wenn Sie manchmal ohne Vorwarnung in Unterzucker geraten, sollten Ihre Kollegen unbedingt wissen, wie sie Ihnen im Notfall helfen können (s. S. 106–109). Zeigen Sie ihnen, wo Sie den Notfallbedarf zur Behandlung von Unterzucker aufbewahren und was Ihre Kollegen tun müssen, wenn Sie Ihren Unterzucker selbst nicht behandeln können.

Wenn Ihre Kollegen aufgrund Ihrer Unterzuckerungen besorgt sind, kann Ihr Arzt zusammen mit Ihnen und Ihrem Arbeitgeber ein Behandlungskonzept ausarbeiten, mit dem Sie Ihre Arbeit effektiv ausführen und sich wohl fühlen können. Besprechen Sie eine Änderung der Insulin- oder Tablettendosis oder eine Umstellung der Medikamente auf solche Präparate, die Ihren Arbeitsbedingungen mehr entgegenkommen, oder finden Sie heraus, wie Sie Unterzucker frühzeitig erkennen.

Praktische Tipps

UMGANG MIT SCHICHTARBEIT

- Messen Sie Ihren Blutzucker, um die Auswirkungen der Schichtarbeit herauszufinden und um Insulin oder Tabletten darauf abstimmen zu können.
- Bedenken Sie, dass Insulin und Tabletten in Beziehung zu Ihren Essenszeiten stehen müssen und nicht zu den Tageszeiten.
- Wenn die Pausen- oder Arbeitszeiten flexibel sind, sollten Sie Traubenzucker und kohlenhydrathaltige Snacks bei sich haben, wenn Sie Insulin oder insulinstimulierende Tabletten nehmen.
- Sprechen Sie mit Ihrem Arzt, wenn Sie für Ihren Schichtdienst ein anderes Medikament oder den Wechsel zu einem Analog-Insulin wünschen.

Autofahren

Diabetiker können für die meisten Kraftfahrzeuge einen Führerschein beantragen. Als Autofahrer sind Sie zusammen mit anderen Autofahrern für Ihre eigene und die Sicherheit der übrigen Verkehrsteilnehmer verantwortlich. Sie sollten daher unbedingt Vorkehrungen treffen, damit Sie während der Fahrt nicht in Unterzucker geraten. Wenn das dennoch passiert, müssen Sie wissen, was zu tun ist, um sich und andere nicht zu gefährden. Sie sollten außerdem regelmäßig Ihre Sehkraft prüfen lassen, damit Sie gefahrlos Auto fahren können (s. S. 195).

In Deutschland gibt es im Übrigen keine einheitliche Regelung. Jedes Bundesland bzw. jede Region handhabt dies unterschiedlich. Erkundigen Sie sich bei der örtlichen Behörde, dem Landesverband oder gegebenenfalls bei einer Selbsthilfegruppe des Deutschen Diabetiker Bundes nach den Regelungen für Ihren Wohnort.

Fahrerlaubnisverordnung

Unter bestimmten Umständen sieht der Gesetzgeber in Deutschland Ihre Eignung als Kraftfahrer als nicht gegeben an. Der Grund dafür ist, dass Sie durch Unterzuckerungen die Kontrolle über Ihren Wagen verlieren könnten und den Straßenverkehr dadurch potenziell gefährden.

Aus der Fahrerlaubnisverordnung geht hervor, dass ein Diabetiker, der zu Unterzuckerungen neigt oder der nach einer Stoffwechselentgleisung gerade eine neue Therapie beginnt, ein Kraftfahrzeug nicht sicher führen kann.

Meine Erfahrung

»Ich möchte so sein wie jeder andere, aber manche haben keine Ahnung von Diabetes und glauben, dass es eine schwere Behinderung ist und ich meine Arbeit nicht erledigen kann.« MARION

ANMERKUNG Ihre Kollegen wissen vielleicht nur wenig über Diabetes oder Sie kennen einen Diabetiker und denken, Sie seien genauso. Erklären Sie ihnen, wie sich der Diabetes bei Ihnen persönlich äußert. So korrigieren Sie falsche Vorstellungen und bauen Ihre eigene Frustration ab.

Wenn Ihr Diabetes aber gut eingestellt ist und Sie über Ihre Erkrankung informiert sind, dürfen Sie als Diabetiker Auto fahren. Dies gilt unabhängig davon, ob Sie Ihren Diabetes durch gesunde Ernährung, Tabletten oder Insulin einstellen oder diese Therapiemöglichkeiten kombinieren.

Sie müssen durch geeignete Schulungsmaßnahmen bei Ihrem Arzt sicherstellen, dass Sie die Anzeichen einer Unterzuckerung erkennen und entsprechend behandeln können. Ihr Arzt sollte diese Schulung gut dokumentieren, sonst können er und Sie sich strafbar machen. Sie sollten außerdem die Ergebnisse Ihrer Selbstkontrollen notieren und die Notizen mit sich führen. Unter Umständen verlangt die Zulassungsbehörde zusätzlich zur Auskunft des behandelnden Arztes ein unabhängiges ärztliches Gutachten.

Wenn Sie Insulin spritzen, dürfen Sie keine LKWs oder Fahrzeuge für die Personenbeförderung führen, obwohl Ausnahmen zulässig sind, wenn Sie schon lange einen Führerschein Klasse 2, einen Busführerschein oder einen Taxischein besitzen. Führen Sie ein Fahrzeug zwischen 3,5

Die Kfz-Versicherungsgesellschaft kann Ihnen den Versicherungsschutz nicht verweigern oder Sie hochstufen, es sei denn, es gibt Beweise, dass Sie als riskanter Fahrer einzustufen sind. Ein gut eingestellter Diabetes stellt kein erhöhtes Risiko dar.

Mythos oder WAHRHEIT?

Mythos
Im Urlaub können Sie auch Urlaub von Ihrem Diabetes machen.

Wahrheit
Im Urlaub achten Sie vielleicht nicht so sehr auf Essen und Trinken, aber Sie dürfen die Diabeteseinstellung nicht vernachlässigen – ein anderer Tagesablauf und höhere Temperaturen können Ihren Blutzuckerspiegel stark schwanken lassen. Sie müssen Ihren Blutzuckerspiegel im Auge behalten und eventuell die Insulin- oder Tablettendosis anpassen. Sie sollten sofort reagieren, wenn Sie Magen-Darm-Probleme bekommen, und besonders gut auf Ihre Füße achten.

und 7,5 Tonnen, wird Ihr Antrag auf Verlängerung der Fahrerlaubnis geprüft. Ihr Arzt oder die Führerscheinstelle erteilt hierüber Auskunft.

Sicherheit am Steuer

Fahren während einer Unterzuckerung wird als Fahren unter Drogeneinfluss (Insulin), Gefährdung des Straßenverkehrs oder fahrlässiges Verhalten im Straßenverkehr eingestuft.

Wenn Sie im Unterzucker einen Unfall verursachen oder von der Polizei kontrolliert werden, kann Sie das Ihren Führerschein kosten.

Das Risiko der Unterzuckerung besteht allerdings nur, wenn Sie Insulin oder insulinstimulierende Tabletten nehmen, daher sollten Sie beim Fahren folgende Maßnahmen ergreifen:

- Messen Sie vor jeder Fahrt Ihren Blutzucker, um sicherzugehen, dass er sich im sicheren Bereich befindet.
- Messen Sie während einer längeren Fahrt mindestens alle zwei Stunden.
- Halten Sie immer etwas gegen Unterzucker (s. S. 106) griffbereit (nicht im Kofferraum!).
- Nehmen Sie Ihren Diabetespass mit.

Wenn Sie während der Fahrt in Unterzucker geraten, fahren Sie rechts ran, stellen den Motor ab und ergreifen die entsprechenden Maßnahmen.

Wenn der Unterzucker bei Ihnen ohne Vorwarnung eintritt, müssen Sie bei längeren Autofahrten öfter anhalten, um Ihren Blutzucker zu messen. Oder Sie fahren mit Leuten zusammen, die sofort erkennen, wenn der Unterzucker bei Ihnen einsetzt.

Meine Erfahrung

»Wenn ich meinen Koffer packe, ärgert es mich jedes Mal, dass ich Platz für meinen Diabetesbedarf lassen muss. Ich weiß zwar, dass ich die Sachen brauche, aber es stört mich doch.« KLAUS

Anmerkung Diabetes zu haben bedeutet möglicherweise zusätzliches Gepäck, aber eine gründliche Vorbereitung lohnt sich, da Sie die benötigten Utensilien am Urlaubsort wahrscheinlich nicht kaufen können.

Urlaub und Reisen

Wenn Sie im Urlaub oder auf einer Dienstreise sind, wird sich die fremde Umgebung oder der veränderte Alltag wahrscheinlich auf die Diabeteseinstellung auswirken. Bevor Sie losfahren, sollten Sie einige praktische Einzelheiten bedenken. Fernreisen, Temperaturunterschiede, ungewohntes Essen und andere Aktivitäten können Ihren Blutzuckerspiegel verändern. Je besser Sie vorausplanen und mögliche Probleme vorhersehen, desto mehr können Sie Ihre Reise genießen.

Bevor Sie losfahren

Prüfen Sie, ob Ihre Reiseversicherung diabetesbedingte Probleme mit einschließt. Bereits bestehende Erkrankungen wie Diabetes sowie Krankenhausaufenthalte und Rücktransport sollten im Versicherungsumfang enthalten sein. Unabhängig von Ihrem Urlaubsziel sollten Sie Ihren Diabetesbedarf und ausreichend Medikamente mitnehmen. Auch wenn Sie nicht ins Ausland fahren, kann die schnelle Beschaffung von Ersatz schwierig sein. Im Ausland heißt die von Ihnen verwendete Tabletten- oder Insulinart vielleicht anders und die Stärke kann abweichen. Nehmen Sie auch Ihr eigenes Blutzuckermessgerät mit, denn in vielen Ländern wird der Wert in Millimol pro Liter angegeben.

Für Flugreisen ins Ausland können Sie beim Deutschen Diabetiker Bund ein ärztliches Attestformular in mehreren Sprachen anfordern, auf dem von Ihrem Arzt bestätigt wird, dass Sie Diabetes haben und auf Ihr Insulin und Ihr Insulinbesteck angewiesen sind. Dadurch gehen Sie sicher, dass Ihre Lanzetten oder Kanülen am Flughafen nicht konfisziert werden. Planen Sie für das Einchecken am Flughafen mehr Zeit ein, da das Bodenpersonal Ihr Attest prüfen und eventuell die Übergabe Ihres Insulinbestecks an das Bordpersonal organisieren muss.

Erkundigen Sie sich vor dem Reiseantritt, welche Nahrungsmittel am Reiseziel zur Verfügung stehen, damit Sie gegebenenfalls Nahrungsmittel mitnehmen können. Denken Sie daran, dass sich Zeitverschiebungen auf Ihren Blutzuckerspiegel, Ihre Essgewohnheiten und die Zeiten Ihrer Behandlung auswirken können. Wenn Sie im Voraus berücksichtigen, wann Sie reisen, ankommen und etwas zu essen bekommen werden, können Sie leichter die entsprechenden Maßnahmen planen und geeignete Nahrungsmittel mitnehmen, falls

AM FLUGHAFEN EINCHECKEN
Teilen Sie dem Bodenpersonal beim Einchecken mit, dass Sie Ihre Diabetesmedikamente und -ausrüstung im Handgepäck haben. Zeigen Sie bei Bedarf das Attest Ihres Arztes vor.

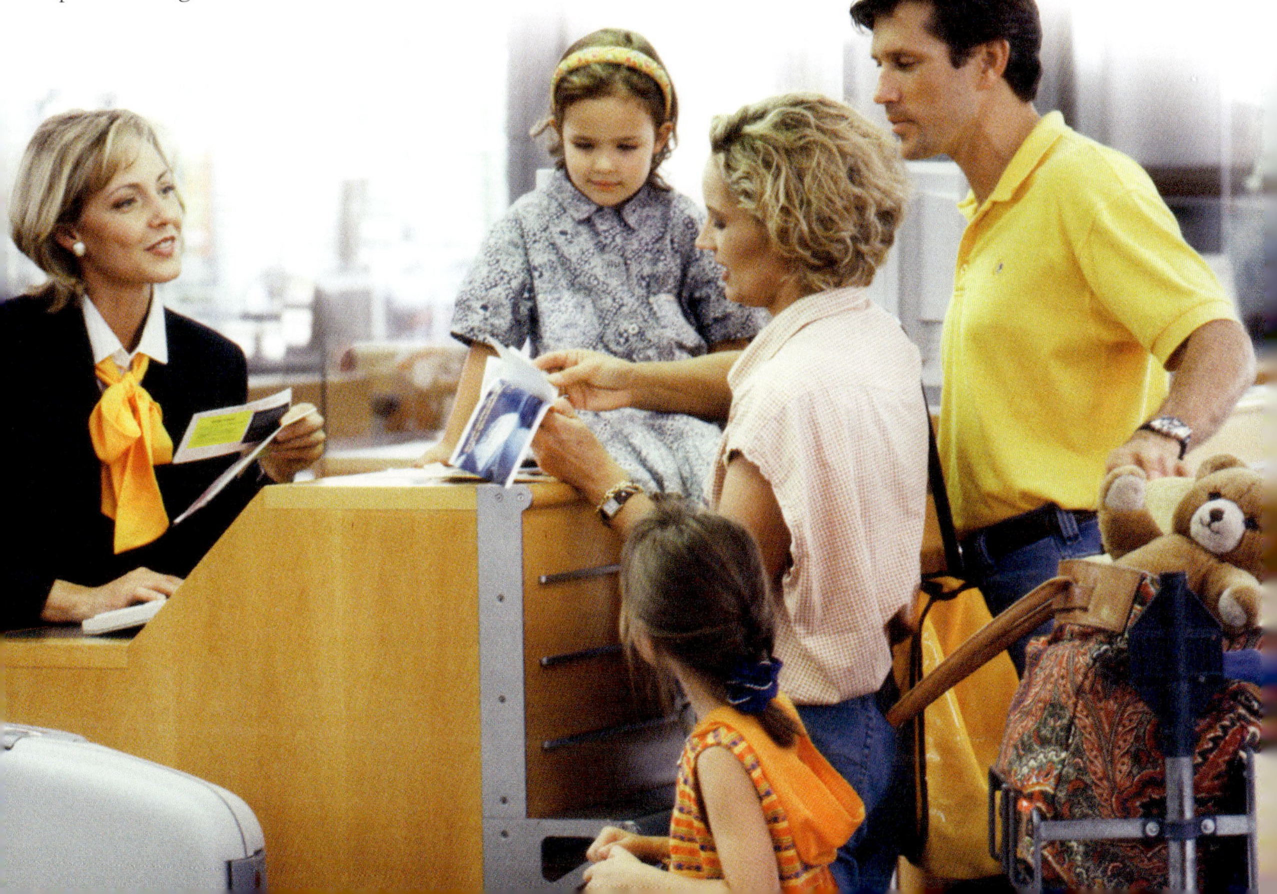

Praktische Tipps

BEI FERNREISEN ZU BEACHTEN

- Reisen Sie westwärts, wird der Tag länger und Ihre Medikamente reichen nicht bis zum Ende des Tages. Daher brauchen Sie eine zusätzliche Dosis Tabletten oder Insulin zusammen mit einer weiteren Mahlzeit.
- Reisen Sie ostwärts, wird der Tag kürzer und Ihre Medikamente wirken noch, auch wenn Ihnen Ihr Körper mitteilt, dass der Tag zu Ende ist. Dann müssen Sie etwas essen, um die Wirkung der Medikamente auszugleichen.

nichts zu essen zu bekommen ist, wenn Sie es brauchen.

Folgende Dinge gehören unbedingt in Ihr Reisegepäck::

- Insulin oder Tabletten – mindestens die doppelte Menge, die Sie benötigen.
- Blutzuckermessgerät, Lanzetten, Teststreifen
- Kühltasche oder Thermoskanne, falls Sie Insulin mitnehmen
- Bei Bedarf Mittel gegen Unterzucker
- Nahrungsmittel
- Ausweis, mehrsprachiges Diabetes-Attest Ihres Arztes oder einen internationalen Notfallausweis
- Informationen darüber, was zu tun ist, wenn Sie sich unwohl fühlen
- Anschrift und Telefonnummer Ihres Arztes
- Versicherungsdaten

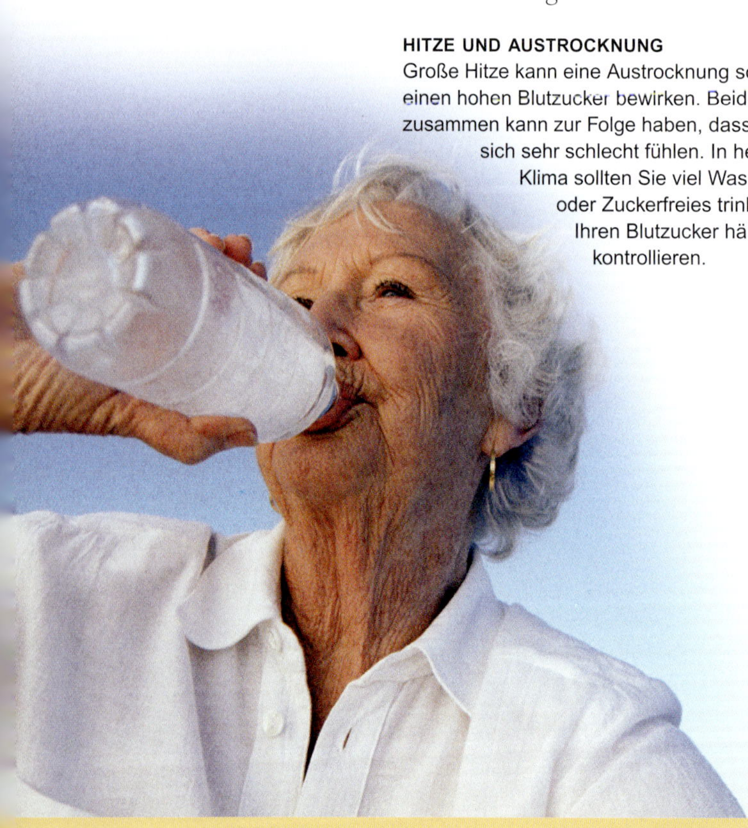

HITZE UND AUSTROCKNUNG
Große Hitze kann eine Austrocknung sowie einen hohen Blutzucker bewirken. Beides zusammen kann zur Folge haben, dass Sie sich sehr schlecht fühlen. In heißem Klima sollten Sie viel Wasser oder Zuckerfreies trinken und Ihren Blutzucker häufig kontrollieren.

Den Diabetesbedarf im Urlaub aufbewahren

Das gesamte Zubehör und alle Medikamente sollten kühl und trocken gelagert werden. Ungeöffnete Insulinampullen,-patronen oder Einwegpens sollten im Kühlschrank aufbewahrt werden (bei einer Temperatur von 2–8 °C). Wenn Sie am Urlaubsort keinen Kühlschrank zur Verfügung haben oder sehr lange unterwegs sind, verwenden Sie eine Kühltasche oder eine Thermoskanne zur Aufbewahrung Ihres Insulins. Führen Sie bei Flugreisen das Insulin unbedingt im Handgepäck mit – es könnte im Frachtraum des Flugzeugs gefrieren.

Das Insulin, das Sie gerade verwenden, hält sich bei Zimmertemperatur (max. 25 °C) bis zu einem Monat, außer es wird direktem Sonnenlicht ausgesetzt. Bei höheren Temperaturen muss es in einer Kühltasche, einer Thermoskanne oder in kühle Tücher eingewickelt werden. In kalten Klimazonen muss das Insulin über 2 °C gelagert werden. Tragen Sie es dann in Körpernähe bei sich oder verwenden Sie eine Thermoskanne.

Zeitverschiebungen

Wenn Sie verschiedene Zeitzonen durchqueren, sollten Sie alle paar Stunden mithilfe einer Blutzuckermessung prüfen, ob Sie Zusatzmedikamente oder zusätzliche Nahrung benötigen. Ihr Blutzucker kann nach der Ankunft 24 Stunden lang schwanken.

Bei Zeitverschiebungen kann Unterzucker auftreten. Das Risiko ist aber nicht so hoch, da Sie während der

Reise weniger Energie verbrauchen als sonst. Die bei Aufregung oder Nervosität produzierten Hormone erhöhen den Blutzuckerspiegel eher. Wenn Ihr Blutzucker während der Reise zu hoch ist, können Sie ihn nach der Ankunft regulieren. Zeitverschiebungen während der Reise sind weniger problematisch, wenn Sie schnell wirkende Insuline (s. S. 84–85) oder Tabletten (s. S. 76–81) verwenden. Wenn Sie anderes Insulin verwenden und Probleme während der Reise befürchten, fragen Sie Ihren Arzt, ob Sie das Medikament wechseln sollten.

Wenn Sie unterwegs sind

Warmes Wetter beschleunigt die Blutzirkulation und somit die Geschwindigkeit, mit der Insulin oder Tabletten in die Blutbahn gelangen (der gleiche Effekt tritt auch bei Massagen, Wärmeanwendungen, Solebädern oder in Solarien auf). Daher kann Hitze die Neigung zu Unterzucker verstärken, wenn Insulin oder insulinstimulierende Tabletten eingenommen werden. Möglicherweise müssen Sie die Dosis senken oder zusätzliche Kohlenhydrate zu sich nehmen, um Unterzuckerungen zu vermeiden.

Wird Ihnen beim Skifahren oder Eislaufen sehr kalt, verlangsamt sich die Blutzirkulation dagegen und es kann länger dauern, bis Insulin oder Medikamente wirken. Warme Kleidung und Bewegung wirken diesem Effekt entgegen. Messen Sie Ihren Blutzucker regelmäßig, um allen temperaturbedingten Problemen begegnen zu können.

Wenn Sie unterwegs sind, probieren Sie vermutlich unbekanntes Essen, unbekannte Getränke und neue Aktivitäten aus. Auch hier erkennen Sie mithilfe von Blutzuckermessungen, welche Wirkung das auf Ihren Blutzuckerspiegel hat und wie Sie ihn normalisieren. Achten Sie auf Ihre Ernährung, um Magen-Darm-Probleme zu vermeiden, die Ihren Blutzuckerspiegel erhöhen könnten. Essen Sie durchgegarte, frisch zubereitete Speisen, trinken Sie Mineral- oder Quellwasser aus Flaschen und essen Sie nur gründlich gewaschenen Salat und geschältes Obst.

Bedenken Sie bei starker körperlicher Belastung, dass dies Ihren Blutzucker auch noch Stunden später beeinflussen kann. Sie müssen wissen, wie Sie eine Unterzuckerung vermeiden (s. S. 56–59).

Achten Sie auch auf Ihre Füße. Am Meer verletzt man sich schnell einmal am Fuß, und längere Fußmärsche und der heißer Sand können Blasen verursachen. Tragen Sie im Urlaub keine neuen Schuhe, sondern die bequemsten. Gehen Sie nicht barfuß, auch nicht am Strand. Schützen Sie

Wenn es Ihnen sehr kalt ist, z.B. beim Skifahren oder Eislaufen, verlangsamt sich die Blutzirkulation, weshalb es länger dauern kann, bis das Insulin oder die Tabletten wirken.

Meine Erfahrung

»Ich bin dreimal um die Welt gereist, habe Wüsten durchquert, war eisklettern und mit dem Fahrrad unterwegs. Mach, was du willst, aber achte dabei auf deine Diabeteseinstellung.« KLAUS

ANMERKUNG Diabetes ist kein Grund, auf eine Urlaubsreise oder eine bestimmte Aktivität zu verzichten. Sorgfältige Planung und ein umfassendes Wissen über die Einstellbarkeit Ihre Diabetes unter verschiedenen Umständen sorgen dafür, dass Sie alles verwirklichen können.

Meine Erfahrung

»Ich hatte Angst, dass ich keinen Partner finden würde, weil ich Diabetes habe. Aber ich habe es meinem Ehemann in spe sehr bald erzählt, und es hat ihn nicht abgeschreckt.« JULIA

ANMERKUNG Sie haben vielleicht Bedenken, einem neuen Partner von Ihrer Diabeteserkrankung zu erzählen, und befürchten eine negative Reaktion. Dennoch ist es wichtig, ehrlich zu sein, auch wenn Sie mit dem Schlimmsten rechnen – vielleicht erwartet Sie ja auch eine positive Reaktion.

MITEINANDER REDEN
Diabetes kann unterschiedliche Gefühle in einer Beziehung wecken, oftmals aus Liebe, Sorge, Stress oder Angst. Sprechen Sie mit Ihrem Partner über Ihre Gefühle, am besten zu Zeiten, in denen sich keiner unter Druck gesetzt fühlt. Das wird beiden Partnern dabei helfen, den Standpunkt des anderen zu verstehen.

Ihre Füße immer durch Schuhe, so minimieren Sie das Risiko von Verletzungen. Kontrollieren Sie Ihre Füße regelmäßig (s. s. 128–130).

Sex und Partnerschaft

Diabetes wirkt sich nicht nur auf Sie, sondern auch auf Ihren Partner und auf Ihr Sexualleben aus. Als körperliche Aktivität beeinflusst Sex Ihren Blutzuckerspiegel. Darüber hinaus besteht die Möglichkeit einer Schwangerschaft. Eine verlässliche Verhütung ist für Diabetikerinnen wichtig, da vor der Empfängnis und während der Schwangerschaft der Blutzuckerspiegel gut eingestellt sein muss. Diabetes kann sich auch negativ auf die Sexualfunktion auswirken. Dies betrifft meist Männer, manchmal aber auch Frauen.

Die Einbeziehung des Partners kann helfen, aufkeimende Bedenken abzubauen. Ihr Partner kann Sie zur vierteljährlichen Kontrolluntersuchung begleiten, um Einblick in Ihre Behandlung zu bekommen. Natürlich wird es Bereiche im Umgang mit Diabetes geben, um die Sie sich lieber alleine kümmern. Seien Sie Ihrem Partner gegenüber ehrlich, wenn Sie so fühlen – es ist Ihr Diabetes, Ihre Gesundheit und Sie entscheiden über Ihren Umgang damit.

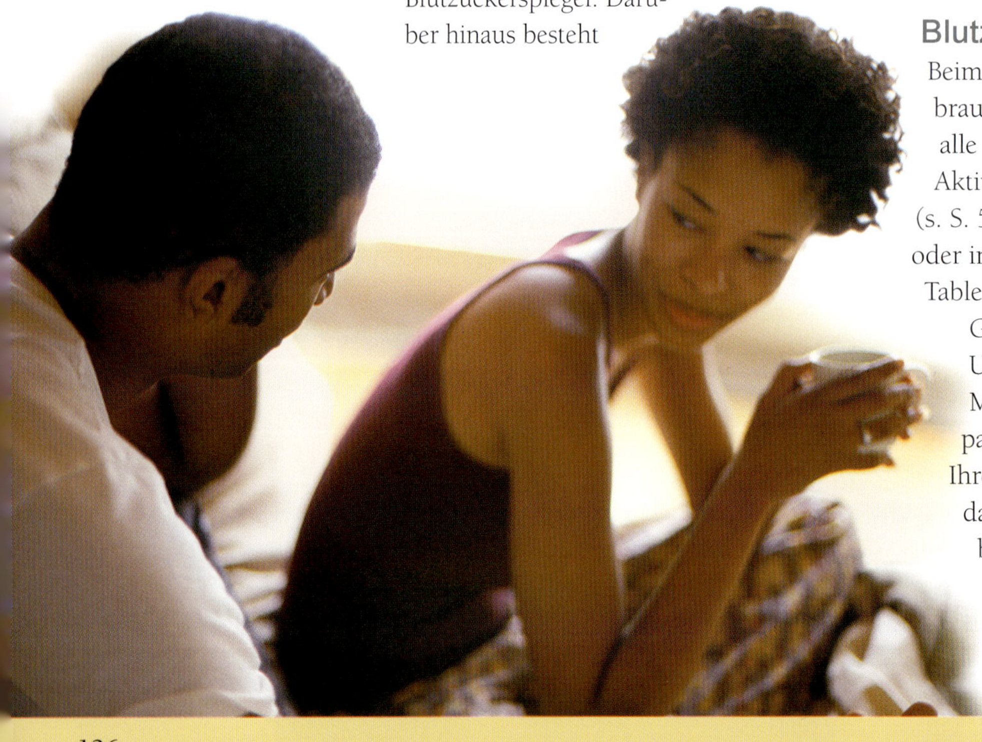

Blutzuckerkontrolle

Beim Sex wird viel Energie verbraucht – er sollte daher wie alle anderen körperlichen Aktivitäten behandelt werden (s. S. 56–58). Wenn Sie Insulin oder insulinstimulierende Tabletten nehmen, besteht die Gefahr, dass Sex zu einer Unterzuckerung führt. Messen Sie vor und ein paar Stunden nach dem Sex Ihren Blutzuckerspiegel, damit Sie die Wirkung beurteilen und entscheiden können, ob Maßnahmen zur Vermeidung einer Hypoglykämie nötig sind. Eventuell müssen Sie die Insulindosis vorher reduzieren oder mehr essen, um Ihren Blutzuckerspiegel im Idealbereich zu halten.

Halten Sie kohlenhydrathaltige Snacks oder Getränke bereit, so dass Sie im Fall einer Unterzuckerung reagieren können (s. S. 106). Bedenken Sie: Ihr Blutzucker kann auch Stunden nach einer Anstrengung noch fallen und seien Sie darauf vorbereitet. Im Notfall muss Ihr Partner Ihnen Glukagon spritzen, wenn der Unterzucker so massiv ist, dass Sie sich selbst nicht mehr helfen können.

Verhütung

Eine Schwangerschaft sollte bei Diabetes immer geplant werden, da von der Empfängnis an eine genaue Blutzuckereinstellung sehr wichtig ist (auf den Seiten 138–147 finden Sie mehr zum Thema Diabetes und Schwangerschaft). Sie können unter allen Verhütungsmethoden diejenige auswählen, der Sie am meisten vertrauen.

Die Antibabypille enthält in geringer Menge Hormone, die den Blutzucker leicht beeinflussen können, aber sie ist eine der zuverlässigsten Methoden und Sie können sie gefahrlos nehmen. Wenn die Pille bei Ihnen starke Blutzuckerschwankungen auslöst, passen Sie die Insulin- oder Tablettendosis entsprechend an.

Gestörte Sexualfunktion

Probleme mit der Sexualfunktion oder Potenz treten nicht nur bei Diabetikern auf. Eine erektile Dysfunktion (s. S. 213–215) gehört jedoch zu den bekannten Komplikationen bei Männern, die an Diabetes leiden.

Untersuchungen über Störungen der Sexualfunktion bei Frauen sind selten, es wird jedoch angenommen, dass Diabetes die sexuelle Erregbarkeit der Frau mindern kann.

Diabetikerinnen klagen des Öfteren über Scheidentrockenheit, manche finden Sex generell schmerzhaft, verlieren die Libido oder kommen nicht mehr so leicht zum Höhepunkt wie früher.

Sexuelle Probleme können körperliche oder psychische Ursachen haben. Fragen Sie Ihren Arzt nach Behandlungsmöglichkeiten. Wenn eine körperliche Ursache vorliegt, können es Frauen mit einem Gleitmittel versuchen, während bei Männern Medikamente verschrieben werden, die die Erektionsfähigkeit stärken. Manche dieser Medikamente könnten auch für Frauen geeignet sein, diese Form der Behandlung wird jedoch noch erforscht. Bei psychischen Ursachen kann ein Psychotherapeut aufgesucht werden.

F Kann ich als Diabetiker niemals spontan Sex haben?

A Wie vor jeder körperlichen Aktivität sollten Sie auch vor dem Sex Ihren Blutzucker messen, aber natürlich gibt es Situationen, in denen man gerne spontan entscheiden möchte. Allgemein gilt, dass spontaner Sex (ohne vorherige Blutzuckermessung) zu Zeiten, in denen Sie wissen, dass Ihr Blutzuckerspiegel niedrig ist, unklug ist. Wenn Sie Ihren Blutzucker vor dem Sex nicht gemessen haben, essen Sie direkt im Anschluss eine zuckerhaltige Zwischenmahlzeit und messen Sie zusätzlich.

Eine Schwangerschaft sollte bei Diabetes immer geplant werden, da von dem Moment der Empfängnis an eine genaue Einstellung des Blutzuckerspiegels von großer Bedeutung ist.

Auf sich selbst achten

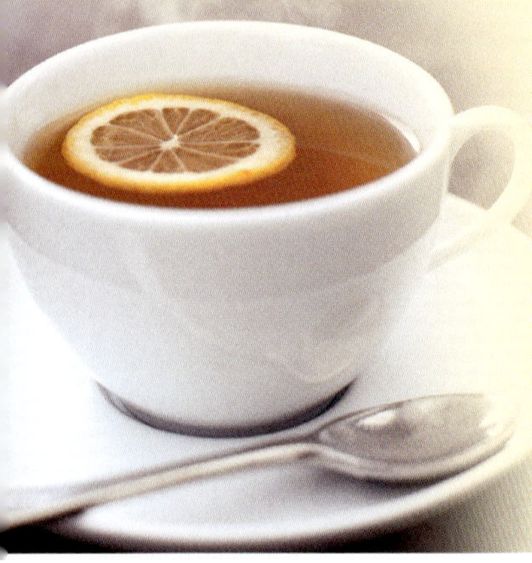

Als Diabetiker sollten Sie auf bestimmte Dinge besonders achten, z.B. auf die tägliche Kontrolle Ihrer Füße. Da Krankheiten die Blutzuckereinstellung stören, sollten Sie zur Förderung der Genesung Ihren Blutzuckerspiegel im Normbereich halten. Die Einweisung ins Krankenhaus kann eine Unterbrechung Ihrer Diabetesbehandlung bedeuten. Daher ist es wichtig zu wissen, was in einer solchen Situation zu tun ist.

Praktische Tipps

DAS RICHTIGE SCHUHWERK

- Kaufen Sie Schuhe, die Ihren Füßen passen und Ihre Zehen nicht einengen. Lederschuhe sind ideal, da sich das Leder Ihrer Fußform anpasst.
- Tragen Sie nicht täglich spitze Schuhe oder hohe Absätze und tragen Sie sie nie, wenn Ihre Füße bereits schlecht durchblutet sind.
- Tragen Sie keine Schuhe mit dicken Nähten und Einlegesohlen. Diese könnten scheuern oder drücken.

Fußpflege

Eine Verschlechterung der Durchblutung und eine Schädigung des Nervensystems durch Diabetes sind an vielen Stellen des Körpers spürbar. Die Füße sind für diese Probleme besonders anfällig, da sie am weitesten vom Herzen entfernt liegen und die Beinnerven sehr lang sind. Als Diabetiker neigen Sie zu Fuß- oder Unterschenkelgeschwüren und anderen Verletzungen, die sich entzünden und zu ernsten Problemen führen können. Die Nervenschäden führen zu Taubheit in den Beinen, weshalb der Diabetiker Verletzungen, die für den Nichtdiabetiker schmerzhaft sind, oft nicht bemerkt.

In extremen Fällen brauchen Wunden sehr lange, bis sie heilen, oder können sogar dazu führen, dass der Fuß oder das Bein amputiert werden muss. Daher werden die Füße und die Durchblutung bei den vierteljährlichen Kontrollen (s. S. 26) immer sorgfältig untersucht.

In der Zwischenzeit sollten Sie selbst gut auf Ihre Füße achten und sie täglich kontrollieren. Verletzungen lassen sich vermeiden, indem Sie nicht barfuß laufen – nicht einmal in Ihren eigenen vier Wänden und schon gar nicht in fremder Umgebung. Tragen Sie drinnen Haus- und am Strand Badeschuhe, damit Sie sich die Füße nicht am heißen Sand verbrennen.

Die tägliche Routine

Waschen Sie Ihre Füße jeden Tag gründlich, trocknen Sie sie ab und tragen Sie eine unparfümierte Lotion auf. Kontrollieren Sie sorgfältig den Fußrücken und die -seiten auf Druckstellen, blaue Flecken, harte, rissige oder schwielige Haut und Anzeichen von Blasen oder Hühneraugen.

Kontrollieren Sie auch die Fußsohlen (dazu können Sie einen Fußspiegel verwenden). Feilen Sie bei Bedarf die Zehennägel zurück. Wenn Sie wenig Gefühl in den Füßen oder eine schlechte Durchblutung haben, fragen

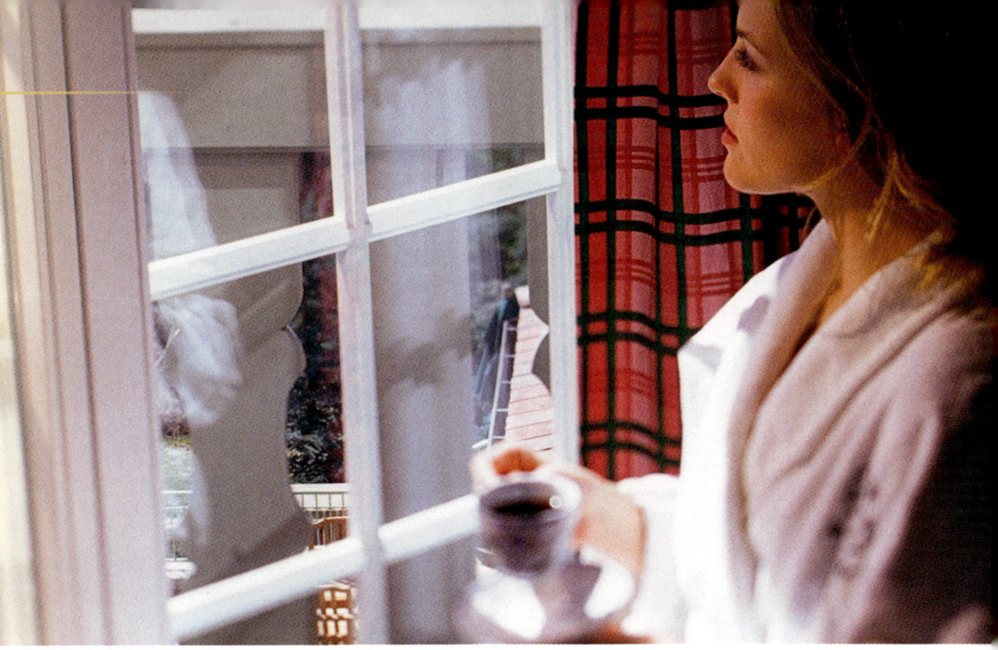

UMGANG MIT KRANKHEITEN
Bei Krankheiten wie einer Erkältung produziert der Körper die Hormone Adrenalin und Kortison, um den Infekt zu bekämpfen. Dadurch kann sich Ihr Blutzuckerspiegel erhöhen. Daher sollten Sie Ihre Blutzuckerwerte öfter kontrollieren, wenn Sie krank sind.

Sie Ihren Arzt, ob Sie die Fußnägel noch selbst feilen sollten. Wenn Sie sich nicht weit genug vorbeugen können oder wenn die Nägel zu dick sind, bitten Sie jemanden um Hilfe.

Probleme behandeln

Einige kleinere Beschwerden an den Füßen können Sie selbst behandeln, aber bedenken Sie, dass ein ganz gewöhnliches Problem am Fuß, etwa Hühneraugen oder Hornhaut, einer medizinischen Fußpflege bedarf.

■ **KLEINERE PROBLEME** Pilzbefall kann man zu Hause mit Cremes behandeln. Halten Sie die Haut besonders zwischen den Zehen sauber und trocken.

Stechen Sie kleine Blasen nicht auf und quetschen Sie sie nicht aus. Platzt die Blase, bedecken Sie sie mit Mull und einem Pflaster und kontrollieren Sie, ob die Stelle gut abheilt.

Warzen verschwinden in der Regel von allein wieder, aber sie können zu einer ungleichmäßigen Druckverteilung an den Füßen führen, besonders wenn eine Nervenschädigung vorliegt. Zeigen Sie die Warzen einem Arzt oder Fußpfleger (Podologen).

■ **WANN IST HILFE ERFORDERLICH** Die meisten anderen Probleme an den Füßen sollten Sie entweder von Ihrem Arzt oder der medizinischen Fußpflege behandeln lassen:

- Hühneraugen: Verwenden Sie keine Hühneraugenpflaster
- Verbrennungen oder Verletzungen
- eine wunde Stelle, die nicht heilt
- ein eingewachsener Zehennagel

F **Warum die ganze Aufregung um meine Füße, bloß weil ich Diabetes habe? Ich merke doch, wenn etwas nicht in Ordnung ist.**

A Probleme an den Füßen rühren von einer Schädigung der Nervenversorgung her. In diesem Fall bemerken Sie eine kleine Verletzung nicht und es entwickelt sich womöglich ein ernsthafteres Problem. Sie können nur durch eine tägliche und gründliche Untersuchung Ihrer Füße feststellen, ob etwas nicht in Ordnung ist.

Verletzungen vermeiden Sie, indem Sie nicht barfuß laufen – nicht einmal in Ihren eigenen vier Wänden und schon gar nicht in fremder Umgebung.

DIE FUSSPFLEGE

Eine gründliche Fußpflege trägt zur Gesunderhaltung Ihrer Füße bei und lässt Sie mögliche Probleme frühzeitig erkennen. Führen Sie diese Maßnahmen zur Fußpflege täglich durch und nehmen Sie sich Zeit, die Füße auf Verletzungen oder Problemstellen zu kontrollieren.

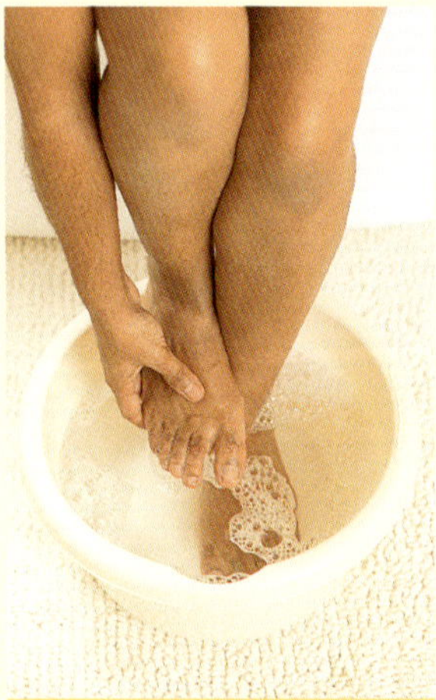

1 Baden Sie Ihre Füße täglich in warmem Wasser. Verwenden Sie eine rückfettende Seife. Das Bad sollte jedoch nicht länger als zehn Minuten dauern.

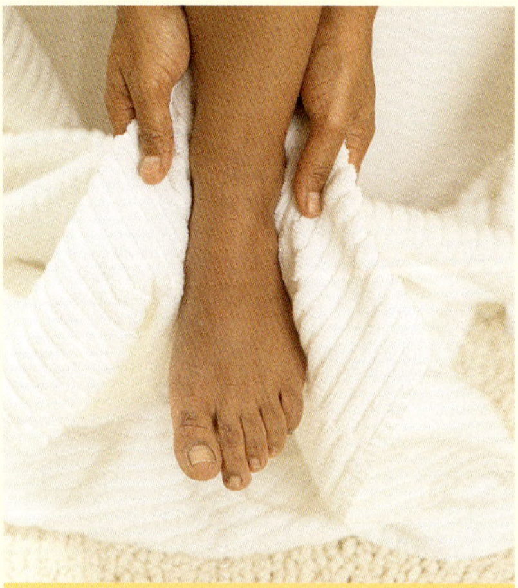

2 Trocken Sie sich die Füße gründlich ab, besonders die Zehenzwischenräume.

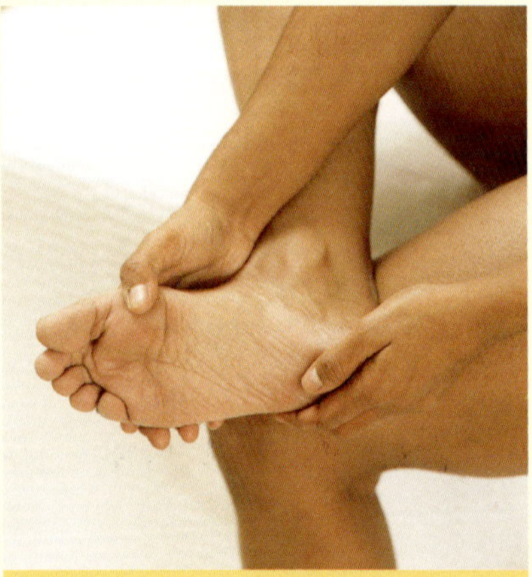

3 Suchen Sie die Haut nach jeglichen Auffälligkeiten auf dem Fußrücken und an der Fußsohle ab. Feilen Sie die Nägel bei Bedarf in Form. Der Nagel sollte nicht länger als der jeweilige Zeh sein.

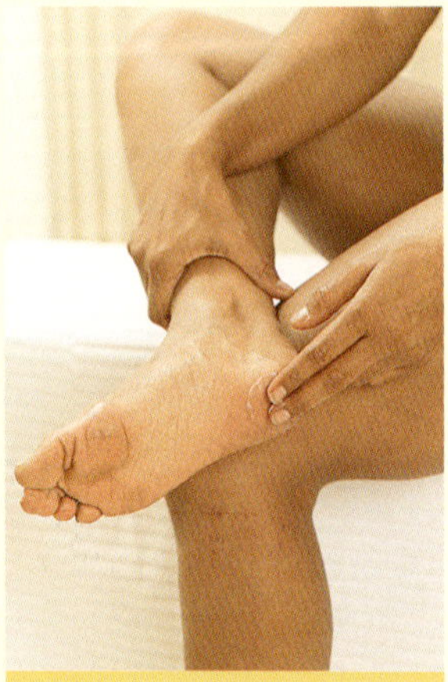

4 Cremen Sie die Füße mit einer Feuchtigkeitscreme ein. Vergessen Sie die Zehenzwischenräume und die Hornhaut an der Sohle nicht.

- blaue Flecken oder weiße Stellen an den Füßen
- Hornhaut oder rissige Haut
- ein neu aufgetretenes Taubheitsgefühl am Fuß – z. B., wenn Sie einen Stein im Schuh nicht spüren können

Wenn Sie nicht selbst nach Ihren Füßen sehen können oder wenn Sie sich Sorgen machen, sollten Sie einen medizinischen Fußpfleger aufsuchen, auch wenn Sie befürchten, dass Ihre Sorge unberechtigt ist.

Hauptsache bequem!

Tragen Sie keine engen oder einschneidenden Socken oder Strumpfhosen, die an Ihren Zehen scheuern. Halten Sie Ihre Füße nicht direkt an eine heiße Wärmflasche, eine Heizung, einen Ofen oder an ein offenes Feuer, da Sie sich Verbrennungen zuziehen könnten, weil Sie die Hitze nicht spüren. Kontrollieren Sie täglich Ihre Schuhe, um ein Scheuern durch scharfe Gegenstände auszuschließen. Abnutzungsunterschiede an Sohle und Obermaterial der Schuhe können Ihnen Aufschluss über Druckstellen an Ihren Füßen geben.

Wenn Sie krank sind

Die Diabeteserkrankung an sich macht Sie nicht automatisch anfälliger für Krankheiten. Eine schlechte Blutzuckereinstellung und ständig erhöhter Blutzucker kann aber zu einem höheren Infektionsrisiko oder einfach zu Unwohlsein führen.

Bakterien und Viren vermehren sich schnell bei Werten, die ständig über 180 mg/dl liegen. Jede Krankheit beeinflusst den Diabetes, besonders wenn sie mehrere Tage andauert oder stationär behandelt werden muss. Die Blutzuckereinstellung bestimmt auch, wie schnell Sie gesund werden.

Einfluss auf den Diabetes

Unabhängig von der Diabetesform lässt eine Krankheit den Blutzucker durch eine natürliche Abwehrreaktion des Körpers steigen. Der Körper setzt bei Krankheit mehr Glukose frei und produziert Stresshormone wie Adrenalin und Cortisol. Diese Hormone reduzieren die Wirkung des Insulins. Dieser Umstand kann zur Überzuckerung führen, auch wenn Sie nichts essen.

Ein Symptom bei Überzuckerung ist Austrocknung, die durch eine erhöhte Körpertemperatur noch verstärkt werden kann. Eine plötzlich auftretende, akute Erkrankung mit Durchfall und Erbrechen, etwa aufgrund einer Lebensmittelvergiftung, kann zusammen mit hohem Blutzuckerspiegel, Austrocknung und einer Infektion zu einer ernsthaften Entgleisung des Stoffwechsels führen, bei der auch andere Körperfunktionen in Mitleidenschaft gezogen werden.

Bei Typ-1-Diabetes kann diese Situation zu einer diabetischen Ketoazidose (vgl. S. 113) führen. Bei Typ-2-Diabetes kann, bedingt durch die starke Austrocknung, gelegentlich ein Koma auftreten (vgl. S. 113). Beide Zustände erfordern dringend eine stationäre Behandlung.

Blutzuckerkontrolle

Vielleicht sind Sie ja selten krank und wissen nicht genau, wie Krankheiten sich auf Ihren Blutzucker auswirken. Bevor Sie das nächste Mal krank werden, notieren Sie sich die Maßnahmen zur Stabilisierung Ihres Blutzuckers und greifen bei Bedarf darauf zurück.

Es gibt zwei Regeln, die Sie bei Krankheit beachten sollten:

- Messen Sie mindestens alle vier Stunden Ihren Blutzucker.
- Nehmen Sie Ihr Insulin oder Ihre Tabletten weiter, auch wenn Sie nichts essen können.

Die Blutzuckermessungen zeigen Ihnen, wie sich die Krankheit auf Ihren Blutzuckerspiegel auswirkt, während Insulin und Tabletten gegen die durch Krankheit ausgelöste natürliche Erhöhung des Blutzuckers arbeiten. Wenn Sie für Selbstkontrollen oder Ihre Diabeteseinstellung zu krank sind, bitten Sie einen Angehörigen darum oder gehen Sie zum Arzt.

Versuchen Sie in jedem Fall, den Blutzuckerspiegel unter 180 mg/dl zu halten, damit Sie schnell wieder gesund werden. Dazu kann es erforderlich sein, die Insulin- oder Tablettendosis nach Absprache mit Ihrem Arzt vorübergehend heraufzusetzen und sie wieder zu reduzieren, sobald Sie sich besser fühlen. Wenn Sie längere Zeit krank sind, besonders wenn Sie wochen- oder monatelang das Bett hüten müssen, beugen Sie durch eine möglichst genaue Einstellung des Blutzuckers dem Auftreten von Komplikationen vor.

Mythos oder WAHRHEIT?

MYTHOS
Wenn Sie krank sind und nicht essen können, sollten Sie aufhören, Insulin und Tabletten zu nehmen.

WAHRHEIT
Auch wenn Sie krank sind und nichts essen, produzieren Sie Glukose – sogar noch mehr, um mit der daraus gewonnenen Energie die Krankheit zu bekämpfen. Sie sollten weiter Insulin oder Tabletten nehmen, um den Blutzucker niedrig zu halten. Eventuell müssen Sie die Dosis heraufsetzen.

Unabhängig davon, welchen Diabetes-Typ Sie haben, lässt eine Krankheit Ihren Blutzuckerspiegel normalerweise steigen.

Praktische Tipps

IHR UMGANG MIT KRANKHEITEN

- Trinken Sie pro Tag bis zu vier Liter (20 Gläser) zuckerfreie Flüssigkeit.
- Wenn Sie keine feste Nahrung aufnehmen können, trinken Sie Milch, Fruchtsaft oder Suppe.
- Nehmen Sie bei Typ-1-Diabetes jede Stunde einen kleinen Schluck eines traubenzuckerhaltigen Getränks – dadurch verhindern Sie die Bildung von Ketonen.
- Wenn Sie nichts bei sich behalten können oder wenn Sie unsicher sind, was Sie tun sollen, setzen Sie sich so schnell wie möglich mit Ihrem Arzt in Verbindung.

Sie können rezeptfreie Medikamente auch bei Diabetes gefahrlos nehmen, manche beeinflussen aber den Blutzuckerspiegel.

Wenn Ihr Körper sehr empfindlich auf Insulin reagiert, kann eine Krankheit gelegentlich zu Unterzucker führen. Die Empfindlichkeit auf Insulin ist zur Zeit der partiellen Remission (auch »Honeymoon-Phase«: die Blutzuckerkontrolle erscheint unerwartet einfach) erhöht. In dieser Phase zu Beginn des Typ-1-Diabetes produziert der Körper wieder geringe Mengen Insulin. Auch bei kranken Kindern kann der Blutzucker sinken und die Insulin- oder Tablettendosis muss dann gesenkt werden. Achten Sie jedoch darauf, dass der Blutzuckerspiegel nicht zu stark steigt.

Essen und Trinken

Essen und Trinken geben Ihnen Kraft, die Krankheit zu meistern, und begrenzen deren Auswirkungen auf den Diabetes. Eventuell brauchen Sie kleine Mengen eines zuckerhaltigen Getränks. Bei Appetitlosigkeit schaden ein oder zwei Tage ohne Nahrung nicht, aber Sie sollten über den Tag verteilt sehr viel zuckerfreie Flüssigkeit trinken. Dies verhindert einen Anstieg der Körpertemperatur und Austrocknung im Falle von erhöhtem Blutzucker.

Durchfall und Erbrechen

Der Körper versucht, alles, was er für schädlich hält, wie etwa verdorbenes Essen, loszuwerden. Dazu befördert er es aus dem System heraus. Erbrechen und Durchfall können nur ganz kurz andauern, aber dennoch innerhalb weniger Stunden die Einstellung des Diabetes empfindlich stören.

TYP-1-DIABETES Wenn Sie aufgrund einer längeren Phase mit Durchfall und Erbrechen unterzuckern und austrocknen, weil Sie keine Nahrung oder Flüssigkeit bei sich behalten können, produziert der Körper Ketone in großer Menge. Diese verstärken die Übelkeit noch, da sie den Magen reizen und den Säurehaushalt des Blutes stören. In der Folge können die Organe nicht mehr richtig arbeiten und es kann zur Bewusstlosigkeit und sogar zum Tod kommen. Dieser Zustand heißt diabetische Ketoazidose (s. S. 113).

Eine diabetische Ketoazidose und andere gefährliche Zustände vermeiden Sie, indem Sie immer Insulin zuführen, auch wenn Sie nichts essen, krank sind oder einfach nicht spritzen möchten. Testen Sie mithilfe von Teststreifen oder dem Blutzuckermessgerät Urin oder Blut auf Ketone, um den Ernst der Lage einschätzen zu können. Lassen sich Ketone nachweisen oder halten Durchfall und Erbrechen länger als 2–3 Stunden an, kontaktieren Sie Ihren Arzt; vielleicht brauchen Sie stationäre Behandlung.

TYP-2-DIABETES Hier besteht zwar keine Gefahr einer diabetischen Ketoazidose bei Durchfall und Erbrechen, aber der Blutzuckerspiegel kann trotzdem extrem steigen und der Körper austrocknen, was zum Koma führen kann (bekannt als hyperosmolares Koma, s. S. 113). Wenn Sie Ihre Tabletten nicht nehmen oder keine Flüssigkeit bei sich behalten können, wenden Sie sich sofort an Ihren Arzt, da eine Austrocknung möglicherweise im Krankenhaus behandelt werden muss.

Rezeptfreie Medikamente

Sie können rezeptfreie Medikamente auch bei Diabetes gefahrlos nehmen, manche beeinflussen aber den Blutzuckerspiegel. Hustensaft kann z. B. außerordentlich viel Zucker enthalten. Da Sie jedoch nicht allzu viel auf einmal davon nehmen, dürfte die Wirkung auf den Blutzuckerspiegel eher gering ausfallen. Trotzdem sollten Sie in der Apotheke nach Produkten fragen, die möglichst wenig Zucker enthalten.

Wenn Sie langfristig Medikamente nehmen

Wenn Sie neben Ihren Diabetesmedikamenten Mittel gegen andere Krankheiten nehmen, können diese auf den Blutzucker wirken. Bei mehreren Mitteln zur Auswahl verschreibt Ihnen der Arzt das Medikament, das am wenigsten auf den Blutzuckerspiegel wirkt. Wenn nur ein Mittel erhältlich ist, das sich wahrscheinlich auf den Blutzucker auswirkt, müssen Sie bei Bedarf die Dosis Ihrer Diabetesmedikamente an dessen Wirkung anpassen.

Bluthochdruck

Bestimmte Medikamente zur Senkung des Blutdrucks, z.B. Thiazid-Diuretika wie Bendroflumethiazid und Beta-Blocker wie Propranolol, können Ihren Blutzuckerspiegel verändern. Bluthochdruck ist bei Diabetes schwer zu behandeln, daher sind vielleicht zwei oder drei verschiedene Präparate erforderlich, um den Blutdruck zu regulieren. Auch wenn sich die verschriebenen Medikamente auf Ihren Blutzuckerspiegel auswirken, müssen Sie sie nehmen, da eine Senkung des Blutdrucks zur Vermeidung von Spätfolgen (s. S. 206–208) genauso relevant ist wie eine gute Diabeteseinstellung. Wenn Sie mit der Einnahme eines neuen Medikaments beginnen, sollten Sie Ihren Blutzucker beobachten, um die Auswirkungen des Medikaments abschätzen und um die Dosis des Insulins oder der Tabletten darauf abstimmen zu können.

Meine Erfahrung

»Wenn ich krank bin, messe ich alle 2–3 Stunden. Sind Ketone im Urin, spritze ich mehr Insulin. Bei Erbrechen trinke ich zuckerhaltige Getränke und viel Wasser, um die Ketone auszuspülen.« MARION

ANMERKUNG Wenn Sie für den Fall einer Krankheit einen Plan aufstellen, können Sie Ihren Diabetes weiterhin einstellen. Testen Sie bei Typ-1-Diabetes auf Ketone, um festzustellen, wann Ihr Zustand ernst wird.

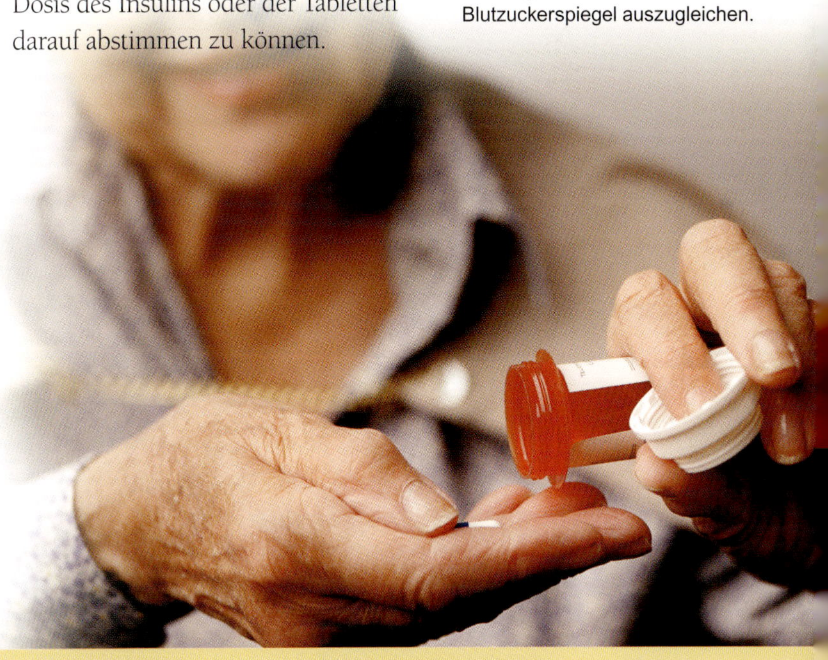

TABLETTEN GEGEN DIABETES NEHMEN
Wenn Sie krank sind, sollten Sie – auch wenn Sie nicht essen – Ihre Tabletten und/oder Ihr Insulin auf jeden Fall weiternehmen, um die Wirkung der Krankheit auf den Blutzuckerspiegel auszugleichen.

Kortison erhöht den Blutzuckerspiegel. Dies muss durch eine erhöhte Insulin- oder Tablettendosis kompensiert werden.

Die Kortisonbehandlung

Kortison (Steroide) wie Prednisolon oder Dexamethason kann erheblichen Einfluss auf den Blutzucker haben. Es wird gegen Entzündungen und verschiedene andere Krankheiten eingesetzt. Dazu gehören:

- chronische Lungenerkrankungen: Bronchitis, Emphysem, Asthma
- chronische Darmerkrankungen: Morbus Crohn, Colitis ulcerosa
- Gelenkentzündungen: Rheuma
- Krebs

Kortison wird auch nach Transplantationen eingesetzt, um das Risiko einer Organabstoßung zu verringern. Kortison erhöht den Blutzuckerspiegel, was durch eine erhöhte Dosis Insulin oder Tabletten kompensiert werden muss. Dies trifft auch zu, wenn Sie Kortison nur für kurze Zeit nehmen. Selbst bei Nichtdiabetikern erhöht es den Blutzuckerspiegel und kann sogar Diabetes auslösen. Wenn Kortison inhaliert oder über ein Hautpflaster verabreicht wird, hat es keine so große Wirkung auf den Blutzucker wie als Tablette oder Spritze.

Verschiedene Tabletten kombinieren

Diabetikern werden manchmal zusätzlich zum Insulin fünf oder mehr verschiedene Tabletten verschrieben, die nicht nur den Blutzucker einstellen, sondern auch den Blutdruck und die Blutfettwerte regulieren sollen. Wenn Sie zudem noch unter weiteren Krankheiten leiden, z.B. diabetischen Spätfolgen, kann sich diese Anzahl sogar noch steigern. Wie viele Tabletten Sie auch verschrieben bekommen, Sie sollten sie wie vorgeschrieben nehmen – auch wenn Sie der Meinung sind, dass Sie keinen Unterschied merken. Die Behandlung zielt darauf ab, langfristig Komplikationen zu vermeiden. Wenn Sie wegen der vielen Medikamente beunruhigt sind, sprechen Sie mit Ihrem Arzt, um zu prüfen, ob Sie wirklich alle Tabletten brauchen.

F Ich nehme seit einiger Zeit Blutdrucktabletten. Jetzt soll ich noch ein Medikament mehr nehmen. Ich merke gar keinen Unterschied – muss ich wirklich beides nehmen?

A Manche Patienten brauchen zur Blutdruckregulierung mehr als ein Medikament. Die meisten werden erst einmal probeweise verschrieben – Sie sollten sie nehmen, bis sich zeigt, ob sie wie gewünscht wirken. Viele Tabletten einzunehmen mag lästig sein, aber Ihre Behandlung soll ja zukünftige Gesundheitsprobleme vermeiden. Halten Sie durch, wenn Sie langfristig von der Behandlung profitieren möchten.

Im Krankenhaus

Ganz gleich, ob eine Einweisung ins Krankenhaus mit Ihrer Diabeteserkrankung zusammenhängt – mit einer Ketoazidose etwa – oder damit überhaupt nichts zu tun hat – Sie sollten Ihre Diabetesbehandlung mit dem Krankenhauspersonal absprechen. Im Krankenhaus gelten für Behandlung, Mahlzeiten und Blutzuckermessungen andere Zeiten als zu Hause. Um den Heilungsprozess nicht zu gefährden, sollte Ihr Blutzucker die meiste Zeit unter 180 mg/dl liegen. Dazu müssen Sie Ihre Tabletten oder Ihr Insulin auf die Essenszeiten abstimmen und Ihre Dosis eventuell erhöhen. Die Krankenhausküche wird Sie mit Zwischenmahlzeiten versorgen, aber es ist empfehlenswert, eine Notration Traubenzucker im Nachtschrank zu haben.

Der Blutzucker wird im Krankenhaus meist vom Labor zu festen Zeiten gemessen. Wenn Sie mehr Kontrollen brauchen, teilen Sie das dem Pflegepersonal mit. Zeigen Sie Ihren Therapieplan, so dass das Personal Ihre Diabetesbehandlung kennen lernt und bei Bedarf ausführen kann. Nach Möglichkeit behandeln Sie den Diabetes weiter selbst. Wenn Sie beunruhigt sind, sprechen Sie mit dem Arzt oder der Stationsleitung.

Wenn Sie längere Zeit nichts essen, z. B. wegen einer Operation oder weil Sie sehr schwach oder bewusstlos sind, übernimmt das Personal die Diabetesbehandlung. Der Blutzucker wird dann mit einer Insulin- und Glukoseinfusion über die Vene sorgfältig eingestellt. Wie viel Insulin in die Blutbahn abgegeben wird, richtet sich nach der Höhe des Blutzuckers, der jede Stunde gemessen wird.

Sobald Sie wieder normal essen können, werden Glukose- und Insulininfusion entfernt und Sie können Ihre übliche Diabetesbehandlung wieder aufnehmen. Idealerweise erhalten Sie die erste Dosis Ihrer Medikamente, kurz bevor die Infusion abgenommen wird. Das verhindert, dass der Blutzucker zu stark steigt, wenn die Insulinversorgung plötzlich abbricht, bevor Ihre Diabetesmedikamente ihre Wirkung entfalten können.

Bei der Entlassung

Während Ihres Krankenhausaufenthalts wurde möglicherweise Ihre Geamttherapie umgestellt. Sie müssen bei allen neuen Medikamenten wissen, wie und wann sie zu nehmen sind. Wenn Sie über den Grund der Änderung und der Konsequenzen unsicher sind, sprechen Sie vor Ihrer Entlassung mit dem Arzt. Wenn Sie im Krankenhaus weniger aktiv als zu Hause waren und wenn Sie insulinstimulierende Tabletten oder Insulin nehmen, besteht bei Aufnahme Ihrer normalen Tätigkeit die Gefahr von Unterzucker. Klären Sie ab, ob die empfohlene Dosierung auch für zu Hause ausreicht.

Ambulante Behandlung

Wenn Sie ambulant behandelt werden sollen, z.B. zu einer Untersuchung oder zu einem kleineren Eingriff, dürfen Sie wahrscheinlich einige Stunden zuvor nichts essen oder trinken. Wenn Sie Insulin oder insulinstimulierende Tabletten nehmen, besteht ohne Nahrungsausgleich die Gefahr von Unterzucker. Reduzieren Sie deshalb vorher Ihre Dosis und messen Sie regelmäßig Ihren Blutzucker, während Sie nicht essen (und während der Behandlung). Wenn Sie nicht selbst messen können, muss das Krankenhauspersonal dies für Sie übernehmen.

Wenn Sie Diabetiker sind, findet die Behandlung meist früh am Tag statt, so dass Sie so schnell wie möglich Ihre normale Therapie fortsetzen können.

Praktische Tipps

VORBEREITUNGEN FÜR DAS KRANKENHAUS

- Fragen Sie, wann der Eingriff oder die Untersuchung stattfindet, und informieren Sie das Personal über Ihre Diabeteserkrankung.
- Fragen Sie, wie Sie Ihre Diabetesbehandlung anpassen müssen, wenn Sie nüchtern bleiben sollen.
- Messen Sie vor und nach dem Eingriff Ihren Blutzucker oder bitten Sie das Personal darum.
- Nehmen Sie einen Snack, Ihre Medikamente sowie zusätzlich Ihre Mittel gegen Unterzucker ins Krankenhaus mit.

Die Gesundheit der Frau

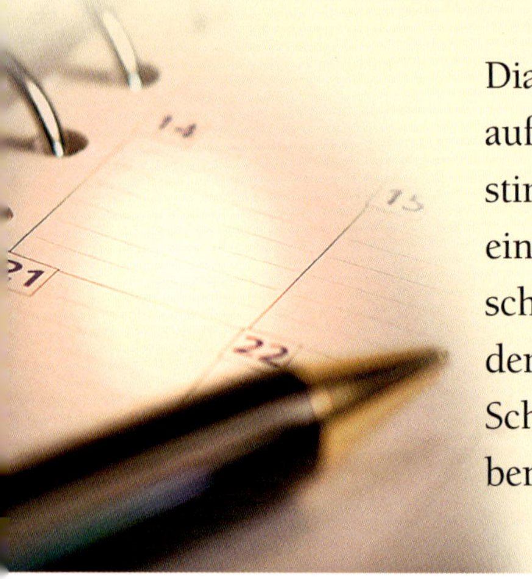

Diabetikerinnen müssen wissen, welchen Einfluss ihre Hormone auf den Blutzuckerspiegel haben. Bei Kinderwunsch sind bestimmte Maßnahmen vor der Empfängnis genauso wichtig wie eine strenge Einstellung des Diabetes während der Schwangerschaft, um die Sicherheit von Mutter und Kind nicht zu gefährden und eine reibungslose Geburt zu ermöglichen. Wenn ein Schwangerschaftsdiabetes auftritt, ist dieser Diabetes mit derselben Sorgfalt und mit ähnlichen Mitteln zu behandeln.

Praktische Tipps

ZYKLUSBEDINGTE SCHWANKUNGEN

- Versuchen Sie sich gesund zu ernähren, auch wenn Sie lieber etwas weniger Gesundes essen würden.
- Essen Sie wenig Salz; es bindet Wasser im Körper.
- Konsumieren Sie wenig Alkohol, Koffein und Schokolade – sie beeinflussen den Blutzuckerspiegel und die Stimmung.
- Essen Sie regelmäßig, um Schwankungen des Blutzuckers zu vermeiden.
- Treiben Sie regelmäßig Sport – körperliche Aktivität hebt die Stimmung und erleichtert die Einstellung des Blutzuckerspiegels.

Weibliche Hormone

Die Eierstöcke produzieren die weiblichen Hormone Östrogen und Progesteron. Diese Hormone regulieren Ihren Menstruationszyklus und halten eine Schwangerschaft aufrecht.

Der Menstruationszyklus

Während des Zyklus steigt und sinkt die Konzentration an Östrogen und dem Gelbkörperhormon Progesteron im Körper. Am Zyklusanfang baut Östrogen die Gebärmutterschleimhaut auf. Kommt es nicht zur Empfängnis, wird mehr Progesteron freigesetzt, so dass die aufgebaute Schicht der Gebärmutterschleimhaut abgestoßen wird. Diese monatlichen hormonellen Schwankungen können sich auch auf den Blutzuckerspiegel auswirken.

Wenn Sie glauben, dass Ihr Menstruationszyklus den Blutzuckerspiegel beeinflusst, sollten Sie vor, während und direkt nach der Periode häufig Ihren Blutzucker messen (viermal täglich oder öfter) und sich die Ergebnisse notieren. Dadurch lassen sich Regelmäßigkeiten leichter erkennen. Wenn sich herausstellt, dass Ihr Blutzuckerspiegel direkt vor der Regelblutung steigt, könnten Sie:

- mehr Sport treiben, um den Blutzuckerspiegel wieder zu senken.
- vermeiden, viele zusätzliche Kohlenhydrate zu essen.
- Ihre Insulindosis in den Tagen vor dem voraussichtlichen Einsetzen der Regelblutung erhöhen.

Wenn Ihr Blutzuckerspiegel eher niedriger ist als sonst und Sie zur Unterzuckerung neigen, könnten Sie:

- versuchen, mehr Kohlenhydrate als sonst zu essen.
- Ihre Insulindosis in den Tagen vor dem voraussichtlichen Einsetzen der Regelblutung senken.

Die Auswirkungen der Regelblutung auf Ihren Blutzuckerspiegel bleiben wahrscheinlich relativ konstant – selbst wenn Sie Ihr Therapiekonzept

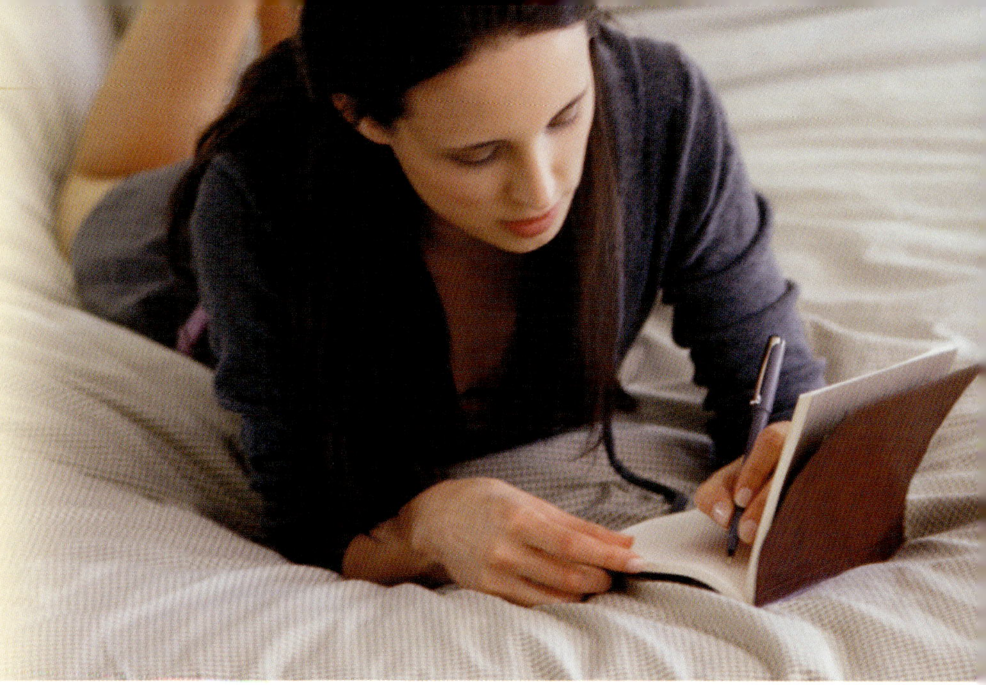

Notizen machen
Notieren Sie sich Ihre Blutzuckerwerte kurz vor, während und direkt nach der Periode. So erkennen Sie Regelmäßigkeiten und können entsprechende Maßnahmen ergreifen, um den Blutzuckerspiegel während dieser Zeit zu kontrollieren.

umstellen, können Sie mit der Zeit herausfinden, wie Sie Ihren Blutzuckerspiegel während des Monatszyklus konstant halten.

Die Wechseljahre

Während der Wechseljahre finden im Körper der Frau viele Veränderungen statt, die sich jedoch nicht notwendigerweise auf den Diabetes oder seine Behandlung auswirken müssen. Sie werden jedoch feststellen, dass einige Symptome der Wechseljahre denen ähneln, die bei einem hohen oder niedrigen Blutzuckerspiegel auftreten. Ist Ihnen heiß, fühlen Sie sich zittrig oder beginnen Sie zu schwitzen, sollten Sie Ihren Blutzucker messen, um herauszufinden, ob die Symptome auf Ihren Diabetes zurückzuführen sind.

Eine Hormonersatztherapie kann Ihnen vorübergehend helfen, Ihre Symptome zu reduzieren. Sie wird aber nicht mehr so häufig empfohlen. Sprechen Sie mit Ihrem Arzt darüber.

Pilzinfektionen und Blasenentzündung

Blasenentzündungen und Pilzinfektionen der Scheide treten bei Frauen häufiger auf. Blasenentzündungen werden meist durch Bakterien verursacht und äußern sich in häufigem und schmerzhaftem Wasserlassen. Pilzinfektionen gehen auf einen Pilz namens *Candida albicans* zurück und treten auf, wenn sich dieser in der Scheide natürlich vorkommende Pilz zu stark vermehrt. Die Folgen sind unangenehmer Juckreiz und Ausfluss. Blasenentzündungen und Pilzinfektionen treten bei Diabetikerinnen häufiger auf, da ein leicht erhöhter Blutzucker die ideale Umgebung für die Erreger darstellt. Eine Infektion kann den Blutzuckerspiegel weiter erhöhen (s. S. 131). Wenn Sie vermuten, dass Sie an einer Blasenentzündung oder an einer Pilzinfektion leiden, gehen Sie zum Arzt.

Blasenentzündungen und Pilzinfektionen treten bei Diabetikerinnen häufiger auf, da ein leicht erhöhter Blutzuckerspiegel die ideale Umgebung für die Erreger darstellt.

Mythos ODER WAHRHEIT?

MYTHOS
Es ist schwer, mit Diabetes schwanger zu werden.

WAHRHEIT
Nur bei sehr schlechter Blutzuckereinstellung. Ansonsten haben Sie dieselben Chancen wie jede andere Frau.

Praktische Tipps

DER BESTE START FÜR IHR BABY

- Nehmen Sie wie jede Frau mit Kinderwunsch täglich Folsäure ein, beginnend drei Monate vor der geplanten Empfängnis, und nehmen Sie sie danach weiter. Folsäure fördert das Zellwachstum und wirkt Defekten des Rückenmarks und der Wirbelsäule, z. B. *Spina bifida*, beim Kind entgegen.
- Verzichten Sie auf rohe Meeresfrüchte, Eier und rohes Fleisch sowie Rohmilch- und Blauschimmelkäse, da diese für das Baby gefährliche Infektionen hervorrufen können.
- Verzichten Sie ganz auf Alkohol und Zigaretten und schränken Sie Ihren Koffeinkonsum ein.

Schwangerschaft

Eine Schwangerschaft sollte bei Diabetes sehr sorgfältig geplant werden. Eine strenge Blutzuckereinstellung sowie die Vorsorgeuntersuchungen erhöhen die Chancen auf ein gesundes Kind und wenig Komplikationen ganz erheblich. Diabetes wirkt sich von Anfang an auf die Schwangerschaft aus (und umgekehrt), außer es handelt sich um Schwangerschaftsdiabetes (s. S. 144–145).

Eine Schwangerschaft planen

Diabetes macht eine Empfängnis nicht mehr oder weniger wahrscheinlich, aber er erhöht die Gefahr von Komplikationen für Mutter und Kind. Der Diabetes muss für eine Schwangerschaft sehr gut eingestellt sein. Wenn der HbA1c-Wert zur Zeit der Empfängnis und acht Wochen danach über sieben Prozent liegt (s. S. 66–67), kann das negative Folgen für die Kindesentwicklung haben. Daher muss eine Schwangerschaft sorgfältig geplant werden. Eine zufällige Schwangerschaft kann durch Verhütungsmittel (s. S. 127) vermieden werden

Wenn Sie sich ein Kind wünschen, wird Ihnen der Arzt Ratschläge zur Blutzuckereinstellung geben und Ihre Blutzuckerwerte sowie Ihren Allgemeinzustand überprüfen. Eine Untersuchung der Augen auf Retinopathie (s. S. 190–194) ist erforderlich, denn wenn diese während einer Schwangerschaft unbehandelt bleibt, kann sie sich weiter verschlechtern.

Vor der Empfängnis sollten Sie Ihren Blutzuckerspiegel mindestens drei- bis viermal täglich messen und sicherstellen, dass die Mehrzahl der Werte im Bereich von 72–126 mg/dl bewegt. Dazu müssen unter Umständen Insulin, Tabletten, Ernährung und Bewegung angepasst werden. Die Insulindosis muss so sein, dass die strenge Einstellung des Blutzuckers gewährleistet ist. Wenn sich dies als schwierig erweist oder wenn Sie häufig in Unterzucker geraten, muss eventuell das Therapiekonzept umgestellt werden. Durch häufigere Injektionen kann die Insulindosis genauer auf den Blutzuckerspiegel abgestimmt werden. Informationen über die Anpassung von Insulindosen und Therapiekonzepten finden Sie auf den Seiten 90–95.

Wenn Sie zur Einstellung des Stoffwechsels bisher Tabletten eingenommen haben, müssen Sie vor der Schwangerschaft eventuell auf Insulin umstellen, um die Blutzuckerzielwerte erreichen zu können. Wenn Sie schwanger sind, ist eine Umstellung auf Insulin sowieso erforderlich, da orale Antidiabetika das Baby schädigen könnten. Nach der Geburt des Kindes können Sie wieder Tabletten nehmen, falls diese weiterhin zur Blutzuckereinstellung ausreichen. Wenn Sie vorübergehend oder permanent Insulin spritzen, müssen Sie auf Ihre Fahrtüchtigkeit achten.(s. S. 121).

Wenn eine optimale Einstellung des Blutzuckerspiegels erreicht ist, wird der HbA1c-Wert überprüft, um sicherzugehen, dass dieser bei sieben Prozent oder darunter liegt. Falls Sie schwan-

PRÄNATALE VORSORGEUNTERSUCHUNGEN

Die pränatale Vorsorge beginnt, sobald die Schwangerschaft feststeht. Sie ist für eine reibungslose Schwangerschaft und eine optimale Blutzuckereinstellung von höchster Bedeutung. Verschiedene Untersuchungen werden in regelmäßigen Abständen während der gesamten Schwangerschaft durchgeführt.

UNTERSUCHUNG	WANN	GRUND
HbA1c	Alle 1–2 Monate	Zur Überprüfung Ihrer Blutzuckereinstellung, damit sich das Kind normal entwickeln und wachsen kann.
Untersuchung des Augenhintergrunds	Im ersten Monat, dann alle 3 Monate	Zur Erkennung einer Retinopathie (s. S. 192–193), die während einer Schwangerschaft entstehen kann.
Ultraschall	Alle 1–2 Monate	Zur Beurteilung der Kindesentwicklung und zur Erkennung von Anomalien, unter Verwendung von Ultraschall.
Blutdruck	Bei jeder Kontrolluntersuchung	Zur Erkennung von Bluthochdruck, der die Gefahr einer Präeklampsie (S. 142) erhöht.
Urinprobe	Bei jeder Kontrolluntersuchung	Zur Überprüfung des Urins auf Ketone, die das Baby schädigen können.
Untersuchung des Fötus	Bei jeder Kontrolluntersuchung	Zur Überprüfung der Herztöne und Bewegungen des Kindes.
Blutuntersuchung auf neurale Defekte	In der 16.–18. Woche	Zur Erkennung schwerer Neuralrohrdefekte beim Kind, die Fehlbildungen wie Spina Bifida nach sich ziehen können.
Fruchtwasseruntersuchung	(Optional) In der 18. Woche	Zur Erkennung genetischer Anomalien.

ger werden, hat das Kind beste Chancen auf eine normale Entwicklung.

ACE-Hemmer zur Regulierung des Blutdrucks wie Lisinopril und Ramipril dürfen während der Schwangerschaft nicht eingenommen werden. Der Arzt wird Ihnen Alternativen vorschlagen.

Sie sind schwanger

Während der Schwangerschaft ist eine strenge Einstellung des Blutzuckers von großer Bedeutung für Ihre und die Gesundheit Ihres Kindes. Wenn Ihr Blutzuckerspiegel hoch ist, ist auch der des Kindes hoch, da Glukose den Mutterkuchen überwinden und in die Blutbahn des Kindes gelangen kann – Insulin dagegen nicht. Wenn der Blutzuckerspiegel des Kindes hoch ist, muss es mehr Insulin produzieren, um den Blutzuckerspiegel wieder zu senken. Dadurch wird zusätzliche Glukose im Körper des Kindes gespeichert und es wächst schneller und wird größer. So werden Wehen und Entbindung

Wenn Ihr Blutzuckerspiegel hoch ist, ist auch der des Kindes hoch, da Glukose den Mutterkuchen überwinden und in die Blutbahn des Kindes gelangen kann – Insulin dagegen nicht.

Praktische Tipps

UNTERZUCKER IN DER SCHWANGERSCHAFT

- Essen Sie regelmäßig kohlenhydrathaltige Nahrungsmittel.
- Messen Sie mindestens 4-mal am Tag den Blutzucker und passen Sie Ihre Insulindosis an die Ergebnisse an.
- In der Schwangerschaft ändern sich die Symptome von Unterzucker. Messen Sie daher bei unbekannten Symptomen sofort – Sie könnten unterzuckert sein.
- Haben Sie immer Traubenzucker oder glukosehaltige Getränke bei sich, um bei den ersten Anzeichen von Unterzucker reagieren zu können.
- Teilen Sie Ihren Angehörigen oder Kollegen mit, dass bei Ihnen Unterzucker auftreten könnte, und zeigen Sie ihnen, wie eine Glukagoninjektion (s. S. 109) verabreicht werden muss, falls Sie bewusstlos werden.

erschwert. Eventuell kann beim Kind nach der Geburt Atemnot und ein Unterzucker auftreten.

Wenn Sie Typ-1-Diabetes haben, müssen Sie unbedingt die Bildung von Ketonen (s. S. 113) vermeiden. Ketone können äußerst schädlich und in seltenen Fällen sogar tödlich für das Kind sein. Sie können während der Schwangerschaft sogar dann entstehen, wenn der Blutzuckerspiegel noch nicht so hoch ist, dass Symptome auftreten. Es ist daher lebenswichtig, dass Sie Ihre Insulindosis sofort erhöhen, sobald Ihr Blutzuckerspiegel steigt.

Während der Schwangerschaft sollte der Blutzucker vor den Mahlzeiten 72–108 mg/dl und zwei Stunden danach zwischen 72–126 mg/dl betragen. Der HbA1c-Wert sollte bei sieben Prozent oder darunter liegen.

Später in der Schwangerschaft steigt der Insulinbedarf zur Kontrolle des Blutzuckerspiegels an. Das Wachstum des Kindes und die vom Mutterkuchen produzierten Hormone steigern den Bedarf des Körpers an Insulin. Zu Beginn des neunten Schwangerschaftsmonats hat sich Ihre ursprüngliche Insulindosis möglicherweise verdoppelt oder verdreifacht. Sofort nach der Entbindung sinkt der Insulinbedarf wieder, und Sie können zu einer Dosis zurückkehren, die nahe an der liegt, die Sie vorher benötigt haben.

SCHWANGERSCHAFTSÜBELKEIT In den ersten Schwangerschaftswochen kann vor allem morgens Übelkeit auftreten. Wenn Ihnen morgens übel ist, trinken Sie vor dem Aufstehen etwas oder essen Sie einen Keks, und teilen Sie Ihre morgendliche Insulindosis auf. Spritzen Sie einen Teil zur gewohnten Zeit und den Rest später, wenn Ihnen nach essen zu Mute ist. Übelkeit zu anderen Tageszeiten bekämpfen Sie durch den regelmäßigen Genuss von Snacks wie Kekse, Cräcker oder Obst.

Wenn Sie sich übergeben müssen und nichts bei sich behalten können, verschreibt Ihnen Ihr Arzt Mittel gegen Übelkeit und berät Sie bezüglich Ihrer Insulintherapie. Wenn Sie sich sehr schlecht fühlen und wenn die Gefahr besteht, dass Ihr Körper Ketone produziert, werden Sie eventuell ins Krankenhaus eingewiesen.

PRÄNATALE VORSORGE Vorsorgeuntersuchungen sind bei Diabetikerinnen sehr wichtig. Von Anfang an müssen Sie mindestens alle zwei Wochen Ihren Frauenarzt aufsuchen. Diabetikerinnen erhalten spezielle Vorsorgehefte für die pränatale Vorsorge, in denen Sie auch Informationen finden, an wen Sie sich in den Zeiten zwischen den Untersuchungen wenden können.

Beim Frauenarzt oder in der Klinik können Sie die Ergebnisse Ihrer Selbstkontrollen sowie alle Probleme, wie z. B. häufigere, plötzliche und schwere Unterzuckerungen, ansprechen. Diese treten besonders in den ersten drei Monaten auf, wenn der Insulinbedarf des Körpers unvorhersehbar stark schwanken kann.

AUF SICH ACHTEN Gesunde Ernährung, ausreichende Bewegung – täglich ein flotter Spaziergang, leichtes Joggen (wenn Sie daran gewöhnt sind) oder Schwimmen – und der Verzicht auf Alkohol und Zigaretten erhöhen Ihre Chancen auf eine komplikationslose Schwangerschaft. Versuchen Sie nicht, abzunehmen, da Sie für sich und das Kind ausreichend Energie benötigen.

Wenn Sie während Ihrer Schwangerschaft krank werden, steigt Ihr Blutzucker und Sie brauchen mehr Insulin. Sie sollten wie gewohnt messen, bei Bedarf die Insulingaben korrigieren (s. S. 94) und außerdem zweimal täglich Urin oder Blut auf Ketone untersuchen. Informieren Sie sofort Ihren Arzt, wenn sich Ketone nachweisen lassen.

In sehr seltenen Fällen stirbt das Kind ein paar Wochen vor der Geburt. Dieser Schwangerschaftsverlauf tritt bei Diabetes häufiger auf als bei normalem Stoffwechsel, ist aber auch bei Diabetikerinnen sehr selten. Das Risiko wird erheblich reduziert, wenn Ihre Blutzuckereinstellung während der Schwangerschaft gut ist. Wenn Gefahr besteht, wird man Ihnen eine Geburtseinleitung oder einen Kaiserschnitt anbieten.

DIE ENTBINDUNG PLANEN Da Sie während der Wehen besonderer Aufmerksamkeit bedürfen, wird man Ihnen empfehlen, in einer Klinik und nicht zu Hause zu entbinden. Sprechen Sie rechtzeitig mit Ihrem Arzt über die zur Verfügung stehenden Möglichkeiten und was während der Entbindung auf Sie und Ihr Kind zukommt.

Meine Erfahrung

»Die Schwangerschaftsvorsorge für Diabetikerinnen ist noch besser als die für Nichtdiabetikerinnen – so hat der Diabetes wenigstens auch mal Vorteile.« STEFFI

ANMERKUNG Wenn Sie schanger sind, müssen Sie häufiger zur Untersuchung. In der Regel werden Sie von einem gleich bleibenden Medizinerteam untersucht – dadurch fühlen Sie sich vielleicht als jemand Besonderes.

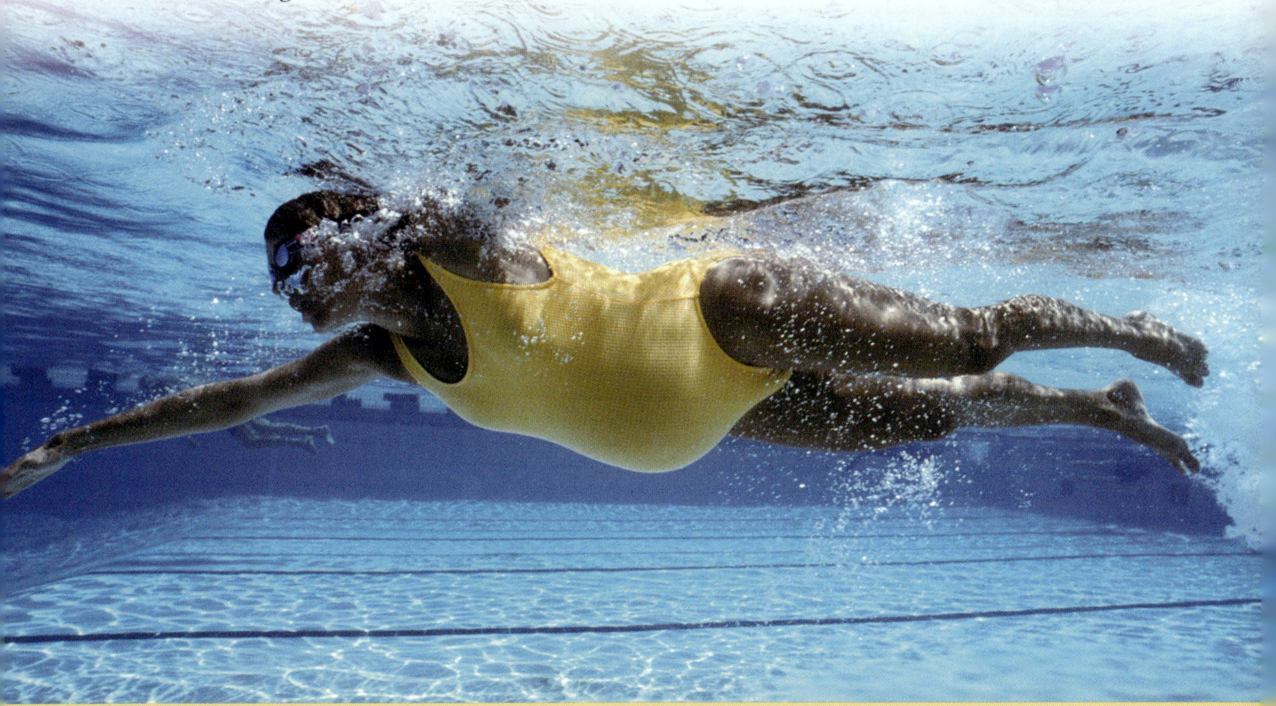

AKTIV BLEIBEN
Regelmäßige Bewegung bereitet Sie auf die Anstrengungen der Wehen vor und beschleunigt die Erholung nach der Entbindung. Schwimmen ist für Schwangere besonders angenehm, da das Wasser ihr Gewicht trägt und ihren Körper entlastet.

Die Entbindung

Wenn es während der Schwangerschaft keine Komplikationen gab, setzen die Wehen vermutlich normal ein. Bei Problemen kann eine Einleitung oder ein Kaiserschnitt erforderlich sein. Wenn die Wehen normal verlaufen, können Sie oder Ihr Partner Ihren Blutzucker messen, oder das Personal wird dies tun. Der Blutzucker sollte mindestens einmal pro Stunde gemessen werden. Wenn Sie für den Fall eines Kaiserschnitts nüchtern bleiben sollen, ist eine Unterzuckerung wahrscheinlicher. Regelmäßige Messungen des Blutzuckers warnen Sie rechtzeitig davor. Geben Sie alle Messergebnisse an das Klinikpersonal weiter.

Wenn die Wehen sehr lange dauern oder gerade in dem Moment einsetzen, in dem Ihr Blutzuckerspiegel zu fallen beginnt, weil Sie seit einiger Zeit nichts mehr gegessen haben, bekommen Sie vermutlich eine Glu-

Sobald das Baby abgenabelt ist, sinkt sein Blutzuckerspiegel. Nach der Entbindung wird eine Blutprobe entnommen, um festzustellen, ob es unterzuckert ist.

MÖGLICHE PROBLEME WÄHREND DER SCHWANGERSCHAFT

Die meisten Schwangerschaften verlaufen problemlos, aber gewisse Probleme können bei allen Schwangeren auftreten. Diabetes erhöht das Risiko für solche Probleme. Gesunde Ernährung, regelmäßige Bewegung und eine optimale Stoffwechseleinstellung tragen jedoch dazu bei, das Risiko zu minimieren.

PROBLEM	FOLGEN
Verschlechterung bestehender diabetesbedingter Komplikationen	Probleme mit den Augen verstärken sich in der Schwangerschaft. Nierenprobleme erhöhen das Risiko von Bluthochdruck. Daher werden bei der Vorsorgeuntersuchung die Augen untersucht und der Blutdruck überprüft und gegebenenfalls behandelt.
Übermäßig großes Baby (Makrosomie)	Hohe Blutzuckerwerte können das Kind übermäßig wachsen lassen. Eine strenge Einstellung des Blutzuckerspiegels vermindert dieses Risiko. Tritt es dennoch auf, muss die Geburt vor dem Termin eingeleitet werden.
Polyhydramnion	Hat Ihr Baby einen erhöhten Blutzuckerspiegel, produziert es möglicherweise mehr Urin, was zu einem abnorm vermehrten Volumen des Fruchtwassers führen kann (Polyhydramnion). Dies kann eine Frühgeburt auslösen.
Präeklampsie	Eine schwere oder unbehandelte Präeklampsie kann sich zu einer eventuell tödlich verlaufenden Eklampsie mit Krampfanfällen und Koma entwickeln. Bei hohem Blutdruck, Eiweiß im Harn und Wassereinlagerungen in der späteren Schwangerschaft wird man Sie bis zur Entbindung im Krankenhaus beobachten. Ist es nicht mehr lange bis zum Geburtstermin, wird die Geburt eingeleitet.
Vorzeitige Wehentätigkeit	Setzen die Wehen vor der 37. Woche ein oder wird die Geburt früh eingeleitet, ist das Baby möglicherweise noch nicht voll entwickelt und braucht besondere Betreuung.

koseinfusion, damit Ihr Blutzuckerspiegel stabil bleibt. Zudem wird eine Insulininfusion gelegt, deren Dosierung sich nach Ihren Blutzuckerwerten richtet (s. S. 135). Während der Wehen werden Herztöne, Bewegungen und Lage des Babys überwacht und man wird Ihnen – je nach Verlauf – die gleichen Schmerzmittel anbieten wie jeder anderen werdenden Mutter.

Nach der Entbindung

Sobald das Baby abgenabelt ist, sinkt sein Blutzuckerspiegel. Daher wird dem Baby eine Blutprobe entnommen, um festzustellen, ob es unterzuckert ist. Wenn das Baby vorzeitig entbunden wurde, aber so groß wie ein voll ausgetragenes Kind ist, besteht die Gefahr, dass seine Lunge noch nicht voll entwickelt ist. Daher wird auch die Atmung des Babys genau beobachtet und bei Bedarf unterstützt.

Wenn alles in Ordnung ist, sollten Sie Ihr Baby sofort stillen können, obwohl es möglicherweise eine zusätzliche Glukoseinjektion oder die Flasche benötigt, damit ein niedriger Blutzuckerspiegel angehoben wird. Wenn Ihr Baby stark unterzuckert ist oder Schwierigkeiten beim Atmen hat, wird es auf die Säuglings-Intensivstation verlegt, wo es genau beobachtet werden kann. In manchen Kliniken werden Babys von diabetischen Müttern sofort nach der Entbindung routinemäßig zur Beobachtung auf die Intensivstation verlegt.

Nachdem die Nachgeburt ausgestoßen wurde, sinkt Ihr Bedarf an Insulin schlagartig. Wenn Sie während der Wehen eine Insulininfusion erhalten haben, wird die Dosierung sofort reduziert, um eine Unterzuckerung zu vermeiden. Wenn Sie keine Vollnarkose für einen Kaiserschnitt erhalten haben, können Sie schon kurz nach der Entbindung wieder essen und trinken. Dann können Sie auch die Messung des Blutzuckers und die Insulininjektionen wieder selbst übernehmen. Wenn Sie vor

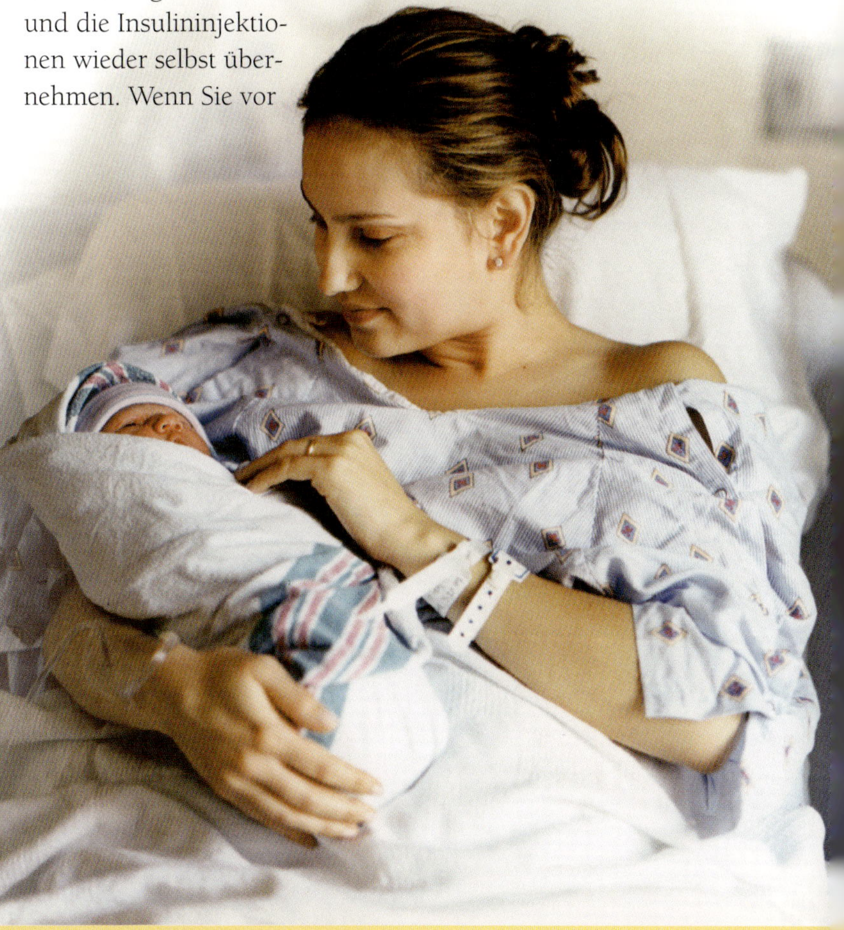

MUTTER-KIND-BINDUNG
Diabetes ist kein Grund, keine normale Beziehung zu Ihrem Neugeborenen zu entwickeln – selbst wenn Sie auf eine sofortige Kontaktaufnahme verzichten müssen, können Sie damit beginnen, sich kennen zu lernen, nachdem Sie beide ein wenig zur Ruhe gekommen sind.

Mythos ODER WAHRHEIT?

MYTHOS
Hat die Mutter Diabetes, hat es auch das Kind.

WAHRHEIT
Kinder werden nur selten mit Diabetes geboren. Für Ihr Kind besteht je nach genetischer Veranlagung ein erhöhtes Risiko, einen Typ-1- oder Typ-2-Diabetes zu entwickeln (s. S. 17). Dieses Risiko besteht jedoch zeitlebens und nicht nur zum Zeitpunkt der Entbindung.

Meine Erfahrung

»Sobald Tim auf der Welt war, brauchte ich wieder nur so viel Insulin wie vor meiner Schwangerschaft – und das buchstäblich mit der ersten Mahlzeit!« JULIA

ANMERKUNG Sofort nach der Nachgeburt lässt der Einfluss der Östrogene nach, die eine dem Insulin gegenteilige Wirkung haben, und Ihr Insulinbedarf sinkt schlagartig.

der Schwangerschaft Ihren Diabetes mit Tabletten eingestellt haben, können Sie diese Therapie wieder aufnehmen, außer Sie stillen. Dann sind Diabetestabletten nicht erlaubt, weil Sie über die Muttermilch auf das Kind wirken. Daher müssen Sie bis zum Abstillen weiter Insulin spritzen.

Wenn Sie vor der Schwangerschaft weder Tabletten noch Insulin zur Blutzuckereinstellung benötigt haben, können Sie wieder versuchen, Ihren Blutzuckerspiegel durch gesunde Ernährung und ausreichend Bewegung zu regulieren. Dann gibt es auch beim Stillen keine Besonderheiten.

Schwangerschaftsdiabetes

Es gibt keine Möglichkeit, vor der ersten Schwangerschaft festzustellen, ob Sie zu Schwangerschaftsdiabetes neigen, bis die Erkrankung bei Ihnen auftritt – was am Wahrscheinlichsten um die 28. Woche herum der Fall ist.

Das sich entwickelnde Kind und die vom Körper produzierten Hormone steigern den Insulinbedarf. Wenn der Körper diesen wachsenden Bedarf nicht decken kann, steigt der Blutzucker über den Normalwert an. Schwangerschaftsdiabetes wird mittels einer Blutprobe diagnostiziert. Wenn bei Ihnen Schwangerschaftsdiabetes vorliegt, benötigen Sie besondere pränatale Betreuung.

Das sich entwickelnde Baby und die vom Körper produzierten Hormone steigern den Insulinbedarf. Wenn der Körper nicht in der Lage ist, diesen wachsenden Bedarf zu decken, steigt der Blutzuckerspiegel an.

Schwangerschaftsdiabetes hält meist nur bis zur Entbindung an, gelegentlich entwickelt sich aber ein dauerhafter Typ-1- oder Typ-2-Diabetes. Wenn einmal Schwangerschaftsdiabetes aufgetreten ist, ist Ihr Risiko erhöht, dass dieser auch bei weiteren Schwangerschaften entsteht und Sie später Typ-2-Diabetes entwickeln. Sie können diesem Risiko aber durch regelmäßige Bewegung und Gewichtskontrolle begegnen (s. S. 46).

Diagnose und Behandlung

Ein Schwangerschaftsdiabetes verursacht häufig Glukose im Urin. Dieses Symptom ist bei Schwangeren weit verbreitet und reicht allein zur Diagnose nicht aus. Daher wird ein Bluttest durchgeführt – entweder ein Nüchternblutzucker oder ein oraler Glukosetoleranztest, bisweilen auch beide (s. S. 20–21). Wenn sich so ein Schwangerschaftsdiabetes nachweisen lässt, erhalten Sie die gleiche Vorsorgebetreuung wie alle anderen schwangeren Diabetikerinnen, um das Risiko für Sie und Ihr Kind zu minimieren (s. S. 139–140).

Je nachdem, wie hoch Ihr Blutzuckerspiegel bei der Diagnose war und in welcher Phase der Schwangerschaft Sie sich befinden, wird versucht, den Blutzucker durch eine Ernährungsumstellung zu regulieren. Wenn Sie zuvor viele stark zuckerhaltige

Nahrungsmittel, große Portionen mit vielen Kohlenhydraten oder zuckerhaltige Getränke zu sich genommen haben, kann sich eine Einschränkung dieser Nahrungsmittel bereits stark auf den Blutzucker auswirken. Sie sollten den Blutzucker vor dem Essen bei 72–108 mg/dl und zwei Stunden nach dem Essen bei 72–126 mg/dl einstellen. Der Arzt wird Ihnen die Blutzuckerselbstkontrolle zeigen (s. S. 62–75), damit Sie prüfen können, wie sich eine Änderung Ihrer Kost auswirkt.

Wenn eine gesündere Ernährung alleine nicht ausreicht, um Ihren Blutzuckerspiegel im empfohlenen Bereich zu halten, müssen Sie Insulin injizieren. Tabletten dürfen Sie nicht einnehmen, da diese das Baby schädigen könnten; die Verwendung von Insulin ist aber völlig sicher. Voraussichtlich werden Sie viermal täglich spritzen müssen, um den Blutzucker optimal einzustellen.

Entbindung und postnatale Betreuung

Da die Wahrscheinlichkeit eines Kaiserschnitts höher ist und das Kind nach der Geburt wahrscheinlich auf der Intensivstation betreut werden muss, wird man Ihnen raten, in einer Klinik zu entbinden. Während der Wehen sind vielleicht auch eine Insulin- und eine Glukoseinfusion (s. S. 135) sowie eine strikte Überwachung des Blutdrucks sowie der Bewegungen und Lage des Kindes erforderlich.

Sobald das Kind da ist, sinkt der Insulinbedarf des Körpers rapide ab, so dass Sie vermutlich keine Insulinbehandlung oder Blutzuckerkontrollen mehr benötigen. Da jedoch ein geringes Risiko besteht, dass sich ein dauerhafter Typ-1- oder Typ-2-Diabetes entwickelt hat, wird die Insulinbehandlung fortgesetzt oder es wird sechs Wochen nach der Entbindung ein oraler Glukosetoleranztest durchgeführt, um festzustellen, ob weiterhin eine Glukosestoffwechselstörung besteht. Messen Sie daher in den Wochen bis zur offiziellen Untersuchung Ihren Blutzucker weiterhin. Sie sollten die Diabetessymptome auf jeden Fall kennen (s. S. 18–19) und so schnell wie möglich Ihren Arzt aufsuchen, wenn Sie Symptome bemerken.

Wenn einmal ein Gestationsdiabetes aufgetreten ist, tritt er vermutlich auch bei zukünftigen Schwangerschaften auf. Die Wahrscheinlichkeit, in späteren Jahren einen Typ-2-Diabetes zu entwickeln, ist dann deutlich erhöht. Wenn Sie übergewichtig sind, es in Ihrer Familie Fälle von Typ-2-Diabetes gibt oder wenn Ihre Familie aus dem südlichen Asien, Afrika oder der Karibik stammt, ist das Risiko noch höher. Nach Auftreten eines Gestationsdiabetes sollten Sie mindestens alle drei Jahre einen Nüchternblutzucker- oder einen oralen Glukosetoleranztest machen lassen, um zu prüfen, ob sich ein Typ-2-Diabetes entwickelt hat. Die Entwicklung von Typ-2-Diabetes lässt sich verzögern oder sogar verhindern, indem Sie auf Gewichtskontrolle, regelmäßige Bewegung und gesunde Ernährung achten. Wenn Sie Anzeichen eines Diabetes bemerken, suchen Sie Ihren Arzt auf.

Mythos oder WAHRHEIT?

Mythos
Als Diabetikerin dürfen Sie nicht stillen.

Wahrheit
Stillen ist ideal für Ihr Kind. Diabetes wird Ihre Chancen auf erfolgreiches Stillen weder steigern noch mindern. Während der Stillzeit sind Diabetestabletten nicht erlaubt, aber Sie können Ihren Stoffwechsel auch auf andere Weise einstellen, wenn Sie stillen möchten. Ihr Arzt wird Ihnen die entsprechenden Möglichkeiten erläutern.

Wenn das Baby da ist

Bei jeder Familie mit einem Neugeborenen dauert die Umstellung eine gewisse Zeit. Sie können Ihre Essens- und Schlafenszeiten, die Zeit mit sich selbst oder mit dem Partner nicht mehr ungestört genießen, was auch Ihre Diabetestherapie beeinträchtigt.

Obwohl Sie nach der Entbindung nicht mehr ganz so streng auf eine optimale Blutzuckereinstellung achten müssen, haben einige Aspekte der Mutterschaft, wie etwa das Stillen, Folgen für Ihren Diabetes. Wenn Sie wissen, was als Mutter auf Sie zukommen kann und wie Sie Ihren Diabetes regulieren können, fällt Ihnen die Umstellung leichter.

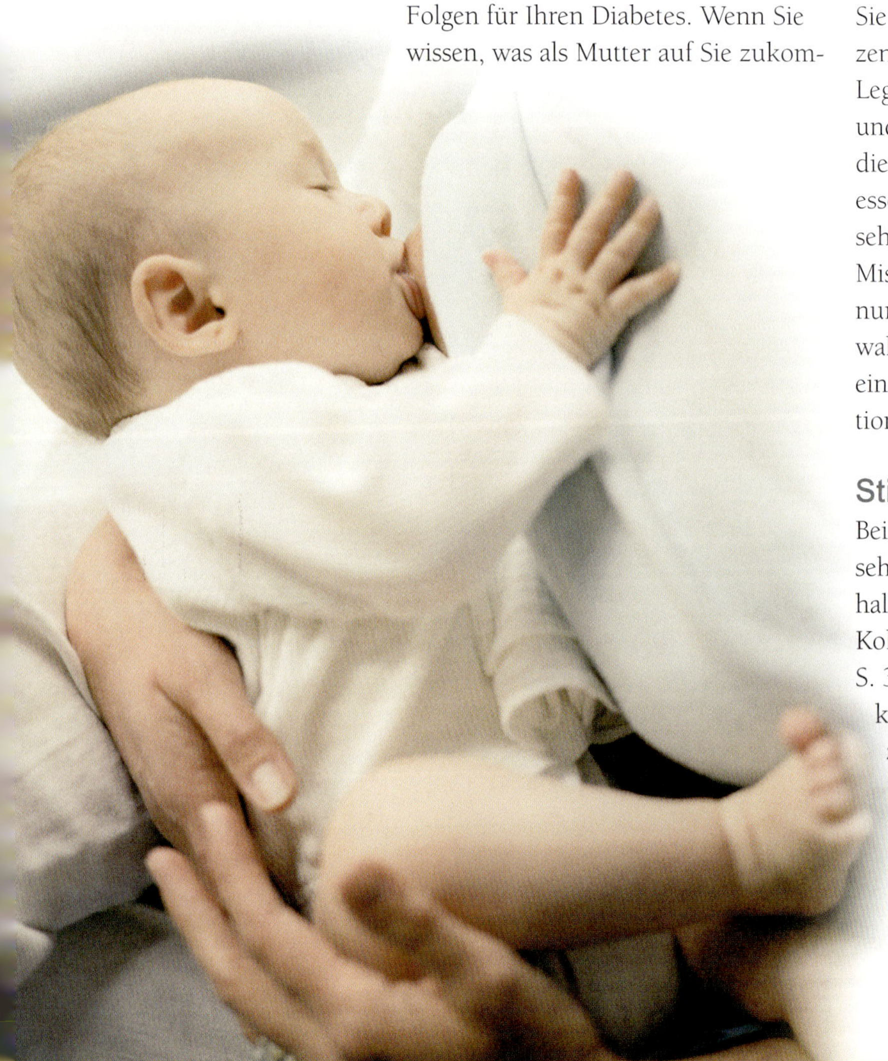

Ernährung

Mit dem Säugling können Sie vermutlich zunächst keine regelmäßigen Essenszeiten einhalten, was sich auf Ihren Diabetes auswirken kann. Wenn Sie keine Zeit zum Essen finden, aber Insulin oder insulinstimulierende Tabletten nehmen, steigt die Gefahr einer Unterzuckerung. Wenn Sie Ihr Insulin nicht rechtzeitig spritzen, kann der Blutzucker ansteigen. Legen Sie sich immer belegte Brote und etwas Obst oder Müsliriegel auf die Seite, falls Sie nicht wie geplant essen oder trinken können. Wenn Sie sehr unregelmäßig essen und ein Mischinsulin nehmen oder wenn Sie nur zweimal täglich spritzen, ist es wahrscheinlich günstiger für Sie, auf ein Therapiekonzept mit vier Injektionen täglich umzusteigen.

Stillen

Beim Stillen geben Sie über die Milch sehr viel Energie an Ihr Kind ab. Deshalb benötigen Sie mindestens 50 g Kohlenhydrate pro Tag zusätzlich (s. S. 35–36). Wenn Sie Insulin spritzen, kann es erforderlich sein, die Dosis zu reduzieren, um nicht in Unterzucker zu geraten.

STILLEN
Stillen bekommt Ihrem Kind gut. Ihre Chancen auf Erfolg sind so gut wie die jeder anderen Mutter. Wenn Sie Insulin nehmen, müssen Sie die Dosis während des Stillens wahrscheinlich reduzieren, um Unterzucker zu vermeiden.

Halten Sie beim Stillen eine Notration gegen Unterzucker oder einen Snack griffbereit. Wie andere stillende Mütter werden Sie vermutlich mehr zuckerfreie Getränke zu sich nehmen müssen, um nicht auszutrocknen.

Schlaf

Wenn Sie nur dann schlafen, wenn auch Ihr Kind schläft, machen Sie vermutlich mehrere Nickerchen am Tag. Wenn Sie Ihre Essenszeiten verschlafen, steigt die Gefahr des Unterzuckers, die des Überzuckers steigt, wenn Sie nachts wach waren, morgens lange schlafen und so die Injektion versäumen. Falls Ihr Blutzuckerspiegel durch den unregelmäßigen Schlafrhythmus stark schwankt, sollten Sie sich überlegen, wie die Insulintherapie angepasst werden kann.

Der Umgang mit Stress

Sich um das Kind zu kümmern und gleichzeitig den Diabetes einzustellen kann sehr anstrengend sein.

F **Ich habe große Angst vor Unterzuckerung, wenn ich mit meinem Kind alleine bin. Wie kann ich das Risiko senken?**

A Zum Schutz gegen Unterzucker sollten Sie häufig den Blutzucker messen und in jedem Zimmer Traubenzucker oder zuckerhaltige Getränke aufbewahren. Handeln Sie sofort gegen Unterzucker, auch wenn Sie nicht gemessen haben. Essen Sie regelmäßig und auch nachts beim Stillen. Schlafen Sie nie – auch nicht kurz – mit leerem Magen ein, und bewerten Sie das Stillen Ihres Kindes nicht höher als Ihren eigenen Nahrungsbedarf.

Nachdem Sie während der Schwangerschaft Ihren Blutzucker so streng eingestellt haben, fällt es Ihnen jetzt vielleicht schwer, ihn einfach nur gut einzustellen. Vielleicht haben Sie ein schlechtes Gewissen, wenn Ihre Werte weniger ideal sind als in der Schwangerschaft. Es kann auch sehr anstrengend sein, genügend Zeit für Messungen, Essen, Injektionen und für die Erholung zu finden.

Sehr häufig kommt es auch vor, dass Mütter mit Neugeborenen in den ersten Tagen und Wochen nach der Entbindung deprimiert sind. In dieses Stimmungstief geraten Diabetikerinnen genauso oft wie Nichtdiabetikerinnen. Postnatale Depressionen sind ein bekanntes Phänomen, die Ihnen jedoch Energie raubt und Ihre Fähigkeit beeinträchtigt, sich um Ihren Diabetes und Ihr Kind zu kümmern.

Wenn Sie das Gefühl haben, mit der Situation nicht so zurechtzukommen, wie Sie sich das vorstellen, kann ein Gespräch mit dem Arzt Ihnen neue Wege aufzeigen, Mutterschaft und Diabetesbehandlung zu verbinden.

Wenn Sie sich niedergeschlagen fühlen, ist ein Gespräch mit dem Arzt, mit der Familie oder Freunden oft die beste Therapie. Sport ist eine weitere gute Möglichkeit, um Stress abzubauen und um zu anderen Frauen, die in der gleichen Lage sind wie Sie, Kontakte zu knüpfen. Halten die Depressionen längere Zeit an, kann eine Behandlung erforderlich werden (s. S. 186–189). Je flexibler Sie mit Stress umgehen können, desto eher werden Sie stressige Zeiten bewältigen.

Mythos oder WAHRHEIT?

Mythos
Nach der Entbindung sind Sie die Sorgen um die Einstellung Ihres Diabetes los.

Wahrheit
Die strikte Diabeteseinstellung in der Schwangerschaft bedeutete Blutzuckerwerte im Bereich von 72–108 mg/dl vor dem Essen und 72–126 mg/dl zwei Stunden später. Nach der Entbindung sind gelegentliche höhere Werte, sogar für ein oder zwei Tage, nicht mehr so schädlich. Dennoch sollten Sie Ihren Blutzuckerspiegel weiter bei 72–126 mg/dl einstellen. Diese Werte beeinträchtigen auf lange Sicht nicht Ihr Wohlbefinden und verringern das Risiko der Entwicklung von Spätfolgen.

Die medizinische Betreuung

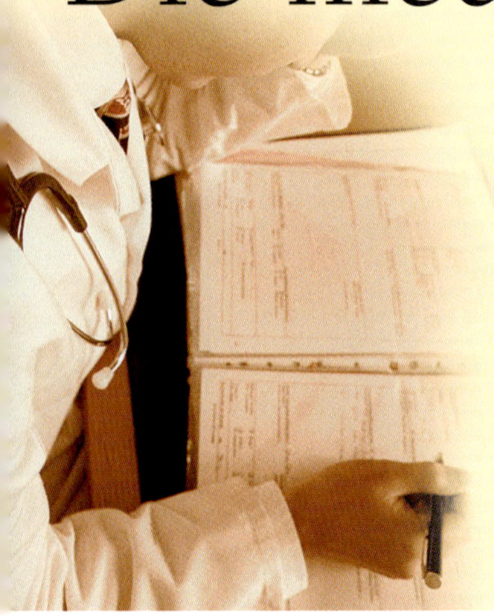

Als Diabetiker nehmen Sie vermutlich öfter medizinische Versorgung in Anspruch als jemand, der nicht unter Diabetes leidet. Regelmäßige Untersuchungen sind Teil Ihres Lebens und darüber hinaus benötigen Sie bei Schwierigkeiten weitere Unterstützung. Der Arzt oder Diabetologe spielt bei der Erhaltung Ihrer Gesundheit eine große Rolle, aber je mehr Sie selbst über Diabetes wissen und je mehr Sie sich informieren, desto besser wird Ihnen die Einstellung Ihres Diabetes gelingen.

Praktische Tipps

SO ERWEITERN SIE IHR WISSEN

- Fragen Sie Ihren Arzt nach Diabetiker-Schulungen, die für Sie nützlich sein könnten.
- Wenn Sie Internetzugang haben, sehen Sie auf einer der vielen diabetesbezogenen Webseiten nach – die Deutsche Diabetes-Gesellschaft oder der Deutsche Diabetiker Bund stellen umfangreiche und stets aktuelle Informationen rund um das Thema Diabetes zur Verfügung.

Sich auf dem Laufenden halten

Um medizinisch optimal betreut zu sein, müssen Sie sich über Ihren Diabetes informieren. Je mehr Sie darüber wissen, desto besser ist Ihre Diabeteseinstellung. Ihr Arzt wird Sie umfassend unterstützen, aber die größte Verantwortung für die tägliche Behandlung Ihres Diabetes tragen Sie selbst. Die Beantwortung der folgenden Fragen kann Ihnen Wissensdefizite aufzeigen. Stellen Sie sich eine Liste mit allen unbeantworteten Fragen zusammen und klären Sie sie beim nächsten Arzttermin.

■ **WELCHE DIABETESFORM LIEGT VOR?** Dies ist wesentlich, um das Behandlungskonzept verstehen und sich entsprechend darum kümmern zu können. Der Diabetes-Typ bleibt immer derselbe (außer bei Schwangerschaftsdiabetes, s. S. 144–145), auch wenn sich Ihre Behandlung ändert. Wenn Sie z. B. Typ-2-Diabetes haben und eine Insulintherapie beginnen, haben Sie natürlich weiterhin Typ-2-Diabetes.

■ **WELCHE ABSICHT VERFOLGEN SIE UND IHR DIABETOLOGE?** Die in diesem Buch genannten Behandlungsziele bilden eine allgemeine Richtlinie für alle Diabetiker, aber es kann sein, dass Sie und Ihr Arzt einen bestimmten HbA1c-Wert, bestimmte Werte bei den Selbstkontrollen oder einen bestimmten Blutdruck anstreben. Wenn Ihr Diabetes eine Zeit schlecht eingestellt war, dauert es wahrscheinlich länger, bis die Einstellung verbessert ist. Die Behandlungsziele können sich von Termin zu Termin ändern. Wenn Sie sie kennen, können Sie besser mit Ihrem Arzt zusammenarbeiten.

■ **WIE BEHANDELN SIE IHREN DIABETES?** Es ist vorteilhaft, die Namen Ihrer Tabletten oder Ihres Insulins zu kennen, insbesondere, wenn Sie Untersuchungen bei Ärzten wahrnehmen, die Sie nicht so gut kennen. Ein Teil Ihrer Verant-

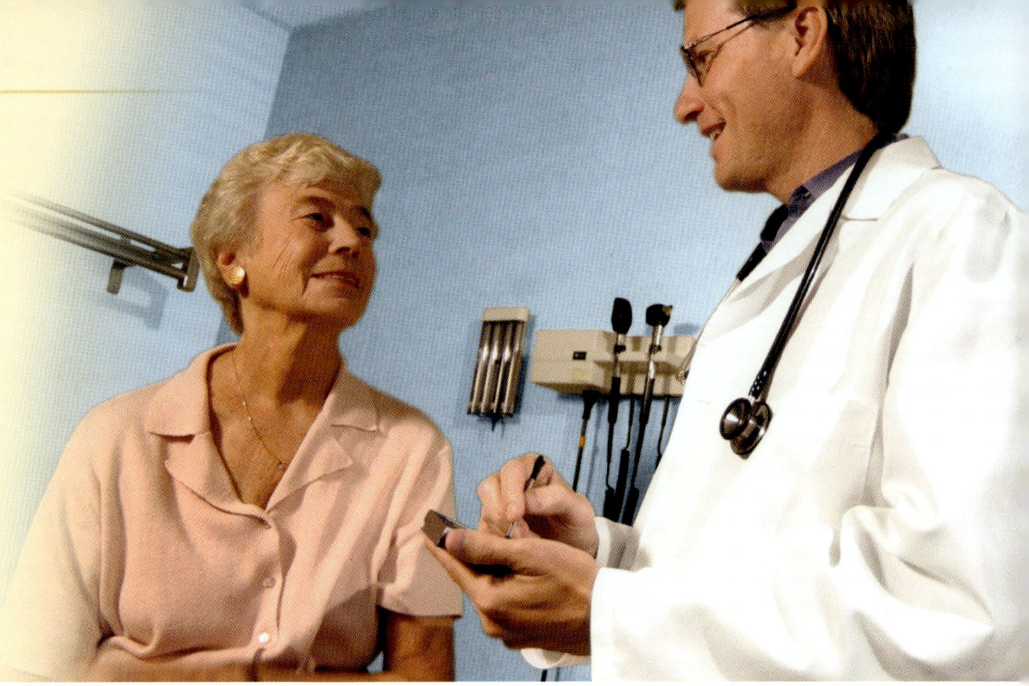

ÜBERPRÜFEN DES BEHANDLUNGSERFOLGS Die Behandlung Ihres Diabetes wird sich im Laufe Ihres Lebens ändern, um den Veränderungen in Ihrem Körper und in Ihrer Lebensweise Rechnung zu tragen. Ihr Arzt wird zusammen mit Ihnen permanent die Behandlungserfolge beobachten.

wortung besteht darin, Ihre Medikamente zum richtigen Zeitpunkt zu nehmen, damit diese ihre Wirkung bestmöglich entfalten können. Darüber hinaus ist es wichtig, dass Sie Ihre Medikamente regelmäßig nehmen.

■ **ENTWICKELN SICH BEI IHNEN DIABETESBEDINGTE SPÄTFOLGEN?** Lassen Sie sich bei den Kontrolluntersuchungen die Ergebnisse geben. So wissen Sie, ob Veränderungen an Ihren Augen, Nieren, Füßen oder am Herzen vorliegen, auf welche Anzeichen Sie achten und wann Sie dringend zum Arzt gehen sollten.

■ **GIBT ES BEI DIABETES WEITERE GESUNDHEITSPROBLEME?** Eine Diabeteserkrankung ist sehr komplex und kann viele Aspekte Ihrer Gesundheit beeinflussen (und umgekehrt). Wenn Sie unsicher sind, ob z. B. Magenschmerzen mit Ihrem Diabetes in Verbindung stehen, fragen Sie bei Ihrem Arzt nach.

F **Wie oft muss ich meinen Hausarzt oder Diabetologen aufsuchen – nur einmal im Quartal für die regelmäßige Kontrolluntersuchung?**

A Wie häufig Sie zum Arzt müssen, hängt von bestimmten Aspekten Ihrer Behandlung ab. Wenn Sie z. B. die Tabletten wechseln, brauchen Sie zur Beurteilung des Therapieerfolgs einen neuen Termin. Auch bei ernsteren Problemen wie Fußgeschwüren können häufigere Arztbesuche für die medizinische Versorgung nötig sein.

Die Routinekontrollen optimal nutzen

Die Kontrolluntersuchungen wird vermutlich immer Ihr Hausarzt bzw. Diabetologe durchführen. Andere Ärzte werden Sie nur gelegentlich aufsuchen. Routinekontrollen (wie Blutdruckmessung und Fußuntersuchung) können von jedem geschulten Arzt vorgenommen werden. Falls sich Komplikationen abzeichnen (z.B. an den Augen oder an den Füßen) oder

Ihr Arzt wird Sie umfassend unterstützen, aber die größte Verantwortung für die tägliche Behandlung Ihres Diabetes tragen Sie selbst.

Meine Erfahrung

»Die Ärzte, bei denen ich war, konnten mir wertvolle Tipps geben. Sie haben mir immer zugehört, auch wenn meine Sorgen und Ängste vielleicht manchmal irrational waren.« MARION

ANMERKUNG Ein offenes Gespräch mit den Ärzten ist wichtig, damit diese Ihnen helfen können, mit Ihrem Diabetes umzugehen. Wenn Sie nicht über Ihre Sorgen sprechen, wird es Ihnen schwer fallen, mit diesen fertig zu werden. Die Erfahrung Ihres Diabetologen kann sehr wertvoll für Sie sein – scheuen Sie sich nicht, davon Gebrauch zu machen.

Spezialuntersuchungen erforderlich sind, werden Sie an einen Diabetologen überwiesen, der größere Erfahrung mit derartigen Problemen hat.

Sich auf die Kontrolluntersuchung vorbereiten

Für die vierteljährliche Kontrolluntersuchung benötigt der Arzt Ihre Mithilfe. Auch wenn Sie noch weitere Untersuchungstermine haben, ist diese Kontrolle ein wesentlicher Bestandteil Ihrer Diabetesbehandlung. Hier haben Sie die Gelegenheit, Fragen zu stellen und über alles zu sprechen, was Sie belastet. Der Arzt wird Sie fragen, wie Sie mit Ihrem Diabetes zurechtkommen, damit er beurteilen kann, ob Änderungen in der Behandlung erforderlich sind.

Sie sollten sich auf diesen Termin vorbereiten, um dem Arzt alle Fragen beantworten zu können und mit ihm gemeinsam entscheiden zu können, wie weiter vorzugehen ist. Notieren Sie sich Folgendes:

- einen regelmäßig schwankenden Blutzuckerspiegel
- Medikamentennebenwirkungen
- Änderungen Ihrer Insulin- oder Tablettendosierung
- Fragen über neue Geräte oder Behandlungsmethoden
- geplante Veränderungen Ihrer Lebensumstände, wie eine neue Arbeitsstelle oder Reisepläne
- Planen einer Schwangerschaft
- alle Schwierigkeiten, die Sie mit Ihrer Diabetesbehandlung haben

ÜBERWACHUNG DER GESUNDHEIT
Während der Kontrolluntersuchungen werden eine Reihe von Tests durchgeführt. Zur Einschätzung Ihres allgemeinen Gesundheitszustandes dient auch die Blutdruckmessung.

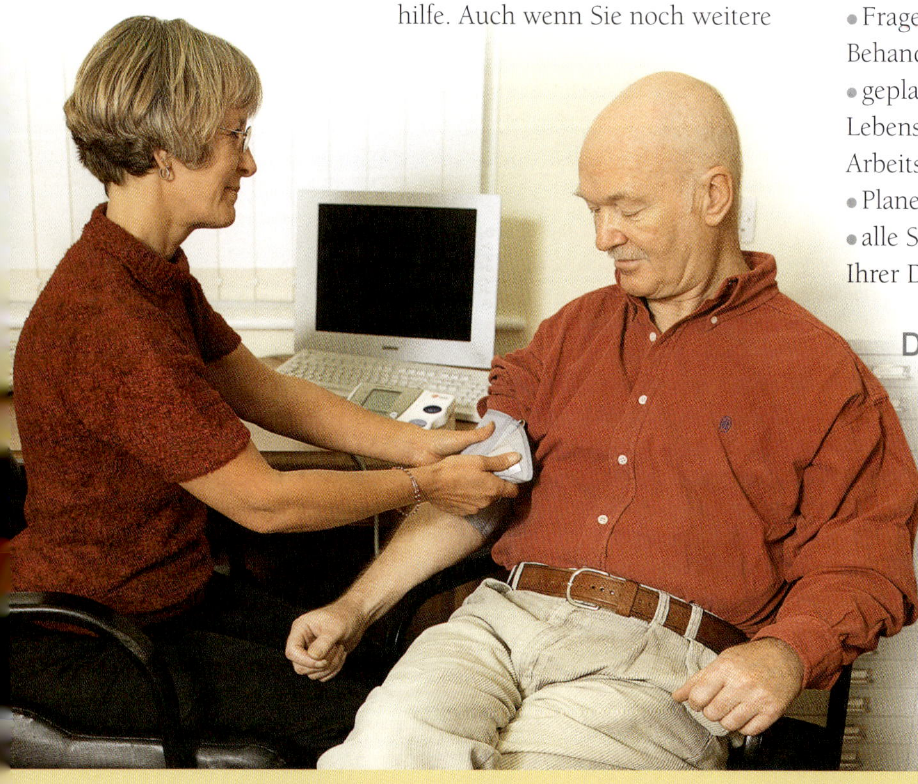

Die Kontrolluntersuchung

Während der Kontrolluntersuchung werden folgende Tests durchgeführt:

- Körpergewicht
- Blutdruck
- Blutzucker nüchtern (zwei Stunden nach einer Mahlzeit; Fachbegriff: postprandial)
- HbA1 und HbA1c m (s. S. 66-67)

- Anzahl schwerer Hypoglykämien im Quartal
- Häufigkeit der Selbstkontrolle
- eventuell Mikroalbuminurie
- körperliche Untersuchung (Füße, Pulse)
- Untersuchung der Injektionsstellen, wenn Sie Insulin spritzen

In der Regel werden auch einmal jährlich folgende Punkte abgeklärt (neben generellem Wohlbefinden und Verzicht auf Nikotin):

- Cholesterin
- HDL-/LDL-Cholesterin
- Triglyceride
- Kreatinin im Serum
- Augenbefunde, Füße (einschließlich Gefäße)
- neurologische Untersuchungen

Wenn Probleme auftreten, werden Sie sofort behandelt oder zur Behandlung an einen Facharzt verwiesen. Schildern Sie dem Arzt, wie Sie zu Hause, bei der Arbeit, in der Schule usw. mit Ihrem Diabetes zurechtkommen, und sprechen Sie alle Themen an, die Ihnen Sorgen bereiten, wie Stress, Sport, Ernährung, Rauchen, Alkohol und Sexualität.

Wenn Sie etwas von dem, was Ihnen gesagt wird, nicht verstehen oder wenn Ihnen manche Fachbegriffe nicht geläufig sind, fragen Sie nach. Sie können mit Ihrem Arzt auch über den Zeitpunkt der nächsten Kontrolle sprechen. Vielleicht brauchen Sie etwas Zeit, um eine neue Behandlung oder eine Änderung der Lebensweise auszuprobieren und den Erfolg der ergriffenen Maßnahmen beurteilen zu können, oder Sie haben das Gefühl, einen früheren Termin zu benötigen, weil Sie für die angestrebten Änderungen Unterstützung brauchen.

Nach der Untersuchung

Wenn Ihre Diabetesbehandlung abgewandelt werden muss, sollten Sie wissen, warum die Änderungen notwendig waren, welches Ziel sie haben und was zu tun ist, wenn die Änderungen nicht erfolgreich sind. Wenn Sie an einen Facharzt überwiesen werden, fragen Sie ihn, damit Sie verstehen, warum die Überweisung erforderlich ist. Notieren Sie sich alle Informationen – nach so vielen Gesprächen können Sie sich vielleicht nicht mehr an alles, was gesagt wurde, erinnern.

Damit Sie auch in der Zeit nach der Kontrolluntersuchung alle Informationen zur Verfügung haben, machen Sie sich Notizen zu Folgendem:

- Wie gut Ihr Diabetes eingestellt ist und wie es momentan und zukünftig um Ihre Gesundheit bestellt ist.
- Änderungen (falls erforderlich) Ihrer Insulin- oder Tablettentherapie, auch wie oft Sie Ihre Medikamente nehmen müssen und zu welchen Zeiten.
- Wie schnell sich eine Änderung der Behandlung auswirken wird, wie stark sie den Blutzuckerspiegel beeinflussen wird, auf welche Nebenwirkungen Sie achten sollten und was Sie tun sollten, falls diese auftreten.
- Alle erforderlichen zusätzlichen Behandlungen oder Untersuchungen.
- An wen Sie sich wenden sollen, wenn Sie vor der nächsten Routinekontrolle Hilfe oder Rat brauchen.

Praktische Tipps

DEN ARZT AUFSUCHEN

Sie sollten auch zwischen den Routinekontrollen den Arzt aufsuchen, wenn Sie Folgendes feststellen:

- häufige und schwere Unterzuckerungen
- ein permanent hoher Blutzuckerspiegel
- Verletzungen an den Füßen, die nicht heilen
- plötzliche Veränderungen der Sehschärfe
- Probleme mit Medikamenten oder Ausrüstung
- Sie fühlen sich überfordert

Wenn Sie etwas nicht verstehen oder wenn Ihnen bestimmte Fachbegriffe nicht geläufig sind, fragen Sie nach.

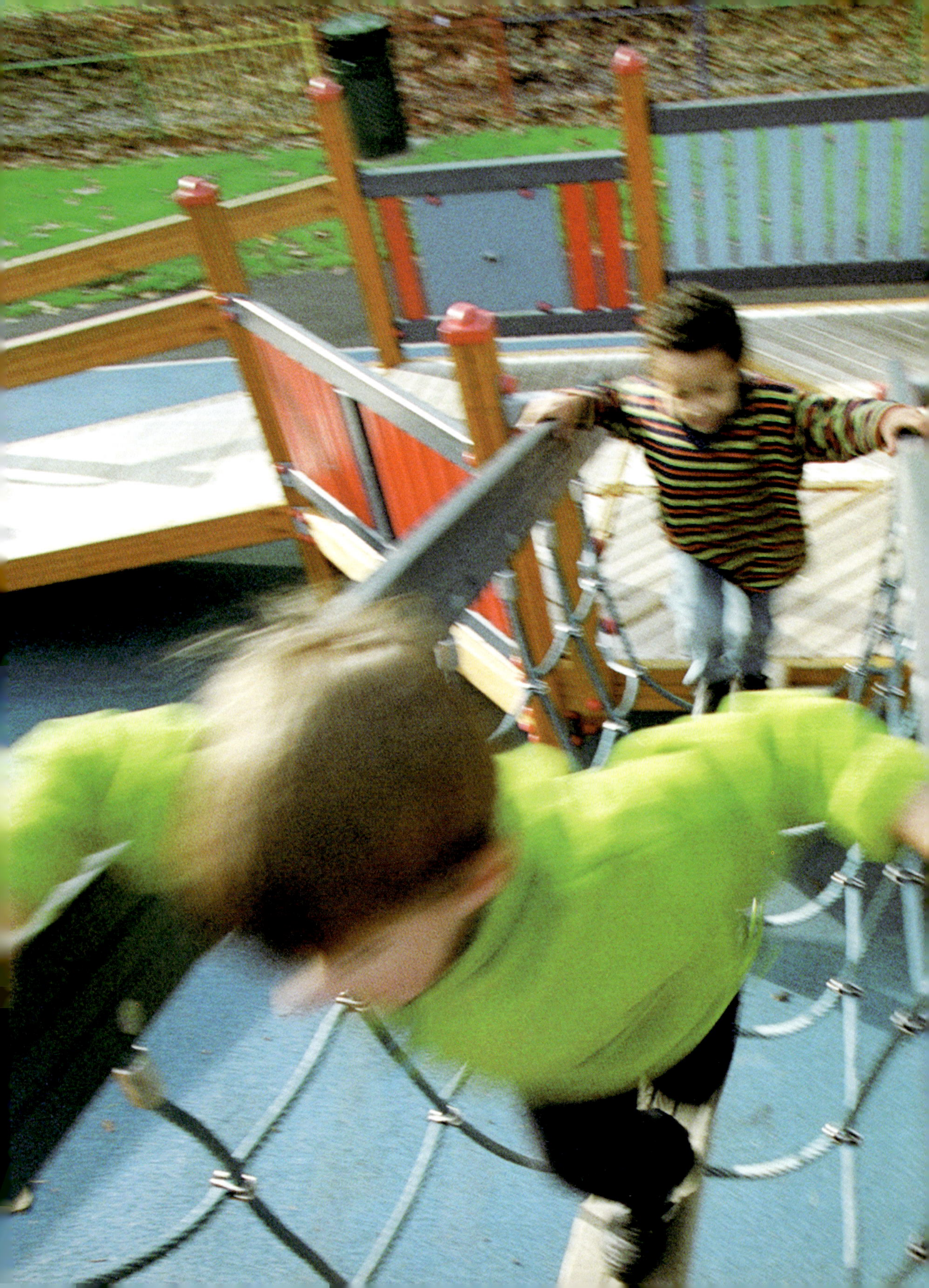

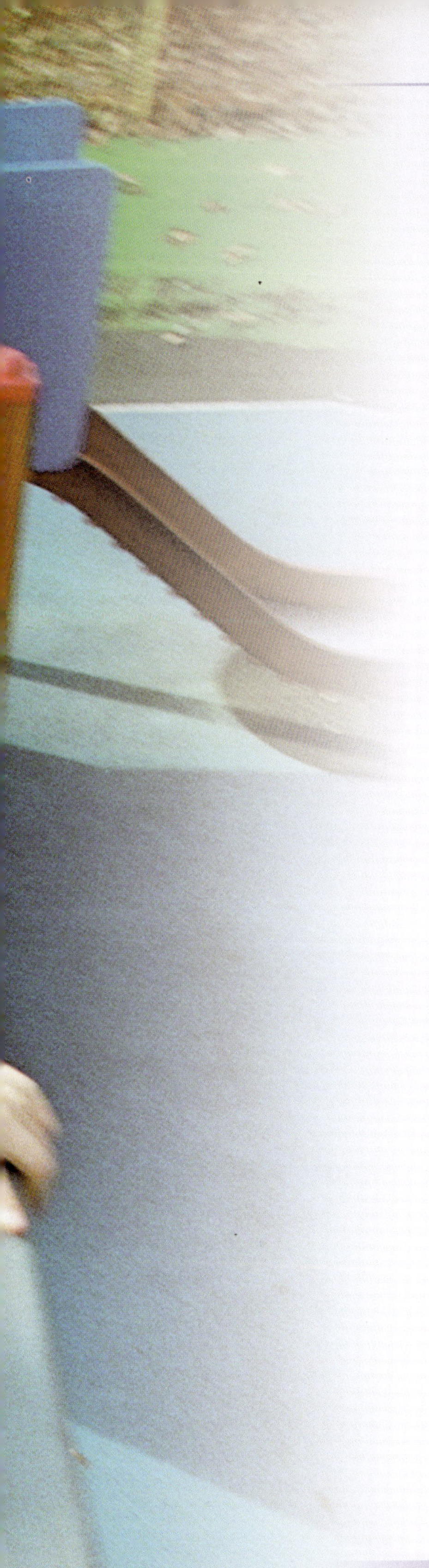

Kinder und Jugendliche

Diabetes kann sich schon im Baby- oder Kleinkindalter, aber auch erst bei Schulkindern oder Jugendlichen entwickeln. Die Therapie des Diabetes kann auf die Bedürfnisse eines Kindes zu jeder Phase seiner Entwicklung zugeschnitten werden.

Die Eltern eines Kindes, das an Diabetes leidet, tragen beim Umgang mit der Krankheit die größte Verantwortung. Sie müssen dafür sorgen, dass das Kind zur richtigen Zeit isst, den Blutzuckerspiegel kontrollieren und den Ergebnissen entsprechend reagieren, Insulin injizieren und Unterzucker behandeln.

Eltern eines Schulkindes mit Diabetes sollten engen Kontakt zu den Lehrern suchen. Das Kind wird zunehmend begreifen, wie wichtig es ist, gut eingestellt zu sein und Unterzucker zu vermeiden, und gemeinsam mit den Eltern auf diese Ziele hinarbeiten.

Jugendliche und junge Erwachsene können ihren Diabetes mit Unterstützung der Eltern selbst behandeln, haben aber zuweilen das Gefühl, dass der Diabetes sie in ihren Freiheiten einschränkt. Je mehr sie lernen, den Diabetes in ihr Leben zu integrieren, desto besser gelingt ihnen die Einstellung und desto mehr können sie ihr Leben genießen.

Säuglinge und Kleinkinder

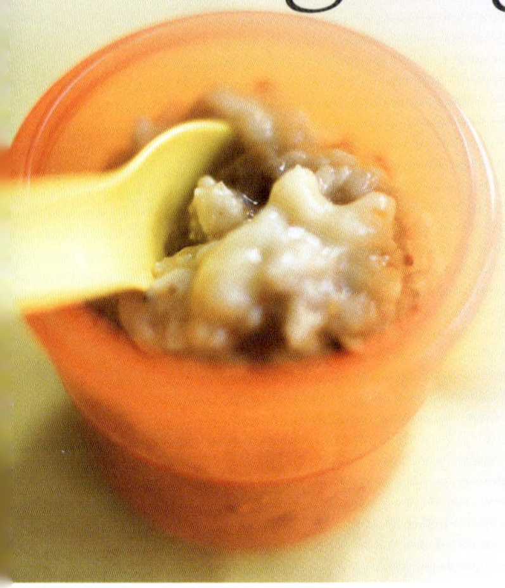

Die Pflege eines Säuglings oder Kleinkindes mit Diabetes ist eine große Herausforderung für die Eltern. Sie müssen Insulin injizieren, den Blutzucker messen und dafür sorgen, dass ihr Kind die Ernährung bekommt, die zur Einstellung seines Diabetes geeignet ist. Sie müssen auch in Situationen zurechtkommen, in denen das Kind all diese Dinge ablehnt, wissen, was zu tun ist, wenn der Blutzuckerspiegel zu niedrig und wenn das Kind krank ist.

Mythos ODER WAHRHEIT?

MYTHOS
Säuglinge können keinen Diabetes bekommen.

WAHRHEIT Sehr selten hat man bei Säuglingen Typ-1-Diabetes festgestellt. In vielen Ländern nimmt die Zahl der Diabetesfälle bei Kindern unter 5 Jahren jedoch zu.

Diabetes, Ihr Kind und Sie

Kinder unter fünf Jahren entwickeln nur selten Diabetes, aber es gab Fälle von nur wenige Monate alten Säuglingen mit Typ-1-Diabetes (Typ-2-Diabetes kommt bei Kindern unter fünf Jahren nicht vor). Die Symptome, wie häufiges Wasserlassen und großer Durst, sind bei Kindern und bei Erwachsenen gleich (s. S. 18–19). Sie können innerhalb weniger Tage auftreten – vielleicht haben Sie bemerkt, dass Sie sehr oft wickeln mussten, dass das Kind das Bett nass macht oder mehr isst oder trinkt.

Wenn bei Ihrem Kind Diabetes diagnostiziert wurde, kann das unterschiedliche Gefühle in Ihnen auslösen: Ärger, Bestürzung, Schuld, Hilflosigkeit oder Angst. Auch tritt oft die Sorge auf, mit dem Maß an Aufmerksamkeit, das das Kind täglich benötigt, überfordert zu sein. Da Ihr Kind noch klein ist und Sie die Verantwortung für die Behandlung tragen, wird Ihre Elternrolle noch anspruchsvoller. Sie müssen das Kind regelmäßig füttern, den Blutzucker messen und Insulin injizieren. Ihr Kind kann Ihnen in diesem Alter noch nicht deutlich mitteilen, wie es sich fühlt, daher müssen Sie darauf achten, dass es nicht unterzuckert (s. S. 102–109).

Mit dieser Verantwortung stehen Sie aber nicht alleine da. Sie haben die volle Unterstützung von Kinderärzten und Diabetologen, während Sie mehr über Diabetes und die Betreuung eines diabetischen Kindes lernen.

Suchen Sie mit Ihrem Kind ein Diabeteszentrum auf; dort können Sie sich über Wachstum, Entwicklung und Behandlung Ihres Kindes informieren. Wenn es Ihnen gelingt, den Blutzuckerspiegel des Kindes auf 72–126 mg/dl einzustellen, vermindern Sie das Risiko, dass Komplikationen auftreten, wenn Ihr Kind älter ist.

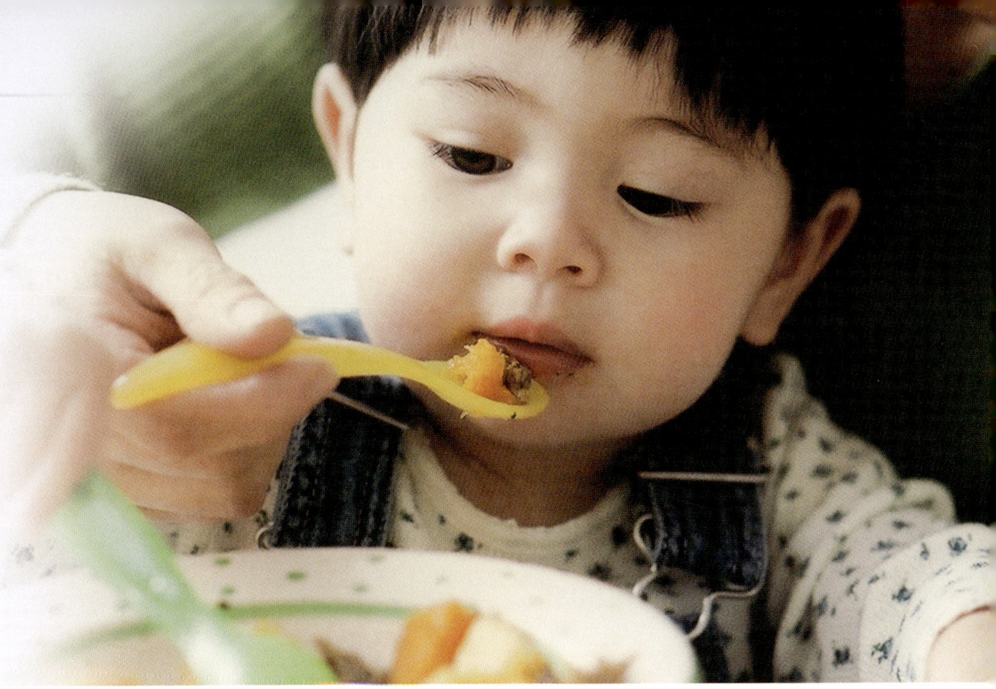

REGELMÄSSIG ESSEN
Wenn Ihr Kind Diabetes hat, ist es besonders wichtig, dass Sie es dazu anhalten, regelmäßige Mahlzeiten und Imbisse mit komplexen Kohlenhydraten zu essen.

Andere Menschen informieren

Freunde und Verwandte werden sich vermutlich Sorgen wegen des Diabetes Ihres Kindes machen und möchten sicher mehr darüber erfahren. Natürlich entscheiden Sie, wem Sie wie viel erzählen, aber Menschen, die Ihr Kind zeitweilig betreuen, wie Erzieherinnen, Tagesmütter oder Babysitter, benötigen ausführliche Informationen.

Wenn Sie anderen Menschen mitteilen, dass Ihr Kind Diabetes hat, sind die Reaktionen wahrscheinlich sehr unterschiedlich. Angehörige und Freunde sind oft bestürzt und unsicher, wie sie sich verhalten sollen. Diese zu beruhigen wird Ihnen wahrscheinlich schwer fallen, da auch für Sie selbst alles noch so neu ist. Aber es ist wichtig, dass die Menschen, die Ihnen nahe stehen, verstehen, was Sie durchmachen, und dass Sie die Gefühle der anderen ernst nehmen. Wenn Sie noch weitere Kinder haben, sollten Sie auch diese in Ihre Überlegungen mit einbeziehen.

Sie werden feststellen, dass fast jeder etwas zum Thema Diabetes zu sagen hat, unabhängig davon, ob es für Sie und Ihr Kind relevant ist oder nicht. Sie sollten für den Umgang mit anderen Menschen ein paar Antworten auf häufig gestellte Fragen parat haben, z. B. auf die Fragen: »Was ist Diabetes?«, »Wie hat er/sie sich das zugezogen?« oder »Wird er/sie die Krankheit überwinden, wenn er/sie älter ist?« Wenn andere Ihnen Rat-

Meine Erfahrung

»Unsere Tochter ist eifersüchtig auf die Aufmerksamkeit, die ihr Bruder bekommt ... das ist nicht einfach. Wenn sie sich an seiner Behandlung beteiligen will, gibt es am Ende Streit.« ANKE

ANMERKUNG Geschwister von diabetischen Kindern ändern eventuell ihr Verhalten, um auf sich aufmerksam zu machen. Widmen Sie sich diesen Kindern stärker, damit sie sich auch als »etwas Besonderes« fühlen.

schläge geben, können Sie sagen: »Danke, ich denke darüber nach« oder »Mir wurde gesagt, Diabetes sei individuell verschieden.« Mitunter erhalten Sie auch widersprüchliche Ratschläge von Ihren Mitmenschen oder von anderen Ärzten – besprechen Sie mit Ihrem Diabetologen, ob diese Informationen für den Diabetes Ihres Kindes von Bedeutung sind.

MIT KINDERBETREUERN SPRECHEN Alle Betreuer Ihres Kindes sollten über seinen Diabetes informiert sein. Teilen Sie Ihnen mit:

- was Diabetes bedeutet
- was in Bezug auf Essen und Trinken zu beachten ist
- welche Behandlung Ihr Kind braucht und wann gemessen wird
- welche Symptome auf eine Überzuckerung hinweisen könnten
- welche Symptome auf eine Unterzuckerung hinweisen könnten
- was im Falle einer Unterzuckerung zu tun ist
- was zu tun ist, wenn das Kind krank ist
- wie Sie jederzeit erreichbar sind
- Adresse und Telefonnummer des Kinderarztes.

Die Betreuungspersonen Ihres Kindes werden wahrscheinlich Fragen stellen und Bedenken oder Angst haben, Injektionen zu verabreichen oder den Blutzucker zu messen. Beruhigen Sie sie, indem Sie ihnen zeigen, was zu tun ist. Stellen Sie sich darauf ein, dass Sie diese Anweisungen mehrmals wiederholen oder demonstrieren müssen, bevor die Betreuer Ihres Kindes sie sicher beherrschen.

Wenn Ihr Kind älter wird, müssen Sie darauf achten, dass es zu den Mahlzeiten und über den Tag verteilt genügend Kohlenhydrate aufnimmt, um den Blutzuckerspiegel im empfohlenen Bereich zu halten.

Essen und Trinken

Ein Kleinkind benötigt für sein Wachstum und eine gesunde Entwicklung eine möglichst abwechslungsreiche Kost. Wenn Sie stillen, decken Sie den Nahrungsbedarf Ihres Kindes, aber manchmal müssen Sie zusätzlich zur Muttermilch die Flasche geben, wenn der Blutzuckerspiegel des Kindes sehr niedrig ist. Wenn dies ständig der Fall ist, kann eine Reduzierung der Insulindosis helfen.

Wenn Sie Ihr Kind an festere Kost gewöhnen, müssen Sie Nahrungsmittel mit komplexen Kohlenhydraten einbeziehen, wie Brot, Nudeln oder Kartoffeln. Wenn Ihr Kind älter wird, sollten Sie darauf achten, dass es zu den Mahlzeiten und über den Tag verteilt genügend Kohlenhydrate aufnimmt, um den Blutzuckerspiegel im empfohlenen Bereich zu halten (s. S. 157). Als Zwischenmahlzeiten empfehlen sich Fruchtsäfte, Milchmixgetränke, Müsliriegel, Kekse oder Obst.

Kinder mäkeln oft am Essen herum und ändern schnell ihre Vorlieben. Das ist besonders dann frustrierend, wenn Ihr Kind essen muss, um nicht zu unterzuckern.

Bleiben Sie ruhig, wenn Ihr Kind die Nahrung verweigert. Halten Sie eine Alternative bereit, die Ihr Kind besonders gerne isst – vielleicht verleitet das Ihr Kind doch zum Essen. Bieten Sie nicht mehr als ein bis zwei Alternativen an: Wenn Ihr Kind merkt, dass es weitere Speisen verlangen kann, können die Mahlzeiten zu einem Kampf werden. Es schadet nicht, wenn es manchmal Fett- und Zuckerhaltiges gibt. Was zählt, ist eine insgesamt ausgewogene Ernährung. Fischstäbchen, Pommes frites und Pudding zum Mittagessen können z. B. durch Obst oder Gemüse mit Kartoffeln am Abend ergänzt werden.

Ein Snack vor dem Schlafen

Sorgen Sie dafür, dass Ihr Kind abends genug isst, damit sein Blutzucker nachts stabil bleibt, gerade dann, wenn es schon durchschläft. Wenn Ihr Kind nicht genug gegessen hat, sollten Sie später am Abend den Blutzucker messen, um die Gefahr einer Unterzuckerung zu prüfen. Geben Sie Ihrem Kind in diesem Fall etwas zu trinken oder etwas Leichtes zu essen. Ein häufig niedriger Blutzuckerspiegel am Abend kann eine Reduzierung des Abendinsulins erfordern. Mit zunehmendem Alter wird die Zeit zwischen Abendessen und Zubettgehen länger und eine Zwischenmahlzeit vor dem Schlafen zur Gewohnheit.

Auswärts essen

Es gibt keinen Grund, nicht im Restaurant oder bei Freunden zu essen, nur weil Ihr Kind Diabetes hat. Fast Food, Pizza oder Partyleckereien sind gute Lieferanten von Kohlenhydraten, auch wenn sie zu viel Fett, Salz und Zucker enthalten, um als Dauerkost zu dienen. Wenn Sie nicht sicher sind, welche Speisen zur Auswahl stehen oder wann Sie essen werden, nehmen Sie einen Vorrat an Lebensmitteln mit, von denen Sie wissen, dass Ihr Kind sie isst (zusätzlich zu Traubenzucker und Kohlenhydraten zur Behandlung von Unterzucker).

Blutzuckereinstellung

Eine gute Blutzuckereinstellung muss von Anfang an das vorrangige Ziel sein. Was Sie jetzt dafür tun, kann die Gesundheit Ihres Kindes im Erwachsenenalter entscheidend beeinflussen und das Risiko späterer Komplikationen im Bereich der Augen, Nieren oder Nerven reduzieren. Nur bei guter Blutzuckereinstellung wächst das Kind normal, denn ein hoher Blutzuckerspiegel reduziert die Wirkung von Wachstumshormonen. Eine gute Diabeteseinstellung bei Kleinkindern unterscheidet sich nicht von der bei erwachsenen Diabetikern: das Ziel ist ein HbA1c-Wert von 7 % oder darunter (s. S. 66) sowie Blutzuckerwerte um 72–126 mg/dl.

Es wird Ihnen nicht immer gelingen, dass die Werte Ihres Kindes in diesem Bereich liegen, aber durch die Aufzeichnung der Messergebnisse werden Sie vermutlich bald zum Experten im Erkennen der Ursachen von zu hohen oder niedrigen Werten und im Ergreifen der nötigen Maßnahmen. Wenn Sie die Ursachen für solche

Praktische Tipps

ISST IHR KIND AUSREICHEND?

- Mahlzeiten sind sowohl sozial als auch ernährungsphysiologisch gesehen wichtig – machen Sie keine Schlacht um Kohlenhydrate daraus! Alle Kinder essen, wenn sie hungrig sind.
- Bleiben Sie locker, wenn nicht jede Mahlzeit gesund ist – die Ausgewogenheit der Ernährung zählt.
- Fragen Sie Ihren Arzt, ob es möglich ist, die Insulintherapie Ihres Kindes an sein derzeitiges Essverhalten anzupassen.

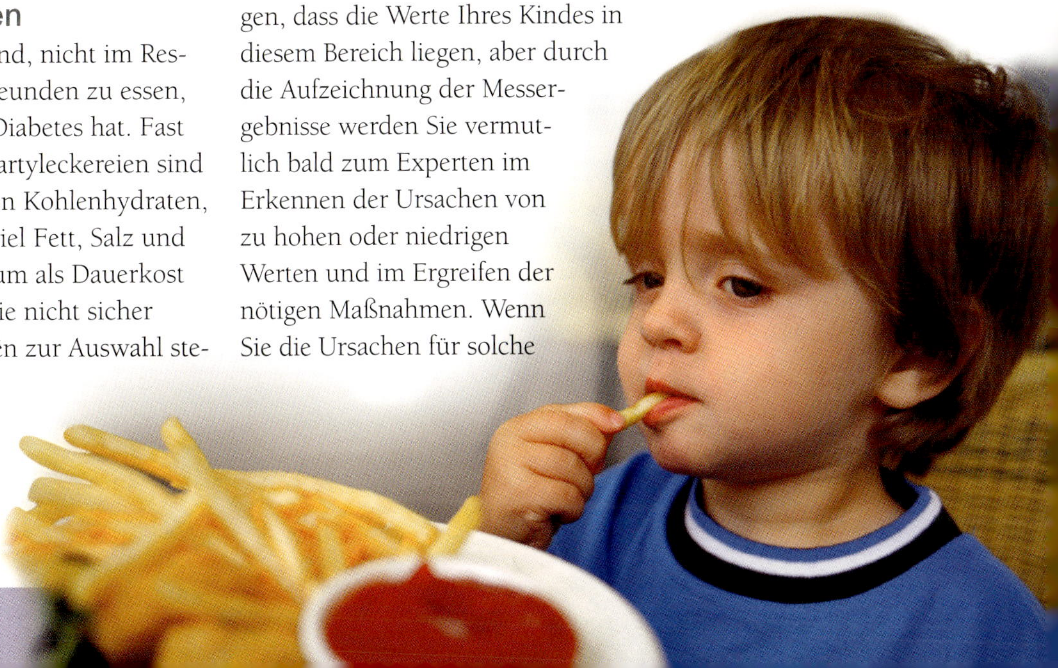

FAST FOOD
Die meisten Kinder lieben Pommes frites. Obwohl diese sehr fetthaltig sind, schaden sie nicht, wenn sie ab und zu gegessen werden. Wenn Sie zu Hause Pommes frites servieren, können Sie das Fett reduzieren, indem Sie sie im Backofen zubereiten.

Mythos ODER WAHRHEIT?

MYTHOS
Sie müssen sich erst um die Diabeteseinstellung kümmern, wenn Ihr Kind älter wird.

WAHRHEIT
Egal wie alt Ihr Kind bei der Diagnose ist, eine gute Einstellung des Diabetes ist die Voraussetzung für eine gute Gesundheit im späteren Leben. Kinder sind nicht immun gegen die Folgen einer schlechten Einstellung, auch wenn eventuelle Komplikationen erst im Erwachsenenalter auftreten.

Werte erkennen und diese ausschalten, bleiben die Folgen überschaubar.

Am Anfang wird es Ihnen wahrscheinlich schwer fallen, den Blutzuckerspiegel Ihres Kindes zu messen oder Insulin zu spritzen, aber diese Aufgaben sind unumgänglich. Um den Stoffwechsel optimal einzustellen, müssen Sie den Blutzucker Ihres Kindes regelmäßig vor und/oder nach den Mahlzeiten sowie jedes Mal dann messen, wenn Ihr Kind eine neue Aktivität ausprobiert. Nur so können Sie die Behandlung, Bewegung und Ernährung Ihres Kindes den Ergebnissen entsprechend steuern.

Den Verlauf erkennen

Veränderungen hinsichtlich Behandlung, Bewegung oder Ernährung Ihres Kindes sollten auf typischen, wiederkehrenden Blutzuckertagesverläufen und nicht auf einem einzigen Messergebnis beruhen. Wenn Sie z. B. an drei aufeinander folgenden Tagen zur Zeit des Mittagessens mehr als 180 mg/dl messen, ist das ein wiederkehrender Verlauf, dessen Ursache Sie herausfinden sollten. Fragen Sie sich z. B., ob Ihr Kind zurzeit etwas anderes isst oder trinkt, ob es weniger aktiv ist als sonst oder ob es krank ist. Wenn Sie die Ursache herausgefunden haben, können Sie entsprechend reagieren. Im Beispiel oben könnte eine Änderung der Frühstückskost Besserung bringen. Wenn Sie keine eindeutige Ursache für die hohen Werte finden, kann es sein, dass Ihr Kind mehr Insulin benötigt, weil es wächst – eine Erhöhung der Morgendosis wäre im obigen Beispiel angebracht.

Messen Sie nach jeder Änderung in der Behandlung den Blutzucker, um zu prüfen, ob die Änderung erfolgreich war (mehr auf den Seiten 90–95.)

Auch wenn es Ihrem Kind trotz des hohen Blutzuckerspiegels gut geht, dürfen Sie diesen Zustand nicht länger als ein paar Tage hinnehmen; Ihr Kind könnte sich schlecht fühlen oder Spätfolgen entwickeln, wenn es älter wird.

Zu einer guten Einstellung des Diabetes gehört es auch, niedrige Blutzuckerwerte zu vermeiden, die zu einer Unterzuckerung führen könnten (s. S. 102–109). Sicher wird Ihr Kind hin und wieder unterzuckern, aber schwerer oder länger andauernder Unterzucker kann Sie beide beängstigen. Solche Situationen können Sie vermeiden, indem Sie darauf achten, dass der Blutzuckerspiegel Ihres Kindes nicht unter 72 mg/dl fällt.

Es wird immer wieder Phasen geben, in denen es Ihnen kaum gelingt, den Blutzuckerspiegel im idealen Bereich zu halten, insbesondere wenn Ihr Kind älter und größer wird und neue Aktivitäten ausprobiert.

Meine Erfahrung

»Wir haben bei unserem achtjährigen Sohn fast alle Insulinarten ausprobiert, von einer bis zu mehreren Injektionen täglich, von einer halben Einheit bis zu mehreren. Dafür braucht man ziemlich viel Geduld.« THOMAS

ANMERKUNG Der Insulinbedarf eines Kindes ändert sich ständig. Sie müssen von Zeit zu Zeit neue Insuline oder Therapien ausprobieren, um die beste Behandlung für Ihr Kind in der jeweiligen Entwicklungsphase zu finden.

Manchmal ist ein Wechsel des Insulins oder des Therapiekonzepts (s. S. 87–95) erforderlich. Besprechen Sie auch die Möglichkeit einer Insulinpumpen-Therapie mit Ihrem Arzt. Sie können sicher sein, dass Sie schon bald die nächsten Anpassungen vornehmen müssen.

Messungen und Spritzen

Auch wenn es Ihnen schwer fällt, Ihrem Kind täglich Spritzen zu geben: es braucht Insulin zum Überleben, und Blutzuckermessungen werden immer Teil seines Alltags sein. Der Zeitpunkt, zu dem Sie messen und spritzen, ist nicht täglich der gleiche, wird aber immer einem bestimmten Schema folgen. So braucht Ihr Kind Insulin zu den Hauptmahlzeiten und Blutzuckermessungen direkt vor oder zwei Stunden nach dem Essen.

Auch die Insulindosis wird sich ändern. Innerhalb von zwei Jahren nach der Diagnose kann bei Ihrem Kind die »Honeymoon-Phase« auftreten, in der es vermutlich viel weniger Insulin braucht. Nach dem Ende dieser Phase benötigt es wieder mehr Insulin. Dies ist auch bei einem Wachstumsschub der Fall. Mit Diabetes leben heißt auch lernen, wie Sie die Insulindosis Ihres Kindes anpassen müssen. Ihr Arzt hilft Ihnen dabei.

Mit Launen umgehen

Es wird Zeiten geben, in denen sich Ihr Kind Injektionen oder Blutzuckermessungen widersetzt. Überlegen Sie, wie Sie Ihr Kind dazu bringen können, sich um andere Aspekte seiner Gesundheit wie Baden oder Zähneputzen zu kümmern, und versuchen Sie, den Umgang mit dem Diabetes auf dieselbe Weise zur Routine werden zu lassen. Wenn kleine Kinder sich mit aller Kraft gegen Spritzen oder Blutzuckermessungen wehren, denken Sie daran, wie leicht sie sich hinterher wieder ablenken lassen.

Auch wenn Sie manchmal Schuldgefühle haben, weil Sie Ihr Kind gegen seinen Willen »pieksen« müssen, seien Sie zurückhaltend mit der Belohnung danach. Schmusen, ein Buch lesen oder zusammen mit dem Lieblingsspielzeug spielen kann helfen, damit Ihr Kind Spritzen oder Blutzuckermessungen mit einem positiven Erlebnis verbindet, aber Belohnungen wie neue Aktivitäten, neues Spielzeug oder gar Naschereien können Sie nicht jeden Tag anbieten.

Messen Sie sich selbst einmal den Blutzucker oder stechen Sie mit einer sauberen Nadel in Ihre Haut, wenn Sie alleine sind, um zu erfahren, wie sich so ein Einstich wirklich anfühlt.

Mit Unterzucker umgehen

Unterzuckerungen gehören zu den Nebenwirkungen einer Insulinbehandlung, daher wird Ihr Kind von Zeit zu Zeit unterzuckern, insbesondere dann, wenn Sie seinen Blutzucker optimal einzustellen versuchen. Wenn Ihr Kind noch nicht sprechen kann, sind die Symptome von Unterzucker schwer zu erkennen. Sie müssen auf plötzlich einsetzende Symptome achten, etwa starke Unkoordiniertheit, Schwitzen, Blässe sowie

Praktische Tipps

IHR KIND HAT ANGST VOR SPRITZEN

- Erklären Sie, was Sie tun werden, und tun Sie es sofort. Sagen Sie nicht: »Ich mache das in fünf Minuten«, da Sie dadurch das Angstgefühl nur verstärken.
- Halten Sie Ihr Kind auf Ihrem Schoß, während Sie spritzen oder eine Messung durchführen.
- Bitten Sie andere Angehörige bei Bedarf um Hilfe.
- Erlauben Sie dem Kind zu helfen, wenn es möchte (und alt genug dafür ist).
- Loben Sie Ihr Kind nach dem »Pieks«.
- Fahren Sie beide mit dem fort, was Sie vor dem Spritzen gemacht haben.

DAS TUN SIE BEI SCHWERER UNTERZUCKERUNG

Wenn eine schwere Unterzuckerung nicht behandelt wird, besteht die Gefahr der Bewusstlosigkeit oder eines Anfalls. Ein Anfall bedeutet nicht, dass Ihr Kind unter Epilepsie leidet; er ist eine Reaktion des Gehirns auf Glukosemangel. Sie müssen auf jeden Fall ruhig bleiben und die folgenden Maßnahmen ergreifen, um Ihrem Kind zu helfen.

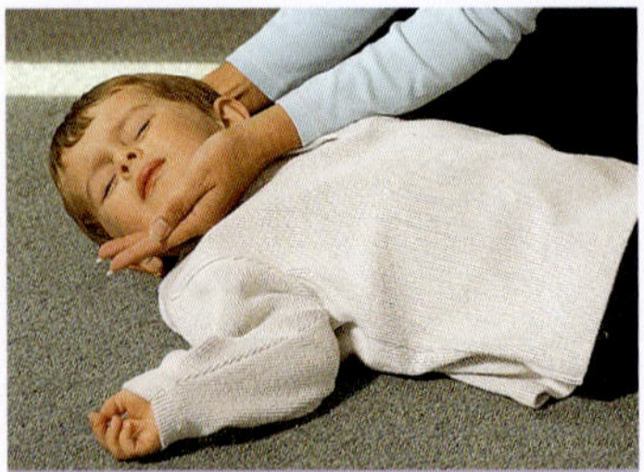

1 Wird Ihr Kind bewusstlos, stellen Sie sicher, dass der Mund frei für die Atmung ist. Sind Sie sehr besorgt, rufen Sie den Notarzt.

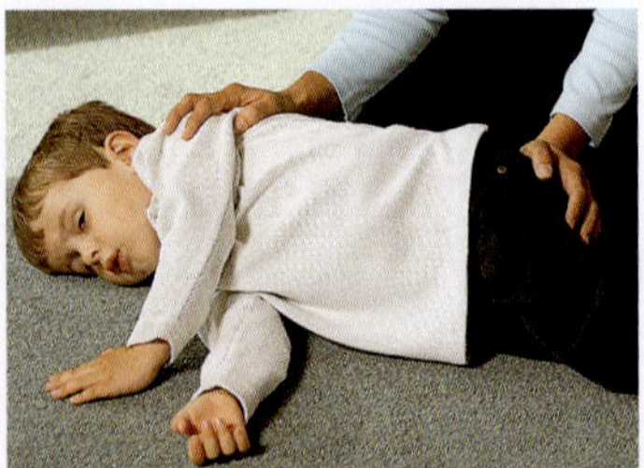

2 Kann Ihr Kind normal atmen, bringen Sie es in die stabile Seitenlage oder halten Sie seinen Kopf leicht nach hinten gestreckt.

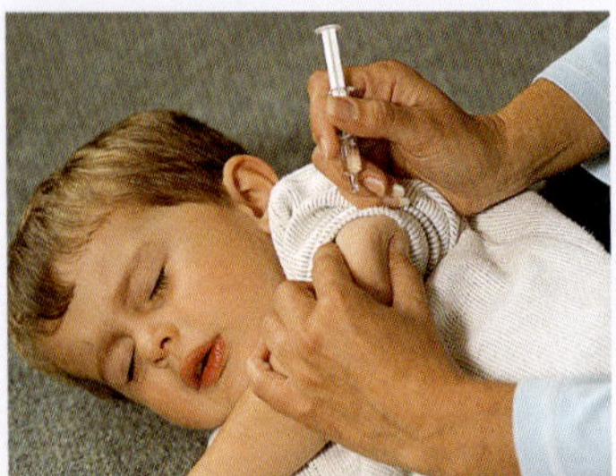

3 Bereiten Sie eine Glukagoninjektion vor (s. S. 109) und spritzen Sie das Glukagon in den Arm, das Gesäß oder das Bein. Lassen Sie das Kind nicht essen oder trinken.

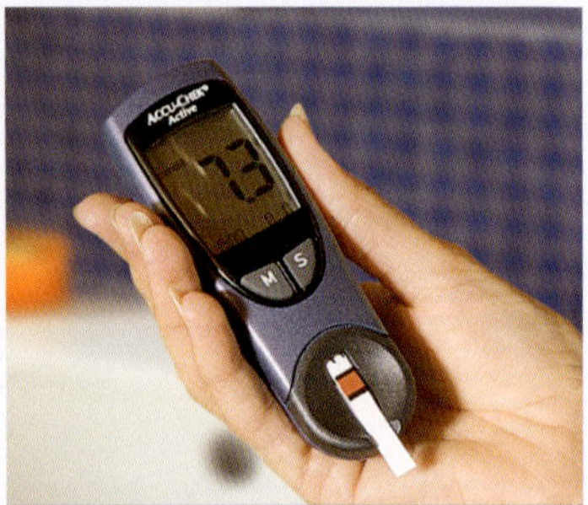

4 Wenn Ihr Kind das Bewusstsein wiedererlangt hat, kann es sein, dass es als Reaktion auf die Glukagoninjektion erbricht. Setzen Sie es auf und messen Sie, sobald dies möglich ist, seinen Blutzuckerspiegel.

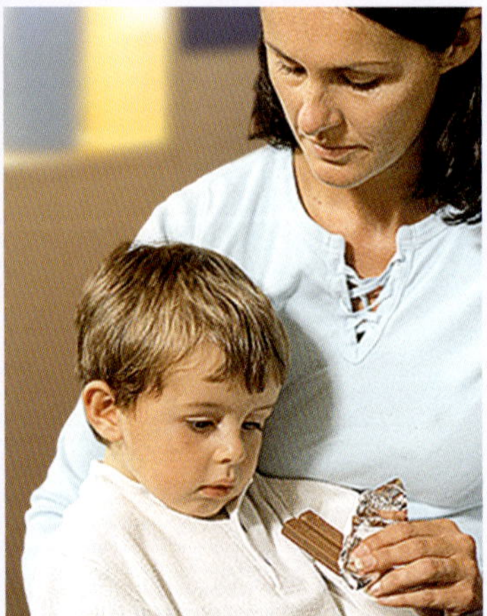

5 Wenn das Kind wieder bei Bewusstsein ist, geben Sie ihm Kohlenhydrate zu essen oder zu trinken.

6 Messen Sie alle 30 Minuten, bis der Blutzucker wieder über 72 mg/dl liegt. Warten Sie ab, bis es Ihrem Kind wieder besser geht.

wenn es sehr still ist oder in die Luft starrt. Die Warnzeichen sind individuell unterschiedlich, aber von Mal zu Mal ähnlich. Rechnen Sie mit einer Unterzuckerung, wenn Ihr Kind:

- sehr aktiv gewesen ist, ohne dass die Insulindosis verringert wurde oder es zum Ausgleich mehr gegessen hat.
- über mehrere Mahlzeiten hinweg weniger als sonst gegessen hat.
- zu viel Insulin bekommen hat.
- überhitzt ist, z. B. bei sehr warmem Wetter.
- erbricht.

Durch eine Messung stellen Sie fest, ob der Blutzuckerspiegel unter 72 mg/dl gefallen ist, ob also eine Unterzuckerung vorliegt.

Wenn Sie gerade nicht messen können, aber glauben, dass Ihr Kind unterzuckert ist, kann es nicht schaden, es zu stillen oder ihm die Flasche bzw. Traubenzucker bzw. ein zuckerhaltiges Getränk zu geben. Je eher Sie eine Unterzuckerung behandeln, desto schneller wird sich Ihr Kind wieder erholen.

Da Unterzucker nicht immer vorhersehbar ist, sollten Sie nach Möglichkeit immer Traubenzucker oder zuckerhaltige Getränke griffbereit haben. Sie können Unterzucker auch vorbeugen, indem Sie Ihrem Kind vor dem Zubettgehen eine kleine kohlenhydrathaltige Mahlzeit geben oder es in der Nacht zu diesem Zweck aufwecken. Tagsüber sorgen regelmäßige Mahlzeiten und Zwischenmahlzeiten dafür, dass der Blutzuckerspiegel stabil bleibt. Wenn Ihr Kind zu einer oder mehreren Mahlzeiten sehr viel weniger als gewöhnlich isst, müssen Sie die nächste Insulindosis vermutlich senken.

Wenn Ihr Kind z.B. auf einem Kindergeburtstag besonders aktiv sein wird, geben Sie ihm vorher nichts zu essen oder senken die Insulindosis. Mehr Bewegung kann den Blutzuckerspiegel Ihres Kindes ein paar Stunden später abfallen lassen. Um schwere Unterzucker besonders nachts zu vermeiden, geben Sie dem Kind einige Stunden nach Beendigung der Aktivität mehr zu essen.

Krankheiten meistern

Von Zeit zu Zeit wird Ihr Kind einmal krank werden. Kinder mit Diabetes erkranken nicht häufiger als andere Kinder, aber sie neigen vermehrt zu Infektionen, wenn der Blutzuckerspiegel schlecht eingestellt und über längere Zeit zu hoch ist. Das liegt daran, dass zuckerreiches Blut den idealen Nährboden für Keime bildet.

Wenn Ihr Kind Diabetes hat, kann jede Krankheit Folgen für den Blutzuckerspiegel haben und umgekehrt. Im Gegensatz zu einem Erwachsenen, dessen Blutzuckerspiegel bei Krankheit steigt, kann der Blutzuckerspiegel des Kindes fallen oder steigen, weshalb die Insulindosis gesenkt oder angehoben werden muss. Als goldene Regel gilt, dass Sie Ihrem Kind jeden Tag Insulin geben sollten. So vermeiden Sie eine diabetische Ketoazidose (s. S. 113). Auch wenn Ihr Kind nichts isst, muss es weiterhin Insulin bekommen, obwohl Sie vielleicht nur sehr geringe Mengen spritzen müssen. Wenn das Kind krank ist, erfahren Sie durch häufige Blutzuckermessungen, wie viel Insulin Sie geben müssen. Besprechen Sie mit Ihrem Arzt, was im Krankheitsfall zu tun ist, und halten Sie die Informationen immer griffbereit, damit Sie wissen, wie Sie reagieren müssen, wenn Ihr Kind krank wird.

Geben Sie Ihrem kranken Kind zuckerfreie Getränke, damit es nicht austrocknet, und messen Sie mindestens viermal am Tag den Blutzuckerspiegel. Wenn Ihr Kind erhöhte Temperatur oder Fieber hat, ziehen Sie ihm den Großteil der Kleidung aus und verwenden Sie ein mit lauwarmem Wasser angefeuchtetes Tuch, um sein Gesicht zu kühlen. Ihr Kind sollte außerdem viel kühle Flüssigkeit trinken. Eventuell müssen Sie beim Arzt oder in der Apotheke ein Fieber senkendes Mittel besorgen.

Kleine Kinder werden noch leichter krank, was eine gute Einstellung ihres Blutzuckers erschwert. Wenn es Ihnen nicht gelingt, den Blutzuckerspiegel Ihres Kindes bei Krankheit unter Kontrolle zu bringen, fragen Sie Ihren Arzt um Rat.

Wenn das Kind erbricht und keinerlei Nahrung oder Flüssigkeit bei sich behalten kann, bringen Sie es sofort in die Notaufnahme des Krankenhauses oder rufen Sie den Notarzt. In diesem Fall benötigt Ihr Kind über eine Infusion Insulin und Flüssigkeit, damit es nicht ernsthaft an einer diabetischen Ketoazidose (s. S. 113) erkrankt.

Wenn das Kind erbricht und keinerlei Nahrung oder Flüssigkeit bei sich behalten kann, bringen Sie es sofort in die Notaufnahme des Krankenhauses oder rufen Sie den Notarzt.

Schulkinder

Unabhängig davon, seit wann Ihr Kind Diabetes hat, stellt das Schulalter eine neue Herausforderung dar. Mit seiner wachsenden Unabhängigkeit sollte das Kind dazu angehalten werden, sich selbst um seinen Diabetes zu kümmern und Blutzuckermessungen und Injektionen nach und nach eigenständig vorzunehmen. Es ist wichtig, die täglichen diabetesbedingten Pflichten in den Schulalltag zu integrieren. Wenn Lehrer und Mitschüler dies unterstützen, gelingt die Einstellung des Diabetes am besten.

Ein Kind mit Diabetes kann alles tun, was andere Kinder auch tun, aber eine gute Blutzuckereinstellung ist wichtig, um seine Gesundheit zu erhalten.

Diabetes, Ihr Kind und Sie

Wenn bei Kindern zwischen fünf und zwölf Jahren Diabetes auftritt, handelt es sich meist um Typ-1-Diabetes. Fälle von Typ-2-Diabetes bei Kindern dieses Alters sind relativ selten. Die typischen Diabetessymptome, wie häufiges Wasserlassen, Durst und Gewichtsverlust, sind bei Kindern und Erwachsenen gleich (s. S. 18–19). Möglicherweise macht Ihr Kind das Bett nass, trinkt ständig und ist sehr viel müder als üblich.

Ein Schulkind, das an Diabetes leidet, benötigt Insulininjektionen, Blutzuckermessungen und eine ausgewogene, kohlenhydratreiche Ernährung. Es kann alles tun, was andere Kinder auch tun, aber eine gute Diabeteseinstellung ist wichtig, um seine Gesundheit zu erhalten und Spätfolgen zu vermeiden. Gute Blutzuckerwerte sind ebenfalls wichtig, um die gesunde körperliche Entwicklung des Kindes zu gewährleisten, da ein permanent hoher Blutzuckerspiegel die Effektivität der Wachstumshormone mindern kann.

Sobald Ihr Kind in die Schule geht, wird es unabhängiger, stellt viele Fragen und knüpft neue Freundschaften. Vermutlich wird es auch sehr aktiv sein, Freunde besuchen, Schulausflüge genießen und zu Kindergeburtstagen gehen. Als Eltern haben Sie die Aufgabe, auf den Diabetes Ihres Kindes zu achten, ihm aber gleichzeitig genügend Freiheiten einzuräumen, damit es sich normal entwickeln und aufwachsen kann. Sie verhelfen Ihrem Kind zu mehr Selbstständigkeit, indem Sie es immer öfter die Pflichten übernehmen lassen, die der Diabetes mit sich bringt. Sie können am besten beurteilen, was Ihr Kind wann tun kann. Manchmal möchte das Kind in die Behandlung des Diabetes einbezogen werden und manchmal nicht. Das

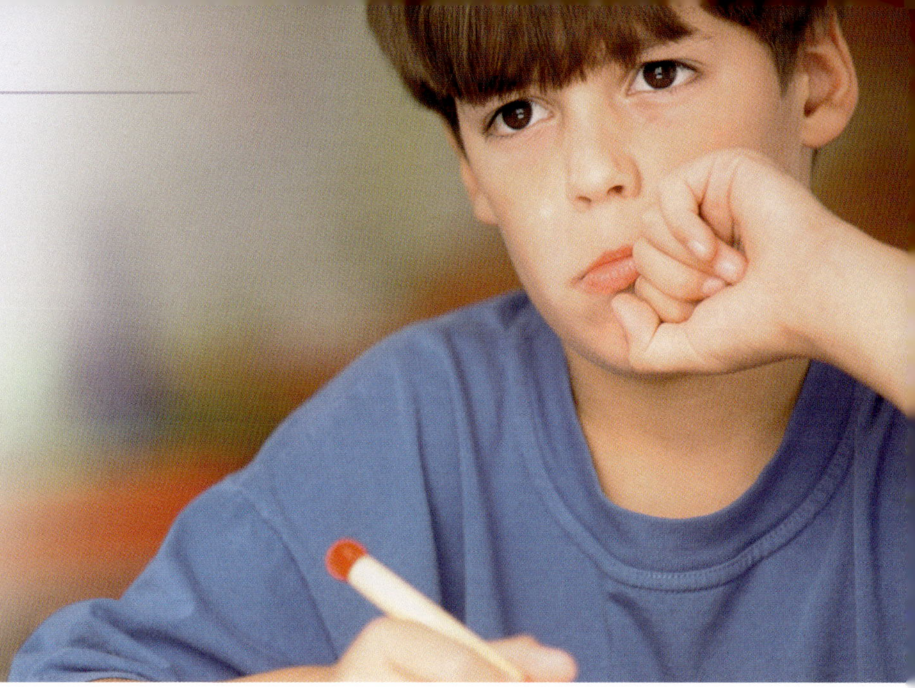

Konzentration in der Schule
Mangelnde Konzentrationsfähigkeit ist manchmal ein Anzeichen für einen niedrigen Blutzuckerspiegel. Indem Sie Schwankungen des Blutzuckerspiegels vermeiden, sorgen Sie dafür, dass Ihr Kind die Möglichkeit hat, dem Unterricht zu folgen.

ist ganz normal, und es gehört zu den elterlichen Herausforderungen, solche Situationen zu meistern.

Wenn der Diabetes bei Ihrem Kind gerade erst festgestellt wurde, stürmen vermutlich sehr viele Gefühle, Sorgen und Fragen auf Sie ein. Vielleicht sind Sie entsetzt und wie vor den Kopf geschlagen. Nutzen Sie die Gelegenheit, Ihre Gefühle mit dem Arzt zu besprechen. Vermutlich wird es Ihnen helfen, sich mit anderen Eltern zu treffen, deren Kinder an Diabetes leiden, und Erfahrungen, Behandlungserfolge und Sorgen mit ihnen auszutauschen.

Andere Menschen informieren

Welche Personen Sie informieren und wie viel Sie ihnen über die Diabeteserkrankung Ihres Kindes sagen, ist Ihre ganz persönliche Entscheidung und hängt stark davon ab, wie sehr andere Menschen mit dem Diabetes Ihres Kindes in Kontakt geraten werden.

■ **MIT DEN LEHRERN SPRECHEN** Die Lehrer Ihres Kindes wissen vermutlich nur wenig über Diabetes, daher müssen Sie sie über die Bedürfnisse Ihres Kindes aufklären. Der behandelnde Arzt könnte Sie begleiten, um die Lehrer über Diabetes zu informieren und eventueller Besorgnis entgegenzuwirken. Je mehr

F **Meine Tochter hat seit sechs Monaten Diabetes und braucht immer weniger Insulin. Braucht Sie vielleicht bald gar kein Insulin mehr?**

A Ihre Tochter befindet sich wahrscheinlich in der »Honeymoon-Phase«, die nach Diagnose eines Typ-1-Diabetes bis zu zwei Jahre anhalten kann. Dabei scheint sich die Bauchspeicheldrüse zunächst etwas zu erholen und beginnt wieder Insulin zu produzieren. Das reduziert die Insulinmenge, die von außen zugeführt werden muss. Doch die insulinproduzierenden Zellen verlieren nach spätestens zwei Jahren vollständig ihre Funktion – Ihre Tochter wird wieder mehr Insulin benötigen.

Praktische Tipps

DIE INSULINDOSIS IHRES KINDES

- Ihr Kind sollte zwischendurch nicht so viel essen, dass es zu den Hauptmahlzeiten satt ist. Wenn Sie wegen einer Unterzuckerung besorgt sind, sollten Sie eventuell die Insulindosis reduzieren, anstatt Ihrem Kind zu viele Zwischenmahlzeiten mitzugeben.
- Wenn Sie nicht genau wissen, wann oder wie viel Ihr Kind essen wird, kann ein Insulin angebracht sein, dass 15 Minuten nach dem Essen injiziert werden kann. Fragen Sie Ihren Arzt.
- Entscheidend ist die Einstellung insgesamt, nicht ein einzelner Blutzuckerwert. Einzelergebnisse sind nicht aussagekräftig!

Informationen und Richtlinien Sie geben, desto eher werden sich die Lehrer in der Lage fühlen, sich um Ihr Kind zu kümmern.

Ein Notizbuch ist eine gute Möglichkeit, um bezüglich des Diabetes mit den Lehrern Ihres Kindes Kontakt zu halten. Sie und die Lehrer können alle relevanten Informationen, z.B. einen hohen Blutzuckerspiegel oder dass das Kind öfter zur Toilette musste, in das Buch eintragen, so dass beide Seiten immer auf dem Laufenden bleiben.

Ihr Kind kann in der Schule unterzuckern, wenn es nicht zur gewohnten Zeit essen oder eine Zwischenmahlzeit zu sich nehmen kann oder wenn es nicht genug gegessen oder mehr Energie verbraucht hat als sonst, z.B. beim Sport oder einem Spiel in der Pause. Sie müssen die Lehrer darüber informieren, dass Unterzucker sofort oder auch ein oder zwei Stunden später auftreten kann und dass Ihr Kind dann schnell Traubenzucker – in fester oder flüssiger Form – benötigt. Ihr Kind sollte immer eine Notration Traubenzucker gegen Unterzuckerung bei sich haben. Die Lehrer sollten auch wissen, was zu tun ist, wenn Ihr Kind aufgrund einer Unterzuckerung das Bewusstsein verliert (s. S. 102–109).

Natürlich möchten Sie verhindern, dass Ihr Kind in der Schule in Unterzucker gerät. Dennoch wäre es langfristig gesehen keine gute Lösung, den Blutzuckerspiegel über den empfohlenen 72–126 mg/dl einzustellen, um Unterzucker vorzubeugen, da ein hoher Blutzuckerspiegel die Infektionsanfälligkeit Ihres Kindes und das Risiko von Spätfolgen erhöht. Wenn Sie sich wegen Unterzuckers in der Schule Sorgen machen oder wenn Phasen mit Unterzucker häufig auftreten, sollten Sie eine Umstellung der Insulintherapie erwägen. Sprechen Sie mit dem Arzt darüber.

Essen und Trinken

Die Richtlinien für eine gesunde Ernährung (s. S. 30–43) gelten für ein Kind mit Diabetes ebenso wie für andere Kinder auch – die Mahlzeiten sollten auf komplexen Kohlenhydraten und etwas Eiweiß basieren und nur wenig Fett, Salz und Zucker enthalten. Halten Sie Ihr Kind außerdem dazu an, mehrere Portionen Obst und Gemüse am Tag zu essen.

Am besten für Ihr Kind sind drei Hauptmahlzeiten am Tag sowie vormittags, nachmittags und nachts je eine Zwischenmahlzeit. Dadurch wird die verbrauchte Energie ersetzt und die Wirkung des Insulins kompensiert, um Unterzucker zu vermeiden. Da der Appetit Ihres Kindes nicht jeden Tag gleich sein wird, müssen Sie in Bezug auf das Essen flexibel bleiben.

An manchen Tagen müssen Sie Ihrem Kind als Ausgleich für seinen geringen Appetit zum Mittagessen einen zusätzlichen Imbiss anbieten. An anderen Tagen ist Ihr Kind möglicherweise beim Abendessen besonders hungrig und bittet um einen Nachschlag. Lernen Sie daher, die Insulindosen Ihres Kindes an sein Essverhalten anzupassen.

Wenn Ihr Kind einen anstrengenden Tag vor sich hat, z. B. einen Klassenausflug, benötigt es vorher und eventuell ein paar Stunden im Anschluss eine zusätzliche traubenzuckerhaltige Zwischenmahlzeit (s. S. 169).

In der Schule essen

Wenn Ihr Kind eine Ganztagsschule besucht, kann es durchaus an den Schulmahlzeiten teilnehmen. Diese Mahlzeiten bestehen meist aus einer Auswahl geeigneter Speisen.

Wenn Ihr Kind mittags nicht genug Kohlenhydrate bekommt, fragen Sie in der Schule nach anderen Speisen. Bitten Sie bei dieser Gelegenheit auch darum, dass Ihr Kind immer zur gleichen Zeit bzw. als Erstes sein Essen bekommt, um eine Unterzuckerung zu vermeiden.

Ihr Kind braucht vormittags und nachmittags einen Snack, um die Wirkung des Morgeninsulins zu kompensieren. Eventuell muss Ihr Kind die Zwischenmahlzeit vor der Pause essen, weil es merkt, dass sein Blutzucker sinkt oder weil die Pause verschoben wurde. Die Lehrer sollten dies wissen und Ihrem Kind erlauben, bei Bedarf zu essen. Kleine, leicht zu essende Zwischenmahlzeiten sind in solchen Fällen angebracht.

Wenn die Schule kein Mittagessen anbietet, geben Sie Ihrem Kind ein Essenspaket mit, um sicherzugehen, dass es ausreichend gesunde Nahrung zur Verfügung hat. Folgende Nahrungsmittel sind als Bestandteil eines Essenspaketes oder als Zwischenmahlzeit geeignet.

- Brot und Brötchen mit fettarmem Belag, Brezeln
- Fettarme Chips oder Salzgebäck
- Obst – getrocknet, ungezuckert aus der Dose oder frisch – bei Bedarf in kleinen, leicht zu essenden Stücken
- Kleine Tütchen Müsli, dazu fettarme Milch, frisches Obst oder Joghurt
- Müsliriegel
- Fruchtjoghurt
- Milchshakes aus fettarmer Milch und Frischobst oder Fruchtjoghurt
- Zwei oder drei Kekse, wie Butterkekse oder Kräcker

Unabhängig davon, ob Ihr Kind sein Mittagessen mitnimmt oder am Schulessen teilnimmt, wird Ihnen die Antwort auf die folgenden Fragen helfen, seine Nahrungsaufnahme während des Schultags zu planen:

- Wann beginnt der Schultag und wann ist er zu Ende?
- Wissen alle Lehrer, dass Ihr Kind auch manchmal im Unterricht essen muss und wie oft werden Pausenzeiten verschoben?

Wenn die Schule kein Mittagessen anbietet, geben Sie Ihrem Kind ein Lunchpaket mit, um sicherzugehen, dass es sich gesund ernährt.

DAS MITTAGESSEN
Sie müssen sicherstellen, dass Ihr Kind zur Mittagszeit genügend Kohlenhydrate zu sich nimmt, um Unterzucker später am Tage zu vermeiden.

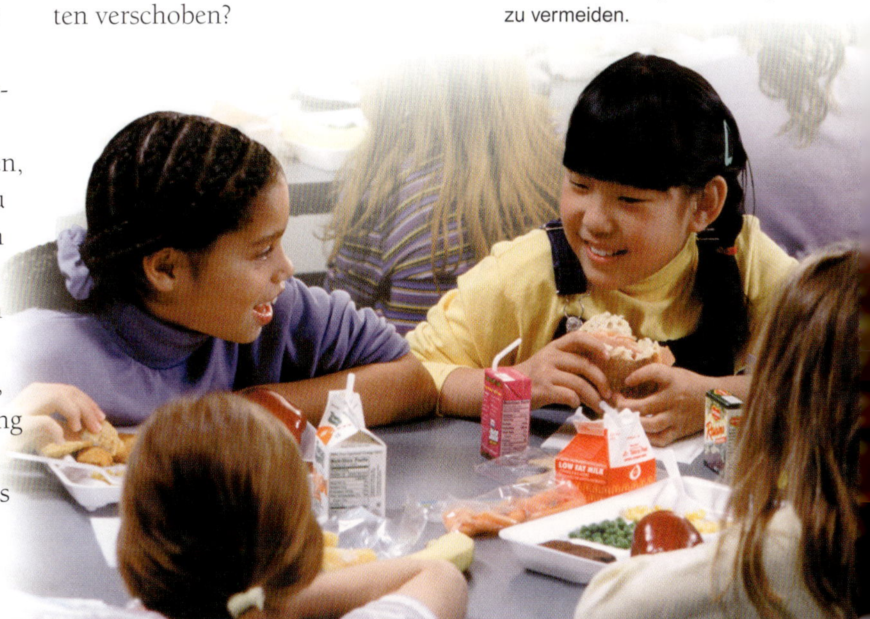

- Wann gibt es Mittagessen? Hat Ihr Kind in den Pausen genügend Zeit für die Nahrungsaufnahme?
- Wann hat Ihr Kind Sportunterricht und wie oft finden ungeplante körperliche Aktivitäten statt?

Bei Freunden essen

Vermutlich wird Ihr Kind oft einmal zu anderen Kindern nach Hause (z.B. zu Kindergeburtstagen) eingeladen. Da dies aber nicht täglich der Fall sein wird, darf Ihr Kind ruhig Fett- oder Zuckerhaltiges naschen, auch wenn sein Blutzuckerspiegel dadurch steigt. Wenn Sie Angst haben, dass der Blutzuckerspiegel Ihres Kindes zu stark steigen könnte, können Sie die anderen Eltern bitten, auch zuckerfreie Getränke anzubieten.

Wenn Ihr Kind bei solchen Gelegenheiten gerne herumtobt, gleicht die dabei verbrauchte Energie die Leckereien wieder aus. Wenn Ihr Kind aber eher ruhig und wenig aktiv ist, sollten Sie die Insulindosis an diesem Tag erhöhen. Auf jeden Fall ist ein einzelnes erhöhtes Ergebnis nicht schädlich. Erst wenn der Blutzucker ein oder zwei Wochen lang erhöht ist, besteht Grund zur Besorgnis.

Schulausflüge

Schulausflüge stören die Regelmäßigkeit der Mahlzeiten. Daher sollten Sie Ihr Kind vorbeugend mit einigen zusätzlichen Zwischenmahlzeiten und Traubenzucker ausstatten. Erinnern Sie Ihr Kind daran, nicht alles auf einmal aufzuessen oder die Notrationen an Freunde zu verschenken. Wenn Ihr Kind bei diesen Gelegenheiten mehr als sonst isst, schadet dies nicht, auch wenn der Blutzuckerspiegel an diesem Tag etwas höher liegt.

Bitten Sie die Lehrer Ihres Kindes, während des Ausflugs auf Anzeichen einer Unterzuckerung zu achten, und stellen Sie sicher, dass Ihr Kind bei Bedarf essen darf. Erklären Sie den Betreuern auch, dass der Blutzucker Ihres Kindes durch die Aufregung steigen kann und es möglicherweise besonders häufig zur Toilette muss

Bitten Sie die Lehrer Ihres Kindes, während des Ausflugs auf Anzeichen einer Unterzuckerung zu achten, und stellen Sie sicher, dass Ihr Kind bei Bedarf essen darf.

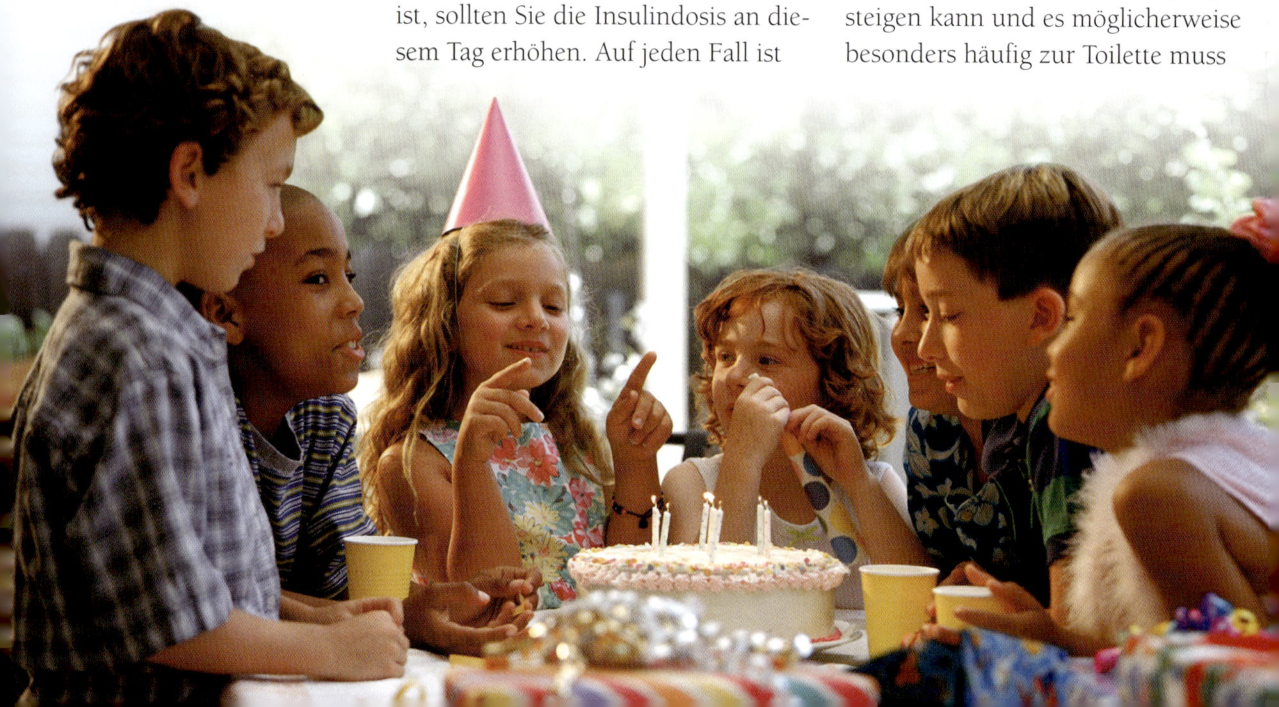

DAS ESSEN AUF PARTYS
Kein Kind möchte auf Leckereien wie den Geburtstagskuchen verzichten, und auch wenn durch die Naschereien bei solcher Gelegenheit der Blutzuckerspiegel Ihres Kindes vorübergehend steigt, schadet das nicht.

oder sehr durstig ist (s. Überzucker auf den Seiten 110–113). Holen Sie vor dem Ausflug folgende Informationen ein:

- Abfahrts- und Ankunftszeit und ob mit Verspätungen zu rechnen ist.
- Ob Mahlzeiten geplant sind.
- Name des Betreuers – ist es der Klassenlehrer oder eine andere Person?
- Wie werden die Eltern benachrichtigt, falls es Probleme gibt?

Blutzuckereinstellung

Von einer guten Diabeteseinstellung spricht man, wenn die meisten Blutzuckerwerte bei 2–126 mg/dl liegen und der HbA1c-Wert (s. S. 66) bei 7 % liegt. Je öfter diese Werte erreicht werden, desto eher werden Spätschäden vermieden. Eine gute Einstellung erreichen Sie nur durch regelmäßige Messungen und eine an die Ergebnisse angepasste Behandlung. Wenn Sie typische Blutzuckertagesverläufe erkennen und entsprechend reagieren, haben Sie gute Aussichten auf Erfolg (s. S. 62–75).

Veränderte Gewohnheiten oder Aktivitäten sowie das Wachstum beeinflussen den Blutzucker und den Insulinbedarf. Daher fallen nicht alle Messergebnisse in den Idealbereich. Ein oder zwei Wochen mit höheren Werten kommen gelegentlich vor und sind nicht schädlich. Ein permanent hoher Blutzuckerspiegel jedoch verstärkt das Risiko späterer Komplikationen. Ein leicht erhöhter Blutzucker beeinträchtigt das Wohlbefinden Ihres Kindes nicht zwangsläufig. Durst oder Müdigkeit bemerkt Ihr Kind vermutlich erst ab oder über einem Blutzuckerwert von 180 mg/dl. Tatsächlich passt sich der Körper an einen leicht erhöhten Blutzuckerspiegel an, so dass sich Ihr Kind schon unterzuckert fühlt, wenn die Werte noch im Idealbereich liegen.

In einem solchen Fall lassen sich Kinder wenig für den Versuch begeistern, die Idealwerte zu erreichen. Die einzige Möglichkeit ist, immer wieder zu messen und Insulin und Ernährung anzupassen, bis der Blutzuckerspiegel mindestens ein paar Tage ideal eingestellt war, damit sich Ihr Kind bei diesen Werten wohl fühlt (mehr zur Anpassung der Dosis finden Sie auf den Seiten 90–95).

Messen und spritzen

Um eine gute Einstellung des Diabetes zu erreichen, benötigt Ihr Kind jeden Tag Blutzuckermessungen und Injektionen. Damit das Kind seine diabetesbedingten Pflichten als wichtigen Teil seines Tagesablaufs begreift, sollten Messungen und Injektionen wie jede andere die Hygiene und die Gesundheit betreffende Aktivität,

Praktische Tipps

DIABETESANLEITUNG FÜR IHR KIND

- Erklären Sie Ihrem Kind, was Insulin ist und warum es lernen muss, den Blutzucker zu messen und Insulin zu spritzen, damit es darauf vorbereitet ist.
- Misst und spritzt Ihr Kind nicht, springen Sie für ein paar Tage lang ein. Kinder möchten unabhängig sein und übernehmen schließlich alles wieder selbst.
- Um das Interesse am Diabetes zu erhalten oder zu wecken, überlegen Sie sich die Anschaffung einer neuen Injektionshilfe oder eines anderen Messgeräts – es gibt eine große Auswahl für jeden Geschmack.
- Achten Sie darauf, dass Ihr Kind immer einen Traubenzuckervorrat und seinen Diabetespass bei sich hat.

Meine Erfahrung

»Ich habe mich schon mit elf Jahren selbst um meinen Diabetes gekümmert und viele Insuline und Messgeräte ausprobiert, bis ich wusste, was mir am meisten lag.« MARION

ANMERKUNG Manche Kinder lernen den Umgang mit Diabetes schon sehr früh und entscheiden selbst, was Ihnen wichtig ist, z. B. wie Sie sich die Messungen und Injektionen erleichtern können. Es gibt eine große Auswahl an Geräten, die leicht zu handhaben sind und Kindern zusagen.

Praktische Tipps

SO VERMEIDEN SIE PROBLEME

- Notieren Sie täglich die Messergebnisse, damit Sie abweichende Verläufe erkennen und überlegen können, was zu ändern ist.
- Durch Spritzen in immer dieselbe Stelle verhärtet das Gewebe und nimmt das Insulin nicht mehr richtig auf. Wechseln Sie regelmäßig die Injektionsstellen und bringen Sie Ihrem Kind bei, das selbst auch zu tun.

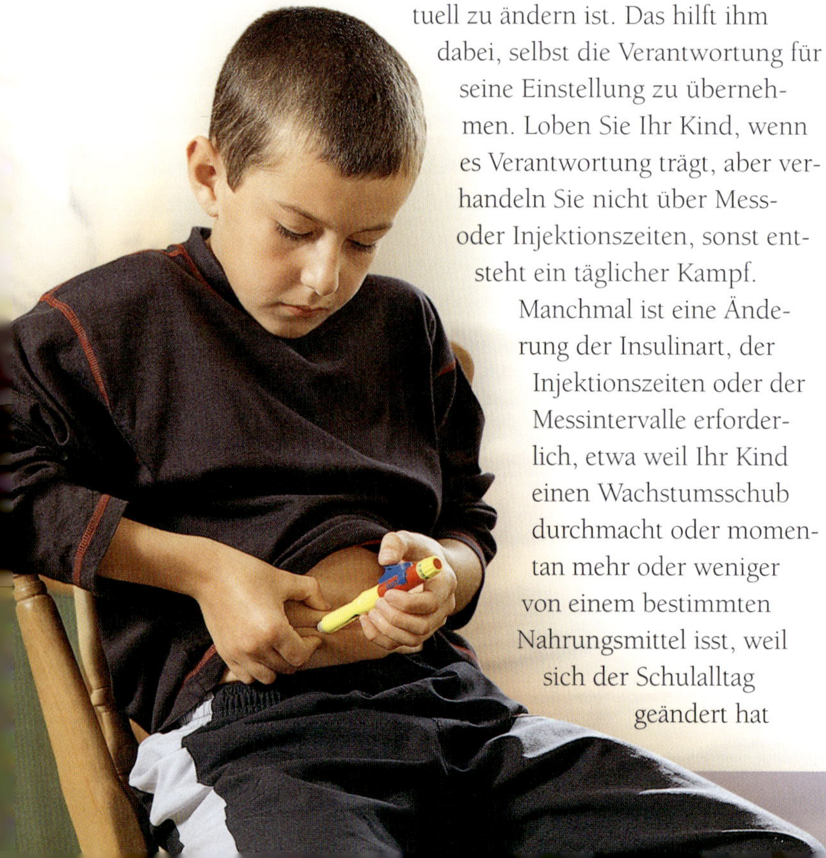

INJEKTIONEN
Manchmal sind Kinder stolz, die Injektionen selbst zu übernehmen. Ein anderes Mal zeigen sie kein Interesse daran und Sie müssen die Verantwortung für eine Weile wieder übernehmen.

etwa Händewaschen, Kämmen oder Zähneputzen, behandelt werden.

Es gibt kein ideales Alter, ab dem Ihr Kind selbst messen und spritzen sollte. Vielleicht beginnt es schon in der Grundschule damit oder aber es zeigt keinerlei Interesse, bevor es auf eine weiterführende Schule geht. Vielleicht möchte es eine der beiden Tätigkeiten zuerst übernehmen oder es benötigt Ihre Hilfe an manchen Tagen mehr als an anderen. Sie helfen Ihrem Kind am meisten, indem Sie auf das eingehen, was es sich selbst zutraut, und darauf achten, dass Messungen und Injektionen so reibungslos wie möglich erfolgen.

Leiten Sie Ihr Kind dazu an herauszufinden, was die Messergebnisse bedeuten und was an seiner Insulindosis, Bewegung oder Ernährung eventuell zu ändern ist. Das hilft ihm dabei, selbst die Verantwortung für seine Einstellung zu übernehmen. Loben Sie Ihr Kind, wenn es Verantwortung trägt, aber verhandeln Sie nicht über Mess- oder Injektionszeiten, sonst entsteht ein täglicher Kampf.

Manchmal ist eine Änderung der Insulinart, der Injektionszeiten oder der Messintervalle erforderlich, etwa weil Ihr Kind einen Wachstumsschub durchmacht oder momentan mehr oder weniger von einem bestimmten Nahrungsmittel isst, weil sich der Schulalltag geändert hat oder es häufiger außer Haus ist. Bitten Sie den Arzt um Hilfe bei der Auswahl der besten Kombination aus allen verfügbaren Insulinen, Injektionshilfen und Blutzuckermessgeräten.

Mit Unterzucker umgehen

Beim Versuch, den Diabetes Ihres Kindes optimal einzustellen, lassen sich gelegentliche Unterzuckerungen (mit Werten unter 72 mg/dl) nicht vermeiden. Die Anzeichen von Unterzucker sind immer gleich, daher sollten Sie, Ihr Kind und seine Lehrer diese erkennen können.

Mit zunehmendem Alter wird Ihr Kind bei Symptomen selbst reagieren oder jemandem Bescheid sagen können. Ihr Kind sollte immer Traubenzucker bei sich haben. Sobald es die Anzeichen einer Unterzuckerung erkennen kann, sollte es lernen, Traubenzucker einzunehmen, um schwere Unterzuckerungen zu vermeiden.

Manchmal wird Ihr Kind die Anzeichen für Unterzucker aber nicht

F **Was geschieht, wenn meiner Tochter nachts unterzuckert und ich es nicht merke?**

A Ihre Tochter wird am Morgen ganz normal aufwachen. Die Wirkung des Insulins lässt über Nacht nach und ihre Leber wird gespeichertes Glykogen in Glukose umwandeln und in die Blutbahn ausschütten. Als Folge davon kann der Blutzuckerspiegel Ihrer Tochter am Morgen sehr hoch sein. Möglicherweise hat sie Kopfschmerzen und ist müde. Nächtliche Hypoglykämien lassen sich durch Zwischenmahlzeiten vor dem Zubettgehen oder eine geringere Insulindosis am Abend vermeiden.

wahrnehmen oder niemandem mitteilen, wie es sich fühlt. Daher müssen Sie und die Lehrer Ihres Kindes auf plötzliche Verhaltensänderungen wie etwa Streitlust, Aggressivität oder Müdigkeit achten. Ein Blutzuckertest wird die Unterzuckerung bestätigen. Wenn Sie nicht messen können, behandeln Sie den Zustand als Unterzucker (s. S. 106–108).

Unterzucker kann einige Zeit nach einer körperlichen Anstrengung auftreten, da das Insulin noch nachwirkt. Dennoch ist es wichtig, dass Ihr Kind aktiv ist, denn Sport und Bewegung stärken Herz und Kreislauf und helfen, Übergewicht zu vermeiden und Blutdruck und Blutfettwerte normal zu halten. Wenn Sie eine Unterzuckerung befürchten, sollten Sie den Zeitpunkt der Injektion oder die Insulindosis vor der Aktivität ändern. War diese nicht geplant, bieten Sie Ihrem Kind eine zusätzliche Zwischenmahlzeit an. Dauert die Anstrengung länger als eine Stunde, kann es sein, dass Ihr Kind auch währenddessen zusätzliche Glukose in Form von Getränken oder Traubenzucker benötigt.

Auch wenn Sie Ihr Kind gegen Unterzuckerungen schützen möchten, sollten Sie den Blutzucker nicht konstant zu hoch (180 mg/dl) einstellen, um diese zu vermeiden. Zum einen ist eine solche Maßnahme nicht zwangsläufig erfolgreich, denn der Insulinspiegel im Blut und die von Ihrem Kind verbrauchte Energie schwanken beträchtlich. Zum anderen besteht dann die Gefahr von akuten Symptomen und Spätfolgen.

Meine Erfahrung

»Es hilft sehr, wenn am anderen Ende Kinderdiabetologen und andere Fachleute sitzen, um Rat und Hilfe zu geben. Toll, dass das Team unsere ganze Familie kennt.« THOMAS

ANMERKUNG Die Betreuung eines Kindes mit Diabetes kann manchmal die ganze Familie herausfordern. Daher ist es hilfreich, wenn man sich an ein Diabeteszentrum wendet, das Sie, Ihr Kind und Ihre Situation kennt.

Der Schulalltag

Die Diabeteserkrankung hindert Ihr Kind nicht daran, zu lernen oder sich an Schulaktivitäten zu beteiligen. Wenn Ihr Kind bei Bedarf essen darf und Sie für die richtige Ernährung, Blutzuckermessungen und Injektionen sorgen, sollte der Schulalltag Ihrem Kind keine Probleme bereiten.

Je nach Alter Ihres Kindes kann es in der Schule selbstständig seinen Blutzucker messen. Wenn Ihr Kind nachmittags Unterricht hat und um die Mittagszeit eine Insulininjektion benötigt, müssen Sie eventuell in die Schule gehen und die Injektion beaufsichtigen oder selbst geben. Ist dies nicht möglich, bitten Sie Ihren Arzt um Hilfe bei der Ausarbeitung eines Therapiekonzepts, bei dem keine Maßnahmen während der Schulzeiten erforderlich sind.

Wenn sich Lehrer aufgrund des Diabetes Ihres Kindes Sorgen machen und sich vielleicht sogar weigern, Ihr Kind an bestimmten Aktivitäten teilnehmen zu lassen, wenden Sie sich an den Schulleiter und bitten Sie Ihren Arzt oder Diabetologen um Hilfe bei der Ausarbeitung einer Lösung.

Ihr Kind sollte immer Traubenzucker bei sich haben. Sobald es die Anzeichen einer Unterzuckerung erkennen kann, sollte es lernen, Traubenzucker einzunehmen, um schwere Unterzuckerungen zu vermeiden.

Jugendliche

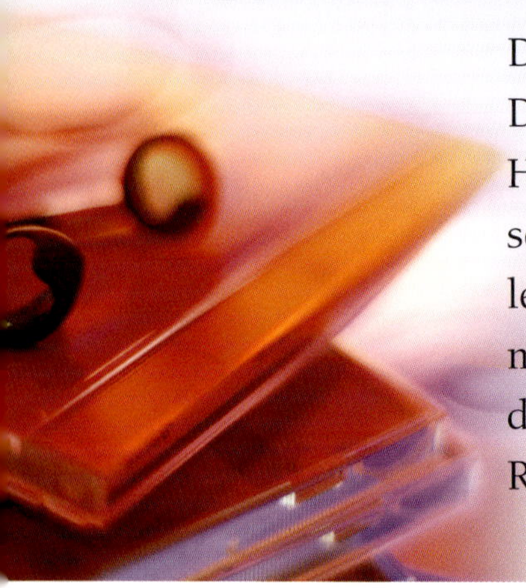

Die Pubertät ist eine Zeit der Veränderung. Ein jugendlicher Diabetiker muss nicht nur mit Gruppendruck, Prüfungen und Hormonschwankungen umgehen, sondern darüber hinaus mit seiner Krankheit. Eltern müssen in diesem Fall Unterstützung leisten. Jugendliche müssen mit Ihren Gefühlen zurechtkommen, sich gesund ernähren und eine Diabeteseinstellung finden, die sich in Ihren Lebensstil einfügt, und wissen, wie sich Rauchen, Alkohol und Drogen auf den Diabetes auswirken.

Diabetes, Ihr Kind und Sie

Die meisten Jugendlichen und jungen Erwachsenen, die Diabetes entwickeln, haben Typ-1-Diabetes, früher jugendlicher Diabetes oder insulinabhängiger Diabetes genannt. Typ-2-Diabetes, der sich normalerweise erst später entwickelt, tritt in Deutschland bei Kindern und Jugendlichen eher selten auf, in den USA aber immer öfter. Diese Zunahme von Typ-2-Diabetes bei jungen Menschen wird mit Bewegungsmangel und vermehrtem Übergewicht in Verbindung gebracht. Etwa 80 Prozent der Jugendlichen mit Typ-2-Diabetes sind zum Zeitpunkt der Diagnosestellung übergewichtig. Wenn Ihr Kind Typ-2-Diabetes oder MODY (eine Diabetesform, die dem Typ 2 ähnelt, s. S. 16) hat, muss dieser genauso behandelt werden wie Typ-2-Diabetes bei älteren Menschen.

Die Symptome eines Typ-1-Diabetes wie häufiges Wasserlassen, Durst und Gewichtsverlust sind bei Jugendlichen dieselben wie bei Erwachsenen (s. S. 18–19). Die Symptome können rasch einsetzen – innerhalb von einigen Tagen oder einer Woche. Vielleicht ist Ihr Kind müder als sonst oder es steht nachts auf, um zur Toilette zu gehen oder etwas zu trinken.

Ein Jugendlicher mit Typ-1-Diabetes benötigt Insulininjektionen, Blutzuckermessungen und eine ausgewogene, kohlenhydratreiche Ernährung.

Meine Erfahrung

»Ich dachte, es würde an mir liegen, und war wütend und durcheinander ... Ich sorgte mich um meine Mutter, da sie Angst hatte. Dann traf ich andere Menschen mit denselben Problemen und ich fühlte mich nicht mehr so alleine.« TINA

ANMERKUNG Die Diabetesdiagnose kann bei Jugendlichen negative Gefühle auslösen. Es hilft zu wissen, dass man nicht der oder die Einzige ist und mit anderen Jugendlichen in der gleichen Situation sprechen kann.

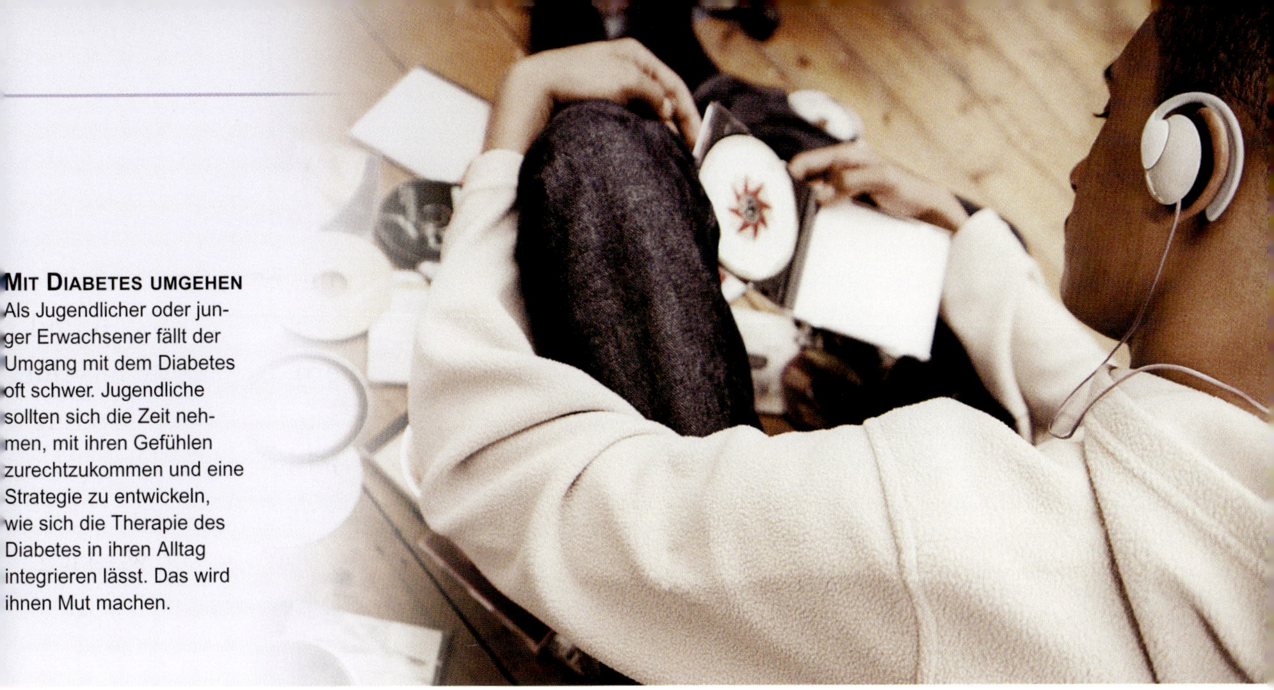

MIT DIABETES UMGEHEN Als Jugendlicher oder junger Erwachsener fällt der Umgang mit dem Diabetes oft schwer. Jugendliche sollten sich die Zeit nehmen, mit ihren Gefühlen zurechtzukommen und eine Strategie zu entwickeln, wie sich die Therapie des Diabetes in ihren Alltag integrieren lässt. Das wird ihnen Mut machen.

Typ-2-Diabetes oder MODY kann mit gesunder Ernährung und Bewegung, gefolgt von Tabletten und bei Bedarf mit Insulininjektionen behandelt werden. Unabhängig von der Art des Diabetes ist eine gute Blutzuckereinstellung von jetzt an entscheidend für die Erhaltung des Wohlbefindens und die Vermeidung von Spätfolgen.

Die Pubertät bringt auf jeden Fall neue Herausforderungen und Belastungen mit sich, egal ob der Diabetes schon in der Kindheit oder erst vor kurzem festgestellt wurde. Die Zeit des Erwachsenwerdens bedeutet Wachstum, körperliche und emotionale Veränderungen. Hormone können einen großen Einfluss haben. Die Beziehungen zu Gleichaltrigen sind in dieser Zeit oft schwierig, und der zusätzliche Stress durch Prüfungen oder Arbeitsleben erleichtert die Situation nicht gerade. Diabetes macht das Leben eines Jugendlichen noch komplizierter und bereitet den Eltern zusätzliche Sorgen, aber es gibt verschiedene Möglichkeiten, damit junge Menschen so problemlos wie möglich erwachsen werden können.

Aus Liebe und Besorgnis möchten Sie vermutlich die Kontrolle über den Diabetes Ihres Kindes behalten, aber dies ist so gut wie aussichtslos. Es ist der Diabetes Ihres Kindes und es muss die Verantwortung selbst übernehmen. Unterstützen Sie Ihr Kind, aber kontrollieren Sie es nicht.

Jugendliche brauchen weiterhin Regeln und Grenzen. Sie akzeptieren diese auch, obwohl sie endlos dagegen debattieren. Seien Sie in Bezug auf den Diabetes genauso konsequent wie in Bezug auf alle anderen Aspekte im Leben Ihres Kindes, die Regeln erfordern, wie etwa um eine bestimmte Zeit zu Hause sein oder das Zimmer aufräumen. So könnten Sie z. B. darauf bestehen, dass das Kind eine Mindestzahl an Blutzuckertests pro Woche durchführt, dass es vor dem

Eine gute Blutzuckereinstellung ist von jetzt ab entscheidend für die Erhaltung des Wohlbefindens Ihres Kindes und die Vermeidung von Spätfolgen.

Verlassen des Hauses sein Insulin nimmt und etwas isst, dass es höchstens zweimal pro Woche sehr fett oder sehr süß isst oder dass es ohne Diskussionen zu Kontrolluntersuchungen geht. Je mehr man Jugendliche in die Entscheidungen über das, was zu tun ist, einbezieht, desto eher werden sie sich an das halten, was vereinbart wurde.

Eltern sind nicht perfekt und die Beziehung zum Kind verläuft nicht immer reibungslos. Dennoch verdienen Jugendliche, die ihren diabetesbedingten Pflichten zu einem großen oder auch nur weniger großen Teil nachkommen, Anerkennung und Ermutigung. Wenn Ihr Kind sich nicht genug für seine Krankheit interessiert, aber auch keinen Ihrer Vorschläge annimmt, benötigen Sie Hilfe von der Familie, von Freunden oder dem behandelnden Arzt bzw. Diabetologen. Vielleicht hört Ihr Kind eher auf das, was Freunde sagen. Bitten Sie jeden um Hilfe, von dem Sie glauben, dass er Ihr Kind dazu bringen kann, möglichst gut auf seinen Diabetes zu achten. Sie können sich auch an Diabetologen wenden, die Erfahrung im Umgang mit Jugendlichen haben.

Als Eltern möchten Sie, dass Ihr Kind gesund und glücklich aufwächst und dass es seinen Weg gehen wird. Andererseits möchte Ihr Kind wahrscheinlich den Moment leben. Es wird sich vermutlich gegen Autoritäten auflehnen und verschiedene Aktivitäten und Beziehungen ausprobieren. Wie Jugendliche mit ihrem Diabetes umge-

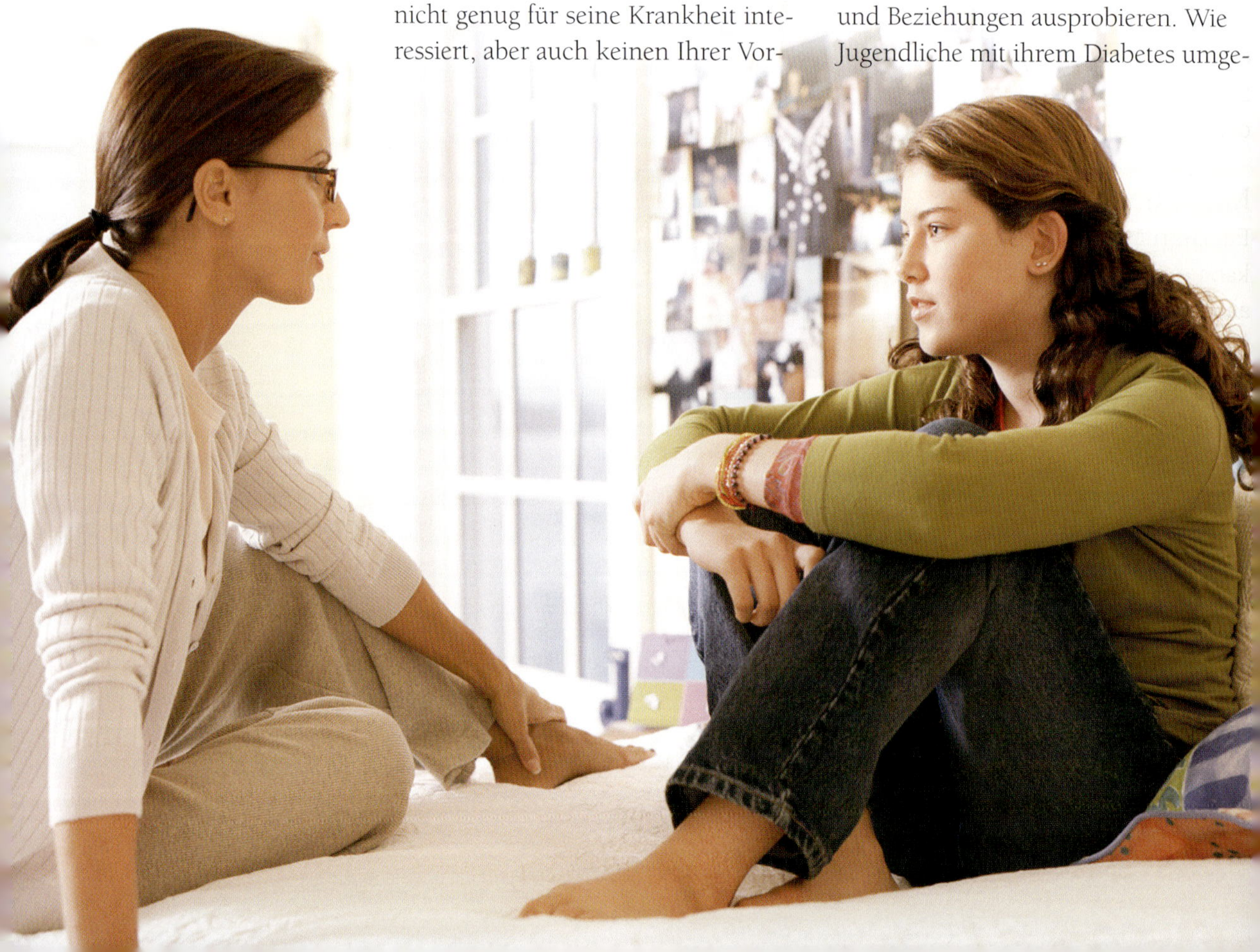

Mit Jugendlichen sprechen
Zu einer guten Kommunikation gehört das Zuhören genauso wie das Reden, daher sollten Sie sich auf alle Fälle anhören, was Ihr Kind zu sagen hat, auch wenn Sie dem Gesagten nicht unbedingt zustimmen.

hen, ist individuell verschieden, wird sich aber vermutlich kaum vom Umgang mit anderen Lebensaspekten unterscheiden. Manche sind sich der Bedeutung Ihrer täglichen Diabetesbehandlung bewusst und integrieren diese in ihren Alltag. Andere betrachten ihren Diabetes als etwas, das sie von anderen unterscheidet, und versuchen ihn zu verbergen, indem sie ihn ignorieren und kaum auf Blutzuckereinstellung oder Ernährung achten.

Gleichzeitig verändert sich der Diabetes Ihres Kindes. Der Einfluss der Hormone erfordert höhere Dosen Insulin. Außerdem wird der Blutzucker durch Leistungsdruck, Stress in der Ausbildung, die sexuelle Entwicklung und Experimente mit Alkohol oder Drogen beeinflusst. Daher sind Selbstkontrollen und der Kontakt mit dem Arzt jetzt sehr wichtig.

Mit Jugendlichen reden

Ein Gespräch mit einem Jugendlichen kann direkt und offen sein, manchmal aber auch aus einsilbigen Antworten, Streit, Schreierei und Machtkämpfen bestehen. In der Regel ist jede Unterhaltung besser als gar keine, aber je ruhiger sie abläuft, desto besser. Wenn Ihr Kind scheinbar alles ablehnt, sollten die Kommunikationskanäle dennoch offen bleiben – für den Moment, in dem es zum Reden bereit ist. Es gibt keinen Grund, Ihre Gedanken und Gefühle zu seinem Diabetes vor Ihrem Kind geheim zu halten, obwohl es vorteilhaft sein kann, dafür einen Moment abzuwarten, in dem es besonders aufnahmefähig zu sein scheint.

Ihre Gefühle als Jugendliche(r)

Wenn Sie Diabetes haben, erscheint es Ihnen wahrscheinlich lästig, immer darauf achten zu müssen. Die Krankheit beeinträchtigt Ihr tägliches Leben und Sie haben sicherlich nicht immer Lust auf Selbstkontrollen, Insulinspritzen oder zu planen, wann und was Sie essen möchten. Das ist normal – niemand, ob Diabetiker oder nicht, kann immer das Beste für seine Gesundheit tun.

Die weniger gute Nachricht für Sie ist allerdings, dass Sie vermutlich Spätfolgen zu erwarten haben, wenn Sie Ihren Blutzucker nicht regelmäßig gut einstellen. Vermutlich denken Sie jetzt, dass Komplikationen, die in 20 Jahren auftreten, noch sehr weit weg sind, aber selbst dann sind Sie noch nicht einmal 40 Jahre alt und brauchen für den Rest Ihres Lebens gesunde Augen, Füße und Nieren sowie ein starkes Herz. Ihr Stoffwechsel muss nicht die ganze Zeit über perfekt eingestellt sein, aber doch so oft und so lange wie möglich.

Wenn vor kurzem Diabetes diagnostiziert wurde

Sie werden sich vermutlich sehr viel besser fühlen, jetzt, da Sie Insulin spritzen und jede Menge Neues lernen. Sie werden regelmäßig Kontakt zu Ihrem Arzt haben und vermutlich versuchen, alle Kontrollen und Injektionen durchzuführen und das Richtige zu essen. Freunde und Familie widmen Ihnen im Moment wahrscheinlich sehr viel Aufmerksamkeit,

Praktische Tipps

IN DER PUBERTÄT KONTAKT HALTEN

- Sagen Sie auch mal »Ja« und nicht nur »Nein«.
- Stellen Sie nicht zu viele Fragen über seinen/ihren Diabetes – das erweckt den Eindruck von Nörgelei.
- Hören Sie sich in Ruhe an, was Ihr Kind sagt.
- Lassen Sie Ihr Kind wissen, dass Sie es lieben, respektieren und unterstützen.
- Behüten Sie Ihr Kind nicht zu sehr – es möchte das Gleiche tun wie seine Freunde.
- Helfen Sie Ihrem Kind bei der Entwicklung eines Plans für den Umgang mit seinem Diabetes in jeder Situation.
- Ermutigen Sie Ihr Kind, Lösungen für diabetesbedingte Probleme zu finden – er oder sie lernt mehr durch eigenes Ausprobieren als durch das Befolgen von Anweisungen.

teils, weil sie sich Sorgen machen, teils, weil die Situation auch für sie neu ist. Mit der Zeit werden Sie sich aber an Ihren Diabetes gewöhnen. Messungen und Injektionen fangen an, Sie zu langweilen oder Ihnen auf die Nerven zu gehen, insbesondere dann, wenn es Ihnen wieder besser geht. Es ist jedoch wichtig, die Diabetesbehandlung fortzusetzen.

Messungen und Injektionen fangen an, Sie zu langweilen oder Ihnen auf die Nerven zu gehen. Es ist jedoch wichtig, die Diabetesbehandlung fortzusetzen.

Wenn Sie bereits längere Zeit Diabetes haben

Diabetes hält Sie manchmal davon ab, das zu tun, was Sie möchten, und Sie können nicht so spontan sein wie Ihre Freunde. Die Versuchung ist groß, den Diabetes dann zu ignorieren und den Blutzuckerspiegel auf Werte einzustellen, bei denen Sie sicher vor Unterzucker sind, die aber noch keine Symptome einer Überzuckerung wie häufiges Wasserlassen, Durst oder Müdigkeit auslösen.

Das hört sich zunächst einmal sehr gut an, aber es erhöht die Anfälligkeit für Infektionen und schädigt auf lange Sicht die Blutgefäße.

F **Kann Diabetes das Wachstum behindern?**

A Wenn der Diabetes gut eingestellt ist, sollte das Wachstum nicht behindert sein. Wenn der Blutzuckerspiegel jedoch permanent zu hoch ist, erreichen Sie vielleicht nicht Ihre volle Größe, weil die Wachstumshormone ohne eine ausreichende Menge an Insulin im Blut nicht richtig arbeiten. Dies ist einer der Gründe, warum sich der Blutzuckerspiegel die meiste Zeit über im empfohlenen Bereich bewegen sollte.

Es gibt jede Menge verschiedener Insuline, Injektionshilfen und Messgeräte, die Ihnen das Leben erleichtern können. Ihr Arzt wird Ihnen helfen, die für Sie passende Therapie auszuarbeiten. Möglicherweise müssen Sie verschiedene Insulintherapiekonzepte ausprobieren, bis Sie das richtige gefunden haben (s. S. 87–90).

Negative Gefühle

Vermutlich löst die Tatsache, dass Sie Diabetes haben, sehr starke Gefühle in Ihnen aus, etwa Wut oder Hass. Vielleicht sind Sie auch geschockt oder haben Schuldgefühle. Das ist ganz normal, besonders wenn Sie gerade erst erfahren haben, dass Sie an Diabetes leiden. Wenn Sie aber das Gefühl haben, dass Schule, Arbeit oder Familienleben darunter leiden, sollten Sie mit jemandem darüber sprechen.

Ihr Arzt wird Sie bei den Kontrolluntersuchungen fragen, wie es Ihnen geht, Ihnen zuhören und mit Ihnen über alles sprechen. Vielleicht möchten Sie aber auch lieber mit jemand anders sprechen. Es kann leichter sein, sich einem Vertrauenslehrer, dem Jugendgruppenleiter, einem Freund oder dessen Eltern zu offenbaren.

Diabetes kann auch Folgen für die Selbstwahrnehmung haben. Da Insulin das Gewebe im Körper aufbaut, kann es dazu führen, dass Sie zunehmen. Gesunde Ernährung und viel Bewegung wirken dem entgegen, aber vielleicht machen Sie sich trotzdem darüber Gedanken und kommen zu dem Schluss, dass Sie die Gewichtszunahme verhindern können, wenn

Sie Ihr Insulin nicht nehmen – eventuell nehmen Sie sogar ab wie zu der Zeit, als Ihr Diabetes noch nicht behandelt wurde. Das ist allerdings keine gute Methode, um abzunehmen, und Ihr Blutzuckerspiegel würde bald so hoch steigen, dass Sie Gefahr laufen, eine diabetische Ketoazidose (s. S. 113) zu entwickeln.

Wenn Sie sich gut fühlen, kann es auch sein, dass Sie sich fragen, ob Sie wirklich Diabetes haben, und sich entschließen, auf Ihr Insulin oder einen Teil Ihrer Dosis zu verzichten (dies wird Ihnen aufzeigen, was mit Ihrem Blutzuckerspiegel geschieht, wenn zu wenig Insulin vorhanden ist). Vielleicht vergessen Sie ab und an zu spritzen, weil Sie gerade etwas anderes tun.

Ein gelegentliches Auslassen einer Injektion ist aber etwas ganz anderes, als wenn Sie absichtlich zu wenig spritzen. Wenn Sie regelmäßig Injektionen auslassen, wird Ihr Blutzuckerspiegel so stark steigen, dass Sie sich unwohl fühlen, sich eine Infektion zuziehen oder eine diabetische Ketoazidose entwickeln. Außerdem steigt das Risiko von Spätfolgen.

Mit Stress fertig werden

Es ist wichtig, die Dinge in die richtige Perspektive zu rücken – Diabetes haben Sie Ihr Leben lang, aber nicht Ihr ganzes Leben besteht aus Diabetes oder dem Umgang damit. Denken Sie immer wieder daran, dass Sie Ihr Bestes geben sollten, aber dass Ihnen ein kurzer Zeitraum, in dem Sie sich nicht so intensiv mit Ihrem Diabetes beschäftigen, nicht schadet.

Meine Erfahrung

»Ich hatte akute Depressionen ... Lust auf gar nichts. Laut Arzt lag es an der enormen psychischen Belastung durch den Diabetes, die ich als Jugendliche viel zu gut gemeistert hatte.« STEFFI

ANMERKUNG Schwere Depressionen sind für Jugendliche ungewöhnlich, aber manchmal ist es gesünder, emotional auf seinen Diabetes zu reagieren als überhaupt nicht. Steffi geht es mittlerweile wieder gut. Sie ist der Meinung, dass es besser gewesen wäre, wenn sie damals rebelliert hätte, anstatt ihren Diabetes passiv hinzunehmen.

Auch Stressbewältigungsstrategien können helfen – tief durchatmen, sich dehnen, ein Spaziergang oder Musik hören helfen Druck abzubauen.

Sprechen Sie mit Ihrer Familie oder Ihren Freunden über die Dinge, die Sie aufgrund Ihres Diabetes tun müssen. Vielleicht kommen Ihnen so auch neue Ideen, wie sich Ihre diabetesbedingten Pflichten mit Ihren Lebensgewohnheiten in Einklang bringen lassen. Ein Treffpunkt für junge Diabetiker, an dem man Erfahrungen austauschen und sich aussprechen kann, hilft ebenfalls dabei, sich weniger isoliert zu fühlen. Fragen Sie beim Deutschen Diabetiker Bund nach – die meisten Landesverbände haben eigene Jugendgruppen.

Wenn Sie Angst haben oder deprimiert sind, fragen Sie Ihren Arzt um Rat – vielleicht brauchen Sie Hilfe, um den Diabetes mit all seinen Verpflichtungen anzunehmen.

Essen und Trinken

Die Ernährung spielt für die Blutzuckereinstellung, die Vermeidung von

Praktische Tipps

SO MEISTERN SIE DEN ALLTAG

- Auch Tanzen und Sex sind Formen körperlicher Aktivität – vermeiden Sie dabei Unterzucker.
- Messen Sie beim Autofahren alle zwei Stunden den Blutzucker. Unterzucker am Steuer ist nicht nur gefährlich; Sie gefährden auch Ihren Führerschein, der vielleicht noch auf Probe ausgestellt ist.
- Bei Hautproblemen wie z.B. Akne können Sie bedenkenlos Antibiotika oder andere Medikamente einnehmen.

Unterzuckerungen und eine gesunde Entwicklung eine wesentliche Rolle. Natürlich sind Essen und Trinken auch Teil unserer sozialen Beziehungen. Je mehr Sie über gesunde Ernährung und darüber wissen, wie Nahrungsmittel den Blutzuckerspiegel beeinflussen, desto besser können Sie das Insulin auf Ihre Nahrung abstimmen. Bei Diabetes wird keine spezielle Nahrung empfohlen oder untersagt, aber eine gute Blutzuckereinstellung fällt leichter, wenn Sie ungesunde Kost vermeiden und sich insgesamt ausgewogen ernähren.

Zur Vermeidung von Unterzucker müssen Sie regelmäßig Kohlenhydrate essen. Wenn Sie unterschiedlich häufig oder viel essen, brauchen Sie eine flexible Insulintherapie, bei der sich die Insulindosen leicht an die aufgenommene Nahrung anpassen lassen. Besprechen Sie dies mit Ihrem Arzt, der mit Ihnen zusammen das beste Therapieschema für Sie finden wird.

Bei manchen Nahrungsmitteln ist eine Blutzuckereinstellung schwierig, ganz egal, was Sie mit Ihrem Insulin machen. Mit verschiedenen Insulinen und Messgeräten und durch Experimentieren mit Nahrung und Insulindosen werden Sie nach einer gewissen Zeit zurechtkommen (s. S. 90–95).

Eine gesunde Ernährung ist für Sie genauso wichtig wie für Ihre Freunde, die keine Diabetiker sind. Auch Sie können Pizza, Burger oder Döner, aber auch Nachtisch und Süßes essen. Solche Dinge essen Sie manchmal, z. B. in den Ferien, vielleicht sehr oft, aber wenn Sie sich täglich davon ernähren, nehmen Sie viele überflüssige Kalorien und Fett zu sich. Sie sollten sich vorwiegend von anderen Nahrungsmitteln wie Brot, Getreide, Fisch sowie Obst und Gemüse ernähren, um den Fettgehalt Ihrer täglichen Nahrung zu reduzieren. Sie schützen dadurch Ihr Herz vor Spätfolgen. Mehr zu gesunder Ernährung finden Sie auf den Seiten 30–43.

Blutzuckereinstellung

Von einem gut eingestellten Diabetes spricht man, wenn die meisten Messergebnisse bei 72–126 mg/dl liegen. Dann sollte auch der HbA1c-Wert (s. S. 66) um die 7 % liegen. Der HbA1c wird bei Routinekontrollen vom Diabetologen bestimmt – es ist ein wichtiger Test und deshalb ein guter Grund, seine Termine einzuhalten.

Vermutlich werden Sie nicht bei allen Selbstkontrollen den Idealbereich treffen, teilweise weil Sie sonst sehr oft unterzuckern würden und teils deshalb, weil von außen zugeführtes Insulin den Blutzuckerspiegel nicht immer so effektiv reguliert wie natürliches Insulin. Daher liegen einige Messergebnisse außerhalb des gewünschten Bereichs.

Um den Blutzuckerspiegel so ideal wie möglich einzustellen, müssen Sie auf wiederkehrende zu hohe oder zu niedrige Werte im Blutzuckertagesverlauf achten und ergründen, warum diese auftreten, damit Sie Nahrungsaufnahme, Energieverbrauch oder Insulindosen so anpassen können, dass die Abweichungen ausbleiben.

In der Pubertät werden diese Anpassungen häufiger fällig sein, da der Körper Hormone wie Adrenalin, Cortisol, Wachstumshormone, Östrogen und Testosteron produziert, die die Wirkung des Insulins beeinträchtigen können. An manchen Tagen benötigen Sie daher mehr Insulin als an anderen. Bei Mädchen kann sich auch die Menstruation auf den Blutzuckerspiegel auswirken (s. S. 136).

Wenn Ihr Blutzucker permanent zu hoch ist, haben Sie großen Durst, sind müde und müssen häufig zur Toilette. Der Versuch, diese Symptome durch Insulingaben zu verhindern, trägt schon viel dazu bei, sich auch später noch wohl zu fühlen.

Diabetes macht Sie nicht weniger anfällig für Pickel, Akne oder fettige Haut, aber ein hoher Blutzucker macht anfälliger für Infektionen, auch für Hautinfektionen. Falls bei Ihnen also Akne oder Pickel auftreten, verhindert ein gut eingestellter Blutzuckerspiegel, dass sich der Zustand der Haut verschlechtert.

Messen und spritzen

Unabhängig davon, welches Insulin Sie nehmen, wird die Dosis nicht immer gleich sein, da auch nicht alle Tage gleich verlaufen. Aus genau diesem Grund würde Ihr Körper auch ohne Diabetes nicht jeden Tag gleich viel Insulin produzieren. Daher können nur regelmäßige Blutzuckerkontrollen Aufschluss darüber geben, wie die Insulindosis anzupassen ist. Durch die richtige Anpassung können Sie unterschiedliche Nahrung in unterschiedlicher Menge zu sich nehmen und dabei Unter- oder Überzuckerungen vermeiden (mehr zur Anpassung der Insulindosen finden Sie auf den Seiten 90–95).

Von Zeit zu Zeit probieren Sie vermutlich Insuline, Injektionshilfen und Messgeräte aus, um das Passende zu finden. Es kommen ständig neue Pens und Messgeräte auf den Markt – wenn Sie sich für Utensilien entscheiden, die Sie gerne verwenden, wird es Ihnen mehr Spaß machen, sich um sich zu kümmern. Sprechen Sie mit Ihrem Arzt über alle verfügbaren Angebote. Probieren Sie verschiedene Möglichkeiten der Diabeteseinstellung aus, um einen Ablauf zu finden, der Ihnen besser liegt, aber ändern Sie nicht zu oft und nicht zu viel auf einmal. Testen Sie z. B. nicht jede Woche ein neues Insulin oder ändern Sie nicht in einer Woche die

Meine Erfahrung

»Ich habe zwar nicht immer gemessen und mich gut um meinen Diabetes gekümmert, aber ich bin regelmäßig zu Routinekontrollen gegangen. Die Ärzte wussten dann durch den HbA1c und die Untersuchung von Füßen, Nieren, Herz und Augen über meine Einstellung Bescheid.« MARION

ANMERKUNG Kein Diabetiker fühlt sich immer in der Lage, die an ihn gestellten Anforderungen zur Diabeteskontrolle zu erfüllen. Daher sind regelmäßige Kontrolluntersuchungen wichtig, bei denen andere es für Sie übernehmen, Ihre Gesundheit zu beobachten.

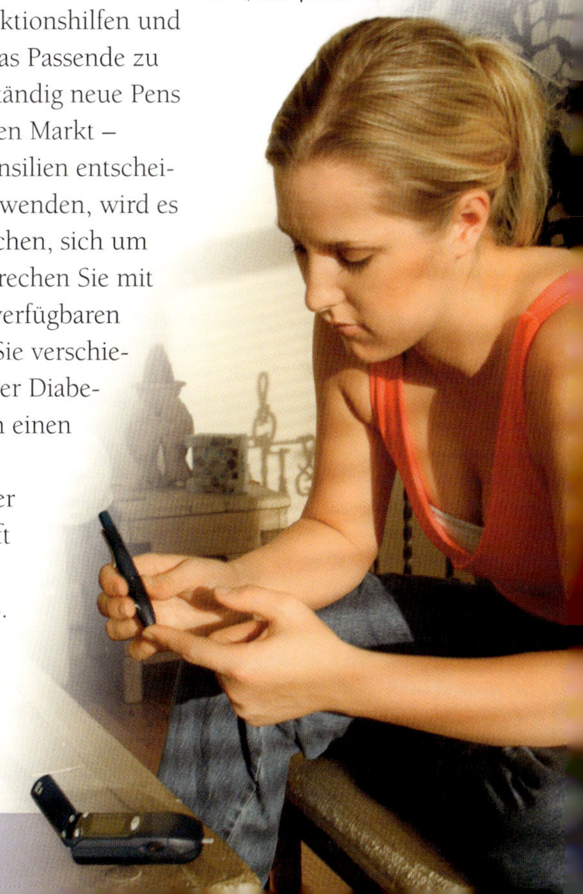

BLUTZUCKERSELBSTKONTROLLE
Messungen müssen nicht zeitaufwendig sein. Füllerähnliche Geräte oder kompakte Messgeräte, die schnell Ergebnisse liefern, sind problemlos erhältlich.

Insulindosis, die Messroutine und die Essgewohnheiten gleichzeitig. Entscheiden Sie sich für einen bestimmten Aspekt, den Sie verbessern möchten, und gehen Sie den nächsten Punkt erst an, wenn Sie mit dem ersten erfolgreich waren.

Als Typ-1-Diabetiker dürfen Sie eines nicht tun: auf Insulin verzichten – Sie können ohne Insulin nicht überleben.

Mit Unterzucker umgehen

Beim Versuch, den Diabetes gut einzustellen, wird von Zeit zu Zeit Unterzucker auftreten. Um dies zu vermeiden, versuchen Sie vielleicht, den Blutzucker über dem empfohlenen Wert einzustellen Das ist aber keine gute Idee, da sich so das Risiko von Spätfolgen deutlich erhöht. Achten Sie darauf, immer Traubenzucker und Ihren Diabetespass bei sich zu haben. Wenn die ersten Anzeichen einer Unterzuckerung auftreten, handeln Sie sofort (Informationen und Behandlungsmöglichkeiten finden Sie auf den Seiten 102–109).

Das Leben geht weiter

Es gibt nur wenige Dinge, die Sie nicht tun können, weil Sie Diabetes haben. Nur einige wenige Berufe stehen Diabetikern nicht offen (s. S. 118–119), so dass Sie beinahe jede Ausbildung und fast jedes Studium beginnen können. Sie können auch fast alle Sportarten ausüben. Regelmäßige Bewegung ist für Menschen mit Typ-2-Diabetes gut, weil dadurch die Wirkung des Insulins gesteigert wird, so dass Sie mit geringeren Dosen Insulin auskommen. Auch Autofahren ist nicht verboten, aber es gibt ein paar Bestimmungen und Vorsichtsmaßnahmen, die Ihnen bekannt sein sollten (s. S. 120–122).

Ob Schulausflug, Exkursion, Leistungssport, Nachtschicht oder Prüfungen, der Diabetes ist immer zu bedenken. Beim Sport müssen Nah-

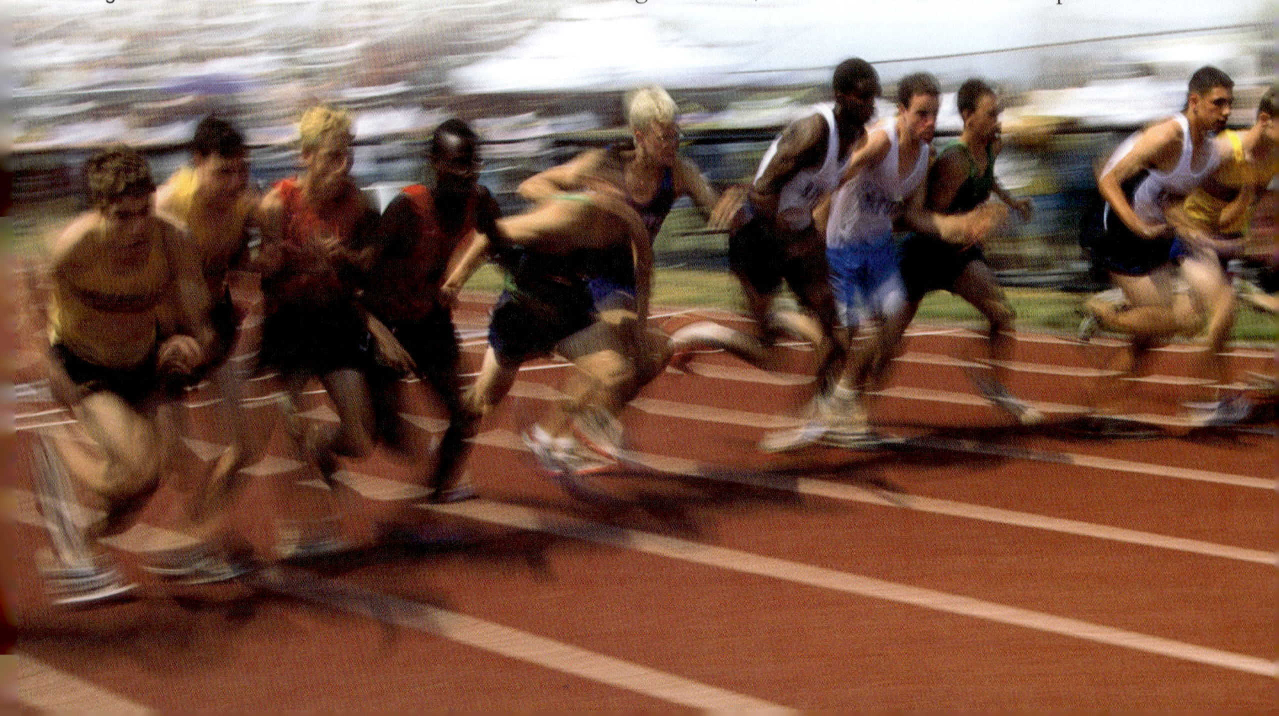

DABEI SEIN
Diabetes beeinträchtigt nicht Ihre Fähigkeiten auf dem Sportplatz oder der Tartanbahn – doch Nahrungsaufnahme und Insulin müssen gut aufeinander abgestimmt sein, damit Höchstleistungen möglich werden.

rungsmenge und Insulin aufeinander abgestimmt werden, um optimale Leistungen zu erzielen (s. S. 56–59).

Ab und zu werden Sie krank, und da Krankheit den Diabetes beeinflusst, müssen Sie wissen, was zu tun ist. Der Blutzucker kann schwer einzustellen sein, weil der Körper gegen die Krankheit kämpft, und vermutlich können Sie auch nicht wie sonst essen und trinken (s. S. 130–133).

Prüfungen

Für die meisten Menschen bedeuten Prüfungen Stress, und Stress wirkt sich auf den Blutzuckerspiegel aus, weil die Stresshormone – Adrenalin und Cortisol – die Wirkung des Insulins herabsetzen (wie bei Krankheit oder während der Pubertät). Gelegentlich hat Stress auch die gegenteilige Wirkung und erhöht die Gefahr von Unterzucker. Ihr Tagesablauf kann vor und während der Prüfung anders sein und die sonst üblichen Essenszeiten können sich verschieben.

Zu Prüfungszeiten sollten Sie Ihren Blutzucker daher genau beobachten, indem Sie jeden Tag zusätzliche Messungen vornehmen und bei Bedarf die Insulindosen anpassen. Sie sollten sich außerdem mit genügend Traubenzucker oder zuckerhaltigen Getränken versorgen, um einer Unterzuckerung begegnen zu können. Teilen Sie dem Aufsichtspersonal mit, dass Sie während der Prüfung vielleicht etwas essen müssen. Wenn Sie sich während einer Prüfung unterzuckert fühlen, reagieren Sie sofort, bevor Ihre Konzentration zu stark darunter leidet.

Alkohol

Alkohol ist bei Diabetes nicht völlig verboten, kann bei Ihnen aber schwerwiegendere Folgen haben. Wenn Sie viel trinken und dann unterzuckern, kann der Körper sich nicht normal erholen, da er so mit dem Abbau des Alkohols beschäftigt ist, dass er die Glukose im Blut nicht ersetzen kann. Als Folge davon kann es zu einer schweren Unterzuckerung kommen – die gefährlich werden kann, insbesondere, wenn Sie nachts auftritt, während Sie schlafen, nachdem Sie am Abend vorher viel getrunken haben.

Daher sollten Sie vor dem Schlafengehen noch einmal messen, wenn Sie Alkohol getrunken haben. Der Blutzucker sollte 54–72 mg/dl höher als Ihr sonst üblicher Wert vor dem Zubettgehen liegen, was bedeuten kann, dass die Zwischenmahlzeit üppiger ausfallen muss – eine Unterzuckerung kann auch noch Stunden nach dem Alkoholkonsum auftreten.

Bedenken Sie, dass Unterzucker und Trunkenheit ähnliche Symptome verursachen und andere Menschen Sie für betrunken und nicht für unterzuckert halten könnten. Gehen Sie vernünftig mit Alkohol um, und informieren Sie Ihre Freunde über Unterzucker und seine Behandlung, falls Sie sich nicht mehr selbst helfen können (s. S. 38–40).

Rauchen

Das bei Diabetes ohnehin bestehende erhöhte Risiko von Gefäßerkrankungen wird durch Rauchen noch weiter verstärkt. Es ist leicht zu sagen:

Praktische Tipps

UMGANG MIT ALKOHOL

- Essen Sie reichlich Kohlenhydrate, bevor Sie ausgehen und Alkohol trinken.
- Können Sie nicht essen, bevor Sie ausgehen, nehmen Sie Kohlenhydrate zu sich, während Sie Alkohol trinken, z.B. belegte Brote oder Chips.
- Nehmen Sie Traubenzucker mit, falls unerwartet eine Unterzuckerung auftritt.
- Verzichten Sie auf jeglichen Alkohol, wenn Sie noch fahren müssen.

Wenn Sie viel Alkohol trinken und dann unterzuckern, kann der Körper sich nicht erholen, da er mit dem Abbau des Alkohols beschäftigt ist…

»Rauchen Sie nicht«, aber vielleicht haben Sie ja schon damit angefangen oder es fällt Ihnen schwer, abzulehnen, wenn Freunde Ihnen Zigaretten anbieten. Sie sollten jedoch die folgenden Tatsachen kennen:

- Nikotin macht schnell abhängig. Wenn Sie zu rauchen anfangen, fällt es Ihnen schwer, wieder aufzuhören.
- Es gibt viele Verbände, die Sie dabei unterstützen können, sich das Rauchen abzugewöhnen. Fragen Sie Ihren Arzt um Rat.
- Rauchen erhöht die Gefahr eines Herzinfarkts, Schlaganfalls oder einer späteren Amputation, da sowohl der Diabetes als auch das Rauchen die Blutgefäße belasten.

Drogen

Drogen und Diabetes sind keine gute Kombination. Drogen beeinträchtigen die Konzentration und die Fähigkeit, auf sich selbst zu achten: Sie könnten zu viel essen oder vergessen zu essen oder Ihr Insulin zu nehmen. Wenn Sie mit Leuten zusammen sind, die Drogen nehmen, werden diese Ihnen bei Bedarf nicht helfen können. Natürlich kann das auch der Fall sein, wenn Sie keinen Diabetes haben, aber die Gefahr von Komplikationen ist bei Diabetes sehr viel höher.

Wenn Sie sich dennoch entschließen, eine bestimmte Droge auszuprobieren, sollten Sie genau wissen, was Sie nehmen, wie sich die Droge auf Ihre Fähigkeit auswirkt, Ihren Diabetes im Griff zu haben, und wie Sie sich am besten absichern können. Beantworten Sie sich die folgenden Fragen:

- Welche Wirkung hat die Droge und wie lange hält diese Wirkung an?
- Was geschieht, wenn ich die Droge nehme und dann unterzuckere oder vergesse, mein Insulin zu nehmen?
- Wer wird eine drohende Bewusstlosigkeit bemerken oder mir helfen?
- Werde ich wahrscheinlich von der Droge oder ihrer Wirkung abhängig?
- Was kann ich tun, um sicher zu sein, dass mir nichts passiert?

Zu den Drogen, die Ihnen angeboten werden oder die Sie vielleicht ausprobieren möchten, gehören Ecstasy, Haschisch, Speed, bewusstseinserweiternde Pilze, LSD und Kokain. Sie alle beeinträchtigen Ihre Koordination und Ihr Bewusstsein. Bevor Sie eine Droge nehmen, führen Sie sich vor Augen, wie sie wirkt und welche gesundheitlichen Folgen sie hat.

■ **HASCHISCH** Einen Joint zu rauchen kann recht entspannend scheinen, es kann Sie aber auch zappelig machen und Beklemmungen hervorrufen. Sie verlieren Ihr Zeitgefühl und vergessen Ihr Insulin zu nehmen oder sonstwie auf Ihren Diabetes zu achten. Haschisch kann auch ein extremes Hungergefühl hervorrufen, weshalb

Meine Erfahrung

»Ich habe LSD genommen und einen Freund gebeten, mich ans Messen zu erinnern und auf mich aufzupassen. Nach einem Joint bekam ich morgens um drei Uhr Heißhunger.« KLAUS

ANMERKUNG Klaus hatte als junger Erwachsener durch die Einnahme von Drogen seinen Diabetes nicht mehr im Griff und musste sich daher auf andere verlassen oder die Konsequenzen, wie einen hohen Blutzucker nach Völlereien in den frühen Morgenstunden, tragen.

Sie vielleicht große Mengen fetter und kohlenhydratreicher Nahrungsmittel essen. Wenn Sie vergessen haben zu spritzen, kann sich ein gefährlich hoher Blutzuckerspiegel entwickeln.

- **HALLUZINOGENE** Diese Drogen, z. B. LSD und bewusstseinserweiternde Pilze, schicken Sie auf einen »Trip« – Sie fühlen sich wie in einer anderen Welt – mit lebhaften Bildern und Erfahrungen. Ein solcher Trip kann beängstigend sein, und Sie verlieren das Zeitgefühl und die Kontrolle über Ihr Handeln und Denken. Das macht es unmöglich, auf sich selbst oder seinen Diabetes zu achten.
- **AUFPUTSCHMITTEL** Drogen wie Ecstasy, Speed und Kokain vermitteln Ihnen ein Gefühl unbegrenzter Energie und maßloses Selbstvertrauen. Sie tanzen die ganze Nacht durch, mit der Folge, dass Sie viel Energie verbrauchen. Diese Drogen verursachen eine Austrocknung des Körpers, was durch Alkoholgenuss noch verstärkt wird. Dies kann in Kombination mit einem hohen Energieverbrauch zu einer schweren Unterzuckerung führen. Hier kommt es vor allem darauf an, einen niedrigen Blutzuckerspiegel durch zusätzliche Nahrung und alkoholfreie Getränke zu vermeiden. Bedenken Sie auch, dass Sie unter dem Einfluss von Aufputschmitteln vermutlich keinen Hunger verspüren werden.

Sex und Beziehungen

Es ist Ihre Entscheidung, ob und wann Sie einem neuen Partner von Ihrem Diabetes berichten. Wenn Ihre Beziehung sexuell wird, sollten Sie den Partner einweihen. Da auch Sex eine körperliche Aktivität ist, kann es sowohl während des Geschlechtsverkehrs als auch einige Stunden danach zu Unterzucker kommen. Sie sollten Ihren Partner darüber informieren und Traubenzucker in Reichweite deponieren.

Als Frau müssen entweder Sie selbst oder Ihr Partner verlässlich verhüten, um eine Schwangerschaft auszuschließen (s. S. 127) – außer Sie möchten schwanger werden.

Damit eine Schwangerschaft bei Diabetes komplikationslos verläuft, müssen Sie diese sorgfältig vorbereiten. Die Empfängnis zu einer Zeit, in der Ihr Diabetes schlecht eingestellt ist, kann die Entwicklung Ihres Kindes beeinträchtigen (s. S. 138–141). Weitere Informationen über Diabetes, Sex und Beziehungen finden Sie auf den Seiten 126–127.

> **F** **Mir wurde gesagt, dass ich nicht schwanger werden kann, weil ich Diabetes habe. Brauche ich nicht zu verhüten?**
>
> **A** Nein – die Wahrscheinlichkeit schwanger zu werden ist bei Diabetes genauso hoch wie ohne Diabetes. Glauben Sie niemandem, der Ihnen weismachen will, dass man beim ersten Mal nicht schwanger werden kann. Wenn Sie mehr über Verhütung und Safer Sex wissen möchten, kann Ihnen der Arzt weiterhelfen.

Es ist Ihre Entscheidung, ob und wann Sie einem neuen Partner von Ihrem Diabetes berichten. Wenn Ihre Beziehung sexuell wird, sollten Sie Ihren Partner einweihen.

Von zu Hause ausziehen

Ein eigenes Zuhause bedeutet einen völlig anderen Tagesablauf und eine andere Verantwortung, so dass der

Ihre wahren Freunde werden sich für Sie und Ihren Diabetes interessieren und feststellen, dass die Krankheit Sie nicht zu einer anderen Person macht.

Gedanke daran sowohl aufregend als auch beunruhigend ist. Von nun an müssen Sie alle Entscheidungen über Ihr Diabetesmanagement selbst treffen. Vermutlich freuen Sie sich auf Ihre Freiheit, dennoch sollten Sie die folgenden Punkte beachten.

- Sie müssen jetzt dafür sorgen, dass der Kühlschrank voll ist. Haben Sie immer genügend kohlenhydrathaltige Nahrungsmittel und Notrationen gegen Unterzucker im Haus.
- Bewahren Sie Ihre Notrationen in der Küche und in Ihrem Zimmer auf. Diese Vorräte sind für Sie, nicht für eventuelle Mitbewohner!
- Freunden, die Sie oft sehen, sollten Sie von Ihrem Diabetes erzählen und Ihnen zeigen, wie man Unterzucker behandelt, vielleicht sogar mit Glukagon (s. S. 106–109).
- Wenn Sie fern von Ihrem alten Wohnort studieren, suchen Sie sich dort einen Arzt, auch wenn man Ihnen empfohlen hat, die Diabeteskontrollen weiter am Heimatort durchführen zu lassen, bis Sie endgültig wegziehen. Wenn Sie eine Arbeitsstelle antreten, brauchen Sie einen Arzt, falls Sie krank sind oder sich aus irgendeinem Grund nicht selbst um Ihre Diabetesbehandlung kümmern können. Wenden Sie sich an den Deutschen Diabetiker Bund – sicher gibt es auch in Ihrer Nähe eine Selbsthilfegruppe.
- Wenn Sie krank werden, insbesondere bei Durchfall und Erbrechen, sollten Sie lieber früher als später ärztliche Hilfe in Anspruch nehmen, um eine diabetische Ketoazidose (s. S. 113) zu vermeiden.
- Insulin oder Tabletten gibt es auf Rezept. Bedenken Sie aber, dass Sie unter Umständen Praxis- und Rezeptgebühr bezahlen müssen.

Mit anderen reden

Die meisten Menschen, Ihr Partner eingeschlossen, wissen nicht sehr viel über Diabetes, und manche Menschen, darunter auch Freunde und Arbeitskollegen, haben veraltete oder ungenaue Vorstellungen darüber.

Wenn anderen Menschen das Verständnis fehlt, kann ein Gespräch über Ihren Diabetes frustrierend sein, aber mindestens ein engerer Freund oder Kollege sollte etwas über Ihren Diabetes wissen und darüber, wie er oder sie Ihnen im Notfall helfen kann.

Ihr Diabetes ist Ihr Diabetes. Es bleibt Ihnen überlassen, wem Sie davon erzählen und was. Es hilft jedoch nicht so zu tun, als hätten Sie keinen Diabetes. Es kann andere Menschen schockieren, wenn Sie plötzlich unterzuckern und die anderen nicht wissen, was mit Ihnen los ist. Ihre Familie, Freunde, enge Kollegen, einige Lehrer oder Tutoren in

F **Meine Eltern wollen, dass ich zu Hause esse und spritze. Ich will aber nicht zurückhetzen, wenn ich ausgehe – was kann ich tun?**

A Wenn Sie planen, was Sie essen und Ihren Insulinpen mitnehmen, ist es nicht nötig, zu den Mahlzeiten oder Injektionen zu Hause zu sein. Wenn Ihre Eltern sich auf Ihre Vernunft verlassen können, sollten Sie Ihnen ein wenig mehr Freiheit gewähren.

Schule oder Hochschule sollten über Ihren Diabetes informiert sein.

Mit den Eltern reden

Ihre Eltern werden sich regelmäßig danach erkundigen, ob Sie gemessen und gespritzt haben und was Sie essen und trinken. Die Fragerei ist Ihnen vermutlich lästig, aber Ihre Familie sorgt sich um Sie. Finden Sie einen Kompromiss, mit dem alle leben können und der keine Spannungen auslöst. Wahrscheinlich erfordert es Geduld und lange Gespräche, bis Sie sich einigen.

Mit den Freunden reden

Wenn Sie lieber nicht so viel über Ihren Diabetes sprechen, suchen Sie sich die Person Ihres Vertrauens sorgfältig aus und überlegen Sie sich vor dem Gespräch, was Sie sagen möchten. Wenn Sie Ihren Freunden noch nichts gesagt haben oder wenn die Diabetesdiagnose erst vor kurzem gestellt wurde, haben Sie vielleicht Angst um Ihre Freundschaften, vor allem, wenn Sie von jetzt ab Messungen und Injektionen durchführen müssen. Sie können jedoch nicht wissen, wie Ihre Freunde reagieren, bevor Sie es ihnen nicht gesagt haben.

Es wird vielleicht eine Zeit lang dauern, bis sich Ihre Freunde daran gewöhnt haben, dass Sie bestimmte Dinge tun müssen, um Ihren Diabetes einzustellen, nach einer Weile werden sie es jedoch akzeptieren.

Wenn Sie das Gefühl haben, dass Ihre Freunde negativ auf Ihren Diabetes reagieren, denken Sie daran, dass manche Menschen nach außen hin lachen oder sich über andere lustig machen, wenn sie in einer Situation unsicher oder besorgt sind. Ihre wahren Freunde werden sich für Sie und Ihren Diabetes wirklich interessieren und feststellen, dass die Krankheit Sie nicht zu einer anderen Person macht. Wenn Ihnen jedoch andere in der Schule oder am Arbeitsplatz das Leben schwer machen, sollten Sie dies Ihrem Lehrer, Dozenten, Vorgesetzten oder Arbeitgeber mitteilen.

Meine Erfahrung

»Ich erzähle anderen von meinem Diabetes, weil ich ihn im Griff habe. Wenn sie damit nicht klarkommen, ist es ihr Problem, nicht meins!« TINA

ANMERKUNG Sie sind nicht für die Meinung anderer über Ihren Diabetes verantwortlich. Wenn Ihr Vertrauen wächst, mit der Krankheit zurechtzukommen, lernen Sie, wenig hilfreiche Bemerkungen zu ignorieren.

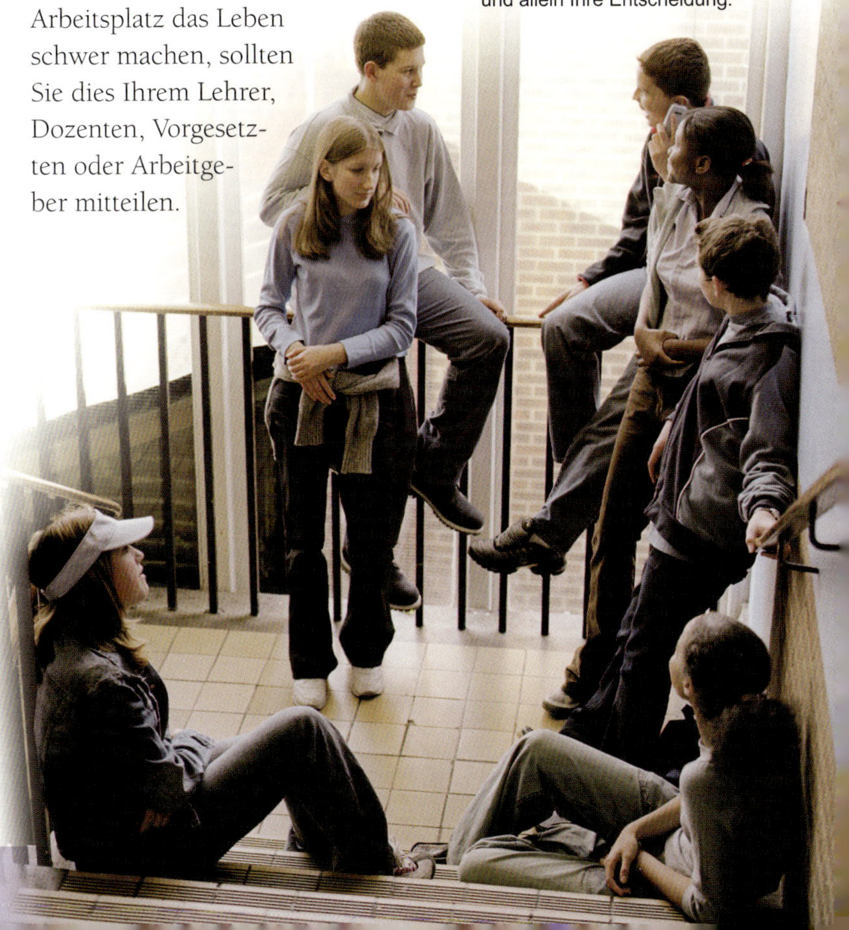

FREUNDEN VERTRAUEN
Manche Diabetiker erzählen nur ein oder zwei engen Freunden von ihrer Krankheit, andere haben kein Problem damit, es mehr Menschen zu erzählen. Mit wem und mit wie vielen Menschen Sie über Ihren Diabetes sprechen, ist einzig und allein Ihre Entscheidung.

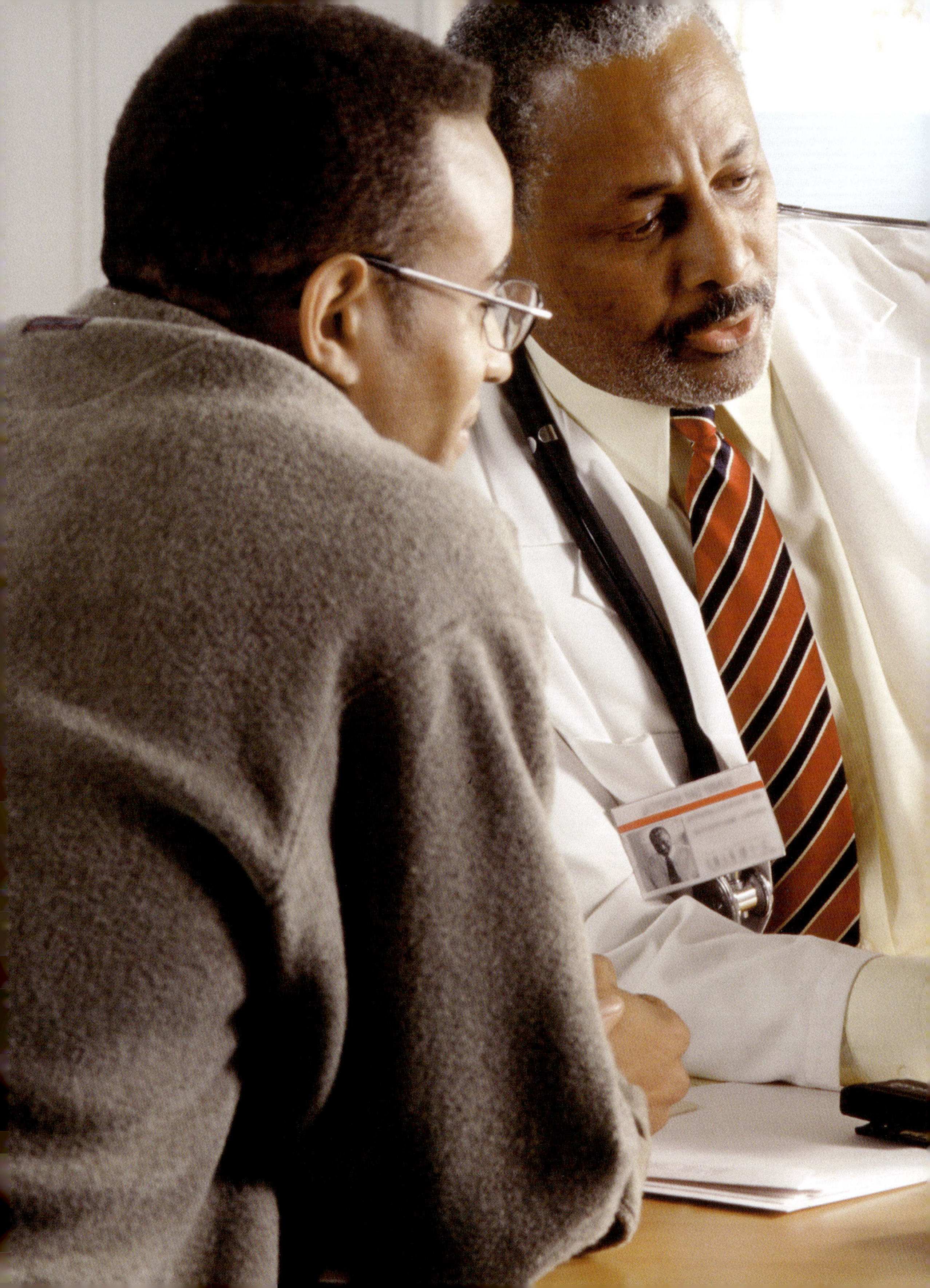

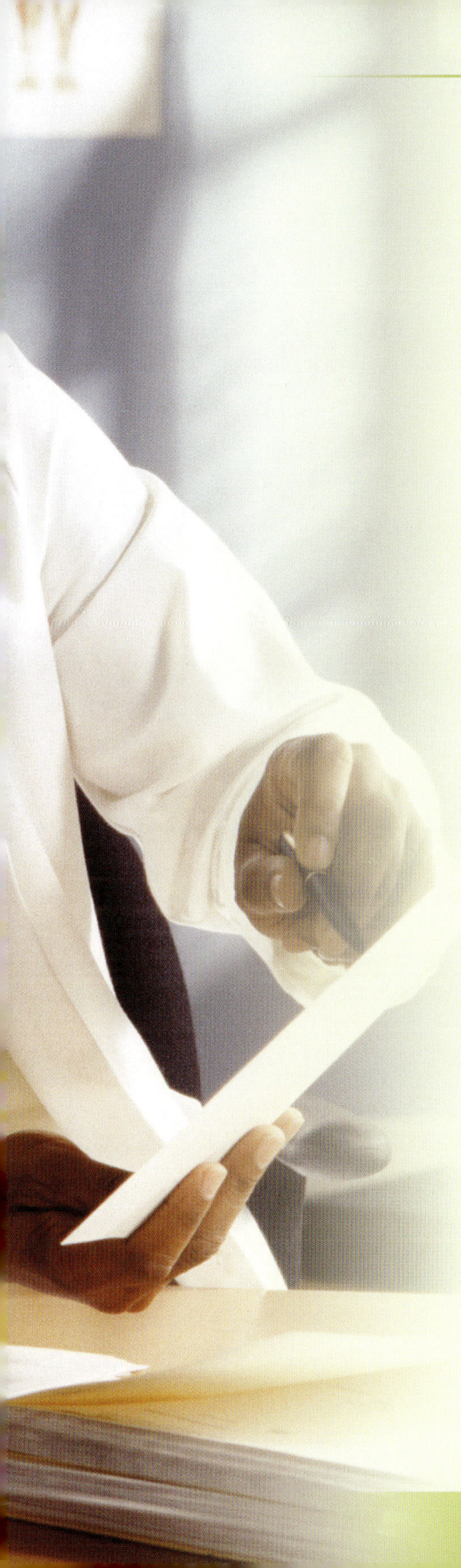

Diabetische Spätfolgen

Die täglichen Beeinträchtigungen durch Diabetes erfordern Durchhaltevermögen und einen starken Willen. Wenn man sich ständig überlastet fühlt, kann es zu Depressionen kommen. Man sollte wissen, wie man mit solchen Gefühlen umgeht und wer einem im Notfall helfen kann.

Ein lange bestehender Diabetes schädigt Blutgefäße und Nerven, was Probleme an Augen, Nieren, Füßen und Herz und auch an anderen Bereichen, wie etwa der Sexualfunktion, hervorrufen kann.

Sie selbst können das Risiko solcher Komplikationen vermindern, indem Sie z. B. Ihren Blutzucker ideal einstellen, ein gesundes Gewicht halten, sich gesund ernähren und ausreichend bewegen, regelmäßig Ihre Medikamente nehmen und Ihre Kontroll- und Routineuntersuchungen wahrnehmen.

Sie sollten die Anzeichen von Spätfolgen frühzeitig erkennen können. Falls tatsächlich Komplikationen bei Ihnen auftreten, ist es gut zu wissen, welche Behandlungsmöglichkeiten es gibt und wie es um die Heilungschancen bestellt ist.

Depressionen

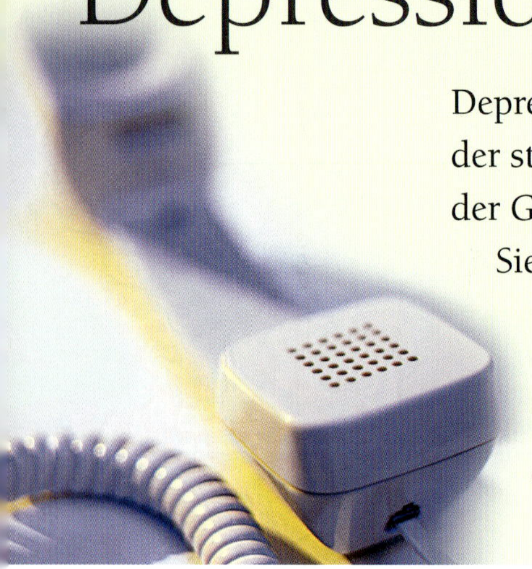

Depressionen treten bei Diabetikern häufiger auf. Dies liegt an der ständigen Belastung durch die Diabeteseinstellung und an der Gefahr, an Spätfolgen zu erkranken. Depressionen halten Sie davon ab, sich um Ihren Diabetes zu kümmern. Daher ist es wichtig, die Symptome früh zu erkennen. Bei Depressionen oder depressiven Verstimmungen kann eine Psychotherapie und/oder die Einnahme von Antidepressiva Erleichterung bringen.

Etwa jeder fünfte Diabetiker leidet an Depressionen.

Depressionen verstehen

Obwohl Depressionen nicht direkt durch Diabetes bedingt sind, wie etwa Nierenprobleme (s. S. 196–199), sind sie bei Diabetikern doch weit verbreitet. Etwa jeder fünfte Diabetiker leidet an Depressionen.

Depressionen können bei bestehendem Diabetes zu einem Problem werden, weil depressive Menschen häufig müde und antriebslos sind. Deshalb messen sie ihren Blutzucker nicht regelmäßig, essen nicht rechtzeitig oder nehmen ihre Tabletten bzw. ihr Insulin nicht. Darüber hinaus haben sie das Gefühl, dass es keinen Sinn hat, auf sich selbst zu achten.

Wenn Sie glauben, anfällig für Depressionen zu sein, können Sie durch verschiedene Maßnahmen eine Depression verhindern oder die Auswirkungen mildern. Es gibt außerdem zahlreiche Behandlungsmöglichkeiten, darunter Psychotherapie, Antidepressiva oder eine Kombination aus beiden.

Ursachen

Wenn Sie Diabetes haben, fühlen Sie sich deprimiert, weil:

- die Diagnose noch neu ist und Sie sich vor den Auswirkungen des Diabetes auf Ihr Leben fürchten.
- Sie es leid sind, sich jeden Tag um Ihren Diabetes zu kümmern.
- Sie das Gefühl haben, Ihr Diabetes sei außer Kontrolle, vielleicht, weil nichts, was Sie unternehmen, irgendeine Wirkung zu haben scheint.
- Sie Ihre Behandlung umstellen müssen, etwa von Tabletten auf Insulin.
- man Ihnen gesagt hat, dass Sie Anzeichen einer der diabetesbedingten Spätfolgen haben.
- Sie an einer diabetesbedingten Folgeerkrankung leiden.

Möglicherweise stehen Ihre Depressionen auch in keinem Zusammenhang

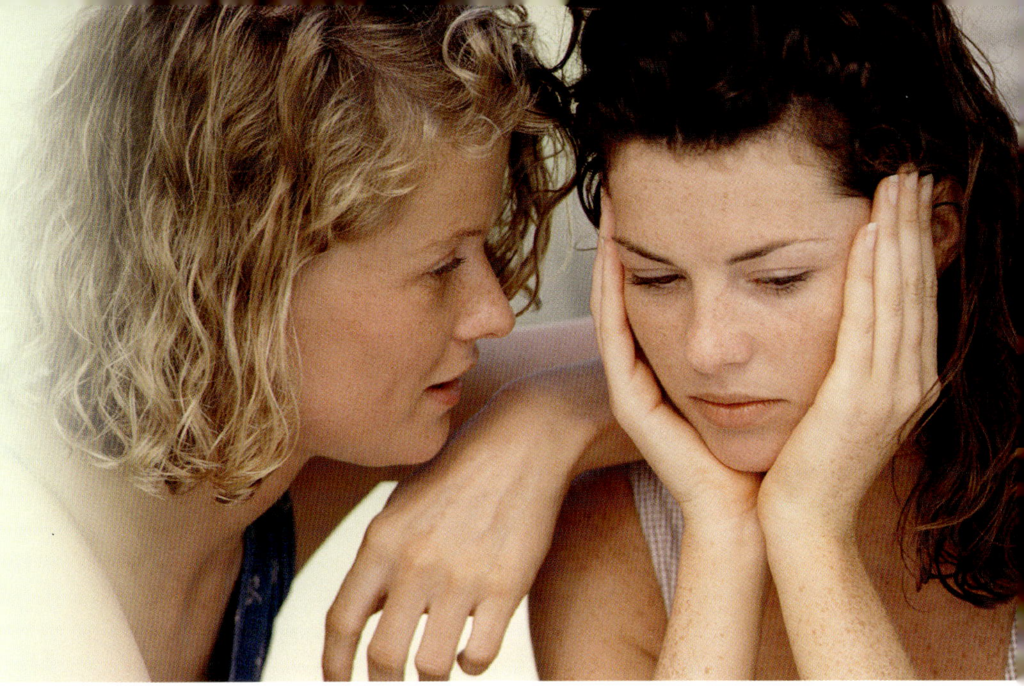

Mit jemandem reden Wenn Sie deprimiert sind, hilft es Ihnen sicherlich, mit jemandem zu reden, entweder mit jemandem, den Sie schon kennen, oder mit einem geschulten Psychologen, in einem persönlichen Gespräch oder per Telefon. Über seine Gefühle zu sprechen kann viel dazu beitragen, mit ihnen zurechtzukommen.

mit Ihrem Diabetes, vielleicht ist auch ein Trauerfall oder die Trennung von Ihrem Partner die Ursache. In solchen Situationen erscheint Ihnen der Diabetes als zusätzliche Belastung, für die Sie keine Energie mehr übrig haben.

Symptome und Diagnose

Es gibt einen Unterschied zwischen einer vorübergehenden Traurigkeit und einer Depression. Im ersten Fall dauern die Gefühle relativ kurz und beeinflussen meist nicht Ihre Fähigkeit, den Alltag zu meistern. Doch bei Depressionen nehmen Verzweiflung und Trauer so überhand, dass Sie keine Energie aufbringen, Ihren alltäglichen Aktivitäten nachzugehen. Manchmal treten diese Gefühle zusammen mit körperlichen Symptomen und Veränderungen im Denken auf, wie z. B.:

- Gefühle von Trauer, Pessimismus oder Hoffnungslosigkeit
- Verlust des Interesses an täglichen Aktivitäten oder Beziehungen
- Weinkrämpfe
- Appetitlosigkeit
- Schlafstörungen
- sich stark um Kleinigkeiten sorgen
- Erschöpfung, Apathie, völlige Energielosigkeit
- Konzentrationsschwierigkeiten
- Motivationsverlust und Antriebsschwäche

Ihr Arzt hilft Ihnen dabei herauszufinden, welche Auswirkungen die oben genannten Symptome auf Ihr Leben haben und ob Sie Hilfe bei ihrer Bewältigung benötigen.

Meine Erfahrung

»Mit 14 habe ich mich in mich zurückgezogen und aufgehört zu essen. Ein Arzt stellte eine akute Depression als Folge der psychischen Belastung eines Lebens mit Diabetes fest.« JULIA

Anmerkung Die Diagnose Diabetes kann dramatische Folgen nicht nur für den Körper, sondern auch für den Geist haben. Es kann sein, dass Sie mehr Zeit brauchen, als Sie denken, um mit der Diagnose des Diabetes und seinen Folgen für Ihr Leben zurechtzukommen.

Meine Erfahrung

»Als ich Depressionen hatte, fehlte mir jegliche Energie für den Diabetes. Ich passte mein Insulin nur auf die Schnelle an – und mein Blutzucker war dauernd zu hoch oder zu niedrig.« MARION

ANMERKUNG Ein schwankender Blutzuckerspiegel bewirkt körperliches Unbehagen und verstärkt Depressionen. Gestehen Sie sich ein, dass Sie Hilfe benötigen, damit Sie der Diabeteskontrolle wieder gewachsen sind.

Vorbeugen und behandeln

Aktivitäten, die das Selbstbewusstsein stärken, können helfen, eine Depression zu vermeiden. Für manche Menschen bedeutet das soziale Kontakte zu Freunden oder der Familie, andere verbringen lieber Zeit alleine oder mit einem Hobby – probieren Sie aus, was Ihnen am besten hilft. Bewegung (s. S. 52–59) hat eine positive Wirkung bei bestehender Depression oder hilft, sie zu vermeiden, da dabei im Gehirn stimmungsaufhellende Stoffe frei werden. Zusätzlich unterstützt Bewegung die Diabeteseinstellung, indem sie die Wirksamkeit des Insulins im Körper verbessert.

Stehen Ihre negativen Gefühle im Bezug zum Diabetes, kann es helfen, so viel wie möglich über Ihren Diabetes und die Behandlung zu erfahren und umzusetzen. Wenn Sie den Diabetes im Griff haben, können Sie sich beruhigt sagen, dass Sie Ihr Bestes geben, um Spätfolgen zu vermeiden.

Wenn Ihr Blutzuckerspiegel dagegen stark schwankt und Sie zu Unterzucker oder einem ständig erhöhten Blutzuckerspiegel neigen, ist es eher wahrscheinlich, dass Sie negativ gegenüber Ihrem Diabetes eingestellt sind. Wenn Ihnen die Diabeteseinstellung nicht so gelingt, dass Sie sich sicher sind, fragen Sie Ihren Arzt um Rat.

Es ist wichtig, sich einzugestehen, dass man deprimiert ist oder nicht zurechtkommt. Oft fühlt man sich als Versager oder psychisch gestört, wenn man seine depressiven Gefühle benennt. Das hindert einen daran, sich helfen zu lassen.

Wenn Sie sich deprimiert fühlen, sollten Sie mit einer Person Ihres Vertrauens reden, um Ihr Befinden näher zu erkunden. Wenden Sie sich an jemanden, der Sie reden lässt und zuhört, ohne Ratschläge zu erteilen. In diesem Gespräch erscheinen Ihnen Ihre Gefühle vielleicht zum ersten Mal real, und die Meinung oder der Rat eines anderen Menschen ist zu diesem Zeitpunkt nicht sehr hilfreich. Scheuen Sie sich nicht davor, jemanden zu bitten, Ihnen nur zuzuhören.

Wenn Sie das Gefühl haben, dass Ihre Gefühle Ihren Alltag behindern und Sie insbesondere von Ihrer Diabeteseinstellung abhalten, sollten Sie mit Ihrem Arzt sprechen. Wenn es Ihnen schwer fällt, über Ihre Gefühle zu reden, kann es hilfreich sein, eine Vertrauensperson in die Sprechstunde mitzunehmen. Ihr Arzt empfiehlt Ihnen vielleicht eine Psychotherapie oder Antidepressiva oder beides.

Auch wenn Sie sehr deprimiert und antriebslos sind, sollten Sie Ihre Diabetesbehandlung weiterführen. Unter Umständen müssen Sie Ihre Erwartungen herunterschrauben und sich realistische Ziele bezüglich der Behandlung setzen. Sie konnten z. B.

Praktische Tipps

UMGANG MIT NEGATIVEN GEFÜHLEN

- Sprechen Sie mit jemandem – oder wenigstens laut mit sich selbst. Es hilft schon, sich seine Gefühle einzugestehen.
- Bewegen Sie sich regelmäßig – z. B. Schwimmen, spazieren gehen oder Fahrrad fahren.
- Bauen Sie keinen Druck auf, alles wie üblich zu erledigen – nehmen Sie eine Auszeit vom Alltag.
- Setzen Sie sich täglich einfache, erreichbare Ziele.

zufrieden sein, wenn Sie Ihre Tabletten acht- oder neunmal statt wie verschrieben zehnmal nehmen oder den Blutzucker ein- oder zweimal anstatt mehrmals messen.

■ **PSYCHOTHERAPIE** Eine Gesprächstherapie hilft Ihnen, bessere Bewältigungsstrategien oder positiveres Denken zu entwickeln. Ihr Arzt wird Sie an einen Psychotherapeuten überweisen oder Sie suchen von sich aus einen auf. Es gibt Einzel- und Gruppentherapien. Entscheidend ist, dass Sie sich bei den Gesprächen mit dem Therapeuten wohl fühlen – und das Gefühl haben, sich ihm anvertrauen zu können.

Der Therapeut kennt verschiedene Möglichkeiten der Hilfe. Welche er wählt, hängt davon ab, wie Sie emotional zurechtkommen, wie viel Angst Sie haben und wie stark die Depression Ihren Alltag beeinträchtigt. Manche Menschen brauchen Hilfe bei der Bewältigung alltäglicher Situationen, andere müssen ihre verborgenen Gefühle über ihren Diabetes oder andere Aspekte ihres Lebens ergründen. Zu dem Zeitpunkt, an dem Sie sich entschließen, Hilfe in Anspruch zu nehmen, bestehen die negativen Gefühle vielleicht schon Monate oder gar Jahre und entsprechend lange kann es dauern, diese aufzulösen.

Für welche Methode sich Ihr Therapeut auch entscheidet, sie wird Ihnen bei der Erkennung der verantwortlichen Faktoren helfen und zeigen, wie man mit ihnen umgeht.

■ **ANTIDEPRESSIVA** Wenngleich Antidepressiva die Ursachen einer Depression nicht beseitigen, können Sie Ihnen doch die Bewältigung Ihrer Probleme erleichtern. Die meisten Antidepressiva erhöhen die Konzentration von einem oder zwei Stoffen im Gehirn: Serotonin und Noradrenalin. Es stehen verschiedene Antidepressiva zur Verfügung, bei den meisten dauert es einige Wochen, bis die gewünschte Wirkung einsetzt – Sie werden sich also nicht sofort besser fühlen, sondern sollten sich darauf einstellen, das Medikament über mindestens sechs Monate zu nehmen – wenn Sie es früher absetzen, besteht die Gefahr, dass die Depression wieder auflebt. Folgende Klassen von Antidepressiva werden unterschieden:

- Trizyklische Antidepressiva (z. B. Amitriptylin); diese verhindern die Wiederaufnahme und den Abbau von Serotonin und Noradrenalin.
- Selektive Serotonin-Hemmer (z. B. Fluoxetin). Diese verhindern die Wiederaufnahme und den Abbau von Serotonin.
- Monoaminooxidase-Hemmer (z. B. Phenelzin); diese blockieren die Wirkung eines Enzyms, das Noradrenalin und Serotonin zerstören kann.

Ausblick

Es braucht Zeit, um sich von einer Depression vollständig zu erholen. Der Zustand kann auch erneut auftreten. Noch Monate oder Jahre nach einer akuten Depression können negative Gefühle bestehen. Frühzeitiges Erkennen und Behandeln der Symptome kann verhindern, dass die Depression Ihr Leben bestimmt.

Mythos oder WAHRHEIT?

MYTHOS
Eine Depression wird immer durch ein Ereignis ausgelöst.

WAHRHEIT
Depressionen treten auch ohne konkreten Grund auf. Der Alltag mit Diabetes kann zu Depressionen führen oder dazu beitragen, und manchmal ist Hilfe erforderlich, um damit zurechtzukommen.

Augenerkrankungen

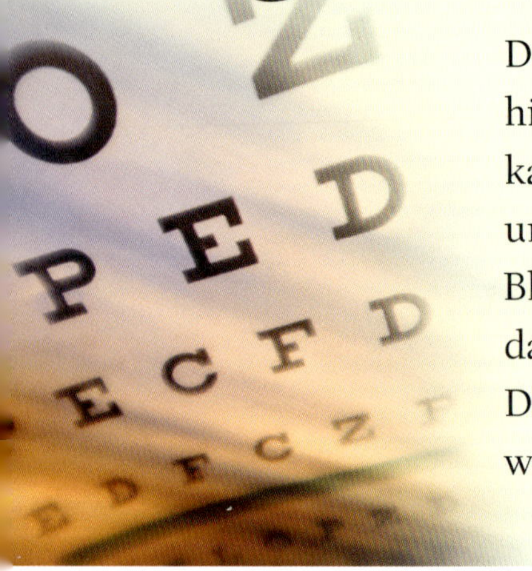

Durch Diabetes können die kleinen Blutgefäße am Augenhintergrund beschädigt werden. Die so genannte Retinopathie kann unbehandelt zur Erblindung führen. Jährliche Augenuntersuchungen tragen zur Früherkennung bei. Eine gute Blutzuckereinstellung kann verhindern, dass die Probleme das Sehvermögen beeinträchtigen. Auch Grauer Star tritt bei Diabetikern häufiger auf und sollte beobachtet und behandelt werden, damit er die Sehfähigkeit nicht herabsetzt.

Retinopathie

Die Netzhaut (Retina) ist der lichtempfindliche Bereich hinten im Auge. Das auf die Netzhaut auftreffende Licht wird über den Sehnerv an das Gehirn übertragen und dort in Bilder umgesetzt. Die Netzhaut muss über ein Netzwerk kleiner Blutgefäße reichlich mit Blut versorgt werden.

Wenn der Diabetes schon lange besteht, neigen die Augen zu einer Retinopathie, die durch eine fortschreitende Schädigung der Blutgefäße charakterisiert ist. Retinopathie kann ein oder beide Augen betreffen.

HINTERGRUND-RETINOPATHIE In der Frühphase einer Retinopathie dehnen sich die Blutgefäße in der Netzhaut aus und bluten leicht. Die Ausdehnungen (Mikroaneurysmen) sind bei einer Netzhautuntersuchung als kleine rote Punkte erkennbar. Andere Hinweise sind gelbliche Punkte (Exsudate, bestehend aus Fetten und Proteinen) und weiße Bereiche (Cotton-Wool-Herde), in denen die Blutgefäße verschlossen sind und die Netzhaut nicht länger mit Blut versorgen. Die meisten Menschen mit einem seit 20 Jahren bestehenden Typ-1-Diabetes haben Anzeichen einer Hintergrund-Retinopathie, die aber nicht unbedingt weiter fortschreiten muss.

PRÄPROLIFERATIVE RETINOPATHIE Dieses nächste Stadium ist das Zeichen, dass die Schädigung der Augen weiter fortschreitet und viele Mikroaneurys-

DER AUFBAU DES AUGES
Eintretendes Licht wird durch Hornhaut und Linse gebündelt und auf die Netzhaut am Augenhintergrund geworfen. Die Impulse werden über den Sehnerv an das Gehirn übertragen und dort in Bilder umgesetzt. Der empfindlichste Teil der Netzhaut ist die Makula, die hunderte dicht gepackter Nervenenden enthält.

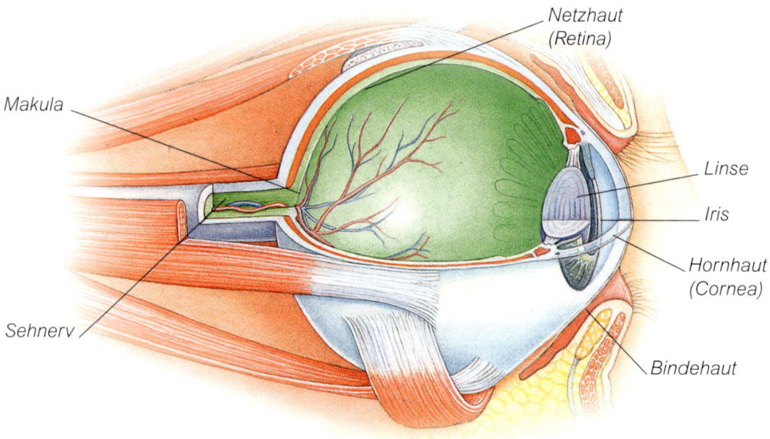

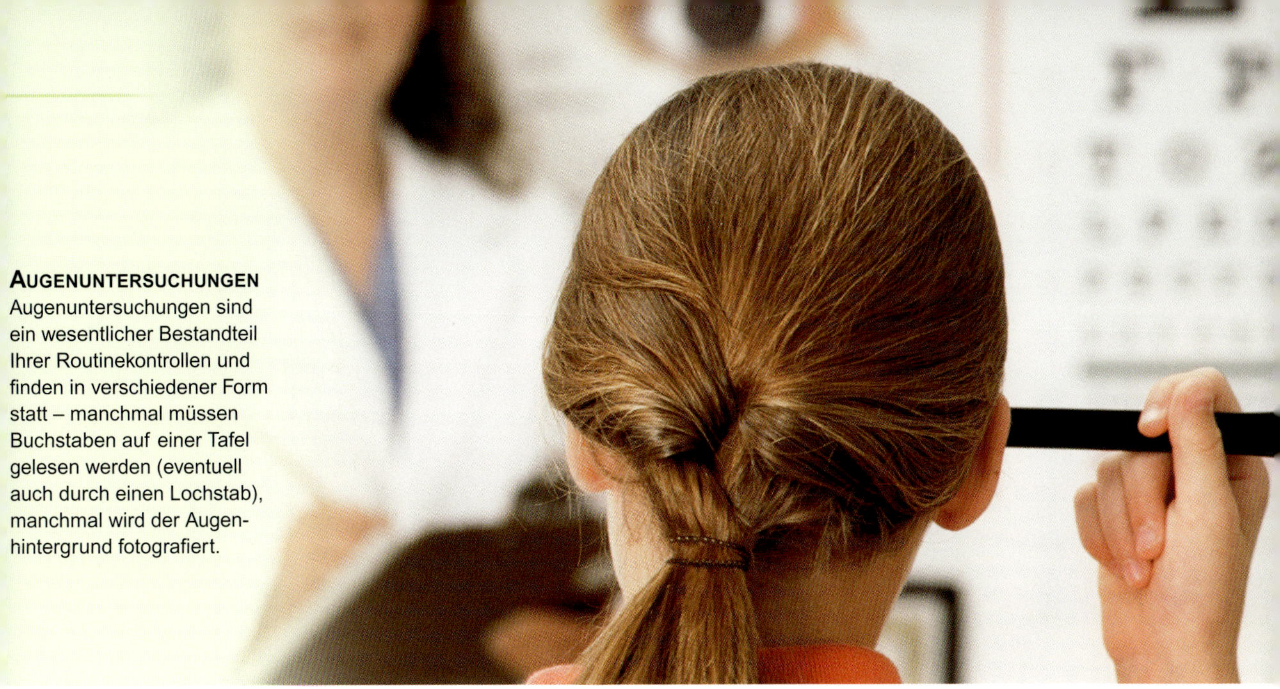

AUGENUNTERSUCHUNGEN
Augenuntersuchungen sind ein wesentlicher Bestandteil Ihrer Routinekontrollen und finden in verschiedener Form statt – manchmal müssen Buchstaben auf einer Tafel gelesen werden (eventuell auch durch einen Lochstab), manchmal wird der Augenhintergrund fotografiert.

men, Exsudate und Cotton-Wool-Herde erkennbar sind. Als Ersatz für die verschlossenen Gefäße bilden sich schwächere Blutgefäße. Die Wahrscheinlichkeit einer Blutung ist dementsprechend groß.

■ **PROLIFERATIVE RETINOPATHIE** Wenn eine präproliferative Retinopathie nicht behandelt wird, bilden sich über den bereits bestehenden Gefäßen weitere, schwache Blutgefäße. Diese bluten manchmal in die Netzhaut oder in den Glaskörper ein, was zu eingeschränkter Sehfähigkeit führt.

Ursachen

Retinopathie kann sich als Folge eines über Jahre erhöhten Blutzuckers entwickeln (obwohl eine Retinopathie meist früher auftritt als andere Spätfolgen). Auch Bluthochdruck kann einen Teil zur Entstehung einer Retinopathie beitragen. Wenn Sie bereits an Retinopathie leiden und schwanger werden, kann die Krankheit schneller fortschreiten als sonst. Während der Schwangerschaft kann auch eine zuvor nicht erkannte Retinopathie erstmals zu Tage treten, weshalb Schwangere häufiger zu den Augenuntersuchungen gehen sollten.

F **Wie hoch ist das Risiko einer Retinopathie?**

A Das Retinopathierisiko nimmt zu, je länger der Diabetes besteht. Nach einer zehnjährigen Diabeteserkrankung beträgt das Retinopathierisiko 50 Prozent, nach 20 Jahren Diabetes beinahe 100 Prozent. Das muss nicht heißen, dass Ihr Sehvermögen beeinträchtigt ist oder dass die Krankheit fortschreitet. In erster Linie bedeutet es, dass die kleinen Blutgefäße Ihrer Netzhaut erste Schäden aufweisen. Bei Typ-2-Diabetes kann eine Retinopathie nach sehr viel kürzerer Zeit auftreten, da die Entwicklung der Krankheit bereits vor der Diabetesdiagnose begonnen haben kann. Mit der entsprechenden Behandlung lässt sich eine Retinopathie aufhalten, bevor sie zu einer Beeinträchtigung des Sehvermögens führt.

Wenn der Diabetes schon lange besteht, neigen die Augen zur Retinopathie.

Praktische Tipps

ZU BESUCH BEIM AUGENARZT

- Nehmen Sie Ihre Brille zur Untersuchung mit.
- Augentropfen weiten Ihre Pupillen so, dass sie bei hellem Licht ungeschützt sind. Tragen Sie eine Sonnenbrille, bis die Wirkung nachlässt, und lassen Sie sich unter Umständen begleiten.
- Fahren Sie nicht Auto, bevor die Wirkung der Augentropfen abgeklungen und Ihr Sehvermögen wieder normal ist.

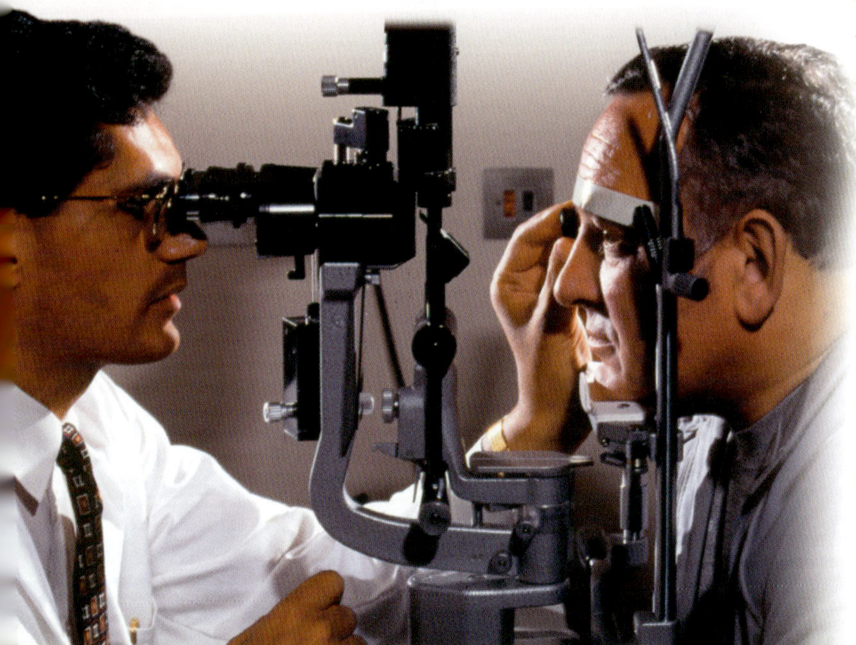

OPHTHALMOSKOPIE
Der Augenhintergrund wird mit einem Augenspiegel direkt untersucht oder indirekt, wie hier abgebildet, unter Verwendung eines fest stehenden Ophthalmoskops (oder einer Spaltlampe).

Symptome und Diagnose

Retinopathie entwickelt sich allmählich über Jahre hinweg und bleibt bis zum dritten Stadium (proliferative Retinopathie), in dem man schlechter sieht, symptomlos. In schweren Fällen tritt durch die Komplikationen einer Retinopathie (s. rechts) teilweise oder vollständig ein Verlust des Sehvermögens ein. Eine Augenuntersuchung auf Retinopathie sollte mindestens einmal jährlich durchgeführt werden. Wenn bei Ihnen eine Retinopathie festgestellt wurde oder wenn Sie schwanger sind, sollten Sie alle paar Monate zur Untersuchung gehen. Folgende Methoden werden zur Diagnose einer Retinopathie eingesetzt.

■ **SEHTEST** Sie werden gebeten, Folgen immer kleiner werdender Buchstaben von einem Bildschirm abzulesen. Sie lesen die Buchstaben laut vor, während jeweils ein Auge abgedeckt ist. Wenn Sie eine Brille tragen, lassen Sie sie bei der Untersuchung auf. Wenn Sie nicht mehr so viele Zeilen lesen können wie bei Ihrem vorherigen Sehtest, wird eine Retinopathie vermutet – weitere Untersuchungen folgen.

■ **FOTOGRAFIE DES AUGENHINTERGRUNDS** Die Pupillen werden mit Augentropfen geweitet (außer Sie leiden unter Grünem Star), so dass die Netzhaut deutlich sichtbar wird. Dann wird eine (meist digitale) Aufnahme der Netzhaut gemacht und auf Anzeichen einer Retinopathie untersucht. Der Vorteil einer digitalen Aufnahme liegt darin, dass Bilder aufeinander folgender Untersuchungen elektronisch oder in Ihrem Patientenbericht gespeichert werden können und jederzeit zur Überprüfung oder für Vergleiche zur Verfügung stehen.

■ **OPHTHALMOSKOPIE** Auch hier werden die Pupillen durch Augentropfen geweitet. Dann wird die Netzhaut entweder mit einem direkten Augenspiegel oder einem fest stehenden Ophthalmoskop (oder einer Spaltlampe) untersucht. Die Untersuchung nimmt der Augenarzt in einem abgedunkelten Raum vor. Diese Untersuchung kann eine Fotografie des Augenhintergrunds ergänzen oder ersetzen.

■ **FLUORESZENZANGIOGRAPHIE** Ein Farbstoff wird in die Armvene injiziert und verteilt sich im gesamten Gefäßsystem. Die Netzhaut wird dann mithilfe von Röntgenstrahlen untersucht. Diese Untersuchung ist nicht Teil der Routinekontrollen, sondern wird gemacht, wenn eine Retinopathie fortgeschritten ist und um vor einer Laserbehandlung den Behandlungsbereich genau festzulegen.

Mögliche Komplikationen

Folgende Komplikationen einer Retinopathie können das Sehvermögen stark beeinträchtigen und zur Erblindung führen. Sie können bei frühzeitiger Erkennung und entsprechender Behandlung jedoch vermieden werden.

■ **MAKULOPATHIE** Die Makula ist der zentrale Bereich der Netzhaut und für das Sehvermögen entscheidend. Eine Retinopathie im Bereich der Makula (Makulopathie) ist eine Gefahr für Ihr Augenlicht und kommt häufiger bei Typ-2-Diabetes vor. Es gibt drei Arten der Makulopathie.

- Ischämische Makulopathie: Kleine Gefäße sind beschädigt und versorgen die Makula nicht länger mit Blut.
- Exsudative Makulopathie: Ablagerungen von Lipoproteinen sammeln sich im Bereich der Makula an.
- Makulaödem: Flüssigkeit tritt aus den Blutgefäßen aus und sammelt sich im Bereich der Makula an.

■ **PRÄRETINALE BLUTUNGEN** Wenn bei einer proliferativen Retinopathie starke Blutungen aus den neuen, schwach entwickelten Blutgefäßen in der Netzhaut auftreten, spricht man von einer präretinalen Blutung. Als Folge tritt ein vorübergehender, plötzlicher Verlust des Sehvermögens auf. Das Blut wird nach und nach wieder absorbiert.

■ **NETZHAUTABLÖSUNG** Nach einer präretinalen Blutung bilden die Blutgefäße in der Netzhaut ein Netz, das sich zusammenziehen und Risse oder eine Ablösung der Netzhaut vom Augenhintergrund verursachen kann. Die Netzhautablösung kann einige Wochen nach einer präretinalen Blutung erfolgen und das Sehvermögen dauerhaft beeinträchtigen.

■ **NEOVASKULÄRES GLAUKOM** Wenn sich bei einer proliferativen Retinopathie neue Blutgefäße im Bereich der Iris bilden, kommt es zu einem schmerzhaften Zustand, der als neovaskuläres Glaukom bezeichnet wird. Er beeinträchtigt das Sehvermögen.

Vorbeugen und behandeln

Die Entwicklung oder das Fortschreiten einer Retinopathie lässt sich durch eine langfristige Einstellung des Blutzuckers und eines Bluthochdrucks (s. S. 206–208) vermeiden. Augenuntersuchungen sollten regelmäßig wahrgenommen werden. Wenn bereits eine Retinopathie besteht und wenn Sie auf eine strengere Einstellung Ihres Diabetes achten, kann sich die Retinopathie aufgrund einer Veränderung der Blutgefäßstruktur weiter verschlechtern. Dies lässt sich vermeiden, indem Sie Ihren Blutzuckerspiegel langsam, über einen Zeitraum von Monaten und nicht von Wochen, senken.

Die Behandlung der Retinopathie hängt davon ab, wie weit sie bereits fortgeschritten ist. In der frühen Phase einer Retinopathie ist keine Behandlung erforderlich, aber die Augen müssen alle sechs Monate auf Anzeichen einer Verschlechterung untersucht werden. Wenn die Retinopathie bereits fortgeschritten ist, kann eine Laserbehandlung ambulant beim

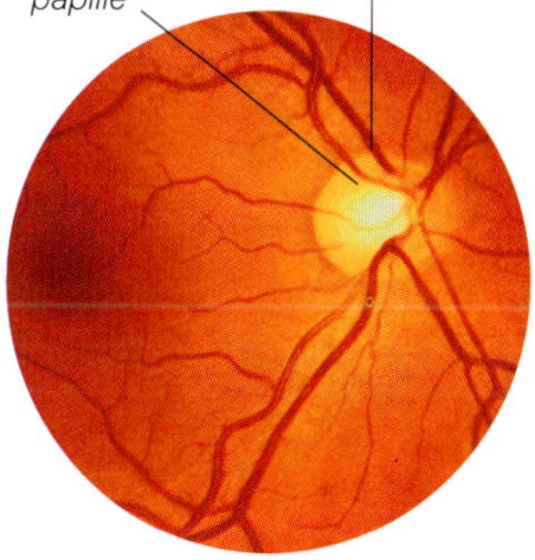

Gesunde Netzhaut

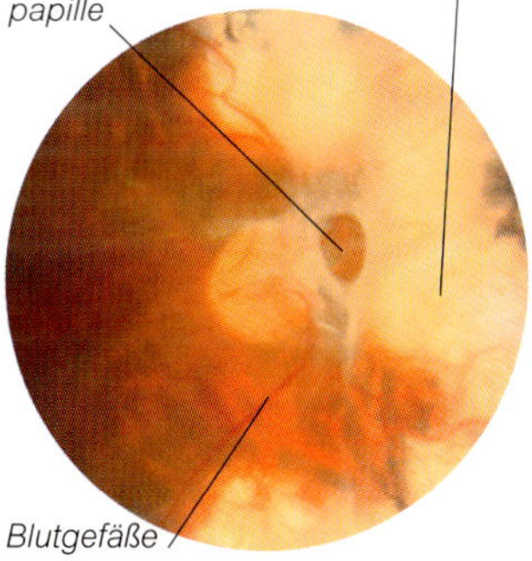

Die Netzhaut bei proliferativer Retinopathie

DIE NETZHAUT
Der Blick auf eine gesunde Netzhaut zeigt ein Netz aus gesunden Blutgefäßen, die vom Sehnerv ausgehen. Eine Netzhaut im Zustand der proliferativen Retinopathie wird nur noch schwach mit Blut versorgt und ist teilweise mit Exsudaten und Bindegewebe bedeckt.

Meine Erfahrung

»Nach 30 Jahren Diabetes bekam ich vor zwölf Jahren eine Retinopathie mit Blutungen in beiden Augen. Ich war total schockiert und achte jetzt viel mehr darauf, gut eingestellt zu sein.« JAN

ANMERKUNG Wenn eine bestehende Retinopathie erfolgreich behandelt wurde oder wenn sie sich noch im Anfangsstadium befindet, kann eine gute Einstellung des Blutzuckers und des Blutdrucks vermeiden, dass erneut Probleme auftreten oder dass die Krankheit weiter fortschreitet.

Wenn eine Retinopathie behandelt wurde und der Zustand stabil ist, kann der Abstand zwischen den einzelnen Augenuntersuchungen allmählich wieder länger werden.

Augenarzt durchgeführt werden. Bei diesem Verfahren werden die geschädigten Bereiche der Netzhaut mit Laserlicht bestrahlt, um die schwachen, neuen Blutgefäße zu zerstören. Die Behandlung vieler Regionen kann auf mehrere Termine verteilt werden. Eine Laserbehandlung in der Schwangerschaft hat keine negativen Folgen für das ungeborene Kind.

Eine Laserbehandlung wird auch bei einer Makulopathie (außer bei der ischämischen Makulopathie, die nicht behandelt werden kann) eingesetzt. Nach einer präretinalen Blutung kann sie jedoch erst dann durchgeführt werden, wenn das Blut wieder vom Körper absorbiert wurde, da man sonst die Netzhaut nicht klar erkennen kann. Eine Laserbehandlung kann eine weitere Verschlechterung des Sehvermögens aufhalten, jedoch bereits verlorene Sehkraft nicht wieder herstellen.

Manchmal wird auch zu einer Augenoperation geraten, um eine präretinale Blutung oder eine Ablösung der Netzhaut zu behandeln. Obwohl durch eine Operation ein Teil des Sehvermögens wieder hergestellt werden kann, ist eine vollständige Wiederherstellung nicht möglich, da die Netzhaut bereits zu sehr geschädigt wurde. Eine Operation kann auch vorgenommen werden, um die bei einem neovaskulären Glaukom auftretenden Schmerzen zu lindern.

Wenn eine Retinopathie behandelt wurde und der Zustand stabil ist, kann der Abstand zwischen den einzelnen Augenuntersuchungen allmählich wieder länger werden, bis nur noch alle sechs bis zwölf Monate eine Untersuchung erforderlich ist. Wenn in Zukunft erneut Probleme auftreten sollten, werden Sie zur weiteren Untersuchung und Behandlung an Ihren Augenarzt überwiesen.

Ausblick

Eine Retinopathie kann behandelt und eine Erblindung durch eine gute Blutzuckereinstellung, eine enge Kontrolle und eine Operation oder Laserbehandlung verhindert werden.

Grauer Star

Grauer Star (Katarakt), bei dem sich die normalerweise klare Augenlinse trübt, kommt bei Diabetikern häufiger vor als bei Nichtdiabetikern.

Ursachen

Grauer Star ensteht aufgrund von Strukturveränderungen der Eiweißfasern in der Linse. Grauer Star kann auch bei Nichtdiabetikern auftreten, da diese Veränderungen ein normaler Vorgang des Alterungsprozesses sind, sie werden aber auch durch chronisch erhöhten Blutzuckerspiegel ausgelöst.

Symptome und Diagnose

Durch die Linsentrübung gelangt nicht genügend Licht ins Auge. Die Folge ist Sehverlust sowie das Sehen von Lichthöfen um helle Lichtquellen. Da Grauer Star fortschreitet, führt er allmählich zur Verschlechterung des Sehvermögens (aber nicht zur Erblindung). Grauer Star wird mithilfe eines Ophthalmoskops diagnostiziert (s. S. 192).

Vorbeugen und Behandeln

Das Risiko, an Grauem Star zu erkranken, wird durch eine langfristig gute Blutzuckereinstellung gesenkt. Grauer Star kann unter örtlicher Betäubung operiert werden. Bei der Operation wird eine neue Linse eingesetzt.

Ausblick

Grauer Star schreitet nur langsam fort und erreicht eventuell nie das Stadium, in dem eine Operation erforderlich wird. Durch eine Operation kann jedoch das Sehvermögen vollständig wieder hergestellt werden.

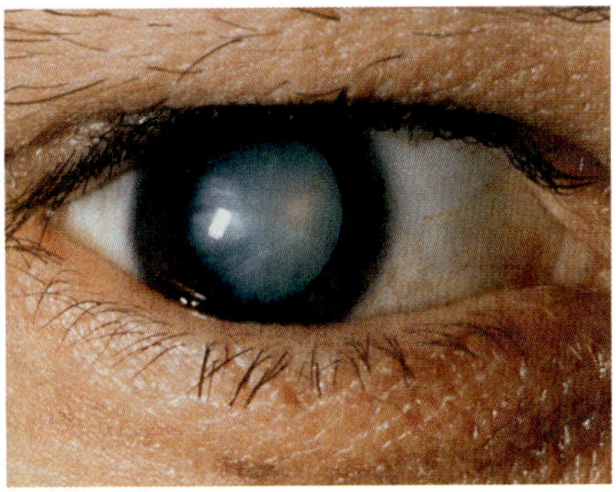

Reifer Grauer Star
Veränderungen in den Eiweißfasern des Auges führen zu einer immer stärkeren Eintrübung der Linse. Mit der Zeit lässt dadurch das Sehvermögen nach.

Mit einer Sehbehinderung leben

Wenn Ihr Sehvermögen durch Retinopathie oder Grauen Star beeinträchtigt ist, helfen Ihnen Anpassungen der Lebensumstände, mit der Situation zurechtzukommen. Sie haben dabei ein Anrecht auf Hilfe und Unterstützung. Um mehr darüber zu erfahren, sollten Sie sich an eine Organisation für Menschen mit Sehbehinderungen wenden (s. S. 218).

Ein eingeschränktes Sehvermögen kann Sie bei der Erledigung Ihrer täglichen Pflichten, besonders der diabetesbezogenen, behindern. Wenn Ihnen Selbstkontrollen, die Einnahme von Tabletten und/oder die Injektion des Insulins schwer fallen, gibt es Hilfsmittel, die Ihnen das Leben erleichtern, z. B. ein Messgerät mit Speicher (so dass eine andere Person Ihre Werte ablesen kann) oder ein Insulinpen mit fester Dosis. Auch Unterzucker (s. S. 102–109) kann bei Sehbehinderung zum Problem werden. Bitten Sie einen Angehörigen um Hilfe, wenn Ihnen diese Tätigkeiten schwer fallen, oder sprechen Sie mit Ihrem Arzt, wenn Sie Angst haben, Ihre Insulindosis falsch zu bemessen.

Wenn Sie Auto fahren, müssen Sie sich einem Sehtest unterziehen, bei dem auch Ihr Gesichtsfeld überprüft wird, um festzustellen, ob Sie noch sicher hinter dem Steuer sitzen. Dabei wird gemessen, wie weit Sie zu jeder Seite sehen können (der Sichtwinkel sollte noch mindestens 120 Grad betragen).

Mythos oder WAHRHEIT?

Mythos
Verschwommenes Sehen bedeutet Retinopathie.

Wahrheit
Verschwommenes Sehen kann ein akutes Symptom eines zeitweilig erhöhten Blutzuckerspiegels sein. Messen Sie Ihren Blutzuckerspiegel und reagieren Sie entsprechend. Ihr Sehvermögen sollte spätestens sechs Wochen nach Verbesserung Ihrer Werte wieder normal sein. Wenn dies der Fall ist, ist die verschwommene Sicht kein Zeichen von Retinopathie und es sollten auch keine Spätfolgen auftreten, vorausgesetzt, Sie behalten die gute Einstellung Ihres Blutzuckerspiegels bei.

Nierenerkrankungen

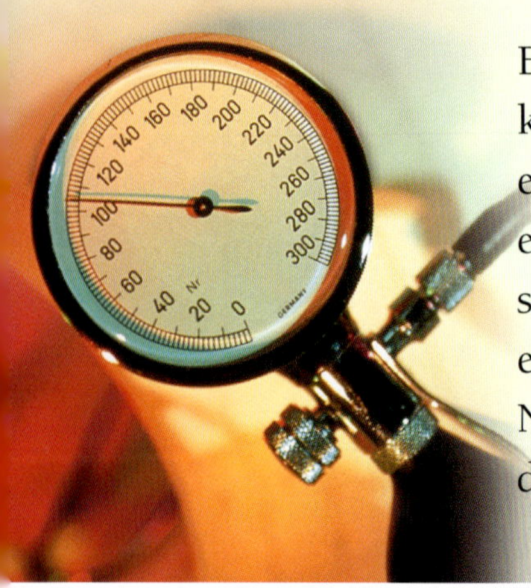

Eine Nierenschädigung nach einer langjährigen Diabeteserkrankung nennt man Nephropathie. Da die Symptome meist erst bei fortgeschrittener Schädigung auftreten, wird eine Früherkennung durch Laboranalysen angestrebt. Eine gute Einstellung von Blutzucker und Blutdruck kann verhindern, dass eine Nephropathie fortschreitet. Das Endstadium kann eine Niereninsuffizienz mit der Notwendigkeit der Dialyse oder der Nierentransplantation sein.

DIE NIEREN
Jede Niere enthält in etwa eine Million winzige Filtereinheiten, die so genannten Nephronen. Jedes Nephron besteht aus einem Knäuel Kapillaren (Glomeruli), die Blut filtern, und einem langen Röhrchen, Nierenkanälchen genannt, über das benötigte Substanzen dem Körper wieder zugeführt werden.

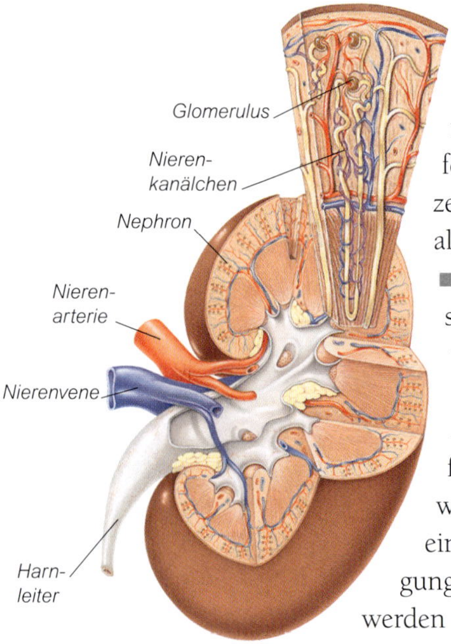

Nephropathie

Die Nieren filtern das Blut und scheiden über den Harn Abfallstoffe aus. Sie regulieren auch den Salz- und Flüssigkeitshaushalt und helfen bei der Kontrolle des Blutdrucks. Eine Nephropathie zerstört nach und nach die Funktionsfähigkeit der Nieren und führt im schlimmsten Fall zum Nierenversagen. Die Krankheit schreitet allmählich über Jahre hinweg fort und betrifft etwa drei von zehn Diabetikern, die länger als 15 Jahre Diabetes haben.

- **MIKROALBUMINURIE** Im Frühstadium einer Nephropathie, der Mikroalbuminurie, befinden sich im Urin winzige Mengen eines Eiweißes, Albumin genannt. Eiweiß im Urin ist Anzeichen einer frühen Nierenschädigung, die erfolgreich behandelt werden kann.
- **PROTEINURIE** Eine Verschlechterung des Zustands ist die Proteinurie, auch Makroalbuminurie genannt. Stark erhöhte Eiweißwerte im Urin lassen dabei erkennen, dass die Nieren bereits dauerhaft geschädigt sind. Eine Proteinurie kann bei Nieren- oder Blasenentzündung auch vorübergehend auftreten und verschwindet wieder, wenn die Infektion abklingt.
- **TERMINALE NIERENINSUFFIZIENZ** Aus einer unbehandelten Proteinurie kann sich eine Niereninsuffizienz entwickeln – die Nieren erfüllen ihre Funktion nicht länger – eine Dialyse oder eine Nierentransplantation ist unabdingbar.

Ursachen

Nephropathie ist das Ergebnis eines chronisch erhöhten Blutzuckerspiegels, der die Nephrone schädigt. Auch ein hoher Blutdruck kann die Nieren schädigen. Zuerst wird das Knäuel winziger Blutgefäße, die so genannten Glomeruli, in den Nephronen ange-

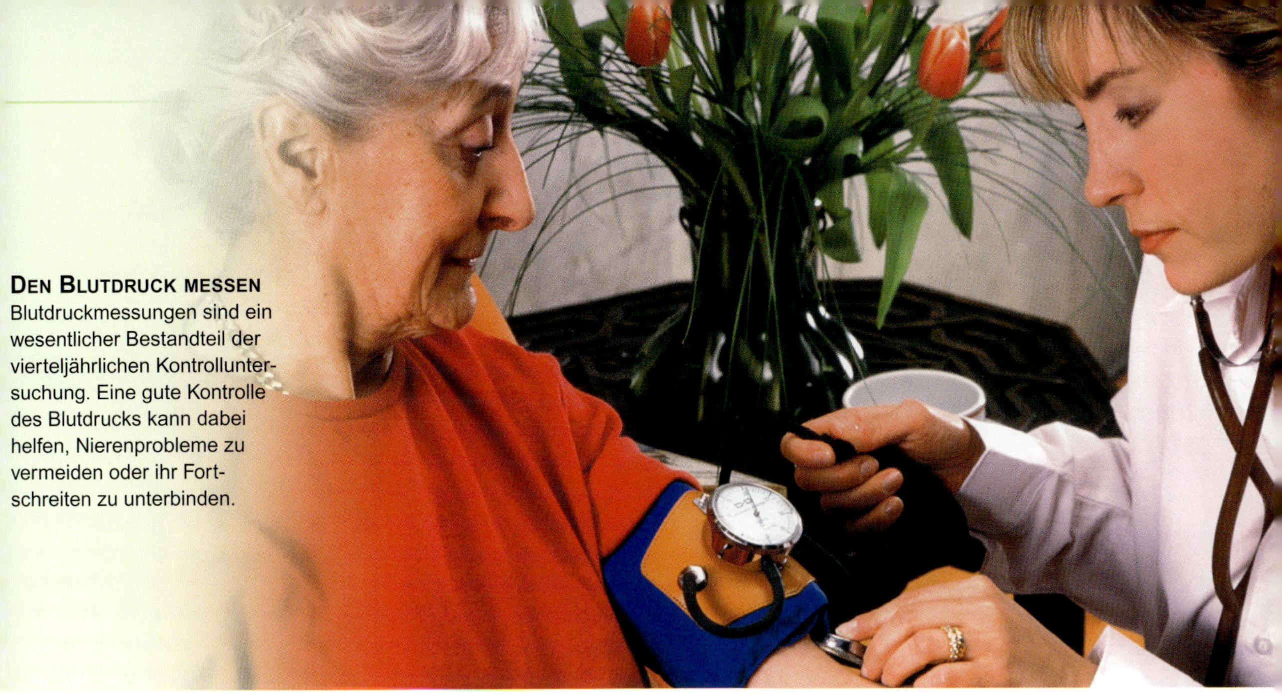

DEN BLUTDRUCK MESSEN
Blutdruckmessungen sind ein wesentlicher Bestandteil der vierteljährlichen Kontrolluntersuchung. Eine gute Kontrolle des Blutdrucks kann dabei helfen, Nierenprobleme zu vermeiden oder ihr Fortschreiten zu unterbinden.

griffen. Die Blutgefäße verstopfen und beginnen, durchlässig zu werden, so dass Eiweiß in den Harn gelangt und die Abfallstoffe im Blut bleiben. Mit der Zeit wird auch das Filterkanälchen im Nephron geschädigt, und es kommt zu hohen Eiweißkonzentrationen im Urin.

Das Risiko einer Nephropathie beträgt nach 20 Jahren Typ-1-Diabetes 30 Prozent. Wenn jedoch nach 30 Jahren noch keine Nephropathie aufgetreten ist, wird sich aller Voraussicht nach keine mehr entwickeln. Das Risiko, bei Typ-2-Diabetes eine Nephropathie zu entwickeln, ist weniger bekannt. Wenn Sie jedoch Typ-2-Diabetes und dazu einen hohen Blutdruck haben, ist das Risiko einer Nephropathie stark erhöht.

Symptome und Diagnose

Eine Mikroalbuminurie geht mit keinerlei Symptomen einher. Daher wird ein- oder zweimal jährlich der Urin auf Anzeichen einer frühen Nierenschädigung untersucht. Ein positives Testergebnis bedeutet noch nicht unbedingt eine Schädigung der Nieren, denn auch eine Harnwegsinfektion kann Eiweiß im Urin verursachen. Wenn Eiweiß nachweisbar ist, werden zwei weitere Tests gemacht. Wenn zwei der drei Ergebnisse zu hoch sind, wird eine Mikroalbuminurie angenommen.

Wenn sich bereits eine Proteinurie entwickelt hat, sind die Nieren nicht länger in der Lage, Abfallprodukte aus dem Blut herauszufiltern und überschüssige Flüssigkeit aus dem Körper zu entfernen. Dann verbleibt diese Flüssigkeit im Körper und es kommt zu geschwollenen Knöcheln oder Beinen, Kurzatmigkeit, Müdigkeit, Übelkeit und Juckreiz. Manchmal treten bei einer Proteinurie überhaupt keine Symptome auf. In der Regel wird der 24-Stunden-Urin untersucht – dabei wird der gesamte über 24 Stunden ausgeschiedene

Mythos oder WAHRHEIT?

MYTHOS
Besteht erst einmal eine Nephropathie, kann diese nur schlimmer werden.

WAHRHEIT
Wird eine Nephropathie im Frühstadium behandelt, wenn nur winzige Mengen Eiweiß ausgeschieden werden, können sich die Nieren erholen und wieder normal funktionieren. Es ist aber eine gute Blutzucker- und Blutdruckeinstellung erforderlich, um weitere Schäden zu vermeiden.

HÄMODIALYSE UND PERITONEALDIALYSE

Es gibt zwei Formen der Dialyse: die Hämodialyse, bei der das Blut im Dialysegerät gefiltert wird, und die Peritonealdialyse (CAPD), bei der das Bauchfell als Membran zum Filtern eingesetzt wird. Welche Form der Dialyse infrage kommt, ist vom allgemeinen Gesundheitszustand, persönlichen Vorlieben und örtlicher Verfügbarkeit abhängig. Der Arzt wird die Möglichkeiten mit Ihnen besprechen.

VERFAHREN	HÄMODIALYSE	PERITONEALDIALYSE
Wie funktioniert es?	Das Blut wird mithilfe einer Maschine durch einen Filter gepumpt. Dabei gehen Abfallprodukte und Wasser in die Dialyseflüssigkeit über, und das gereinigte Blut kehrt in den Blutkreislauf des Patienten zurück.	Das die inneren Organe umgebende Bauchfell wird zum Filtern des Blutes genutzt. Die Dialyseflüssigkeit wird über einen Katheter in der Bauchwand in die freie Bauchhöhle geleitet und alle 4–8 Stunden gewechselt.
Vorbereitung vor Behandlungsbeginn	Um das Dialysegerät an den Kreislauf anschließen zu können, wird vor der ersten Dialyse in einer kleinen Operation ein Shunt (Verbindung von Arterie und einer Vene) gelegt.	Vor der Behandlung ist ein Eingriff erforderlich, bei dem ein kleiner Schlauch, Katheter genannt, in den Unterbauch eingeführt wird. Der Katheter kann an das Dialysegerät angeschlossen werden.
Wo findet die Dialyse statt?	Meist in einem Dialysezentrum, manche Betroffenen dialysieren sich aber auch selbst zu Hause (Heimdialyse).	Zu Hause.
Dauer der Behandlung	3–4 Stunden, 3-mal die Woche	1 Stunde, 4-mal täglich oder häufiger.
Was ist sonst noch zu berücksichtigen?	Die Dialyse kann die Diabeteseinstellung stören und zu Unterzucker führen. Sie müssen regelmäßig messen und die Behandlung anpassen. Spezielle Medikamente und Ernährung sind ebenfalls erforderlich.	Eventuell muss die Dosis der Diabetesmedikamente angepasst werden, da die Dialyseflüssigkeit meistens Glukose enthält, die auf den Blutzucker wirkt. Daneben sind auch spezielle Medikamente und Ernährung erforderlich.

Wird eine Nephropathie diagnostiziert, müssen Sie Ihren Blutzucker sehr streng einstellen.

Urin gesammelt und darauf untersucht, wie viel Eiweiß am Tag ausgeschieden wurde.

Eine weitere Blutuntersuchung bestimmt den Kreatinin- und Harnstoffgehalt (Abfallstoffe, die über die Nieren ausgeschieden werden sollten) des Blutes. Eine Ultraschalluntersuchung der Nieren kann andere Ursachen einer Proteinurie ausschließen.

Zu den Hauptsymptomen einer terminalen Niereninsuffizienz gehören ein Anschwellen von Gesicht, Gliedmaßen und Bauch, stark verringerte Harnmengen, schwere Lethargie, Gewichtsverlust, Kopfschmerzen, Erbrechen und Juckreiz. Urin und Blut werden auf hohe Konzentrationen von Abfallprodukten untersucht.

Vorbeugen und Behandeln

Eine gute Blutzucker- und Blutdruckeinstellung sind wichtig zur Vermeidung bzw. zum Aufhalten der Erkrankung. Wird eine Nephropathie diagnostiziert, muss der Blutzucker sehr streng eingestellt sein. Da ein hoher Blutdruck die Situation noch erschweren kann, werden Tabletten zur Senkung des Blutdrucks verschrieben. Wenn Sie aufhören zu rauchen, bei Bedarf Gewicht reduzieren, weniger Salz und bei hohen Blutfettwerten weniger Fett essen, tragen Sie zur Blutdrucknormalisierung bei. ACE-Hemmer wie Ramipril oder Lisinopril können den Eiweißverlust reduzieren und das Fortschreiten der Erkrankung verzögern. Daneben wird regelmäßig der Blutdruck kontrolliert, zweimal jährlich zur Überwachung der Nierenfunktion Blut und Urin untersucht sowie zur Kontrolle der Blutzuckereinstellung der HbA1c bestimmt (s. S. 66).

Wenn sich bei Ihnen eine Proteinurie entwickelt hat, sollten Sie sich eiweißarm ernähren und Nahrungsmittel mit einem hohen Kaliumgehalt (z. B. Chips, Hefeextrakt und Bananen) oder Salzgehalt einschränken, um die Bildung von Abfallstoffen im Körper zu vermeiden. Eine spezielle Ernährungsberatung ist zu empfehlen. Eventuell wird auch Ihre Diabetesbehandlung umgestellt, denn Sie dürfen einige Medikamente, insbesondere Metformin, bei einer Nephropathie nicht einnehmen.

Wenn sich bei Ihnen eine terminale Niereninsuffizienz einstellen sollte, stehen Ihnen die Hämodialyse oder die Peritonealdialyse offen, die die Abfallstoffe aus dem Blut filtern (s. links). Wenn Ihr Herz gesund ist, schlägt man Ihnen vielleicht eine Nierentransplantation vor. Bis ein geeigneter Organspender gefunden ist, ist jedoch die Dialyse die einzige Behandlungsmöglichkeit für Sie.

Wenn Sie bisher Diabetestabletten zur Blutzuckereinstellung genommen haben, müssen Sie jetzt vermutlich auf Insulin umstellen. Das liegt daran, dass die Nieren die Tabletten nicht länger ausscheiden können. Sie sammeln sich im Körper an und erhöhen die Neigung zu Unterzucker und anderen Nebenwirkungen. Wenn Sie bereits Insulin nehmen, werden Sie aus demselben Grund vermutlich weniger Insulin benötigen als vorher, um den Blutzucker zu kontrollieren. Ein Ernährungsberater wird Ihnen erklären, welche Nahrungsmittel bei terminaler Niereninsuffizienz empfehlenswert sind und auf welche Sie besser verzichten sollten. Sie müssen außerdem die Flüssigkeitsaufnahme auf möglichst nicht mehr als einen Liter pro Tag begrenzen.

Ausblick

Nephropathie kann zu Beginn der Erkrankung, besonders bei Mikroalbuminurie, erfolgreich behandelt werden. Eine strenge Einstellung des Blutzuckers und des Blutdrucks vermindert das Risiko einer Nephropathie bzw. verlangsamt oder verhindert ihr Fortschreiten. Wenn sich jedoch eine terminale Niereninsuffizienz einstellt, ist der Schaden nicht wieder gutzumachen. Dann kann nur noch die Dialyse oder eine Nierentransplantation helfen, falls dies für Sie infrage kommt.

HÄMODIALYSE
Wenn es bei Ihnen zu einer terminalen Niereninsuffizienz kommt, benötigen Sie eine Dialyse oder eine Nierentransplantation. Bei der Dialyse werden Sie über Schläuche mit einer Maschine verbunden, die Abfallstoffe aus Ihrem Blut herausfiltert.

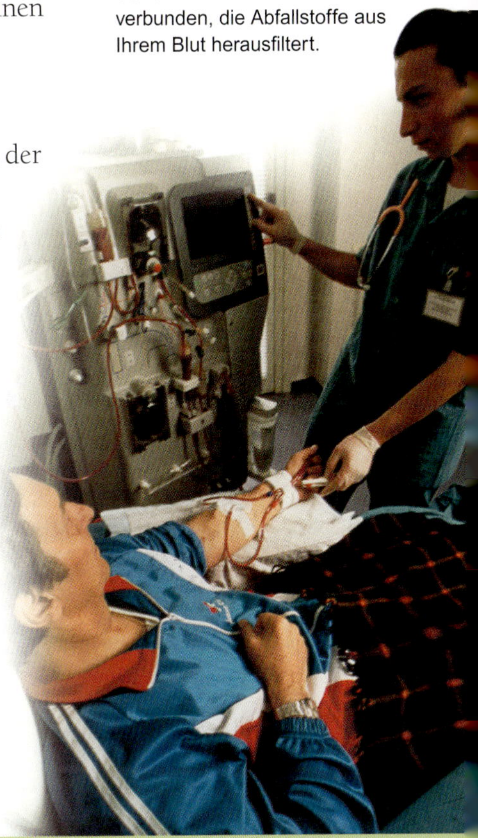

Der diabetische Fuß

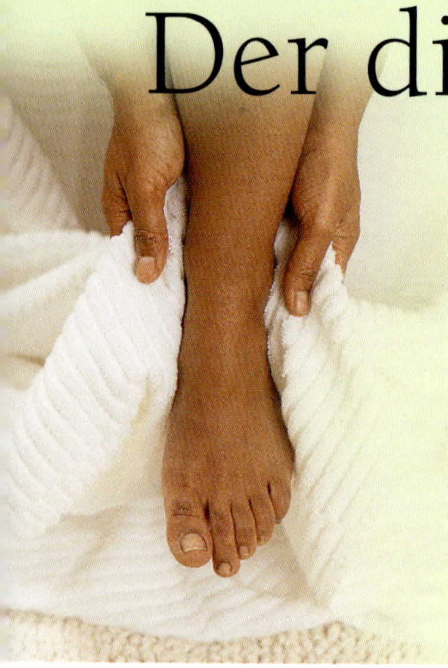

Bei Diabetes kann es zu einer Schädigung der Beinnerven (periphere Neuropathie) und/oder zu Durchblutungsstörungen (periphere Minderdurchblutung) kommen. Diese Probleme erhöhen das Risiko, dass sich ein so genannter diabetischer Fuß entwickelt, bei dem Geschwüre, schwere Infektionen und sogar Wundfäule auftreten. Indem Sie die Gefahren kennen, täglich Ihre Füße kontrollieren und bei Problemen sofort den Arzt aufsuchen, senken Sie Ihr Risiko erheblich.

Mindestens einmal jährlich sollten die Füße auf Anzeichen einer peripheren Neuropathie untersucht werden.

Periphere Neuropathie

Eine Schädigung der Nerven, die die Extremitäten des Körpers versorgen, nennt man periphere Neuropathie. Sie verursacht Schmerzen, verringert die Empfindlichkeit (Sensibilität) in Zehen und Füßen und kann erst nach mehreren Jahren auftreten, bei Typ-2-Diabetes aber bereits zum Zeitpunkt der Diabetesdiagnose bestehen. Die periphere Neuropathie kann sowohl sehr kleine als auch größere Bereiche eines oder beider Füße betreffen und sogar die Unterschenkel in Mitleidenschaft ziehen.

Ursachen

Ein über Monate oder Jahre bestehender hoher Blutzucker oder Bluthochdruck (s. S. 206–208) kann überall im Körper die Nerven schädigen. Wenn die sehr langen Nerven, die die Beine und Füße versorgen, geschädigt werden und nicht mehr richtig funktionieren, sind Beine und Füße zuerst betroffen. Die Füße sind auch deshalb anfällig, weil sie das gesamte Körpergewicht tragen und großen Druckbelastungen ausgesetzt sind.

Symptome und Diagnostik

Zu den Symptomen einer peripheren Neuropathie gehören:

- ein kribbelndes, brennendes, prickelndes Gefühl (wie Nadelstiche, auch Ameisenlaufen genannt)
- kurze stechende oder brennende Schmerzen, die sehr heftig sein können und häufig nachts auftreten
- Taubheit oder Verlust des Schmerz- oder Temperaturempfindens
- extremer Berührungsschmerz (selbst leichte Berührungen wie z.B. ein Bettlaken auf den Füßen)

Auch keine oder wechselhafte Symptome sind möglich, da durch die Nervenschädigung die Empfindlichkeit in den Füßen nachlässt. Mindestens einmal jährlich sollten die Füße auf Anzeichen einer peripheren Neu-

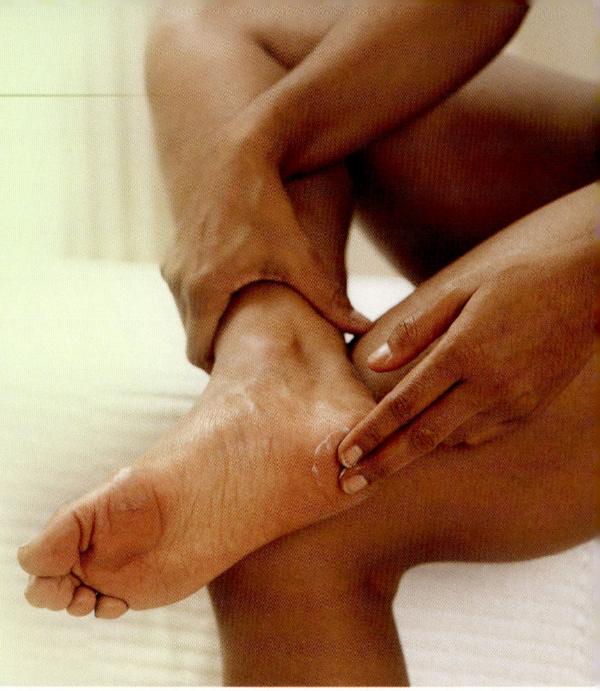

FUSSPFLEGE
Bei Diabetes ist die tägliche Fußpflege äußerst wichtig. Dazu gehören Waschen, Abtrocknen, Auftragen einer Feuchtigkeitscreme und Kontrolle auf Druckstellen oder Rötungen. Die Zehennägel sollten darüber hinaus regelmäßig abgefeilt werden.

ropathie untersucht werden. Der Arzt kann Ihnen sagen, ob das Empfindungsvermögen Ihrer Füße nachgelassen hat. Die Füße werden untersucht auf:

- Bereiche veränderten Empfindens
- gerötete Stellen, die auf Druckbelastung durch Ihre Schuhe hinweisen
- sehr trockene Haut
- Hornhautschwielen mit Geschwüren darunter (eine Komplikation bei peripherer Neuropathie, s. S. 204–205)
- heiße oder kalte Füße
- Wunden oder offene Stellen
- Veränderungen der Fußform aufgrund beginnender Muskelschwäche

Das Empfindungsvermögen der Füße wird mithilfe verschiedener Hilfsmittel beurteilt, wie z. B einem Wattebausch, Nadeln oder einer vibrierenden Stimmgabel. Bei jeder Berührung fragt der Arzt, ob Sie diese wahrnehmen können, und findet so die Stellen, an denen die Sensibilität bereits nachgelassen hat. Auch der Puls an den Füßen, einer auf dem Fuß, der andere am Knöchel, wird geprüft. Ein schwacher oder nicht tastbarer Puls lässt auf eine weitere Erkrankung, die periphere Minderdurchblutung (s. S. 206–208), schließen. Der Arzt testet auch die Reflexe in Knie und Fußknöchel, da periphere Neuropathie Muskelschwäche und einen Verlust dieser Reflexe verursacht.

Vorbeugen und Behandeln

Eine periphere Neuropathie ist durch eine gute Blutzuckereinstellung zu verhindern bzw. aufzuhalten. Durch Fußpflege lassen sich Probleme frühzeitig erkennen (s. S. 128–130).

Bei bestehender Neuropathie ist die Gefahr groß, dass die Füße durch alltägliche Aktivitäten Schaden nehmen. Ihr Arzt zeigt Ihnen die Stellen mit verminderter Sensibilität, an denen Probleme entstehen könnten. Auch wenn Sie keine wunden Stellen oder andere Beschwerden haben, sollten Sie Ihre Füße täglich auf Druckstellen

Mythos oder WAHRHEIT?

MYTHOS
Wenn es an den Füßen nicht schmerzt, gibt es keine Schäden.

WAHRHEIT
Diabetesbedingte Schäden schreiten allmählich fort, daher nehmen Sie eine geringere Sensibilität in den Füßen nicht unbedingt wahr. Fragen Sie Ihren Arzt bei der vierteljährlichen Kontrolle nach eventuellen Problemen und untersuchen Sie Ihre Füße regelmäßig selbst.

Praktische Tipps

SO PFLEGEN SIE IHRE FÜSSE

- Kontrollieren Sie Ihre Füße täglich auf Wunden.
- Halten Sie die Zehenzwischenräume trocken.
- Tragen Sie jeden Tag Feuchtigkeitscreme auf.
- Tragen Sie keine zu engen Schuhe.
- Entfernen Sie Steinchen aus Ihren Schuhen.
- Stellen Sie Ihre Füße nicht auf heißen Sand, Heizkörper oder Wärmflaschen.
- Verwenden Sie keine Hühneraugenpflaster; sie enthalten aggressive Chemikalien.
- Lassen Sie Schwielen von der medizinischen Fußpflege überprüfen.

oder dauerhafte Rötungen untersuchen, da dort Geschwüre entstehen können. Informieren Sie sich schon im Voraus bei Ihrem Arzt, wie bei Problemen zu verfahren ist, damit Sie bei Bedarf schnell Hilfe erhalten.

Wenn die Neuropathie Schmerzen verursacht, kann der Arzt Ihnen Schmerzmittel verschreiben. Auch Antidepressiva wie Amitriptylin oder krampflösende Mittel wie Carbamazepin wirken bei Neuropathie schmerzlindernd. Wenn die Krankheit fortschreitet, lassen die Schmerzen allmählich nach, da die Schädigung der Nerven weiter zunimmt. Um so wichtiger ist dann eine genaue Beobachtung und Pflege der Füße.

Auch Cremes zum Auftragen auf die schmerzhaften Stellen können helfen, z. B. Cremes, die Capsaicin, einen Wirkstoff aus roten Chilischoten, enthalten. Sie sollten diese Cremes aber von offenen Wunden fern halten und sich nach der Anwendung gründlich die Hände waschen. Wenn die Bettdecke Ihnen Schmerzen an den Füßen und Beinen bereitet, kann ein Wundpflaster oder auch Klarsichtfolie auf den empfindlichen Stellen helfen. Auch eine Vorrichtung, die die Bettdecke nachts von Ihren Füßen und Beinen weghält, ist erhältlich.

Ausblick

Periphere Neuropathie bildet sich nicht zurück, aber durch eine strenge Einstellung des Blutzuckers lässt sich ein Fortschreiten der Erkrankung verhindern. Möglicherweise ist dazu eine Umstellung auf Insulin erforderlich.

Es besteht die Gefahr neuropathiebedingter Komplikationen, wie Fußgeschwüre (s. S. 204–205) und Charcot-Fuß (s. S. 205). Eine akute periphere Neuropathie kann gelegentlich durch eine verbesserte Blutzuckereinstellung geheilt werden.

Periphere Minderdurchblutung

Minderdurchblutung oder Ischämie bedeutet eine Einschränkung der Blutversorgung durch eine Verengung der Arterien. Wenn die Beine und Füße betroffen sind, spricht man von peripherer Minderdurchblutung, durch die diese Bereiche nur ungenügend mit Sauerstoff und Energie versorgt sind

Ursachen einer peripheren Minderdurchblutung

Die periphere arterielle Minderdurchblutung wird durch Arteriosklerose verursacht, die zu einer allmählichen Schädigung der Innenwände der Arterien führt. Zu den Risikofaktoren einer Arteriosklerose und damit für eine Minderdurchblutung zählen Rauchen, ein erhöhter Cholesterinspiegel, fettreiche Ernährung und ein chronisch hoher Blutzuckerspiegel.

Symptome und Diagnose

Die Symptome entwickeln sich allmählich über Monate und Jahre und umfassen folgende Symptome:

- krampfartige Wadenschmerzen nach Anstrengung oder in Ruhe
- kalte, bleiche Füße
- schlecht heilende Wunden oder Ver-

letzungen (da der schlecht durchblutete Bereich nur unzureichend mit den zur Heilung benötigten Nährstoffen und Sauerstoff versorgt wird)
- hartnäckige Fußgeschwüre

Auch wenn Sie möglicherweise keine Symptome haben, kann eine periphere Minderdurchblutung bei der vierteljährlichen Kontrolle (s. S. 26) festgestellt werden, wenn der Arzt den Fußpuls und die Sensibilität der Füße überprüft. Neuropathie und Minderdurchblutung treten oft zusammen auf. Wenn eine periphere Minderdurchblutung vermutet wird, werden zur Sicherung der Diagnose weitere Untersuchungen durchgeführt, etwa Blut- und Ultraschalluntersuchungen oder spezielle Röntgenaufnahmen, um den Blutfluss durch die Gefäße zu beurteilen.

Vorbeugen und Behandeln

Gesunde Ernährung, regelmäßige Bewegung und die Einstellung des Rauchens tragen dazu bei, eine Minderdurchblutung zu vermeiden. Ebenso wichtig ist die regelmäßige Einnahme von Medikamenten zur Kontrolle des Blutzuckers und des Blutdrucks. So wird auch das Fortschreiten der Erkrankung gestoppt.

In leichteren Fällen von Minderdurchblutung reichen regelmäßige Kontrolluntersuchungen durch den Arzt und Veränderungen der Lebensgewohnheiten, insbesondere der Verzicht auf das Rauchen, unter Umständen schon aus. Wenn der Blutfluss zu den Füßen sehr stark eingeschränkt ist, kann eine Operation erforderlich sein. Betroffene Arterien werden mithilfe einer als Angioplastie bezeichneten Technik behandelt. Dabei wird ein dünner Katheter in das Gefäß eingebracht und bis zur verengten Stelle vorgeschoben. An der Spitze des Katheters sitzt ein aufblasbarer Ballon, der die Verengung weitet. Auch eine Bypass-Operation zur Umgehung der geschädigten Blutgefäße kann angezeigt sein. Wenn der Blutfluss zu den Füßen nicht operativ wieder hergestellt werden kann, wenn sich der Fuß entzündet und nicht heilen will oder wenn sich Wundfäule einstellt (s. S. 205), kann eine Amputation des betroffenen Teils oder des gesamten Fußes notwendig werden.

MERKMALE EINES DIABETISCHEN FUSSES

Periphere Neuropathie und periphere Minderdurchblutung verursachen unterschiedliche Probleme und Symptome. Die Erkrankungen können auch zusammen auftreten, was die Gefahr weiter erhöht, dass es zu Komplikationen im Bereich der Füße kommt.

PERIPHERE NEUROPATHIE	VERSCHLUSSKRANKHEIT
Warme Haut	Kühle oder kalte Haut
Keine Sensibilität	Sensibilität normal oder reduziert
Rosige oder normale Hautfarbe	Blasse oder bläuliche Färbung
Meist schmerzlos, Schmerzen können nachts am heftigsten sein	Schmerzhaft bei Belastung oder in Ruhe zu jeder Tageszeit
Normale oder erhöhte Fußpulse	Schwache oder nicht tastbare Fußpulse
Hornhautschwielen	Keine Hornhaut
Reduzierte Reflexe	Normale Reflexe
Neigung zu Geschwüren an druckbelasteten Stellen, z. B. den Fußsohlen	Neigung zu Geschwüren an den Seiten des Fußes
Kann zu Charcot-(deformierten) Füßen führen	Kann zu Wundfäule (Gangrän) führen

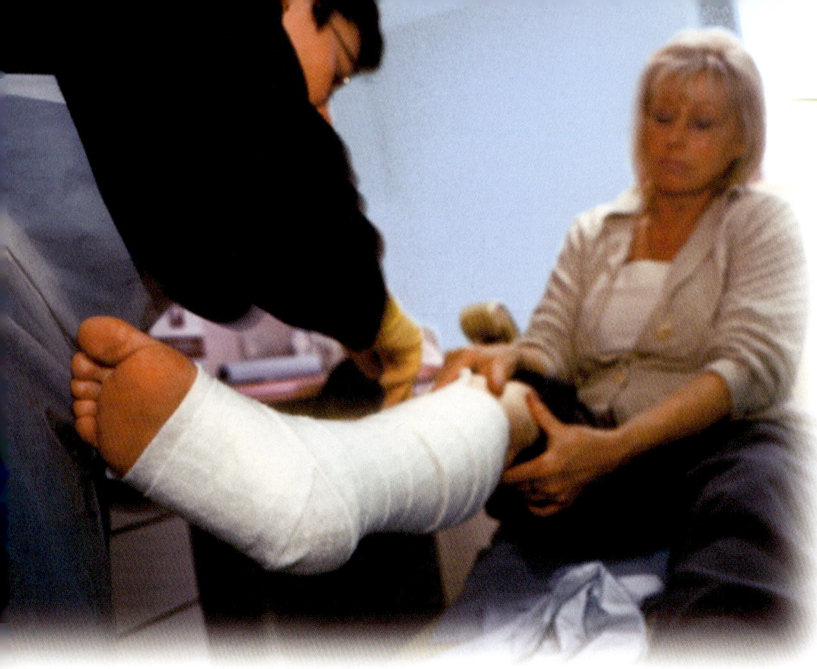

Behandlung eines Fussgeschwürs
Fußgeschwüre bedürfen erhöhter Aufmerksamkeit – eventuell muss ein Gips getragen werden, um zu verhindern, dass Druck auf das Geschwür ausgeübt wird. Regelmäßige Arztbesuche sind erforderlich. Der Fuß darf nicht belastet werden, ehe das Geschwür nicht vollständig ausgeheilt ist.

Ausblick

Periphere Minderdurchblutung ist irreversibel, kann aber durch eine Verbesserung der Durchblutung stabilisiert oder behandelt werden. Eine Umstellung der Lebensgewohnheiten zur Vermeidung einer weiteren Schädigung der Blutgefäße leistet einen wesentlichen Beitrag. Dennoch werden Sie anfällig für Komplikationen wie Fußgeschwüre, Charcot-Fuß und Gangrän sein.

Komplikationen am Fuß

Folgende Komplikation der peripheren Neuropathie oder Minderdurchblutung ziehen Entzündungen und Deformationen sowie eine schlechte Durchblutung der Füße nach sich, dass eine Amputation nötig wird.

■ **FUSSGESCHWÜRE (FUßULKUS)** Eine Komplikation der peripheren Neuropathie oder Minderdurchblutung oder beidem. Fußgeschwüre müssen sofort behandelt werden, um schwere Infektionen zu vermeiden. Bei peripherer Neuropathie entwickeln sie sich vor allem an der Fußsohle und anderen stark druckbelasteten Stellen. Bei Minderdurchblutung ist vermehrt der seitliche Fuß gefährdet. Auch treten Geschwüre oft unbemerkt unter Hornhautschwielen auf, oder sie werden z. B. durch einen spitzen Gegenstand, eine Verbrennung oder eine Blase (durch enges oder scheuerndes Schuhwerk) ausgelöst.

Geschwüre sind nicht immer schmerzhaft, daher sollten Sie sofort den Arzt aufsuchen, wenn Sie Risse oder Hornhautschwielen bemerken. Unbehandelte Fußgeschwüre führen zu einer allmählichen Zerstörung von Haut und dem Fußgewebe darunter. So entstehen Löcher, die bis auf den Knochen gehen. Wenn dies der Fall ist, besteht die akute Gefahr einer Knochenmarksentzündung. Bei Verschlusskrankheit besteht die Gefahr von Wundfäule (Gangrän, s. S. 205).

Geschwüre müssen von unten ausheilen, weshalb der Arzt oberflächliche Haut oder Eiter entfernt und das tote oder infizierte Gewebe abträgt. Die Stelle wird zum Schutz vor Infektionen verbunden.

Es ist für die Heilung enorm wichtig, jeden Druck auf das Geschwür zu vermeiden. Das Gehen auf dem Geschwür vergrößert es und drückt die Infektion tiefer in den Fuß. Es gibt Spezialschuhe oder einen Gips, der das Geschwür vor Belastung und Druck schützt. Möglicherweise müssen Sie den Schuh oder den Gips bis zu zwölf Wochen lang tragen, damit das Geschwür vollständig ausheilt.

Ein Abstrich aus der Wunde wird im Labor darauf untersucht, ob eine Infektion vorliegt und welche Antibiotika am besten wirken. Die Antibiotikabehandlung kann bis zu acht Wochen dauern, um sicherzugehen, dass die Infektion unter Kontrolle ist (eventuell muss die Behandlung auch wiederholt werden). Wenn das Geschwür stark infiziert ist, muss unter Umständen im Krankenhaus behandelt werden, um das Geschwür vollständig zu entlasten und die Antibiotika über die Vene verabreichen zu können. Wenn sich ein Abszess bildet, muss dieser operativ entfernt werden. Bei sehr tiefen oder nicht heilenden Infektionen kann die Amputation eines Teils des Fußes erforderlich werden, damit sich die Infektion nicht weiter ausbreitet.

Bis Geschwüre abheilen, dauert es sehr lange. Danach muss der Fuß äußerst schonend behandelt werden, damit das Geschwür nicht wieder aufbricht – das Narbengewebe kann an den Rändern reißen. Wenn ein Fußgeschwür oder die Neigung dazu besteht, sollte der Blutzucker gut eingestellt sein, um das Risiko von Infektionen zu senken (ein hoher Blutzucker schwächt die Körperabwehr).

■ **CHARCOT-FUSS** Diese Komplikation tritt bei peripherer Neuropathie auf und ist durch eine Schädigung der Fußknochen gekennzeichnet. Die Neuropathie vermindert die Knochenstärke, so dass eine kleine Verletzung des Fußes schnell zu einem Bruch oder zur Zersetzung der Knochen führt. Dadurch verschieben sich die Gelenke, es bilden sich neue Knochen, und der Fuß verformt sich.

Frühsymptom eines Charcot-Fußes ist ein heißer, geschwollener Fuß, der schmerzhaft sein kann und dessen Zustand sich über 2–3 Monate verschlechtert. Die Behandlung besteht in der Entlastung der betroffenen Stellen, kurzfristig durch einen Gips und langfristig durch spezielles Schuhwerk. Ein Charcot-Fuß verändert sich mit der Zeit, daher können gut passende Schuhe bereits sechs Monate später nicht mehr richtig sitzen. Tragen Sie Schuhe aus flexiblem Material mit verstellbaren Verschlüssen, damit sich der Schuh an die Fußform anpassen kann. Die Bildung neuer Knochen wird sich verlangsamen und nach ein paar Monaten zum Stillstand kommen, aber es bleiben dauerhafte Verformungen zurück.

■ **GANGRÄN** Zu dieser Komplikation kann es bei Minderdurchblutung kommen, die zu einer kompletten Unterbrechung der Blutversorgung eines Bereichs am Fuß führt. Wenn ein Teil des Fußes, etwa eine Zehe oder die Ferse, nicht mehr durchblutet wird, färbt sich die Haut bläulich violett und dann schwarz. Wenn sich eine Gangrän gebildet hat, kann nur eine Amputation die weitere Ausbreitung der Gangrän verhindern. Wenn Sie seit Jahren an Fußgeschwüren und Schmerzen in den Beinen und Füßen leiden, kann sich Ihre Lebensqualität durch eine Amputation noch vor Entstehung einer Gangrän verbessern, weil Sie dann ohne ständige Schmerzen leben können.

Praktische Tipps

IHR RISIKO VON FUSSGESCHWÜREN

Ein Fußgeschwür entwickelt sich eher, wenn:

- Ihr Blutzuckerspiegel mehrere Monate lang über 180 mg/dl gelegen hat.
- Ihr Blutdruck über 140 zu 80 liegt und durch Tabletten nicht richtig eingestellt wird.
- Sie es in den Füßen kribbelt oder brennt oder wenn die Haut sehr berührungsempfindlich ist.
- Sie rauchen.
- Sie schon einmal ein Fußgeschwür hatten.
- Ihre Beine schlecht durchblutet sind.
- Sie von Ihrem Arzt erfahren haben, dass die Empfindlichkeit (Sensibilität) an bestimmten Stellen Ihres Fußes nachgelassen hat.

Herz-Kreislauf-Erkrankungen

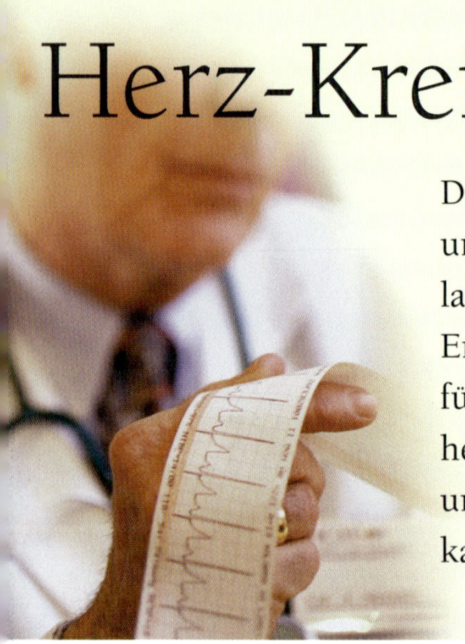

Diabetes steht in engem Zusammenhang mit Bluthochdruck und hohen Blutfettwerten. Diese sind selbst bereits Herz-Kreislauf-Erkrankungen, stellen aber auch Risikofaktoren für weitere Erkrankungen dar, z.B. für die koronare Herzkrankheit (KHK), für Schlaganfälle und periphere arterielle Verschlusskrankheiten (pAVK). Finden Sie Ihre persönlichen Risikofaktoren und ändern Sie Ihre Lebensgewohnheiten, um die Entstehung kardiovaskulärer Erkrankungen weitgehend zu verhindern.

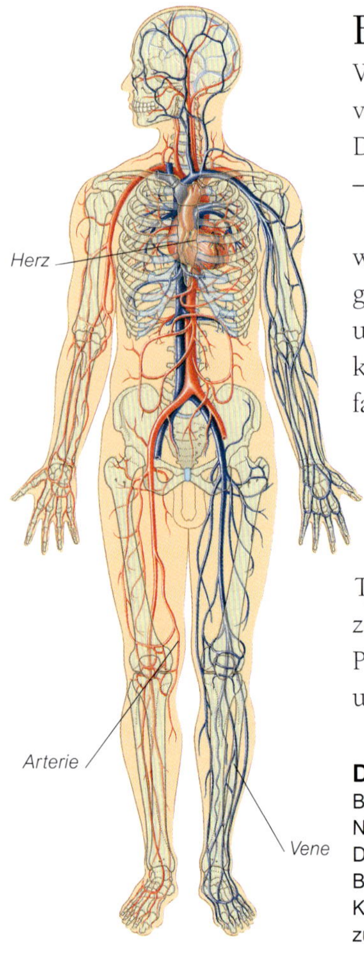

DAS HERZ-KREISLAUF-SYSTEM
Blut wird vom Herzen durch ein dichtes Netz aus Arterien und Venen gepumpt. Die Arterien bringen das sauerstoffreiche Blut vom Herzen zu allen Geweben des Körpers und die Venen leiten das Blut zurück zum Herzen.

Bluthochdruck

Wenn sich Arterien versteifen und verengen, wird das Blut mit höherem Druck durch die Blutgefäße gedrückt – es entsteht hoher Bluthochdruck.

Da Bluthochdruck maßgeblich zu weiteren diabetesbedingten Spätfolgen an den Augen (s. S. 190–195) und Nieren (s. S. 196–199), zu koronarer Herzkrankheit, Schlaganfall und Arterienverschluss beiträgt, sollte er unbedingt vermieden bzw. behandelt werden.

Herz-Kreislauf-Erkrankungen sind die Haupttodesursache bei Typ-2-Diabetikern. Etwa 10–30 Prozent der Typ-1-Diabetiker und 30–60 Prozent der Typ-2-Diabetiker leiden unter Bluthochdruck.

Ursachen

Obwohl der Zusammenhang zwischen Bluthochdruck und Diabetes noch nicht geklärt ist, wird vermutet, dass Bluthochdruck teilweise durch den hohen Insulinspiegel im Blut ausgelöst wird (entweder bedingt durch Insulinresistenz oder durch Insulininjektionen). Die Blutgefäße vernarben und es bilden sich Ablagerungen. Bei Typ-1-Diabetes kommt es häufig mit nachlassender Nierenfunktion zu Bluthochdruck. Bei Typ-2-Diabetes hängt er mit hohen Blutfetten und Übergewicht zusammen. Auch Bewegungsmangel, Rauchen, starker Alkoholkonsum und Stress sind Risiken.

Symptome und Diagnose

Bluthochdruck verursacht nur selten Symptome. Wenn Sie Diabetes haben und wenn bei Ihnen mehrfach ein Blutdruck von 140/80 mm Hg (Millimeter Quecksilbersäule) oder mehr gemessen wird, ist von Bluthochdruck

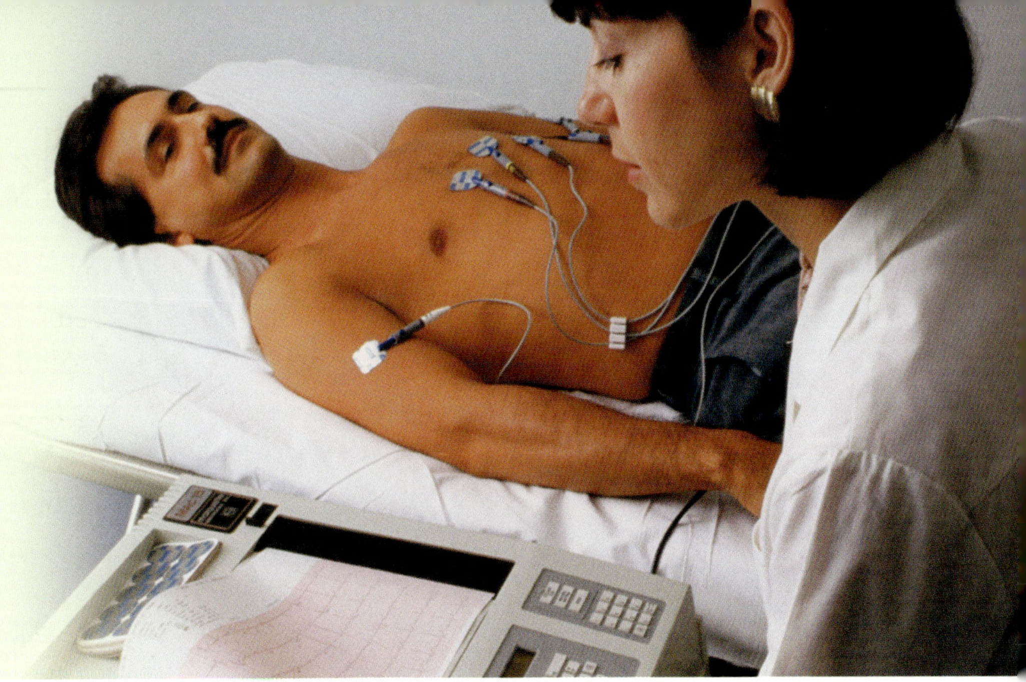

KONTROLLE DER HERZFUNKTION
Mit der Elektrokardiographie (EKG) wird die elektrische Aktivität des Herzens aufgezeichnet. So lassen sich Herzrhythmusstörungen erkennen oder die Ursachen von Schmerzen in der Brust untersuchen.

auszugehen. Der erste Messwert bezieht sich auf den Druck beim Zusammenziehen des Herzens, (systolischer Druck), der zweite Wert auf den Druck bei der Entspannung des Herzens (diastolischer Druck).

Vorbeugen und Behandeln

Es gibt einiges, was Sie tun können, um Bluthochdruck zu vermeiden:

- Ernähren Sie sich weitgehend gesund.
- Bewegen Sie sich regelmäßig.
- Hören Sie auf zu rauchen.
- Nehmen Sie bei Bedarf ab.

Auch eine gute Einstellung des Blutzuckers und der weitgehende Verzicht auf Alkohol tragen zur Vermeidung von Bluthochdruck bei. Wenn bei Ihnen Bluthochdruck diagnostiziert wird, kann die Situation auch durch geringeren Salzkonsum verbessert werden.

Sobald eine Behandlung eingeleitet ist, wird alle 3–6 Monate eine Kontrollmessung durchgeführt. Die folgenden Medikamente werden gegen Bluthochdruck eingesetzt (es werden bis zu drei kombiniert).

- Betablocker wie Atenolol und Oxprenolol dämmen die Wirkung von Adrenalin, einem Hormon, das den Herzschlag und den Blutdruck erhöht.
- Harntreibende Mittel (Diuretika) wie Bendroflumethiazid und Indapamid erweitern enge Arterien und scheiden Wasser und Salze aus dem Körper aus.
- ACE-Hemmer wie Ramipril und Enalapril wirken gefäßerweiternd.
- Kalziumantagonisten (Kalziumblocker) wie Amlodipin und Nifedipin unterbinden, dass sich die Arterien verengen.

Ausblick

Wem es gelingt, den Blutdruck durch Änderung der Lebensgewohnheiten oder durch Tabletten bei höchstens 140/80 mm Hg zu halten, senkt das Risiko von koronarer Herzkrankheit, Schlaganfällen, peripheren arteriellen Verschlusskrankheiten sowie Augen- und Nierenerkrankungen erheblich.

Praktische Tipps

SO KOMMEN SIE VOM RAUCHEN AB

- Versuchen Sie Nikotinpflaster oder -kaugummi.
- Besuchen Sie eine Selbsthilfegruppe zur Rauchentwöhnung.
- Ändern Sie alltägliche Gewohnheiten. Gehen Sie spazieren, anstatt nach dem Essen zu rauchen.
- Treffen Sie Ihre Freunde z. B. im Kino, wo rauchen verboten ist, oder setzen Sie sich in den Nichtraucherbereich.
- Wenn Sie nicht sofort aufhören können, rauchen Sie ein bis zwei Zigaretten weniger pro Tag.

Erhöhte Blutfettwerte

Erhöhte Blutfettwerte (Hyperlipidämie) tragen maßgeblich zur Entstehung von koronarer Herzkrankheit, Schlaganfall und peripheren arteriellen Verschlusskrankheiten bei. Hohe Blutfettwerte kommen häufiger bei Typ-2-Diabetes vor. Bei Typ-1-Diabetikern sind sie in der Regel normal, außer, es gibt andere Gründe dafür.

Ursachen

Der Zusammenhang zwischen Diabetes und erhöhten Blutfettwerten ist noch nicht ganz geklärt, es wird aber der aufgrund der Insulinresistenz ungewöhnlich hohe Insulinspiegel bei Typ-2-Diabetes als Ursache vermutet.

Weitere Risikofaktoren sowohl bei Typ-1- als auch bei Typ-2-Diabetes sind fettreiche Ernährung, wenig Bewegung, Rauchen, Übergewicht, Unterfunktion der Schilddrüse und ein chronisch erhöhter Blutzuckerspiegel. Auch ein starker Alkoholkonsum und/oder das Vorkommen von erhöhten Blutfettwerten in der Familie erhöhen das Risiko.

GESUNDE BLUTFETTWERTE

Wenn manche Fette im Blut erhöht, andere Fettwerte gleichzeitig niedrig sind, ist das Risiko erhöht, dass eine koronare Herzkrankheit entsteht. Bei einer Blutanalyse der Fettwerte sollten diese Werte erreicht werden, um Herz und Blutgefäße gesund zu erhalten.

BLUTFETT	GESUNDER WERT
Cholesterin	175-230 mg/dl
Triglyzeride	Unter 200 mg/dl
LDL-Cholesterin	Unter 150 mg/dl
HDL-Cholesterin	Über 65 mg/dl

Symptome und Diagnose

Erhöhte Blutfettwerte zeigen selten Symptome. Wenn bei der Jahreskontrolle (s. S. 26) der Cholesterinwert im Blut erhöht ist, empfiehlt der Arzt eine gesunde Ernährung. Mit weiteren Blutanalysen können andere Fette im Blut bestimmt werden: Triglyceride (Triacylglyzerine), Lipoprotein mit niedriger Dichte (LDL), Lipoprotein mit hoher Dichte (HDL); s.Tabelle.

Vorbeugen und Behandeln

Zur Vermeidung von erhöhten Blutfettwerten können Sie einiges beitragen: gesunde Ernährung – besonders die Vermeidung gesättigter Fettsäuren (s. S. 36) –, Gewichtsreduktion und viel Bewegung. Eine gute Diabeteseinstellung und ein weitgehender Verzicht auf Alkohol sind ebenfalls von Vorteil. Je nach Messwert werden folgende Tabletten verschrieben:

- Statine wie Fluvastatin und Pravastatin verhindern die Produktion von Cholesterin.
- Fibrate wie Bezafibrat und Ciprofibrat senken die Produktion von Triglyceriden.

Folgekontrollen alle 3–6 Monate sollen den Behandlungserfolg zeigen.

Ausblick

Wenn aufgrund von Änderungen der Lebensgewohnheiten oder der Einnahme von Tabletten gesunde Blutfettwerte erreicht werden, sinkt die Gefahr, dass es zu einer koronaren Herzkrankheit, einem Schlaganfall und peripherer arterieller Verschlusskrankheit kommt, erheblich.

Koronare Herzkrankheit (KHK)

Die beiden Hauptschlagadern, die das Herz umgeben und es mit Blut versorgen, nennt man Herzkranzgefäße (Herzkranzarterien). Diabetes erhöht das Risiko, dass es zu einer koronaren Herzkrankheit kommt, bei der sich Fettablagerungen in den Herzkranzgefäßen anreichern und den Blutzufluss zum Herzen behindern.

Ursachen

Es wird vermutet, dass ein hoher Insulinspiegel für die Schädigung der Arterien verantwortlich ist (s. Bluthochdruck). Weitere Risikofaktoren sind Bluthochdruck, erhöhte Blutfette, fettreiche Ernährung, Bewegungsmangel, Rauchen, Übergewicht, Fälle von KHK in der Familie und ein chronisch hoher Blutzuckerspiegel.

Symptome und Diagnose

Wenn das Herz durch die Herzkranzgefäße nicht mehr genügend Sauerstoff erhält, kann es zu Angina Pectoris (Herzenge), einem Herzinfarkt oder Herzinsuffizienz kommen.

■ **ANGINA PECTORIS** Ein vorübergehender Schmerz oder ein Druckgefühl im Brustbereich ist hierbei das Hauptsymptom. Es können auch Schmerzen in der linken Schulter oder am linken Arm auftreten.

Die Anzeichen treten vor allem bei Stress oder Anstrengung auf, z. B. beim Treppensteigen oder Heben.

■ **HERZINFARKT** Zu den Hauptsymptomen eines Herzinfarkts gehören starke Schmerzen im Brustbereich, Atemlosigkeit, ein hämmernder oder unregelmäßiger Herzschlag, Schweißausbruch, Schwindelgefühl, Übelkeit und manchmal auch Bewusstlosigkeit. Es können auch nur wenige oder leichte Symptome auftreten.

■ **HERZINSUFFIZIENZ** Das Herz verliert nach und nach seine Fähigkeit, das Blut durch den Körper zu pumpen. Zu den Anzeichen einer Herzinsuffizienz gehören Schwellungen an Beinen, Füßen und im Bauchbereich, Flüssigkeit in der Lunge, Kurzatmigkeit und Müdigkeit. Der Zustand verschlechtert sich mit der Zeit.

Eine KHK kann durch ein Elektrokardiogramm (EKG) festgestellt werden. Dabei werden die elektrischen Impulse des Herzens mithilfe von Elektroden auf der Haut aufgezeichnet. Ultraschallwellen oder Röntgenstrahlen werden verwendet, um das

F **Wie hoch ist mein Risiko für Herz-Kreislauf-Erkrankungen?**

A Wenn Sie Diabetes haben und Ihr Blutzuckerspiegel regelmäßig über 126 mg/dl und Ihr HbA1c-Wert über 7 Prozent liegt, Sie rauchen, Ihr Blutdruck hoch (über 140 zu 80) ist und wenn Ihr BMI über 30 liegt (s. S. 46), ist das Risiko hoch, dass bei Ihnen Herz-Kreislauf-Erkrankungen auftreten. Diabetikerinnen verlieren nach den Wechseljahren den zusätzlichen Schutz gegen Herz-Kreislauf-Erkrankungen durch das Hormon Östrogen. Wenn Ihr Risiko erhöht ist, können Sie dennoch viel tun, um es zu senken, indem Sie Ihre Lebensgewohnheiten ändern, z. B. indem Sie abnehmen, sich mehr bewegen oder aufhören zu rauchen.

Ein vorübergehender Schmerz oder ein Druckgefühl im Brustbereich ist das Hauptsymptom von Angina Pectoris. Es können auch Schmerzen in der linken Schulter oder am linken Arm auftreten.

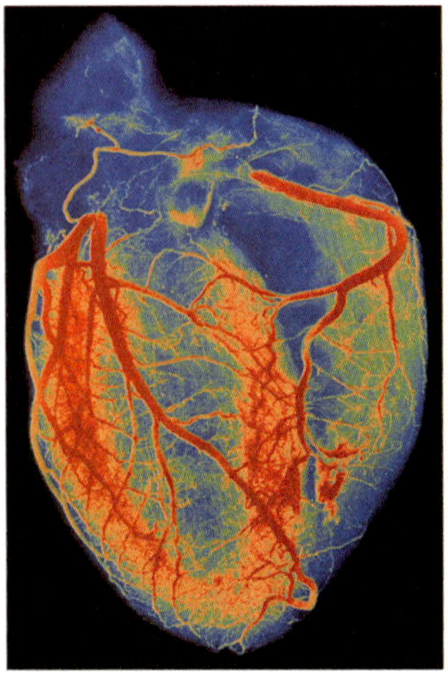

HERZKRANZGEFÄSSE
Ein Netz aus Arterien und Venen versorgt das Herz mit Blut, das von dort durch den Körper gepumpt wird. Eine Verengung der Herzkranzgefäße, die den Herzmuskel versorgen, kann zu koronarer Herzkrankheit führen.

Die Symptome eines Schlaganfalls hängen von der geschädigten Gehirnhälfte ab. Es können Bewegung, Sprache, Gedächtnis, Seh- und Hörvermögen oder Gleichgewicht betroffen sein.

Herz sichtbar zu machen und den Zustand der Herzkranzgefäße zu beurteilen.

Vorbeugen und Behandeln

Die wichtigste Maßnahme, um eine KHK zu verhindern, ist eine Änderung der Lebensgewohnheiten: gesunde Ernährung, viel Bewegung, die Einstellung des Rauchens, Gewicht und Stress reduzieren sowie weitgehender Verzicht auf Alkohol. Kontrollen des Blutdrucks und der Blutfettwerte mit entsprechender Behandlung sowie eine langfristig gute Blutzuckereinstellung sind ebenfalls wichtig. Eine KHK wird durch Operation oder folgende Medikamente behandelt:

- Beta-Blocker (s. S. 207)
- Mittel auf Nitratbasis wie Isosorbidmononitrat und Glyceryltrinitrat, die die Herzkranzgefäße erweitern
- Gerinnungshemmer wie Aspirin, die die Blutgerinnung verhindern
- Kalziumantagonisten (s. S. 207)

Operativ können KHK mit einer Bypass-Operation oder der Koronarangioplastie behandelt werden. Bei einer Bypass-Operation wird – meist aus dem Bein – ein Blutgefäß entnommen und damit das Blut um das geschädigte Herzkranzgefäß herumgeleitet. Bei der Koronarangioplastie wird ein feiner Katheter mit einem Ballon an der Spitze bis zur Verengung in der Arterie vorgeschoben. Durch Aufblasen des Ballons weitet sich die Arterie. Wenn die Luft wieder abgelassen und der Ballon entfernt wird, kann das Blut wieder fließen. Manchmal wird auch ein Stent, ein kleines Metallgeflecht, in die Arterie implantiert, um sie offen zu halten.

Wenn Sie einen Herzinfarkt haben, erhalten Sie im Krankenhaus über eine Infusion Insulin und müssen zu Hause noch mehrere Monate lang Insulin spritzen, um die Gefahr eines weiteren Herzinfarkts zu senken. Je nach Blutzucker und anderen Risikofaktoren müssen Sie die Insulinbehandlung unter Umständen beibehalten.

Ausblick

Es gibt sehr gute Vorbeugungs- und Behandlungsmöglichkeiten bei KHK, darunter auch Medikamente, die das Risiko von Herzinfarkten senken. Dennoch bleibt eine gesunde Lebensführung entscheidend, um die Durchblutung aufrechtzuerhalten.

Schlaganfall

Wird die Blutzufuhr zum Gehirn durch ein Gerinnsel oder eine Blutung unterbrochen, erhält das Gehirn keinen Sauerstoff, und einige Gehirnzellen sterben oder nehmen Schaden.

Ursachen

Der Hauptrisikofaktor für Schlaganfall ist Bluthochdruck, der bei Menschen mit Diabetes häufig vorkommt, sowie Arteriosklerose (zusammen mit hohen Cholesterinwerten), bei der Fettablagerungen die Arterien verengen.

Symptome und Diagnose

Die Symptome eines Schlaganfalls hängen von der geschädigten Gehirnhälfte ab. Es können Bewegung, Sprache, Gedächtnis, Seh- und Hörvermögen oder Gleichgewicht betroffen sein. Diagnostiziert wird ein Schlaganfall anhand der Symptome sowie durch Aufnahmen des Gehirns.

Vorbeugen und Behandeln

Bei Bluthochdruck (s. S. 206–208) sollten Sie zur Vermeidung eines Schlaganfalls regelmäßig Ihre Medikamente nehmen und auf eine gesunde Lebensweise achten. Auch der eingeschränkte Verzehr gesättigter Fettsäuren sichert die Durchblutung. Die Behandlung des Schlaganfalls besteht in der Rehabilitation der betroffenen Funktionen einschließlich einer Physiotherapie und Sprachübungen.

Ausblick

Die Heilungschancen eines Schlaganfalls hängen vom Ausmaß der Beeinträchtigung ab. Eine rechtzeitige Spezialbehandlung kann eine vollständige Genesung ermöglichen.

Periphere arterielle Verschlusskrankheit

Wenn sich Fettklümpchen in den Arm- oder Beinarterien ablagern, behindern sie den Blutzufluss zu den Arm- und Beinmuskeln. Dieses Phänomen wird als periphere arterielle Verschlusskrankheit (pAVK) bezeichnet.

Ursachen

Ein hoher Insulinspiegel im Blut wird für eine Schädigung der Arterien verantwortlich gemacht. Weitere Risikofaktoren sind Bluthochdruck, erhöhte Blutfette, fettreiche Ernährung, Bewegungsmangel, Rauchen, Übergewicht und ein chronisch hoher Blutzucker.

Symptome und Diagnose

Frühsymptom einer verengten Arm- oder Beinarterie sind Muskelschmerzen bei Belastung (je größer die Belastung, desto stärker der Schmerz). Eine pAVK wird anhand der Symptome sowie durch Röntgen- oder Ultraschalluntersuchungen diagnostiziert.

Vorbeugen und Behandeln

Am ehesten lässt sich eine pAVK durch eine gesunde Ernährung, Bewegung und eine langfristig gute Diabeteseinstellung vermeiden. Auch eine Gewichtsreduktion, die Einstellung des Rauchens und ein stark eingeschränkter Alkoholkonsum beugen einer pAVK vor. Wichtig ist auch die Beobachtung des Blutdrucks und der Blutfettwerte sowie eine regelmäßige Einnahme der Medikamente. Behandelt wird eine pAVK mit Gerinnungshemmern (s. S. 210) oder Kalziumantagonisten (s. S. 207). Eventuell kann auch eine Angioplastie oder Bypass-Operation (s. S. 210) angezeigt sein.

Ausblick

Eine Behandlung der pAVK durch Medikamente oder eine Operation kann erfolgreich verlaufen. Dennoch sollten Sie durch die Reduzierung der Risikofaktoren, insbesondere des Rauchens, dazu beitragen, weitere Schädigungen zu verhindern und die langfristigen Erfolgsaussichten zu verbessern.

Praktische Tipps

SO VERMEIDEN SIE HERZ-KREISLAUF-ERKRANKUNGEN

- Essen Sie wenig gesättigte Fettsäuren und mindestens fünf Portionen Obst und Gemüse am Tag.
- Bewegen Sie sich regelmäßig – gehen Sie z. B. fünfmal die Woche eine halbe Stunde schnell spazieren.
- Hören Sie auf zu rauchen.
- Halten Sie Ihren Body-Mass-Index im empfohlenen Bereich (s. S. 46).
- Achten Sie auf eine gute Blutzuckereinstellung.
- Schränken Sie den Alkoholkonsum ein, wenn Ihnen dazu geraten wurde.
- Nehmen Sie regelmäßig alle Medikamente, die Ihnen zur Senkung des Blutdrucks oder der Blutfettwerte verschrieben wurden.

Sonstige Komplikationen

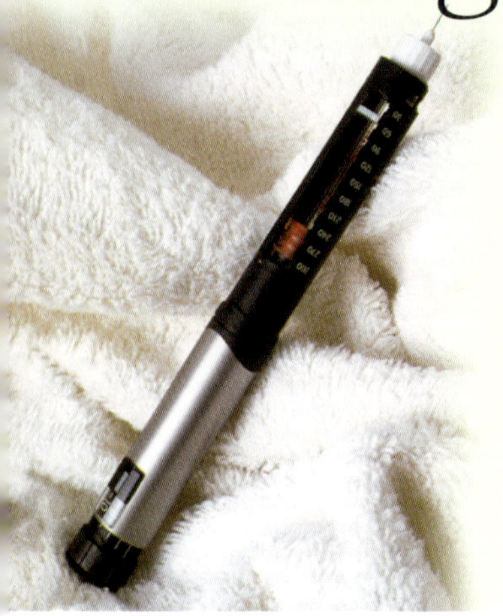

Wenn der Diabetes bereits längere Zeit besteht, können verschiedene Probleme auftreten. Beulen an den Injektionsstellen (Lipohypertrophie) entstehen, wenn wiederholt in dieselbe Stelle injiziert wird. Erektionsstörungen können eine Folge von Nervenschädigungen und Durchblutungsstörungen sein, während eine Schädigung der Nerven, die autonome Körperfunktionen wie die Verdauung oder die Körpertemperatur steuern, als autonome Neuropathie bezeichnet wird.

Lipohypertrophie

Zeichen einer Lipohypertrophie sind Beulen an den Injektionsstellen, die geschwollen sind und hervortreten, aber nicht rot oder schmerzhaft sind.

Ursachen

Wiederholtes Spritzen in dieselbe Stelle kann zu einer Ansammlung von Fettgewebe unter der Haut führen. Insulin kann ein vermehrtes Gewebewachstum an den geschädigten Stellen hervorrufen. Eine Lipohypertrophie kann aber auch auftreten, wenn Sie erst seit einigen Monaten in dieselbe Stelle injizieren.

Symptome und Diagnose

Beulen entstehen meist langsam und werden erst spät bemerkt. Streichen Sie mit der Hand über die Injektionsstellen, um zu prüfen, ob die Haut dort anders ist. Wenn Sie nichts fühlen, Ihr Blutzucker aber von Tag zu Tag ohne erkennbare Ursache schwankt, fragen Sie den Arzt. Eventuell spritzen Sie in Stellen, an denen das Zellwachstum verändert und die Aufnahme des Insulins erschwert ist. Der Arzt untersucht Ihre Haut und prüft, ob Sie an Lipohypertrophie leiden.

Vorbeugen und Behandeln

Injizieren Sie nicht jedes Mal in denselben Bereich (geeignete Injektionsstellen finden Sie auf S. 97). Wenn Sie an einer Lipohypertrophie leiden, injizieren Sie nicht in die knotigen Bereiche, auch wenn Injektionen dort weniger unangenehm sind. Wenn die Insulinaufnahme beeinträchtigt war, haben Sie vielleicht Ihre Dosis erhöht. Dann müssen Sie Ihre Dosis bei neuen Injektionsstellen eventuell halbieren, um Unterzucker zu vermeiden.

Ausblick

Mit der Zeit verschwinden die Beulen, weil die Fettzellen vom Körper wieder absorbiert werden. Sehr große oder

Mythos ODER WAHRHEIT?

MYTHOS
Beim Spritzen sind Hautprobleme unvermeidbar.

WAHRHEIT
Hautprobleme kann man verhindern. Mit einer kurzen Nadel vermeiden Sie blaue Flecken, durch Wechseln der Einstichstellen verhindern Sie Beulen (s. rechts). Sind Sie auf ein einzelnes Insulin allergisch, fragen Sie Ihren Arzt nach einer anderen Marke.

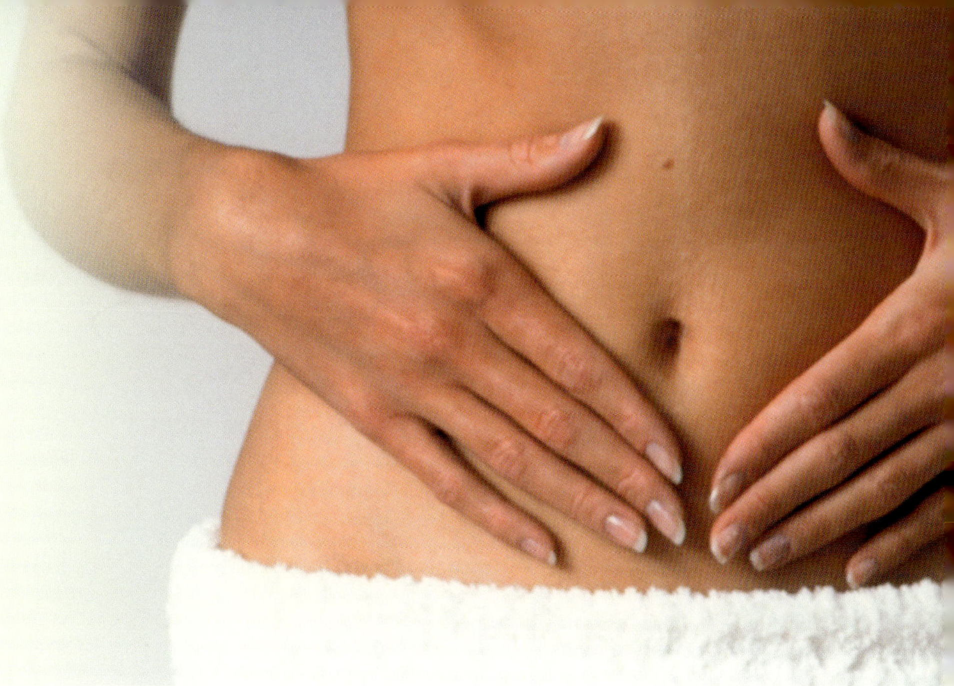

DIE INJEKTIONSSTELLEN KONTROLLIEREN
Eine wiederholte Verwendung derselben Injektionsstellen kann zu Beulen unter der Haut führen, was als Lipohypertrophie bezeichnet wird. Dies lässt sich vermeiden, wenn für jede Injektion eine andere Stelle gewählt wird. Kontrollieren Sie regelmäßig die Haut an den Injektionsstellen. Wenn Sie Verhärtungen spüren, sparen Sie diese Stellen bei zukünftigen Injektionen aus.

bereits lange bestehende Beulen bilden sich eventuell nie mehr zurück. Spritzen Sie nicht in diese Bereiche.

Erektionsstörungen

Darunter versteht man die Unfähigkeit, eine Erektion zu erzielen oder lange genug zu erhalten, um Geschlechtsverkehr auszuüben. Etwa jeder dritte Diabetiker ist von Erektionsstörungen betroffen, die mit zunehmendem Alter häufiger auftreten.

Ursachen

Erektionsstörungen können viele Ursachen haben; ein chronisch hoher Blutzucker kann eine davon sein. Dies lässt sich aufgrund der vielen anderen Faktoren (z.B. Umwelt, psychische Belastung) aber nur schwer nachweisen. Man geht davon aus, dass aufgrund der hohen Zuckerwerte die Durchblutung und die Nerven geschädigt wurden und eine autonome Neuropathie (s. S. 215) bewirkt haben können. Die Blutversorgung des Penis reicht möglicherweise für eine Erektion nicht mehr aus oder Nervenschädigungen beeinträchtigen den Ablauf, der zu sexueller Erregung führt. Erektionsstörungen treten auch als Nebenwirkung von Bluthochdruckmedikamenten, z. B. Beta-Blockern, auf. Es gibt noch weitere Ursachen für die Störung, die mehr oder weniger eng mit dem Diabetes zusammenhängen, wie etwa Depressionen, Stress, Angespanntheit und Beziehungsprobleme sowie starkes Rauchen und hoher Alkoholkonsum. Selten löst ein Mangel an Testosteron oder Thyroxin Erektionsstörungen aus. Besprechen Sie Symptome und Lebensweise mit Ihrem Arzt, um die körperlichen und/oder psychischen Faktoren für die Störung zu erkennen.

Symptome und Diagnose

Die Erektionsstörungen sind voraussichtlich nicht diabetesbedingt, wenn

Etwa jeder dritte Diabetiker ist von Erektionsstörungen betroffen.

Sie mitunter zu Erektionen fähig sind, wenn sie plötzlich aufgetreten sind oder nur in bestimmten Situationen auftreten, z. B. unter Stress oder mit einer neuen Partnerin. Eine diabetesbedingte Ursache ist möglich, wenn Sie keine Erektion erreichen können und sich das Problem allmählich entwickelt hat. Um die Ursachen herauszufinden, sind weitere Untersuchungen nötig, z. B. Blutdruckmessungen, eine körperliche Untersuchung, eine Blutanalyse zur Bestimmung der Testosteron- und Thyroxinwerte sowie eine Untersuchung auf autonome Neuropathie (s. rechts) und periphere Neuropathie (s. S. 200–202). Wenn andere Körperteile von Nervenschäden oder Durchblutungsstörungen betroffen sind, ist vermutlich auch die Erektionsstörung diabetesbedingt.

Eine diabetesbedingte Ursache für Erektionsstörungen ist möglich, wenn Sie keine Erektion erreichen können und sich das Problem allmählich entwickelt hat.

Vorbeugen und Behandeln

Erektionsstörungen verhindern Sie am besten durch eine gute Blutzuckereinstellung. Zu den ersten Behandlungsschritten zählt der Versuch, die zugrunde liegenden Ursachen zu beseitigen. Falls die Störung medikamentös bedingt sein sollte, verschreibt der Arzt ein Alternativmittel und behandelt auch einen niedrigen Testosteron- oder Thyroxinspiegel durch Medikamente. Eine enge Blutzuckereinstellung ist unbedingt erforderlich, auch durch Dosiserhöhungen bei Tabletten oder des Insulins oder durch einen Wechsel des Medikaments. Geben Sie das Rauchen auf und reduzieren Sie Ihren Alkoholkonsum, wenn Sie mehr als empfohlen (s. S. 38) trinken. Wenn diese Maßnahmen nicht zu einer vollständigen Wiederherstellung der Sexualfunktion ausreichen, bleibt als nächster Schritt die Behandlung mit Medikamenten oder mechanischen Mitteln bzw. eine Operation sowie Psychotherapie.

■ **MEDIKAMENTE** Die folgenden Mittel bewirken eine Entspannung der Schwellkörpermuskulatur und verbessern die Durchblutung.

- Alprostadil (Caverject, MUSE) wird als Zäpfchen in die Harnröhre eingeführt oder in den Penis gespritzt. Bei Alprostadil können als Nebenwirkung eine nicht abklingende Erektion und Blutungen oder Schwellungen an der Einstichstelle auftreten.
- Sildenafil (Viagra) oder Vardenafil (Levitra) werden eine Stunde vor der sexuellen Aktivität eingenommen. Viagra wirkt etwa 6–8 Stunden, Levitra bis zu 48 Stunden. Beide sollten nicht zusammen mit nitrathaltigen Medikamenten gegen Angina Pectoris oder Bluthochdruck wie Isosorbidmononitrat oder Glyzeryltrinitrat eingenommen werden, sonst kommt es zu einer starken Blutdrucksenkung.
- Tadalafil (Cialis) wird 30 Minuten bis 12 Stunden vor dem Geschlechtsverkehr eingenommen und wirkt bis zu 24 Stunden. Nehmen Sie es nicht zusammen mit Nitraten ein.
- Apomorphin (Uprima) wird 20 Minuten vor dem Geschlechtsverkehr eingenommen und darf mit nitrathaltigen Mitteln kombiniert werden.

■ **ANDERE HILFSMITTEL** Eine Erektion lässt sich auch mit Hilfsmitteln erzielen und aufrechterhalten. Die Vakuumpumpe besteht aus einem Kunststoffzylinder und einem Gummiring. Mithilfe einer Handpumpe wird im über den Penis gestülpten Zylinder ein Vakuum erzeugt. Dadurch füllt sich der Penis mit Blut – eine Erektion entsteht. Der Gummiring verbleibt auf der Peniswurzel, während Zylinder und Pumpe entfernt werden.

Wenn die den Penis versorgenden Blutgefäße verengt sind, kann eine Operation helfen. Es sind außerdem Penisimplantate für eine Dauererektion sowie hydraulische Implantate zum Aufpumpen erhältlich.

Ausblick

Die meisten Behandlungsmethoden sind effektiv und ermöglichen zwar Geschlechtsverkehr, doch die Spontaneität ist dadurch eingeschränkt. Beziehen Sie Ihre Partnerin in die Entscheidungen zur Behandlung der Störung ein und berücksichtigen Sie dies bei Ihren sexuellen Aktivitäten, so dass Sie Ihr Liebesleben mehr genießen können. Eine unbehandelte Erektionsstörung wirkt sich weder negativ auf Ihren Diabetes noch auf Ihren Gesundheitszustand insgesamt aus.

Autonome Neuropathie

Nerven, die jene Körperteile steuern, die wir nicht bewusst bewegen, gehören zum vegetativen (autonomen) Nervensystem. Sie regeln z. B. die Körpertemperatur, die Herzfrequenz und die Verdauung. Eine Schädigung dieser Nerven wird als autonome Neuropathie bezeichnet.

Ursachen

Autonome Neuropathie ist das Ergebnis eines chronisch hohen Blutzuckerspiegels. Durch die allmähliche Schädigung können die Nerven keine Impulse weiterleiten, so dass normale Körperfunktionen beeinträchtigt sind.

Symptome und Diagnose

Autonome Neuropathie kann folgende Symptome aufzeigen:

- vermehrtes oder vermindertes Schwitzen, sehr trockene Haut
- Übelkeit, Erbrechen, Durchfall oder Verstopfung
- Schwindel und Blutdruckabfall (Orthostatische Hypotonie)
- schlechte Belastbarkeit, da sich die Herzfrequenz nicht verringert/erhöht
- keine vollständige Blasenentleerung
- Erektionsstörungen
- gestörte Wahrnehmung von Unterzucker

Wenn Sie mehrere der oben genannten Symptome bemerken, lassen Sie Herzfrequenz und Blutdruck messen, da auch diese Funktionen dem vegetativen Nervensystem unterliegen.

Vorbeugen und Behandeln

Eine gute Blutzuckereinstellung beugt einer autonomen Neuropathie vor. Mögliche Symptome werden bei ihrem Auftreten behandelt. So können z. B. Mittel gegen Übelkeit, Erbrechen und Durchfall verschrieben werden.

Ausblick

Eine autonome Neuropathie ist eine dauerhafte Erkrankung. Man kann nur die Beschwerden lindern.

Praktische Tipps

ORTHOSTATISCHE HYPOTONIE

- Bleiben Sie beim Aufstehen fünf Minuten auf der Bettkante sitzen, bevor Sie sich ganz aufrichten.
- Versuchen Sie, Kopf und Schultern über Nacht erhöht zu lagern, etwa durch Kissen oder durch ein Verstellen der Matratze, wenn Sie ein solches Bett besitzen.
- Fragen Sie Ihren Arzt, ob sich die Symptome durch das Tragen von Stützstrümpfen über Nacht lindern lassen.

Glossar

AUTONOME NEUROPATHIE Schädigung der Nerven des vegetativen Nervensystems, das die Verdauung und die Körpertemperatur reguliert.

BAUCHSPEICHELDRÜSE Bauchorgan, das Insulin, Glukagon und weitere Hormone produziert.

BETAZELLEN (auch B-Zellen) Insulinproduzierende Zellen in der Bauchspeicheldrüse.

BLUTZUCKERSPIEGEL die Konzentration von Glukose (Zucker) im Blut in Milligramm pro Deziliter oder Millimol pro Liter.

BMI (BODY-MASS-INDEX) Verhältnis von Körpergröße zu Körpergewicht. Der BMI berechnet sich aus dem Körpergewicht geteilt durch die Körpergröße zum Quadrat.

EREKTIONSSTÖRUNG Unfähigkeit, eine Erektion zu erzielen oder aufrechtzuerhalten, damit Geschlechtsverkehr stattfinden kann.

GESTATIONSDIABETES siehe Schwangerschaftsdiabetes.

GLUKAGON Hormon der Bauchspeicheldrüse, das den Blutzuckerspiegel durch Umwandlung des in der Leber gespeicherten Glykogens in Glukose erhöht.

GLUKOSE Einfachzucker, der die Hauptenergiequelle des Körpers darstellt; der größte Teil der im Körper benötigten Glukose stammt aus der Verdauung von Kohlenhydraten und aus der Umwandlung des in der Leber gespeicherten Glykogens in Glukose.

GLYKOGEN die Form, in der Glukose im Körper gespeichert wird.

HBA1C Bluttest, mit dem der Blutzuckerspiegel der letzten 6–8 Wochen kontrolliert werden kann.

HINTERGRUND-RETINOPATHIE erstes Stadium einer Retinopathie, bei dem die Blutgefäße anschwellen und Blut austritt; einige Blutgefäße haben ihre Funktion auch eingestellt und versorgen die Netzhaut nicht länger mit Blut.

HYPERGLYKÄMIE ein hoher Blutzuckerspiegel – über 126 mg/dl (7 Millimol pro Liter).

HYPERLIPIDÄMIE hohe Blutfettwerte.

HYPOGLYKÄMIE niedriger Blutzuckerspiegel – unter 72 mg/dl (4 Millimol pro Liter).

INFUSION permanente Versorgung des Körpers mit Flüssigkeit (auch Insulin) über eine Vene.

INJEKTIONSHILFE einfach zu handhabendes Gerät, mit dem Insulin gespritzt werden kann.

INJEKTIONSSTELLE Stelle am Körper, in die Insulin gespritzt wird.

INSULIN Hormon der Bauchspeicheldrüse; sorgt für eine Senkung des Blutzuckerspiegels, indem es die Aufnahme von Glukose in die Körperzellen ermöglicht.

INTERMEDIÄRINSULIN Insulin, das ein- oder zweimal täglich injiziert wird und sein Wirkungsmaximum etwa 4–8 Stunden nach der Injektion erreicht; sichert die basale Insulinversorgung.

MINDERDURCHBLUTUNG reduzierte Blutversorgung bestimmter Körperteile durch verengte Arterien.

KETOAZIDOSE durch einen sehr hohen Blutzuckerspiegel ausgelöster ernster Zustand, bei dem sich Ketone bilden, die eine Übersäuerung des Blutes verursachen.

KETONE saure Nebenprodukte, die bei der Fettverbrennung anfallen. Ketone sind bei starkem Insulinmangel äußerst giftig.

LANG WIRKSAMES INSULIN Insulin, das einmal täglich injiziert wird und sein Wirkungsmaximum etwa 6–10 Stunden nach der Injektion erreicht; sichert die basale Insulinversorgung.

LANG WIRKSAMES INSULIN OHNE WIRKUNGSMAXIMUM Insulin, das einmal täglich gespritzt wird und die basale Insulinversorgung sichert, ohne ein ausgeprägtes Wirkungsmaximum zu zeigen.

LIPOHYPERTROPHIE Fettklümpchen unter der Haut, die sich bilden können, wenn wiederholt in einen kleinen Bereich gespritzt wird.

MIKROALBUMINURIE kleine Mengen Eiweiß im Urin; Anzeichen einer beginnenden Nephropathie.

MILLIGRAMM PRO DEZILITER In (West-)Deutschland gebräuchliche Maßeinheit zur Angabe des Blutzuckergehalts; ist im internationalen Vergleich veraltet.

MILLIMOL PRO LITER internationale Maßeinheit zur Angabe des Blutzuckergehalts, die auch in der DDR gebräuchlich war. Messgeräte können auf diese Einheit umgestellt werden. Ein Millimol pro Liter entspricht ca. 18 mg/dl. Ein idealer Blutzucker liegt z. B. bei 4–7 Millimol pro Liter, 10 entspricht also 180, 3 entspricht 54 mg/dl.

MODY (SICH WÄHREND DER PUBERTÄT MANIFESTIERENDER DIABETES) Genetisch bedingter Diabetes, der ähnlich behandelt wird wie Typ-2-Diabetes.

NEOVASKULÄRES GLAUKOM mögliche Komplikation einer proliferativen Retinopathie, bei der sich neue Blutgefäße um die Iris bilden; führt zu einer Beeinträchtigung des Sehvermögens.

NEPHRON Grundfiltereinheit der Nieren, bestehend aus einem Knäuel Kapillaren (Glomeruli) und einem langen, dünnen Schlauch (Nierenkanälchen); jede Niere besteht aus etwa 1 Million Nephronen.

NEPHROPATHIE Nachlassen der Funktionsfähigkeit der Nieren.

NETZHAUTABLÖSUNG Ablösung der Netzhaut vom Augenhintergrund; eine mögliche Komplikation bei bestehender Retinopathie.

NEUROPATHIE Schädigung der Nerven im Körper.

NORMALINSULIN Insulin, das 20–40 Minuten vor den Mahlzeiten injiziert wird und sein Wirkungsmaximum 2–3 Stunden nach der Injektion erreicht.

PERIPHERE MINDERDURCHBLUTUNG eingeschränkte Blutversorgung der Beine und Füße aufgrund einer Verengung der Arterien.

PERIPHERE NEUROPATHIE Schädigung der Nerven, die die Extremitäten des Körpers versorgen.

PRÄPROLIFERATIVE RETINOPATHIE zweites Stadium der Retinopathie, bei dem es zur Bildung neuer Blutgefäße in der Netzhaut kommt, die die Blutgefäße ersetzen sollen, die ihre Funktion eingestellt haben. Die neuen Blutgefäße sind schwach entwickelt und neigen zu Blutungen.

PRÄRETINALE BLUTUNG Blutung in die Netzhaut oder den Glaskörper des Auges. Ein vorübergehender Zustand, der eine mögliche Komplikation der Retinopathie darstellt.

PROLIFERATIVE RETINOPATHIE Endstadium der Retinopathie, bei dem sich viele neue Blutgefäße in der Netzhaut bilden, häufig über bereits vorhandenen Blutgefäßen; die neuen Blutgefäße verursachen Blutungen in den Augenhintergrund, was zu einer Einschränkung des Sehvermögens führt.

PROTEINURIE große Mengen Eiweiß im Urin; Anzeichen einer permanenten Nephropathie.

RETINOPATHIE alle Beeinträchtigungen die Netzhaut betreffend, in der Regel aufgrund einer Schädigung der die Netzhaut versorgenden Blutgefäße.

SCHNELL WIRKSAMES INSULIN Insulin, das zu den Mahlzeiten injiziert wird und sein Wirkungsmaximum nach etwa 1–2 Stunden erreicht.

SCHWANGERSCHAFTSDIABETES Diabetes, der sich während der Schwangerschaft entwickelt und nach der Geburt des Kindes in der Regel wieder verschwindet.

TYP-1-DIABETES Diabetes, bei dem die Betazellen in der Bauchspeicheldrüse zerstört wurden, weshalb der Körper kein Insulin mehr produzieren kann.

TYP-2-DIABETES durch Insulinresistenz der Körperzellen verursachter Diabetes, bei dem die Insulinproduktion des Körpers allmählich abnimmt.

Nützliche Adressen

Bei den folgenden Organisationen erhalten Sie wertvolle Informationen; manche bieten auch Unterstützung an oder helfen Ihnen dabei, mit anderen Diabetikern Kontakt aufzunehmen. Auch Ihr Arzt wird Ihnen sicher weitere Adressen nennen können, bei den Sie sich informieren und über Neuigkeiten auf dem Laufenden halten können.

Deutscher Diabetiker Bund e. V.
Bundesgeschäftsstelle
Goethestr. 27
34119 Kassel
Tel.: 0 5 61/703 477 0
Fax: 05 61/703 477 1
www.diabetikerbund.de

Deutsche Diabetes-Union e.V.
Prof. Dr. med. Eberhard Standl
Städt. Krankenhaus München-Schwabing, III. Med. Abt.
Kölner Platz 1
80804 München
Tel.: 0 89/30 68-25 23
Fax: 0 89/30 68-39 06
www.diabetes-union.de

Deutsche Diabetes-Gesellschaft
Geschäftsstelle Berufsgenossenschaftliche Kliniken Bergmannsheil Universitätsklinik
Bürkle-de-la-Camp-Platz 1
44789 Bochum
Tel.: 02 34/9 78 89-0
Fax: 02 34/9 78 89-21
www.deutsche-diabetes-gesellschaft.de

Bund Diabetischer Kinder und Jugendlicher e.V.
Hahnbrunner Str. 46
67659 Kaiserslautern
Tel.: 06 31/7 64 88
Fax: 06 31/9 72 22
www.bund-diabetischer-kinder.de

Bürger- und Patienteninformationssystem
www.diabetes-deutschland.de

Deutsches Diabetes-Forschungsinstitut an der Heinrich-Heine-Universität Düsseldorf
Auf'm Hennekamp 65
40225 Düsseldorf
Tel.: 02 11/33 82-0
Fax: 02 11/33 82-603
www.ddz.uni-duesseldorf.de

Diabetes-Journal
Verlag Kirchheim + Co GmbH
Postfach 2524
55015 Mainz
Tel.: 0 61 31/9 60 70-0
Fax: 0 61 31/9 60 70-70
www.diabetes-journal-online.de

Deutsche Diabetes-Stiftung
Am Klopferspitz 19
82152 Martinsried
Tel.: 0 89/57 95 79-0
Fax: 0 89/57 95 79-19
www.diabetesstiftung.de

Bundesverband Klinischer Diabetes-Einrichtungen e.V.
Bundesgeschäftsstelle
Martinistr. 44
20251 Hamburg
Tel.: 0 40/46 68-338
Fax: 0 40/46 68-339
www.bvkd.de

Elterninitiative Diabetischer Kinder und Jugendlicher e.V.
Ostmarkstr. 29
41068 Mönchengladbach
www.diabeteskinder.de

Österreichische Diabetes-Gesellschaft
Sekretariat
Währingerst. 76/13
A- 1090 Wien
Tel.: 06 50/7 70 33 78
Fax: 01/2 64 52 29
www.oedg.org

Schweizerische Diabetes-Gesellschaft
Generalsekretariat
Rütistrasse 3 A
5400 Baden
Tel.: 0 56/2 00 17 90
Fax: 0 56/2 00 17 95
www.diabetesgesellschaft.ch

Register

A

Abszesse, Fußgeschwüre 205
Acarbose 79, 81, 102
ACE-Hemmer 139, 199, 297
Adrenalin 104, 131, 177, 179, 207
Akne 177
Akromegalie 17, 112
Alkohol 38, 39–40, 66, 103f., 79f.
Alprostadil 214
Altinsulin siehe Normalinsulin
Ampullen, Insulin 95f.
Amputation, Füße 203, 205
Analoginsulin, Insulin-Analoga 84f.
Anfälle, Krampfanfälle 160
Angina pectoris 209, 214
Angioplastie 203, 210, 211
Antibiotika 176, 205
Antidepressiva 189, 202
Arterien
  Bluthochdruck 206
  Koronare Herzkrankheit 209
  periphere Minderdurchblutung 202–205
  periphere Verschlusskrankheit 211
Atemwegserkrankungen 134
Augenerkrankungen 19, 21, 27, 190–195
  Grauer Star 194f.
  Retinopathie 138, 139, 190–194
  während der Schwangerschaft 142
außer Haus essen 41–43, 93, 157, 166
Austrocknung 12, 18, 131, 132–133, 181
autonome Neuropathie 215

B

Babys
  Probleme während der Geburt 143
  für einen Säugling sorgen 146f.
  Schwangerschaft 141f.
  Typ-1-Diabetes 154
Bakterien 131
Basis-Bolus-Therapie 90
behindert, Einstufung als 119
Beruf 118–120
Beta-(Rezeptoren-)Blocker 17, 133, 207, 210, 213
Bewegung siehe körperliche Aktivität
Bewusstlosigkeit 106, 107f., 109, 160
Beziehungen 126f., 181
Blasen, Füße 129
Blasenentzündung 19, 137
Blasenprobleme 19, 137
Blutdruck 21
Blutgefäße
  Diabetischer Fuß 128
  Herz-Kreislauf-Erkrankungen 206–211
  orthostatische Hypotonie 215
  Periphere Minderdurchblutung 202–205
  Nierenkomplikationen 197
  Retinopathie 190–194
  Periphere Verschlusskrankheit 211
Bluthochdruck 21, 37, 206–208
  Behandlung mit Medikamenten 133, 139, 207
  Diagnostik 206f.
  und Nierenschäden 198f.
  und Retinopathie 192
  und Schlaganfall 210
  Ursachen 206
  Vorbeugen 207
Blutfettwerte, erhöhte 208f.
  Blutzucker 10–15
  Empfängnis und 138
  empfohlene Werte 22, 65
  Ernährung und 30–33
  Kinder 157–161, 162, 167–169
  Krankenhausaufenthalt 134f.
  Krankheit und 131f.
  langfristige Medikamentenbehandlung und 133f.
  Menstruationszyklus und 136f., 177
  Messung 23f., 76–81, 83
  Schwangerschaft und 140, 144f.
  Sex und 126f.
  Sport und 56–59
  Überwachung 22f., 62–75
  Überzuckerung 23, 25, 110–113
  Unterzuckerung 23, 24f., 102–109
Blutzuckermessung (Diagnostik) 20f.
Blutzuckermessungen
  Ausrüstung 67–70
  zur Diagnose eines Diabetes 20f.
  Durchführung 70–73
  Häufigkeit 64
  Kinder 159, 167f.
  Messgeräte 67, 68–73
  Schwangerschaft und 139
  hohe Werte 74f.
  niedrige Werte 75
Blutzuckerschnelltest 20f.
Body-Mass-Index 21, 45f.

C

Candida albicans 137

Capsaicin, Creme 202
Charcot-Fuß 205
Cholesterin 202, 208
Cortisol 104, 131, 177, 179
Cushing-Syndrom 17, 112

D

Darmkrankheiten 134
Depression 27, 52, 147, 175, 186–189
Diabetes
auf sich selbst achten 22–27
Diagnose 20f.
Formen des 12–16 siehe auch Typ-1-Diabetes; Typ-2-Diabetes
Spätfolgen 26f., 65
Symptome 12, 18f.
Ursachen 16f.
Diabetes-Tagebuch 73f., 91
Diabetes-Tagebuch, Blutzuckerkontrolle 73, 74, 91
Diabetische Ketoazidose 113, 131, 132, 161
Diabetischer Fuß 27, 200–205
Diagnose 20f.
Dialyse, Nieren 198f.
Downsyndrom 16
Drogen 180f.
Durchfall 131, 132f.
Durst 12, 18

E

eingeschränktes Sehvermögen 192–195
Eiweiße siehe Proteine
Elektrokardiographie 207, 209f.
Empfängnis 138f.
Entzündung der Bauchspeicheldrüse siehe Pankreatitis
Erbrechen 132f., 140, 161
Erektionsstörung 127, 213ff.
Ernährung
Diabeteskontrolle 24, 30–33
Essen gehen 41ff.
Kochen 40f.
Lebensmitteletiketten 50
Nährstoffgruppen 33–40
und Jugendliche 176
und Kinder 156f., 164–166
und Überzuckerung 111
Essen gehen 41–43, 93, 157, 166

F

Fahren 120ff., 176f., 195
Fasten 32, 94f.
Fett, subkutan 97
Fett, Unterhautfettgewebe 97
Fettsäuren, Ernährung 36f., 51, 208f.
Fibrate 208
Fieber 131f.
Figur 16, 45
Flugreisen 123
Fluoreszenzangiographie 192f.
Flüssigkeitsansammlung 197f.
Folgeerkrankungen 26f., 65
Fruchtwasser 142
für Diabetiker geeignete Produkte 38
Fußgeschwüre 128, 201, 203, 204f.
Fußpflege 21, 59, 125, 128ff., 202
Fußpilz 129

G

Gangrän 203, 205
Geburt 141, 142f., 145
gefäßerweiternde Substanzen 17
Gehirn, Schlaganfall 210f.1
Gelbkörperhormon siehe Progesteron
Gelenkprobleme 134
Genetik, genetische Disposition 16f.
Gesundheit der Frau 136–147
Getränke 38–40
Gewichtskontrolle 44–51
Risikofaktor für Diabetes 15f.
Jugendliche 170, 174f.
Gewichtsverlust, Symptom des Diabetes 12, 19, 44, 46
Glaukom 192–194
Glibenclamid 79
Gliclazid 79
Glimepirid 79
Glitazon 80
Glukagon 10f., 102, 107f., 109
Glukose
gegen Unterzucker 102, 106, 108
glykämischer Index 34f.
Glykogen 10, 56, 83
Grauer Star 27, 194–195

H

Hämochromatose 17
Hämodialyse 198f.
Harn siehe Urin
harntreibende Mittel, Diuretika 17, 133, 207
Harnwegsentzündung 19, 137
Haschisch 180f.
Haut
Injektionsstellen 97, 212f.
Probleme in der Pubertät 176f.
HbA1c-Test 23, 62f., 66f., 77, 139, 176
Herzinfarkt 209, 210
Herz-Kreislauf-Erkrankungen 27, 206–211
Herzuntersuchung 207, 209f.
Hilfsmittel
Insulininjektionen 95–98, 99f.
Messungen 67–70
auf Reisen 122–124
Hitze und Unterzucker 104f., 125
Hormone
Hormon(ersatz)therapie 137

Menstruationszyklus 136f., 177
Pubertät 177
Störung 17
Stresshormone 131, 179
und Überzuckerung 11f., 131
Hühneraugen 129f.
Hyperglykämie siehe Überzuckerung
hyperosmolares Koma 113, 132
Hypoglykämie siehe Unterzuckerung
Hypotonie, orthostatische 215

I

Immundepressiva 17
Immunsystem 15f., 101
Impotenz 213–215
Injektionen 24, 76, 78, 82, 94
Hautirritationen 212f.
Injektionshilfen 95f., 98
Injektionsstellen 97
Jugendliche 174f., 177
Kinder 159, 167f.
Techniken 98f.
und Unterzucker 103
Insulin 10–12
Anpassen der Dosis 90–95
Arten 84–87
auf Reisen 122ff.
Aussehen prüfen 98
bei Jugendlichen 174f., 177f.
bei Krankenhausaufenthalt 135
bei Schwangerschaft 138ff., 145
Blutzuckerkontrolle 66, 83
Diabetes mit ~ einstellen 31–33, 35f., 82–101
Essen gehen 41f., 93
Inhalieren 100f.
Insulinresistenz
Kinder 157, 159–161, 164
Konzentration und Dosierung 83f.
körperliche Aktivität und 56–59
Lagerung 99, 124
Nebenwirkungen 87
Pumpen 90, 96f.
Schwangerschaftsdiabetes 144
Therapiekonzepte 87–90
Typ-1-Diabetes 12–15
Typ-2-Diabetes 14, 15
Überzuckerung 112, 113
und Gewichtszunahme 46f.
und Krankheit 131f.
Unterzuckerung 102–109
Intermediärinsulin 86f.

J

Jahreskontrollen 21, 26, 150f.
Jet-Injektoren, ohne Nadeln 96
Jugendliche 170–183

K

Kaiserschnitt 141f., 145
Kalorien 49ff., 53, 54
Kalziumantagonisten 207, 210f.
Kanülen siehe Nadeln
Ketoazidose 19, 113
Ketone 19, 51, 113, 132, 140f.
Kinder 12, 15, 154–169
Blutzuckereinstellung 157–161, 162, 167ff.
Ernährung 156f.
Schulkinder 162–169
Unterzucker 158, 159ff. 164, 168f.
Knochenmarksentzündung siehe Osteomyelitis
Knochenprobleme 204, 205
Kohlenhydrate 33–36
Diabeteseinstellung 24, 30f.
Glykämischer Index (GI) 34f.
Kinder und 156
Kohlenhydrate zählen 35f.
Unterzuckerung 107
Verdauung 10f.
Koma 19, 113, 132
Komplikationen, Spätfolgen 26f., 65
Koronare Herzkrankheit 209f.
körperliche Aktivität 52–59
Blutzuckermessungen 65
Diabeteseinstellung 24
Ernährung und 50f.
Insulindosen anpassen 94
Jugendliche 178
und Überzuckerung 104
und Unterzuckerung 111
Kortison 17, 134
Krampfanfälle 160
krampflösende Mittel 202
Krankenhäuser 134f.
Krankheit 130–135
Blutzuckerkontrolle 66
Insulindosen anpassen 94
Jugendliche 179
Kinder und 161
langfristige Medikamentenbehandlung 133f.
rezeptfreie Medikamente 133
und Überzuckerung 11
Krebs 134

L

Lagerung von Insulin 99, 124
lang wirksames Insulin 86, 87
lang wirksames Insulin ohne Wirkungsmaximum 86, 87
Langerhans'sche Inseln 10, 12, 101
Lanzetten 68
Laserbehandlung 194
Lipohypertrophie 212–213
lösliches Insulin 85f.
Lunchpaket 165f.

M

Magenbeschwerden 125, 131
Makroalbuminurie siehe Proteinurie

Makrosomie 142
Makulopathie 193, 194
Medikamente siehe auch Tabletten
  langfristige Behandlung 133f.
  rezeptfreie 133
  rezeptpflichtige 182
  und Unterzucker 24
  und Ursachen des Diabetes 17
  Wechselwirkungen 80
Menopause siehe Wechseljahre
Menstruationszyklus 112, 136f., 177
Messgeräte, Blutzucker 67, 68–73
Metformin 78f., 80, 102, 199
Mikroalbuminurie 196, 197, 199
Mineralien 37
Minderdurchblutung, periphere 202–205
Morbus Cushing 17, 112
morgendliche Übelkeit 140
Müdigkeit 18f.
Mukoviszidose 17

N

nadelfreie Jet-Injektoren 96
Nadeln, Kanülen
  Entsorgung 100
  Insulininjektionen 95f.
  Lanzetten 68
  Spritzenangst 95
Nadelzange 100
Nahrungsmittel siehe Ernährung
Nateglinid 81
Neovaskuläres Glaukom 193, 194
Nephropathie 196–199
Nervensystem
  diabetischer Fuß 128
  autonome Neuropathie 215
  periphere Neuropathie 200ff.
Netzhaut 21, 27
Netzhautablösung 193, 194
Nierenerkrankung 196–199
Nierenkomplikationen 27, 196–199
Nitrate 210, 214
Normalinsulin 85f.
Nüchternblutzuckerbestimmung 20, 21

O

Ophthalmoskopie 192
oraler Glukosetoleranztest 20, 21
orthostatische Hypotonie 215
Osteomyelitis 204
Östrogen 136, 177

P

Pankreas siehe Bauchspeicheldrüse
Pankreatitis 17
Patronen, Insulin 95f.
Penis, Erektionsstörung 127, 213–215
periphere arterielle Verschlusskrankheit 211
periphere Minderdurchblutung 201, 202–205
periphere Neuropathie 200ff., 203, 204f.
Peritonealdialyse 198, 199
Pilzinfektion der Scheide 19, 137
Pioglitazon 79, 80
Polyhydramnion 142
Präeklampsie 142
pränatale Betreuung 139, 140, 144
präretinale Blutung 193, 194
Progesteron 136
Proteine 36
Proteinurie 196, 197f., 199
Psychotherapie, bei Depressionen 189
Pumpen, Insulin 90, 96f.

R

Rauchen 180, 202, 207
Reisen 122–125, 166f.
Repaglinid 81
Retina siehe Netzhaut
Retinopathie 138, 139, 190–194
rezeptfreie Medikamente 133
Rosiglitazon 79, 80
Routinekontrollen 148–151

S

Salz 37, 199
Schichtarbeit 120
Schlaf und Unterzucker 147
Schlaganfall 210f.
schnell wirksames Insulin 84f., 86
Schuhe 128, 130, 205
Schulausflüge 166f.
Schulkinder 162–169
Schulverpflegung 165f.
Schwangerschaft 126, 127, 138–147, 181
  Blutzuckermessungen 65
  Planung 138f.
  Schwangerschaftsdiabetes 12, 16f., 83, 121, 144f.
  und Retinopathie 191f.
Schwellkörper, Erektionsstörung 127, 213–215
Sehschwierigkeiten 19, 192–195
Sehvermögen, Probleme 19, 192–195
Sex 126f., 181, 213ff.
sich während der Pubertät manifestierender Diabetes (MODY) 12, 16, 76, 82f., 170
Spätfolgen 26f., 65
Sport 178
Sport siehe körperliche Aktivität
Spritzen 96, 99, 100
Statine 208
Stechhilfen 67f., 72
Stillen 144, 145, 146f., 156

Stress
Jugendliche und 175
und Überzucker 111f., 131
und Unterzucker 104, 147
Stresshormone 131, 179
Sulfonylharnstoffe 59, 79f., 102
Süßstoffe 38
Symptome 12, 18f.
bei Jugendlichen 170, 177
bei Kindern 154, 162
Überzucker 25
Unterzucker 24f., 105f.

T

Tabletten
und Bewegung 59
zur Diabeteseinstellung 24, 76–81
Erinnerung 79
und Krankheit 131
und Nierenkomplikationen 199
und Schwangerschaft 138, 145
und Stillen 144
und Überzuckerung 112
Taillenumfang 45
terminale Niereninsuffizienz 196, 198, 199
Testosteron 177, 213, 214
Tests
Sehtest 192
siehe auch Blutzuckermessung, Urinproben
zur Diagnose des Diabetes 20f.
Teststreifen 67, 68, 71ff.
Thiazid-Diuretikum 17, 133
Thiazolidindione 80, 102
Thrombozytenfunktionshemmer 210, 211
tierisches Insulin 84
Transplantationen 101, 199
Typ-1-Diabetes 12–15
bei Kindern 154, 162
Diagnostik 21
Gewicht und 44
Insulininjektionen 76, 82, 87, 89
Jugendliche 170
Krankheit und 132
Symptome 18
Typ-2-Diabetes 12, 15
Diagnostik 21
Einstellung 24
Gewicht 44f.
Insulininjektionen 78, 82f., 87, 89
Jugendliche 170
bei Kindern 162
Krankheit und 132f.
nach Schangerschaftsdiabetes 145
Symptome 18
Tabletten 76f.

U

Überzuckerung 23, 25, 110–113
Behandlung 112f.
Komplikationen 113
Krankheit 131
Symptome 112
Ursachen und Vorbeugung 110–112
Ulkus, Fuß siehe Fußgeschwüre
Ultraschalluntersuchung 139, 198
Unterzuckerung 23, 24f., 102–109
Alkohol und 39f., 179f.
Behandlung 106–108
Erholungsphase 108f.
bei Jugendlichen 178
bei Kindern 158, 159–161, 164, 168f.
Krankheit und 132
Neugeborene und 146f.
bei Schwangerschaft 140
am Steuer 120–122, 176
Sex und 126f.
Symptome 105f.
Ursachen und Vorbeugung 102–105
Urin
Nierenkomplikationen 196–199
vermehrtes Wasserlassen 12, 18
Urinproben
zur Blutzuckerkontrolle 63
zur Diagnose bei Nierenkomplikationen 197f.
bei Schwangerschaft 139, 144
Urlaub, Ferien 66, 122–125

V

vaginale Erkrankungen 19, 127, 137
vegetarische Ernährung 32
Verbrennungen, Füße 130
Verdauungssystem 10f.
Verhütung 126f., 138, 181
verschwommenes Sehen 19, 195
Versicherung 121, 122
Viruserkrankungen 17, 131
visuelle Blutzuckerbestimmung 70, 73

WXYZ

Wachstumshormone 157, 162, 174, 177
Warnzeichen, Unterzucker 105, 106
Warzen 129
Wechseljahre 112, 137
Wehen 141, 142f., 145
Weibliche Gesundheit 136–147
wiederkehrende Hypoglykämie 109
Wundfäule siehe Gangrän
Zehennägel, Schneiden 128f., 130
Zucker 33f., 38
Zwischenmahlzeiten 33, 57, 58f.
Kinder und 156, 157, 160, 164f.